U0824735

科学出版社“十四五”普通高等教育本科规划教材

智能医学工程导论

主　编
谢宛青　安徽医科大学
朱　峰　浙江大学
李福凤　上海中医药大学
田进伟　哈尔滨医科大学附属第二医院

副 主 编
谭红胜　上海交通大学
崔兴然　东南大学
胡　斌　北京理工大学
郭峻莉　海南医科大学
王　晶　首都医科大学
阚红星　安徽中医药大学
杨学志　合肥工业大学
石　波　蚌埠医科大学

编　委（按姓名汉语拼音排序）
班　涛　哈尔滨医科大学
陈明卫　安徽医科大学第一附属医院
陈旭林　安徽医科大学第一附属医院
陈扬斌　西交利物浦大学
程明娟　安徽医科大学
程　娜　安徽医科大学
邓大同　安徽医科大学第一附属医院
丁增辉　中国科学院合肥物质科学研究院
董群喜　北京理工大学
方　曙　安徽医科大学
关晓青　上海中医药大学
韩　玮　安徽医科大学第一附属医院
李路路　哈尔滨医科大学附属第二医院
李　琦　安徽医科大学第二附属医院
梁力中　广东医科大学
梁　振　安徽医科大学
林志雄　广东医科大学附属医院
梅　俏　安徽医科大学第一附属医院
彭圆圆　安徽医科大学
綦　海　哈尔滨医科大学附属第二医院
沈　健　北京理工大学
孙　曌　海南医科大学
万逸豪　安徽医科大学
王海彬　上海交通大学
王　华　安徽医科大学
王立娟　上海中医药大学
夏春华　合肥市第一人民医院
徐　刚　上海中医药大学
徐　凯　安徽医科大学
薛伟伟　重庆大学
杨　飞　安徽医科大学
杨庆霞　浙江大学医学院附属妇产科医院
杨先军　中国科学院合肥物质科学研究院
尹大龙　中国科学技术大学附属第一医院
张宝亮　安徽医科大学
张盛昭　安徽医科大学
张希玲　哈尔滨医科大学附属第二医院
张以文　安徽大学
赵　杰　安徽医科大学第一附属医院
周　莹　浙江大学医学院附属第一医院
朱　琳　哈尔滨医科大学
朱　颍　安徽医科大学第一附属医院

科学出版社
北　京

内 容 简 介

《智能医学工程导论》是一本专为“医工交叉”领域编写的教材，面向临床实际需求，依托大数据、机器学习等工程技术手段，系统阐述各类医学数据的处理与分析方法，并结合医学前沿科技与典型应用场景，编排贴近实践的教学案例，使读者在掌握理论知识的同时，更有效地将智能技术应用于医学实践中。全书共十章，内容安排循序渐进。前三章介绍智能医学工程的基本概念、临床研究的方法与逻辑，以及医学数据管理的整体流程；第四至第七章分别针对表格型、时间序列、图像及多模态医学数据，讲解其特征、处理及分析方法，并结合真实临床需求设计案例教学。第八章与第九章聚焦于智能技术在药物研发与中医诊疗中的典型应用，展现智能医学工程的拓展潜力与落地价值；第十章则展望智能医学工程未来的发展趋势，探讨其所面临的技术挑战与研究前沿。

本书面向智能医学工程专业方向的本科生、研究生，以及从事医学、人工智能、数据科学等相关领域的研究人员与技术开发者，尤其适用于人工智能与医学深度融合背景下的交叉型人才培养需求。全书注重理论体系的系统性与临床应用的紧密结合，旨在为读者搭建起医学与智能工程之间的桥梁，助力构建面向未来健康医疗的智能化服务体系。

图书在版编目（CIP）数据

智能医学工程导论 / 谢宛青等主编. -- 北京 : 科学出版社，2025. 8. --（科学出版社“十四五”普通高等教育本科规划教材）. -- ISBN 978-7-03-081846-1

Ⅰ. R319

中国国家版本馆 CIP 数据核字第 2025WG9064 号

责任编辑：张天佐 / 责任校对：宁辉彩
责任印制：赵　博 / 封面设计：陈　敬

科学出版社 出版
北京东黄城根北街 16 号
邮政编码：100717
http://www.sciencep.com
保定市中画美凯印刷有限公司印刷
科学出版社发行　各地新华书店经销
*
2025 年 8 月第　一　版　开本：787×1092　1/16
2025 年 9 月第二次印刷　印张：17
字数：502 000

定价：75.00 元

序

随着“健康中国2030”战略的深入实施，国家对高效、精准、个性化医疗服务的需求不断增长，智能医学工程凭借其对大数据分析、人工智能、物联网等先进技术的应用，成为实现这一目标的关键技术支撑。同时，国家发布的《新一代人工智能发展规划》进一步强调了人工智能在医疗健康领域的战略地位。此外，世界卫生组织（WHO）等国际机构积极倡导和推动智能医学技术的应用，以应对全球公共卫生挑战，提升医疗服务的普及性与公平性。这些政策和国际需求的双重推动，使得智能医学工程的发展既是时代的必然选择，也是国家战略的重要组成部分。

《智能医学工程导论》作为一本专为本科生量身定制的教材，它全面系统地介绍了智能医学工程的基本概念、发展历程、核心技术及其在临床、制药和中医等多个领域的应用。本书具有以下几个显著特点。

首先，系统性地整合跨学科基础知识。智能医学工程作为一个高度跨学科的领域，涉及医学、计算机科学、数据科学、工程学等多个学科。本书在内容编排上注重学科间知识的有机融合，帮助学生建立全面而系统的知识框架。这样的安排不仅增强了教学的系统性，还使学生能够更好地理解智能医学工程的各个组成部分，提升其跨学科的综合分析能力。

其次，丰富的实践案例。本书不仅深入阐述智能医学工程的基本理论，还配有大量的实操案例，帮助学生弥合理论与实践之间的差距。通过这些案例，学生不仅能够提升解决实际问题的能力，还能深化对复杂理论的理解，为将来在智能医学工程领域的创新和实践奠定坚实基础。

再者，跨学科前沿综合性内容的呈现。本书特别关注跨领域的综合性前沿应用，尤其在制药和中医领域的最新研究成果，旨在引导学生思考和探索智能医学工程未来的综合性发展，激发创新思维与研究兴趣。

本书的出版促进了“医工交叉”领域的教材建设，为广大学子开启智能医学工程知识大门。作为该领域稀缺的重要教材，期待其在未来教学中发挥关键作用，培养兼具跨学科素养与创新能力的卓越人才，推动智能医学工程持续创新发展。

田捷

Fellow of the AAAS、IEEE、SPIE、IAMBE、AIMBE、OSA、ISMRM和IAPR

2025年1月

前　言

智能医学工程是以现代医学与生物学理论为基础，融合先进的脑认知、大数据、云计算、机器学习等人工智能及相关领域的工程技术手段，以临床需求为出发点和落脚点，挖掘人的生命和疾病现象的本质及其规律，探索人机协同的智能化诊疗方法及其临床应用的新兴交叉学科。由于医疗资源分配不均、个性化医疗需求增长、医疗效率提升需求等多重因素的影响，以及技术进步的驱动，智能医学正逐步成为医疗领域创新与发展的核心引擎。

近年来，我国高度重视医疗与人工智能技术的深度融合。国务院印发的《“健康中国 2030”规划纲要》明确提出利用新一代信息技术提升健康服务质量；《新一代人工智能发展规划》进一步强调了人工智能在医疗领域的重大作用。这一系列政策为智能医学工程的快速发展奠定了坚实基础。同时，随着医疗大数据、智能算法和高性能计算技术的不断突破，智能医学工程正通过驱动医疗资源的智能化配置、技术的前沿创新、诊疗流程的高效化与个性化医疗的发展，深刻推动医疗行业的全面革新，成为实现行业现代化与可持续发展的核心力量，为全社会应对日益复杂的健康和公共卫生挑战提供了全新动力。

智能医学工程的未来发展有赖于一批具备深厚跨学科知识的复合型人才，他们不仅需要具备医学领域的扎实基础，还应精通人工智能、大数据分析及工程技术，能够将前沿科技转化为实际应用。然而，医学与工科之间的知识壁垒、跨学科教育体系的尚未完善，以及技术迭代的迅速性，导致此类复合型人才的培养仍面临巨大挑战，限制了智能医学工程的广泛应用和行业变革的步伐。当前，智能医学工程的教材尚不完善，尤其是缺乏能够全面覆盖交叉学科需求并辅以实用案例指导的系统性教材。这种不足增加了教师备课和教学的压力，学生在学习过程中难以建立完整的知识结构，缺少实践案例来增强应用能力，且跨学科整合能力难以培养，这不仅影响了学生的创新思维发展，也制约了智能医学工程人才的培养质量与学科的前沿进展。

《智能医学工程导论》是一本专为“医工交叉”领域设计的教材，立足智能医学工程的基本理论，以临床需求和医学数据为基础，系统地阐述了各类医学数据的处理与分析方法，并依托前沿科技设计了典型的实操案例。本教材全面覆盖智能医学工程的核心知识，并融入制药与中医等跨学科内容，构建了一个系统、创新且紧跟前沿的知识体系。本书分为十章，第一章深入探讨智能医学工程的基本概念、发展脉络及其特性与应用；第二章从临床研究视角出发，探讨临床研究的思想与方法，分析智能医学对临床研究的推动作用；第三章聚焦医学数据的管理，深入分析数据管理的复杂性，为后续章节奠定理论基础；第四至第七章重点讨论各类医学数据的分析与应用，结合最新技术进展和实操案例，帮助读者构建系统知识框架；第八、九章聚焦智能医学工程在前沿领域的应用，分析智能技术在药物研发和临床试验优化中的关键作用，并深入研究智能技术在中医诊断与治疗中的创新应用，推动中医的现代化与精准化进程；最后，第十章展望智能医学工程的未来，探讨技术发展趋势、创新方向及跨学科合作的意义，为读者提供全面的视角，迎接领域的挑战与发展。

本书的编写过程从交叉领域知识体系的构建，到基于真实临床场景设计的实操案例，再到成功出版，离不开众多单位的通力合作。在此，特别感谢安徽医科大学、浙江大学、上海中医药大学、上海交通大学、哈尔滨医科大学、东南大学、首都医科大学等多家单位的支持与协助。

期望本书能够为智能医学工程及相关领域的本科生和研究生提供系统的知识体系与实践案例，为从事医学、人工智能、数据科学等领域的研究者启发新思路，为工程师提供技术参考。我们坚信，《智能医学工程导论》的出版将为我国智能医学工程的教育和研究事业注入重要动力。希望读者在学习过程中，不仅能扎实掌握理论知识，还能培养实践能力，激发创新思维，为推动智能医学的进步作出贡献。

编　者

2024 年 11 月

目　　录

绪　论

面对全球老龄化进程加剧和突发公共卫生事件的快速响应需求，以及公众对医疗个性化服务、公平性和可及性的高度关注，如何提升医疗效率、优化资源配置和减轻医疗体系负担，已成为全球共同关注的紧迫诉求。在此背景下，智能医学工程应运而生，为医疗智能化的发展注入了崭新动力，同时为全球健康事业描绘了更加广阔和充满可能的未来。

一、发展简史

智能医学工程的发展历程与人工智能、数据科学、医疗设备和信息技术的进步密切相关，其萌芽可追溯到20世纪中期。当时学者们开始尝试将计算机技术引入医学领域，初期应用主要集中在医学影像处理和疾病诊断，特别是通过对 X 射线等医学图像的数字化处理，探索病灶区域的自动识别与分析。尽管这些技术为医学影像分析带来了初步突破，但由于计算能力的限制，其实际落地尚处于实验阶段，未能广泛应用于临床。进入21世纪，计算机硬件、存储技术和数据处理能力的飞跃发展为智能医学工程提供了关键机遇。人工智能、深度学习、大数据分析和云计算等技术的迅猛发展，为智能医学工程的实践应用奠定了坚实基础，尤其在医学影像分析领域，深度学习算法（特别是卷积神经网络的引入）显著提升了医学影像自动识别和诊断的准确性，提高了医生的诊断效率。同时，工程技术的快速发展使医疗数据的采集、存储和分析变得更加高效，为智能决策系统的发展提供了强有力的支持。智能医学工程不仅在医学影像领域取得了显著进展，还开始向临床决策支持、疾病预测和健康管理等多个领域拓展，逐渐形成了一个跨学科的技术应用体系。

如今，智能医学工程正处于快速发展的阶段，其应用领域已远超传统的医学影像分析，涵盖了精准医疗、个性化治疗、远程医疗等多个领域，并在疾病预防、健康管理和临床决策支持等方面展现出广泛的应用前景。未来，随着技术的持续进步和各学科的深入融合，智能医学工程将进一步推动医疗服务的智能化转型，助力全球健康管理体系的建设，提高治疗效果并提升患者的生活质量。

二、概念与特点

智能医学工程是以现代医学与生物学理论为基础，融合先进的脑认知、大数据、云计算、机器学习等人工智能及相关领域的工程技术手段，以临床需求为出发点和落脚点，挖掘人的生命和疾病现象的本质及其规律，探索人机协同的智能化诊疗方法及其临床应用的新兴交叉学科。智能医学工程的核心是通过技术创新推动医疗服务的智能化、精准化和高效化，最终实现改善医疗质量、提升患者体验和优化资源配置的目标。

智能医学工程作为一门新兴学科，具有显著的综合性、数据驱动性和创新性特征。首先，它集成了医学、信息技术、人工智能与生物工程等多个领域优势，跨学科协作的特性使其能够迅速吸纳多领域的前沿成果，为医疗健康行业提供高效、精准的解决方案。其次，智能医学工程通过对海量医疗数据的智能分析和持续监控，为临床决策提供科学依据，优化医疗服务质量与效率。同时，随着人工智能、机器人技术、虚拟现实等前沿技术的深入应用，智能医学工程不仅在临床诊断和治疗中取得突破，还延伸至疾病预测、个性化健康管理和制药等非临床领域，持续推动医疗行业的广泛创新与升级，为全球健康体系的智能化建设提供强有力的技术支撑。

三、任务与未来发展

智能医学工程应立足于医疗需求，融合多学科的前沿知识，运用先进技术手段，提供智能化、精准化和高效化的医疗解决方案。这些解决方案包括个性化治疗方案推荐、临床决策支持、智能化医疗资源的分配与管理系统等，旨在提升医疗服务的质量与效率，推动医疗行业的智能化转型。

智能医学工程作为一门跨学科的前沿学科，为行业从业者提供了丰富的职业发展机会，随着技术创新和应用拓展，其影响力已深入医疗健康、医疗设备、药物研发、大数据与云计算、人工智能、信息技术以及远程医疗和智慧医疗等多个领域。无论是医院、诊所等医疗机构中的医学影像分析、临床决策支持、健康管理和疾病预防等工作，还是医疗设备领域中智能诊疗设备与可穿戴设备的研发创新，从业者都能够通过智能医学工程推动精准医学和个性化治疗的实施。此外，生物医药领域也为从业者提供了参与药物研发和精准医疗工具设计的机会。随着远程医疗和智慧医疗的快速发展，行业从业者将在这些新兴领域找到更多的职业空间，为医疗资源优化与智能化转型贡献力量。通过这些多元化的职业选择，行业从业者将能够在推动医疗服务智能化、精准化的过程中发挥关键作用，成为未来医疗行业发展的核心力量。

四、社会价值与思考

智能医学工程在推动全球医疗健康体系转型中具有深远的社会意义和战略价值。它不仅能提高医疗服务质量与效率，还能够促进医疗资源的公平分配，减轻疾病对社会的负担，并提升全民健康水平。借助精准和个性化医疗，特别是在远程医疗和人工智能辅助诊断方面，智能医学工程为偏远地区提供更高质量的医疗服务，缩小与发达地区之间的健康差距，推动全球卫生公平。此外，智能医学工程通过优化医疗流程、资源配置和疾病预测，有效降低医疗成本，提高经济效益，减轻患者治疗负担。智能医学工程对健康中国战略和全球健康目标的实现具有重要意义，能够提升公共卫生水平，并增强全球卫生体系的应急响应能力，展现了极高的社会价值和战略潜力。

在智能医学工程推动医疗行业进步的同时，技术、伦理和法律的挑战促使从业者进行深刻地思考。数据隐私和安全问题依然是智能医学工程的首要挑战，确保患者数据不被滥用或泄露是基本前提。同时，人工智能算法的可靠性和可解释性仍需进一步提高，盲目依赖智能工具可能导致错误决策，因此从业者需要加强对智能系统的验证与审查，避免过度依赖。医疗伦理和决策责任问题也亟待解决，尤其是当智能决策工具参与临床决策时，责任归属模糊。技术标准化和跨系统兼容性不足是推广过程中的重要障碍。此外，法律滞后和公众对技术的信任问题也是智能医学工程面临的挑战。为此，解决这些问题需要行业和社会各界的共同努力，同时从业者应保持对技术的谨慎态度，深刻思考其潜力与局限，推动智能医学工程更好地服务全球医疗健康体系。

第一章　智能医学工程概论

PPT

在快速发展的医疗环境中，智能医学工程作为一门新兴的交叉学科，正引领医疗行业的深刻变革。它融合了人工智能技术与医学工程的先进理念，通过数据驱动的方法提升了医疗服务的效率和准确性。随着人口老龄化加剧、慢性病增多以及人民群众对医疗需求的日益增长，传统医疗模式正受到前所未有的压力。智能医学工程应运而生，成为应对这些挑战的创新解决方案。通过对医学数据的深度分析和智能化处理，智能医学工程为医生提供精准的决策支持，同时为患者带来了个性化的治疗方案，推动了医疗服务的现代化进程。

作为本书的第一章，本章内容旨在为读者奠定智能医学工程的基础性认知，本章将从基本概念出发，紧接着详细阐述智能医学工程的发展历程，最后介绍智能医学工程的特性，包括技术创新性及其应用。

第一节　概　　念

智能医学工程是以现代医学与生物学理论为基础，融合先进的脑认知、大数据、云计算、机器学习等人工智能（artificial intelligence，AI）及相关领域的工程技术手段，以临床需求为出发点和落脚点，挖掘人的生命和疾病现象的本质及其规律，探索人机协同的智能化诊疗方法及其临床应用的新兴交叉学科（本段诠释来源于天津大学关于智能医学工程的专业简介）。随着计算能力和大数据技术的不断发展，智能医学工程中的智能诊断、精准治疗、医疗影像分析等应用正逐步渗透到临床各个环节，极大地提升了医疗服务的效率和精准性。

传统医学模式主要依赖医生的经验和手工分析，存在一定的主观性和局限性。通过引入智能系统，智能医学工程不仅能在繁杂的医疗数据中提取出有用信息，还能够自动生成诊断建议，大大提高了诊断的效率和精准性。例如，基于深度学习（deep learning，DL）的医学影像分析工具能够自动分析 CT、MRI、X 线摄片等医学影像，精准识别病变部位，甚至提供病变的预后分析。通过三维成像与自动化影像分析，能够帮助医生发现肿瘤、血管病变等病症，并生成诊断报告，为医生提供更为精准的治疗方案。同时，基因组学的进步使得精准医疗成为可能。通过基因数据的智能分析，医生可以根据患者的遗传背景与疾病风险，制订个性化的治疗方案。精准医疗不仅依赖于基因信息的解析，还结合了患者的临床数据、历史病历以及生活习惯等多维度信息，为患者提供量身定制的治疗方案。这一过程中，基因组学与大数据技术的结合，能够帮助医学工作者发现疾病的潜在致病机制，并为未来的疾病干预提供理论基础。大数据技术在智能医学工程中同样发挥着至关重要的作用。通过分析海量的医学数据，智能系统可以从中提取有价值的信息，识别出疾病的潜在规律与趋势，帮助医生做出更加科学、合理的决策。例如，基于大数据的预测模型可以通过分析患者的病史、实验室检查结果和影像资料，预测疾病的进展，并为医生提供早期干预的方案。这种疾病进程预测能力不仅增强了对医生的决策支持，也为个性化治疗提供了强有力的数据支撑。此外，物联网技术的应用也极大地丰富了智能医学工程的技术体系。通过智能健康设备（如智能手表、可穿戴传感器等），医生可以实时监测患者的生理数据（如心率、血糖、血压等），并通过云平台进行数据分析与存储。这一技术为慢性病管理和老年病学提供了极大的便利，能够让医生在患者未到医院时，持续跟踪其健康状况，并及时做出干预，避免疾病的急性发作。

总的来说，智能医学工程以智能技术为核心，通过设计和应用智能系统，如智能诊断系统、预测模型等，全面革新了医疗服务的传统模式。它不仅是技术发展的结果，更是医疗行业应对日益复杂的疾病挑战和医疗需求的必然选择。随着技术的不断进步，智能医学工程将在未来的医疗服务中发挥越来越重要的作用，为医学研究和实践带来前所未有的创新机遇。

第二节 智能医学工程的发展历程

智能医学工程作为现代医疗科技的重要组成部分，其发展历程反映了医学与信息技术深度融合的进程。从简单的数字化医疗记录和决策系统，到现在基于人工智能等技术的全面应用，智能医学工程在辅助诊断和个性化医疗等方面发挥了重要作用。

一、智能医学工程的早期发展

智能医学工程的起源可以追溯到20世纪中期，当时医学界开始认识到机器和技术应该成为医学的一部分，而不仅仅是医疗工具的一种使用。这一时期的主要应用集中在医疗记录的数字化和简单的诊断支持系统。早期的专家系统，如MYCIN，专门用于帮助诊断和治疗细菌感染，通过规则和逻辑推理来辅助医生的决策。尽管MYCIN等系统在当时具有前瞻性，但由于受限于计算能力和数据资源，这些系统的实际影响较为有限。图1-1描述了早期专家系统的一般结构。

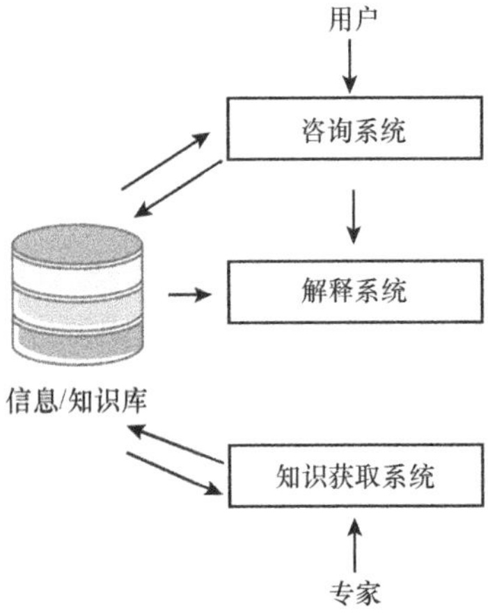

图1-1 早期专家系统

图1-1

20世纪70年代，随着医学影像技术的进步，如计算机断层扫描（computed tomography，CT）和磁共振成像（magnetic resonance imaging，MRI）的广泛应用，计算机图像处理技术逐渐在医学诊断中发挥重要作用。计算机辅助诊断（computer aided diagnosis，CAD）系统在这一阶段崭露头角，能够帮助医生更准确地分析医学图像，从而提早发现疾病的征兆。然而，这一阶段的智能医学工程仍然依赖于规则基础的系统，技术的主要作用是提高医疗信息管理的效率。由于技术和数据的限制，这一时期的智能医学工程更多的是以辅助工具的形式存在，而非独立的决策系统，缺乏自我学习和适应性的能力。

二、智能医学工程发展的新阶段

智能医学工程的兴起，标志着医疗行业正站在一个新的科技革命的门槛上。这一领域的快速发展，得益于21世纪科技的全面进步，尤其是大数据、深度学习、云计算和物联网等技术的综合应用，为医疗健康领域带来了革命性的变革。

在大数据的支撑下，智能医学工程能够处理和分析不同来源的海量医疗数据，包括电子健康记录、医学影像、基因序列等。这些数据的深度挖掘和分析，使得疾病模式的识别、疫情的监测和预测变得更加精准和及时。深度学习算法的应用，更是让机器在图像识别、自然语言处理等方面展现出了惊人的能力，为病理诊断、药物研发等提供了强大的辅助。

深度学习在智能医学中应用广泛，尤其在图像处理和自然语言处理方面表现突出。通过对医学影像、病理图像等数据的自动分析，深度学习模型可以快速、准确地识别疾病特征，如早期癌症检测、肺部疾病筛查等。此外，深度学习还能通过分析电子病历和医生的临床笔记，为临床诊断和治疗建议提供辅助支持。

云计算技术的引入，使得医疗数据的存储、处理和共享变得更加高效和安全。医疗机构可以通过云平台，实现资源的最优配置，提高服务的可及性和质量。物联网技术则让医疗设备的互联互通成为可能，实现了实时监测和远程管理，为患者提供了更加连续和个性化的医疗服务。

物联网技术通过将智能设备和传感器连接到网络，构建了一个无缝的医疗监控和管理系统。可穿戴设备和智能医疗设备能够实时监测患者的生理数据，如血压、心率、血糖等，提供连续的健康监控。医生可以通过物联网设备获取实时数据，并及时调整治疗方案，提高慢性病管理的效果。这种互联性也为患者的健康管理带来了更多便利，促进了智能医疗服务的个性化和便捷化。

随着技术的不断进步，智能医学工程将在未来发挥更加重要的作用。人工智能、机器学习等领域的突破，将为智能医学工程带来新的发展机遇。我们有理由相信，智能医学工程将引领医疗行业进入一个全新的阶段，为人类健康事业做出更大的贡献。

第三节　智能医学工程的特性与应用

智能医学工程的出现和发展，代表了医疗技术从传统模式向智能化方向的重大转型。传统的医学工程主要依靠专家的经验和医疗设备的协作进行诊断和治疗，而智能医学工程则通过先进的算法、深度学习、大数据分析和模式识别等技术，赋予医疗更高的智能化能力，提升医疗机构的效率和服务质量。本节将从技术创新性和医疗服务模式的创新性两个角度，详细阐述智能医学工程的特性，并介绍其在各类实际应用中的重要作用。

一、智能医学工程的特性

（一）技术创新性

随着医学影像、基因组和其他生物医学数据的爆炸性增长，如何更高效地处理和利用这些数据，成为医学领域亟待解决的难题。

智能医学工程在这一背景下展现出了显著的技术优势和创新性。首先，智能医学工程利用深度学习和大数据分析等前沿技术，可以实现对海量的医学数据进行快速、高效地处理和精准的分析。例如，通过分析 CT、MRI 等医学影像数据，深度学习模型能够自动检测病灶，并为医生提供有力的辅助诊断工具，使诊断过程更为精确和高效。其次，智能医学工程通过对患者基因组数据的分析，能够为每位患者量身定制个性化的治疗方案。例如，深度学习算法可以预测患者对特定药物的反应，进而选择最佳的治疗方法。这样不仅提高了治疗的效果，还减少了药物副作用，真正实现了以患者为中心的个性化医疗服务。此外，智能医学工程为手术精度和安全性带来了全新突破。例如，机器人辅助手术系统能够提高手术的精准度，并通过微创手术缩短患者的恢复时间。最后，智能医学工程还在药物研发领域展现出其创新潜力。传统药物研发过程通常需要耗费数年甚至数十年，成本极其高昂。而利用计算机辅助药物设计和生物信息学技术，能够在早期筛选出具有潜力的药物候选者，大大缩短了研发周期。这种技术不仅提高了药物研发的效率，还降低了成本，使更多创新药物能够更快进入市场，造福患者。

综上所述，与传统医疗技术相比，智能医学工程在医学领域的技术创新性主要体现在其极大提升医学诊疗的智能化程度，并促进了智能健康管理、智能手术技术、智能药物研发等前沿技术的发展。未来，随着这些技术的不断成熟和进步，智能医学工程将在全球医疗健康领域发挥更为深远的影响力。

（二）医疗服务模式的创新性

传统的医疗服务模式，以医生与患者面对面的互动为核心，这种模式在某些方面有待进一步优化。具体来说，首先，患者在获取医疗服务时需要亲自前往医疗机构，这在一定程度上限制了医疗信息传递的效率。医生在诊断和制订治疗方案时，虽然依靠专业知识和经验，但这个过程可能受到个人经验和患者沟通能力的影响，从而对诊断和治疗的一致性带来挑战。其次，由于医疗资源的分布和医生数量的限制，患者在高峰时段可能面临较长的等待时间，特别是在资源较为紧张的地区，及时获得高质量医疗服务的难度较大，这反映了医疗资源分配上的不均衡。最后，传统医疗服务模式在提供个性化医疗服务方面存在一定的局限性，治疗方案往往基于通用原则和标准流程，可能未能充分考虑每位患者的独特需求和情况。

智能医学工程的引入彻底革新了这一模式，推动了医疗服务向高效化、智能化和个性化方向转变。通过将医疗服务的重心从医院转移至患者身边，智能医学工程利用先进的医疗设备和监测工具，实现了对患者健康的实时跟踪与远程诊疗。这不仅为医生提供了更全面的病情信息，还极大提高了诊断的准确性和治疗效果。

首先，利用智能医疗设备和远程医疗技术，患者无须频繁前往医院，可以在家中监测健康状况，并通过远程咨询与医生进行交流，减少了就诊时间和成本，提升了整体医疗服务的效率。

其次，借助智能医疗设备，患者在偏远地区也能接受与城市医疗机构同样优质的诊疗服务。这种远程医疗模式不仅改善了患者的就医体验，还减少了医疗资源的浪费。

同时，在个性化医疗方面，通过人工智能和大数据分析技术，医生可以对患者的个人健康数据、病史和基因组信息进行综合分析，制订精准的个性化诊疗方案。这种智能化医疗服务模式，使医生能够更加精准地诊断疾病，预测病情发展，并为患者提供量身定制的治疗方案。

最后，智能医学工程还推动了医疗服务的信息化和数字化。通过电子病历系统、健康管理平台等技术，医生和患者可以更方便地获取、共享和管理医疗数据，实现信息的互联互通与集中管理。这不仅提升了医疗服务的效率，还促进了不同医疗机构间的协作。

未来，随着人工智能、物联网和大数据分析等技术的不断进步，医疗服务的创新将进一步加速。此外，政策制定者、医疗机构、科技公司以及患者之间的密切合作，将成为推动医疗服务模式变革的关键力量。通过这种多方合作，我们有理由期待一个更加高效、便捷、个性化和可持续的医疗服务体系逐步成形，为全球医疗服务带来革命性的改变。

二、智能医学工程的应用

智能医学工程作为一项前沿技术，正迅速改变着传统医疗服务的模式。通过集成人工智能、大数据分析和信息技术，智能医学工程不仅提高了医疗决策的效率和准确性，还推动了个性化医疗的发展。其应用范围广泛，包括但不限于医疗系统、辅助诊断、临床决策支持、药物辅助研发等。

（一）医疗系统

医疗系统的早期发展可以追溯到 20 世纪 60 年代，当时计算机刚开始应用于医疗领域。最初的医疗软件系统主要集中在医院管理和账单处理方面。这些系统往往是简单的数据库或表格，用于记录患者信息、处理医疗账单和管理医院资源。随着计算机技术的不断进步，医疗系统在 20 世纪 70～80 年代逐步发展，功能也日趋复杂和多样化。

1. 电子健康记录 在 20 世纪 70 年代，随着计算机技术的发展，电子健康记录（electronic health record，EHR）系统逐渐兴起。这些早期的 EHR 系统通常只记录简单的患者信息，如基本病历、诊断和治疗记录。由于技术的限制，这些系统通常是在单个医疗机构内部使用，缺乏互操作性，难以与其他系统进行数据共享。

2. 医疗信息系统 随着技术的成熟，医院信息系统（hospital information system，HIS）开始被广泛采用。这些系统不仅涵盖了电子病历，还集成了实验室信息管理系统、药物管理系统、放射学影像系统等功能，逐步形成了一个全面的医院管理平台。医疗系统开始能够实现跨部门的信息共享，提升了医疗服务的效率和质量。

3. 医疗影像存储与传输系统 医疗影像存储与传输系统（picture archiving and communication system，PACS）是医疗系统中的另一项重要发展。PACS 系统最早在 20 世纪 80 年代引入，用于存储和传输医学影像，如 X 线片、CT 扫描和 MRI 图像。这一系统的出现使得医学影像的数字化管理成为可能，极大地提高了影像的获取和分析效率。

4. 互操作性与标准化 近年来，医疗软件系统的互操作性问题得到广泛关注和解决。为了实现不同系统之间的数据共享和互通，许多国际标准和协议相继出台，如 HL7（Health Level 7）和 FHIR（Fast Healthcare Interoperability Resources）。这些标准化协议使得不同医疗系统之间的数据交换变得更加便捷和高效。

5. 大数据与人工智能的应用　随着大数据技术的崛起，医疗系统开始集成越来越多的数据分析工具。这些工具能够处理庞大的医疗数据集，从中提取有价值的信息和模式，支持临床决策。例如，基于大数据的疾病预测模型和风险评估工具，可以帮助医生更早地识别潜在的健康问题，提高诊断的准确性。

人工智能（AI）也是近年来医疗系统中的重要进展。AI 被用于诊断支持系统、图像分析、个性化治疗方案设计等领域。例如，深度学习算法可以分析医学影像，协助医生识别癌症等疾病，提升诊断的速度和准确性。

6. 远程医疗与移动健康　远程医疗（telemedicine）和移动健康（mhealth）是近年来迅速发展的领域。这些系统允许医生通过互联网为患者提供医疗服务，特别是在偏远或资源有限的地区。通过远程医疗系统，患者可以在家中通过视频咨询获得医疗服务，减少了不必要的门诊访问。移动健康应用程序使得患者可以随时随地监控自己的健康状况，如通过智能手表监测心率、血压等。移动设备还可以帮助患者管理药物服用计划，提供个性化的健康建议。

总体而言，医疗系统从最初的简单管理工具，逐渐演变为高度集成、智能化的医疗平台，推动了现代医疗服务的变革和进步。

（二）辅助诊断

随着智能医学工程技术的不断进步，辅助诊断已经成为其重要应用之一。通过结合先进的人工智能技术与医学数据，辅助诊断不仅提高了疾病诊断的精准度，还显著减少了医疗资源的浪费，并有效降低了漏诊和误诊的风险。辅助诊断主要有四个典型的应用方向，分别是基于时间序列医学信号的辅助诊断、基于医学图像的辅助诊断、基于多模态数据的辅助诊断以及中医智能辅助诊断。下面将对这四种辅助诊断进行简要介绍。

1. 基于时间序列医学信号的辅助诊断　时间序列医学信号指的是按固定时间间隔连续采集的医学数据，它们记录了人体生理和病理状态的动态变化。这类数据涵盖了心电图、脑电图、血压波动、血糖水平等多种指标。智能医学工程通过对这些时间序列数据的深入分析和建模，能够识别出潜在的健康风险，帮助医生实现早期诊断与干预。例如，智能睡眠监测应用综合分析脑电图、心电图、呼吸频率、血氧饱和度等多种信号，自动识别睡眠分期并检测异常状况，如睡眠呼吸暂停、失眠或发作性睡病等睡眠障碍。这类智能诊断系统不仅提高了睡眠障碍的检测率，还为医生提供了更为精准的诊疗建议，改善了患者的健康状况。

2. 基于医学图像的辅助诊断　医学图像是临床诊断的重要依据，包括 X 线片、CT、MRI 和超声等多种形式。智能医学工程利用人工智能（AI）算法对这些图像进行深度分析，能够自动提取重要的病灶特征，辅助医生完成疾病的检测和诊断。以肿瘤检测为例，AI 算法可以在 CT 或 MRI 图像中精准识别肿瘤边界，进行病变分割与预测分析。在克罗恩病诊断中，双气囊小肠镜图像通过 AI 技术辅助医生识别小肠溃疡，并自动标注其位置，提升了诊断的速度和准确性。同样，在超声心动图分析中，AI 可以对心脏的动态结构进行实时监测，帮助医生更快、更准地诊断先天性心脏病。这类基于图像的智能辅助诊断系统，不仅使医生能够更精确地识别病变，还优化了诊疗流程，提升了患者的整体护理质量。

3. 基于多模态数据的辅助诊断　多模态数据结合了来自不同类型的医学信息源，包括时间序列数据、医学图像、基因组数据以及文本数据等。智能医学工程通过整合这些数据源，能够提供更为全面的诊断支持。例如，抑郁症的诊断可以整合患者的面部表情、语音特征以及问卷文本等多模态数据，通过综合分析这些信息，可以更准确地识别出抑郁症的病理特征，并预测其病情发展。这种多模态数据的融合分析弥补了单一数据源的局限性，提升了诊断的准确性与可靠性。通过多源数据协同工作，医生能够获得更加丰富和全面的病情评估，制订出更具针对性的治疗方案。

4. 中医智能辅助诊断　智能医学技术的发展也为传统中医的现代化提供了新的思路。中医的辨证诊疗方法在智能化技术的支持下，得以实现更加科学、标准化的辅助诊断。例如，在糖尿病的中医诊断中，智能设备可以采集舌诊、面诊、脉诊等多维度信息，借助深度学习算法分析这些数据，构建智能化的诊疗模型。通过对这些多维数据的融合与学习，AI能够有效辨识糖尿病的中医证型，帮助医生制订个性化的诊疗方案。这种智能化技术不仅减少了中医诊断中的主观性，还提高了诊疗的科学性和一致性。此外，人工智能还可以挖掘中医古籍中的知识，构建中药知识图谱，帮助中医药研究人员从历史文献中提取有价值的信息。这不仅为中药的研究提供了更高效的途径，还推动了中医药的现代化进程。

综上所述，智能医学工程的进步为辅助诊断领域带来了革命性的变革。通过结合时间序列医学信号、医学图像、多模态数据和中医智能辅助诊断，智能技术不仅提高了疾病检测的效率和准确性，还为个性化医疗提供了新的可能性。这些技术的应用为医疗行业开辟了新的诊疗方式，并推动了现代医疗模式的持续创新。

（三）临床决策支持

传统的临床决策方法主要依赖于医生的个人经验和有限的临床资料。然而，随着医疗数据的快速积累、疾病复杂性的加剧及患者个体差异的日益显现，单凭传统方法已难以满足现代医疗日益复杂的需求。智能医学工程通过整合人工智能、数据挖掘等技术，从海量数据中提取疾病模式并优化治疗策略，为医生提供更科学、精准的治疗建议。这一变革不仅能够提高医疗决策的客观性，还有望减少由主观偏差所导致的误诊和漏诊风险，从而提升医疗质量和效率。

为推动临床决策支持系统的发展与规范化管理，国家卫生健康委员会发布了《医疗机构临床决策支持系统应用管理规范（试行）》，为智能医学工程在临床决策中的应用提供了政策依据和指导方向。该规范明确了临床决策支持系统（clinical decision support system，CDSS）的基本要求，尤其强调了知识库的权威性、实时更新、审计日志留存以及信息化基础设施的建设。基于这一政策框架，医疗机构得以在规范化应用智能推理系统的同时，有效提升临床决策的质量和效率。智能化的CDSS已成为医生做出科学决策的重要工具，涵盖了数据收集、知识库集成、数据预处理、推理算法及模型评估等多个关键技术环节。这些技术不仅提升了系统的智能化水平，还确保了CDSS的临床适应性和可靠性。

数据的收集、存储与隐私保护是智能决策支持系统正常运作的基础。医疗数据包括患者的病史记录、实验室检测结果、医学影像以及用药历史等，既包含结构化信息（如影像数据），也涵盖非结构化信息（如病例记录）。因此，统一处理这些数据并保护患者隐私至关重要。智能医学工程通过加密技术、数据匿名化等手段，确保了数据的安全性和完整性。

在完成数据收集后，知识库的集成成为推理系统的核心部分。系统需要将权威医学知识库与推理模型相结合，涵盖疾病信息、药物数据及临床治疗指南等内容。同时，知识库必须动态更新，以确保医生能够依据最新医学研究成果做出治疗决策，从而提高系统的科学性和可靠性。

推理系统的设计和实现是CDSS的关键环节。不同的推理算法适用于不同的临床场景，常见的算法包括基于规则的推理、贝叶斯网络、决策树以及深度学习模型等。这些算法在设计时不仅考虑个性化需求，还需要确保临床安全性和推理结果的可靠性和可解释性。由于医生对推理结果的信任至关重要，推理算法必须能够清晰展示其依据和推理过程，以增强医生对系统的信心。

最后，模型的评估和优化是推理系统高效运行的重要保障。常用的评估指标包括准确率、召回率和F1指数，这些指标能够有效衡量系统在不同场景中的有效性和稳定性。通过不断地优化模型，CDSS能够持续适应临床需求的变化，确保在实际应用中保持高效稳定的性能。

CDSS在智能医学工程中的广泛应用，不仅涵盖了医疗系统支持和辅助诊断，还在复杂疾病管理和个性化治疗方案推荐方面展现了卓越的能力。例如，在先天性心脏病的治疗中，智能系统通过深入分析海量患者数据，不仅能够协助医生完成患者筛查，还能针对具体情况提供个性化的治疗建议，有效减轻医生工作负担，尤其对资历较浅的临床医师提供了重要支持。在肿瘤治疗中，智能系统能够根据患者的基因突变情况，推荐最有效的靶向药物和免疫疗法，提升了肿瘤治疗的精准性。

这种数据驱动的推理系统不仅提高了治疗效果，还有效减少了副作用，降低了患者的治疗风险。此外，基于智能系统的疾病风险预测也可为临床决策提供重要支持。通过整合电子健康记录、基因组数据及生活习惯等信息，AI 模型能够建立全面的疾病风险预测模型。在糖尿病和心血管疾病的管理中，模型能够分析病史和基因信息，预测并发症风险，从而帮助医生制订个性化的治疗方案。同时，CDSS 在传染病预测与控制中的作用也日益凸显，通过分析流行病学和社会经济数据，预测疾病传播趋势，帮助确定高风险地区，为公共卫生防控提供有效决策支持。

在智能医学工程的推动下，CDSS 正逐渐成为现代医疗不可或缺的一部分。通过整合多种先进技术，CDSS 不仅为医生提供了更科学的决策依据，也为患者带来了更高效、更精准的治疗体验。展望未来，随着智能医学技术的持续发展，CDSS 将在医疗实践中扮演更加重要的角色，推动医疗行业向个性化、精准化方向不断迈进。

（四）药物辅助研发

智能医学工程作为一个新型交叉学科，利用现代计算机技术与生物医学知识，为医学研究与临床应用提供了强大的支持。药物研发是一个复杂且耗时的过程，通常涵盖多个关键阶段，包括药物靶标的发现、先导化合物的筛选、临床前研究、临床试验，直至最终的上市审批。然而，传统药物研发过程面临高成本、低成功率和漫长的研发周期等挑战。智能医学工程通过人工智能、机器学习和大数据等技术，为药物研发提供了创新的解决方案，显著提高了研发的效率和成功率。智能医学工程在药物辅助研发方面有多种应用，具体包括以下几个方面。

1. 药物靶标的发现 是新药研发的第一步，传统方法往往依赖实验室技术，如基因组学、蛋白质组学和代谢组学等。这些方法虽然有效，但通常需要大量的时间和资源。智能医学工程通过整合大数据分析、机器学习和深度学习等技术，对大规模的化合物数据库进行分析，显著提高药物靶标发现的效率。例如，智能医学工程能够利用数据挖掘技术，从丰富的生物医学数据中提取潜在的药物靶标，并通过机器学习算法识别与特定疾病相关的基因。分析已知药物及其靶点的结构信息，利用这些算法可以预测新化合物的药理活性，从而加速药物发现的过程并降低研发初期的成本。此外，结合网络药理学，研究人员能够构建与疾病相关的生物网络，识别关键靶标和通路。再者，计算模拟和分子对接技术结合深度学习算法，可以快速评估候选靶标与药物分子的结合能力，提高靶标发现的准确性。

2. 先导化合物的筛选 在确定靶标后，下一步是筛选出具有潜力的先导化合物。传统的筛选方法往往需要进行大量试验，这不仅耗时，而且费用昂贵。智能医学工程通过计算筛选、虚拟筛选和结构生物学等技术，能够大幅度提升先导化合物的筛选效率。虚拟筛选利用计算机模拟技术对大量化合物进行快速筛选。通过建立靶标的三维结构模型，研究人员可以进行分子对接模拟，评估化合物的结合亲和力，从而将筛选周期从几个月缩短至几周。同时，定量构效关系（quantitative structure activity relationship，QSAR）模型将化合物的结构信息与生物活性关联，利用机器学习预测新化合物的活性，有效减少初期试验需求，并为后续试验提供更有针对性的候选化合物。此外，高通量筛选（high throughput screening，HTS）结合自动化技术和智能化数据分析工具，能够在短时间内测试数千到数万种化合物，迅速识别出活性化合物。

3. 临床前研究 该阶段目标是评估先导化合物的安全性和有效性，为临床试验提供依据。智能医学工程的应用使研究人员能够提前预测药物的药代动力学性质和毒性，识别潜在副作用，降低动物实验需求，增强药物的安全性。

4. 临床试验 是药物研发的最后阶段，旨在验证药物在患者中的安全性和有效性。智能医学工程在临床试验设计、数据收集和分析方面发挥了重要作用。通过机器学习算法优化临床试验设计，智能医学工程帮助提高患者招募和分组阶段的效率，并通过分析历史数据制订最佳试验方案，提升试验成功率。此外，智能化的数据采集和管理系统能够实时监测试验进展，提高数据的准确性和可靠性，及时发现并解决潜在问题。试验结束后，智能医学工程利用高级统计和机器学习算法对数据进行深入分析，评估药物疗效与安全性，全面了解药物在不同患者群体中的表现，为药物上市申请提供有力支持。

5. 药物重定位 又称药物再定位，指将已有药物应用于新的疾病治疗。智能医学工程通过分析药物与新靶点之间的相互作用，发现已有药物在其他疾病中的潜在应用。这种方法不仅可以缩短研发周期，还能降低新药开发的风险。例如，通过计算机模拟和生物信息学分析，研究人员能够快速筛选出适用于其他病症的已有药物，节省从零开始研发的时间和成本。

综上所述，智能医学工程在药物研发中发挥着日益重要的作用。通过大数据分析、机器学习和计算机模拟等技术，智能医学工程能够有效降低研发成本，缩短研发周期，提高药物研发的成功率。随着技术的不断发展，未来智能医学工程将在药物研发中发挥更为重要的作用，为新药的上市和临床应用提供更强有力的支持。

第二章 临床研究与智能医学

PPT

临床研究对于推动医学进步与发展至关重要。通过对疾病的病因、治疗及预防等方面进行系统性的研究，从而探索人体的运行规律，揭示疾病的发病机制，为优化防治策略提供可靠的证据支持，推动医疗技术设备的迭代升级，促进医护人员知识体系的完善更新，提高人民群众健康水平，降低全社会的医疗负担。

近年来，智能医学的兴起给临床研究带来了深刻的变革。人工智能、大数据分析等先进技术的应用，使研究者能够更加灵活地应对多样化的临床问题，深入挖掘研究数据中潜在的规律，极大地提升了临床研究的效率和精准度，为个性化医疗提供了有力的支持。有鉴于此，本章将围绕临床研究与智能医学的融合展开，分为四个部分：概述临床研究的发展历程、原则规范、人员构成、法律法规等内容；简介临床研究中常用的研究设计方法；介绍临床研究中常用的数字化工具；简述临床研究中的数据管理。

随着临床研究与智能医学的不断融合，各种日新月异的先进技术必将为临床研究的发展注入源源不断的活力。深入了解临床研究与智能医学的融合历程，探讨新技术在临床研究中的应用前景与挑战，不仅有助于把握智能医学的发展现状和创新方向，更有利于推进医工的深度结合，促进跨学科复合型人才队伍的培养与建设。

第一节 临床研究的概述

临床研究是为了探究人类健康和疾病而开展的医学研究，旨在增进对疾病预防、诊断、治疗的相关医学知识。通常的研究目的包括评价一种或多种干预手段（如药物、医疗设备、手术方法等）对治疗疾病、综合征或其他状况的作用；探寻某种阻断疾病初发或复发的方法，包括药物、疫苗、生活方式的改变等；评价一种或多种诊断或鉴别特定疾病的方法；检验某种状况及其风险因素的方法；探索或评价改善慢性病患者生活质量的护理方法。

一、临床研究的起源及发展

临床研究起源于古代医学。在古代中国、古希腊、古埃及、古巴比伦时代的人们就已经开始尝试利用动植物及矿物等天然物质治疗疾病，如“神农尝百草”、《本草纲目》等。公元前 400 年，古希腊医学家希波克拉底就主张通过观察和实践进行医疗工作。古代医学经历了观察、试验、失败、再试验等过程，并在内科、外科、骨科及流行病等方面取得了一些重要的成功。即便如此，这些古代医学依旧是观察性的、经验性的，并非试验性的。观察性研究可以为医学研究提供起点，但如果只是观察，医学研究就得不到高速发展。相较于观察性研究，临床试验在发现问题，创造并验证新药物、新设备及新疗法等方面发挥着更加举足轻重的作用。特别是进入 20 世纪，随着临床研究法律法规的完善，以及临床医学相关学科的出现，临床研究也进入了快速发展期。21 世纪，信息化、数字化、智能化技术的出现和发展，进一步加快了临床研究的发展。

早期的临床研究主要依靠纸质的病例报告表（case report form，CRF）进行数据的采集和管理，其无法保证数据的可靠性和安全性，且采集周期长、成本高。20 世纪末，随着计算机技术及互联网技术的发展，电子数据采集（electronic data capture，EDC）系统应运而生，它通过电子病例报告表采集数据，可将数据直接传送给申办者。除了数据采集外，EDC 还融入了招募研究参与者、随机化、药品管理、试验质量管理、监查、在线培训等功能，不仅提升了研究效率，也在一定程度上提高了研究数据的真实性与安全性。近年来，随着医院数字化管理程度的不断提高，使 EDC 系统与电子病历系统、实验室信息管理系统、医学影像管理信息系统等相关系统进行数据对接及传输变成可能。部分医院还针对临床研究建立了数字化管理平台，功能涵盖研究计划管理、研究人员管理、电子数据采集、临床数据管理、质量控制管理、沟通和协作等，这不仅提升了临床研究的质量与效率，而且为人工智能、大数据、物联网、5G 等技术的研发与实践搭建了有效的平台。随着人工智能（artificial intelligence，AI）技术的蓬勃发展，其与临床研究的融合也在逐步加深，在临床研究的设计、管理和运行等诸多方面正发挥着重要的作用，成为促进临床研究发展的一股不可忽视的重要力量。

二、临床研究的原则及规范

1. 伦理原则 临床研究必须以受试者的生命、安全和健康为首要目标，确保其权益至上。研究应尊重受试者的隐私和自主权，通过充分的知情同意程序保障其自由选择权，并确保其在任何时候都可退出研究而不影响其医疗权益。研究设计必须公平，避免因种族、性别或经济状况等导致的不公正选择。同时，研究者需要平衡风险与收益，尽可能降低试验风险，确保潜在的收益大于风险。

2. 科学原则 科学性是临床研究的核心，研究设计需要严谨合理，包括明确的研究目标、清晰的纳入和排除标准，以及科学的方法，如随机对照和盲法。样本量的计算应基于统计学原则，以确保结果的可信性。数据采集需要采用标准化流程以保证可靠性，同时在研究注册与结果公开方面做到透明，避免重复研究并确保社会资源的合理利用。

3. 国际规范 开展临床研究，需要遵循国际规范。1946 年，纽伦堡法庭在对第二次世界大战中的医学战犯进行审判后，制定了人体试验的第一个国际文件，即《纽伦堡法典》，该法典包括知情同意、试验参与者获益和伤害、试验设计实施和中止等方面的 10 条准则；1964 年，世界医学会通过了涉及人类受试者医学研究的伦理原则，即《赫尔辛基宣言》，该宣言详细规定了对患者利益的保护、研究计划的设计、伦理委员会的建立、患者及其家属的知情同意、安慰剂的使用以及论文的发表等内容，也是关于人体试验的第二个国际文件。1982 年国际医学科学组织理事会（Council for International Organizations of Medical Sciences，CIOMS）第一次发布了《涉及人类受试者的生物医学研究国际伦理准则》，该准则经过多次版本更新，目前已被 2016 年 CIOMS 发布的《涉及人的健康相关研究国际伦理准则》所代替。1997 年人用药品技术要求国际协调理事会（The International Council for Harmonisation of Technical Requirements for Pharmaceuticals for Human Use, ICH）制定的《药物临床试验质量管理规范》（good clinical practice，GCP），即 ICH-GCP 发布，得到了世界各国的广泛重视；ICH-GCP 现已成为全球范围内实施药物临床试验的主要质量标准。

4. 操作规范 临床研究需要获得伦理委员会和监管机构的审批，制订详细的研究方案并严格遵照执行。在研究实施的全过程中，对受试者的安全进行持续监测，及时上报不良事件。数据管理尽量采用电子数据采集系统，结合预先设定的统计分析计划进行数据分析。研究结束后，须编写完整的试验报告，并对结果进行外部评审和发布。

三、临床研究的注册

在 21 世纪初，为了增加临床研究信息的透明度，减少发表偏倚，增加过程的规范性和结果的可信度，依托于计算机信息学的迅速发展，在世界范围内相继建立了临床研究的注册平台，如 ClinicalTrials 和世界卫生组织（World Health Organization，WHO）的国际临床试验注册平台（International Clinical Trials Registry Platform，ICTRP）。WHO-ICTRP 于 2007 年正式运行，标志着临床研究注册制度在全球正式建立；同年中国临床试验注册中心（Chinese Clinical Trial Registry，ChiCTR）成为 WHO-ICTRP 的一级注册机构之一。研究人员将临床研究方案及一些必要的研究信息提交到平台后，就可以进行全球共享。除了向医学科研人员和机构提供临床研究注册服务外，这些平台还可以向患者、医疗卫生人员和社会大众提供临床研究信息的查询服务。临床研究的注册直接影响研究结果的发表。国际医学期刊编辑委员会（International Committee of Medical Journal

Editors，ICMJE）要求所有临床研究在首例患者入组时或之前必须在公共临床研究注册平台进行注册，在发表文章时需要在文章摘要结尾处标注注册号，否则研究成果将不会在相关学术期刊上发表。

四、临床研究的报告

临床研究方案报告的完整性和规范性直接关乎对试验的理解和实施，影响方案审查的效率。为了提高试验方案的完整性和质量，SPIRIT（Standard Protocol Items: Recommendations for Interventional Trials）团队于 2013 年发布了干预性临床试验方案的内容标准，即《SPIRIT 2013 声明》。该声明遵循《赫尔辛基宣言》的伦理原则，并包含 ICH-GCP 推荐的项目，还支持 WHO 和 ICMJE 的相关要求，有助于更加透明地对研究的干预措施进行评价。

临床研究结果报告的不完整和不充分极易阻碍对医学研究优缺点的评估。为解决这一问题，21 世纪前后，临床试验报告和观察性研究报告的标准相继发布。1996 年，临床试验报告的统一标准（Consolidated Standards of Reporting Trials，CONSORT）首次发表，并于 2010 年进行了更新，目前全球有近 600 多家期刊和组织将 CONSORT 声明作为临床试验报告的出版指南。2007 年，提升流行病学中观察性研究的报告质量（Strengthening the Reporting of Observational studies in Epidemiology，STROBE）声明首次发表，为提升观察性研究的报告质量作出了重要的贡献。CONSORT 声明和 STROBE 声明的发布开启了医学研究报告规范的新篇章。

随着 AI 的发展，人们意识到涉及 AI 的干预措施同样需要经过严格的评估以证明其对健康结果的影响。SPIRIT-AI 和 CONSORT-AI 指南的发布为 AI 相关的临床试验提供了首个国际标准。这些指南旨在确保完整、透明地报告涉及 AI 干预措施的临床试验方案和报告，并有可能通过改进设计和实施提高这些试验的质量；有助于高效地确定最安全、最有效的 AI 干预措施，并放心地将其投入使用，以造福患者和公众。

五、临床研究的人员

临床研究的类型直接影响参与该研究的人员数量和分工。在 GCP 中明确规定了临床试验有关人员的职责要求，涉及的人员主要包括申办者、研究者、研究护士、合同研究组织（contract research organization，CRO）、临床监查员（clinical research associate，CRA）、临床协调员（clinical research coordinator，CRC）、伦理（审查）委员会及监督管理部门等。这些人员的共同职责是保证临床研究科学、规范、可靠且符合伦理原则的设计、开展、分析和报告。下面就以药物临床试验为例，对临床研究的主要人员进行简要的介绍。

申办者是负责临床试验发起、管理和提供经费的个人、组织或者机构。研究者是指实施临床研究并对研究质量及研究参与者权益和安全负责的研究现场负责人。常见的研究者包括主要研究者（principal investigator，PI）、次要研究者（sub investigator，Sub-I）等。PI 是某一研究中心的负责人。Sub-I 是由 PI 指定，完成与研究有关的重要程序和（或）做出重大决定的成员。研究护士主要协助研究者完成临床研究中非医学判断相关的工作，主要包含临床研究前的准备、研究参与者招募、筛选入选研究参与者、生物样本采集、药品/器械的管理、研究参与者管理、档案资料管理、原始病历记录以及数据审核等。研究参与者也称受试者，指参加一项临床研究的患者或健康人。弱势研究参与者，指维护自身意愿和权利的能力不足或者丧失的研究参与者，其自愿参加临床研究的意愿有可能受到不正当影响，这些影响包括试验的预期获益、拒绝参加可能被报复等。弱势研究参与者包括研究者的学生和下级、申办者的员工、军人、犯人、无药可治疾病的患者、处于危急状况的患者，入住福利院的人、流浪者、未成年人和无知情同意能力的人等。CRO 指通过签订合同授权执行申办者或者研究者在临床研究中的某些职责和任务的单位。CRO 虽然承担申办者的部分职责，对临床研究进行质量保证和质量控制，但是申办者永远对研究的质量及完整性负最终责任。CRA 是由申办者任命并对申办者负责的具备相关知识的人员，其任务是监查和报告试验的进行情况和核实数据。CRC 是依据国家相关法规、研究方案、医院及公司的要求，在研究者的授权下协助研究者完成各项非医学判断性工作的人员。

六、我国临床研究的规范及法律法规

在我国开展临床研究，需要遵循我国的临床研究规范及法律法规。我国临床研究的管理规范始于药物临床试验，后来进一步扩展到医疗器械临床试验和研究者发起的临床研究。目前最新的《药物临床试验质量管理规范》和《医疗器械临床试验质量管理规范》分别于 2020 年 7 月和 2022 年 5 月起正式施行。2023 年我国发布了《涉及人的生命科学和医学研究伦理审查办法》，除了要求临床研究应当具有科学价值和社会价值，不得违反国家相关法律法规，遵循国际公认的伦理准则，不得损害公共利益外，还要符合以下基本要求：①控制风险，使研究参与者可能受到的风险最小化。②知情同意。③公平公正。④免费和补偿、赔偿。⑤保护隐私权及个人信息。⑥特殊保护，即对弱势研究参与者予以特别保护。针对近 10 余年我国研究者发起的临床研究数量的快速增长，2024 年国家卫生健康委员会、国家中医药局、国家疾病预防控制局联合印发了《医疗卫生机构开展研究者发起的临床研究管理办法》，用以规范临床研究管理，提高临床研究质量，促进临床研究健康发展，提升医疗卫生机构诊断治疗、预防控制疾病的能力。

为有效保护和合理利用我国人类遗传资源，维护公众健康、国家安全和社会公共利益，国务院于 2019 年起正式施行了《中华人民共和国人类遗传资源管理条例》（以下称《条例》）；并于 2023 年施行了《人类遗传资源管理条例实施细则》（以下称《细则》）作为《条例》的进一步补充。相较于《条例》，《细则》对人类遗传资源信息作出了明确的说明，也对开展人类遗传资源采集、保藏、材料出境、国际合作临床试验、国际科学研究合作、信息对外提供或开放使用事先报告等活动作出了更加详细的规定。

第二节 临床研究常用的研究设计方法

临床研究方法涉及基础实验、临床观察及流行病学方法等，本节主要介绍临床研究中最常用的研究设计方法。根据是否属于原始研究，可以将研究方法分为一次研究和二次研究：一次研究的设计方法主要包括描述性研究、分析性研究、实验研究和理论性研究。其中描述性研究和分析性研究属于观察性研究，即研究者不对研究对象施加干预，只是客观地收集人群相关暴露和疾病的资料，评价暴露与疾病的关系。实验研究中，研究者通过施加干预，进而评价干预措施的效果。真实世界研究不仅可以是观察性研究，还可以是干预性研究；二次研究是相对于原始研究，对一系列的原始研究的结果整理、分析和综合，进行深入探讨或再次研究的过程，系统综述属于对研究文献的二次研究。这些研究方法的分类、特点及在临床研究中的用途，见表 2-1。

表 2-1 常用临床流行病学方法比较

临床研究常用的流行病学方法				特点	用途
一次研究	观察性研究	描述性研究	病例报告	以观察为主，不对研究对象采取干预措施 研究设计时不设立对照组 暴露和结局的时序关系无法确定	阐明疾病的表现和治疗机制；提供病因线索
			病例系列分析		分析疾病的临床表特征；提供病因线索
			现况研究		描述疾病分布；提供病因线索；确定高危人群；疾病的监测
			纵向研究		提供病因线索；研究疾病的发生发展；估计预后
			生态学研究		提供病因线索，评估人群干预措施效果

续表

临床研究常用的流行病学方法				特点	用途
一次研究	观察性研究	分析性研究	病例对照研究	属于观察性研究；设立对照组；由果溯因；因果联系的论证强度较弱	广泛探索病因，初步验证因果关系
			队列研究	属于观察性研究；设立对照组；由因及果检验暴露与结局的因果联系能力较强	验证因果关系；评价预防措施效果；研究疾病自然史；新药的上市后监测
	实验研究	以个体为单位的研究	临床试验	前瞻性，随机分组，具有均衡可比的对照组 人为施加干预	评价药物和治疗效果
			现场试验		评价预防措施效果
		以群体为单位的研究	社区试验		考核社区预防措施效果
	真实世界研究			更适用于评价整体人群中新疗法的实际效果和安全性；更易满足伦理学要求；具有更高的统计效能；评价的结局指标具有更广泛临床意义；可进行亚组分析	罕见病治疗药物 中药院内制剂的上市申请 扩大适应证或联合用药范围；修改说明书 上市后药物的再评价
	理论流行病学研究			用数学的方法研究疾病发生发展规律	研究疾病的流行特征；疫情预测；用于效果评价
二次研究	系统综述			针对某一具体的临床问题，系统、全面地收集临床研究，采用严格的评价方法，得出综合结论	为循证医疗和循证决策提供依据
	Meta 分析			对系列原始文献进行统计处理与合并分析	是系统综述的统计方法，将多个独立的可以合成的临床研究综合起来定量分析

一、描述性研究

描述性研究是指利用常规监测记录或通过专门调查获得的数据资料（包括实验室检查结果），按照不同地区、不同时间、不同人群特征进行分组，描述人群中有关疾病或健康状态的分布状况，在此基础上进行比较分析，获得疾病人群、地区和时间分布的特征，进而获得病因线索，提出病因假设。描述性研究是揭示暴露因素与疾病的因果关系过程中最基本的步骤，常见的类型有病例报告、病例系列分析、历史资料分析、现况研究、纵向研究、生态学研究等。

1. 病例报告和病例系列分析　病例报告是对单个或 5 个以下病例的病情、诊断及治疗中发生的特殊情况或经验教训等的详尽临床报告。病例系列分析是对一组（几例至上千例）相同疾病的患者临床资料进行整理、统计、分析、总结并得出结论。病例系列分析常利用已有的资料进行分析，属于回顾性研究。

2. 现况研究　是通过对特定时点（或期间）和特定范围内人群中的疾病或健康状况和有关因素的分布状况的资料收集、描述，以描述资料的分布特征，从而为进一步的研究提供病因线索。从时间上说，现况研究收集的是某特定时间断面的资料，又称为横断面研究。从观察分析指标来说，现况研究所得到的频率指标一般为特定时间内调查群体的患病率，也称患病率研究。

二、分析性研究

分析性研究包括病例对照研究和队列研究，其任务主要是检验描述流行病学提出的假说，回答描述性研究提出的问题，找出与疾病发展有关的危险因素，即检验病因假说。

1. 队列研究　是指在一个特定人群中，根据目前或过去某个时期是否暴露于某个待研究因素将研究对象分成暴露组和非暴露组，或按不同的暴露水平将研究对象分成不同的亚组（如高、中、低剂量暴露组），随访观察一段时间，检查并记录各组人群待研究结局（如疾病、死亡或其他健康事件）的发生情况，比较各种结局的发生率，从而判断暴露因素与结局的因果关系。如果暴露组结局的发生率与非暴露组结局的发生率存在显著统计学差异，研究中又不存在明显的偏倚，则可推测暴露与结局之间可能存在因果关系，再进一步估计暴露与结局之间的关联强度。队列研究中，所选研究对象在随访开始时必须是没有出现所研究的结局，但随访期内有可能出现结局（如疾病）的人群。暴露组与非暴露组必须具有可比性，即非暴露组除暴露因素外其余各方面尽可能与暴露组相近的一组人群。

2. 病例对照研究 是指以当前确诊有某种特定疾病的患者作为病例组，以未患有该疾病但具有可比性的个体作为对照组，通过询问、实验室检查或复查病史，搜集两组人群既往各种可能的危险因素暴露史，测量并且采用统计学检验，比较病例组与对照组之间各因素暴露比例的差别是否具有统计学意义。如果两组的暴露比例差别有统计学意义，则认为这种暴露与所研究疾病存在统计学关联，在估计各种偏倚对研究结果影响的基础上，分析暴露与疾病的关联强度。近年来，临床研究中常见的研究设计还包括病例对照研究的衍生类型，如巢式病例对照研究、病例-队列研究、病例-病例研究（也称为单纯病例研究）及病例交叉研究等。

三、实验研究

实验研究是以人群作为研究对象，主要由研究者对研究对象实施干预，然后评价干预措施对疾病或健康的影响，是临床常用的研究方法之一。实验流行病学又称干预试验，是指研究者根据研究目的，按照预先确定的研究方案将研究对象随机分配到试验组和对照组，对试验组人为施加或减少某种处理因素，然后追踪观察该因素的作用结果，比较和分析两组人群的结局，从而判断干预措施的效果。实验研究最主要的用途为确证因果关系的最终手段。实验研究的干预措施由研究者控制，研究结果需要前瞻性观察，研究人群又随机分组，因而检验因果关系假设能力强于分析性研究。但出于伦理学考虑，很少采用此设计确证危险因素的病因作用。实验研究还用于评价临床治疗研究中单独一种用药、联合用药、手术或治疗方案的效果。例如，临床医生常采用此设计比较某疾病的新旧治疗方案（新旧手术术式）的疗效。此外，实验研究还可用于评价疾病的防治效果，如评价干预措施（饮食、运动、烟酒摄入等）预防慢性非传染性疾病的效果。

1. 临床试验 是以确诊某病的患者作为研究对象，将研究对象随机分配到试验组和对照组中，对试验组给予某种干预措施（新药或新疗法），对照组给予传统疗法或安慰剂，然后通过随访，比较两组的治疗效果及转归（如治愈率、好转率、病死率等指标），从而评价临床治疗措施的效果。临床试验常用于不同药物或治疗方案的效果评价。药品在取得新药证书前必须经过临床试验，确定安全有效后，才能被批准进行批量生产，进入市场广泛应用。

2. 现场试验和社区试验 现场试验也称人群预防试验，社区试验也称社区干预项目，两者均是以社区人群作为研究对象、在现场环境下进行的干预研究。但前者接受干预措施的基本单位是个人，后者接受干预措施的基本单位是整个社区或某一人群的各个亚人群。也有人把两者统称为“现场试验”，这两种方法均是对某种预防措施或方法效果进行评价。通过现场试验可以评价疫苗、药物或其他措施预防疾病的效果，也可用来评估病因和危险因素。

四、真实世界研究

真实世界研究（real-world study，RWS）是在真实的医疗环境中采用较大的样本量，覆盖更具代表性的广泛人群的基础上，根据患者的实际病情和意愿非随机地选择治疗措施，开展长期评价，并注重有意义的治疗结局，以进一步评价干预措施的外部有效性和安全性。罕见病治疗药物的临床试验病例稀少、招募困难，最大的挑战是样本量和对照的选择，以自然疾病队列形成的 RWS 证据可以作为外部对照，目前国内外各药品管制机构采用真实世界证据批准上市的药物案例多属这种情况。对于已经上市的药物，RWS 可以作为扩大适应证或联合用药的有利证据。已经上市的药物，经过长期临床实践需修改说明书，也是 RWS 常见的用途。基于随机对照试验证据而获批的药物，通常由于样本量不大、研究时间较短、研究对象入组条件严格、干预标准化等原因，存在安全性信息有限、疗效结论外推不确定、用药方案未必最优、经济学效益缺乏等不足，需要利用 RWS 证据对药物进行再评价。

五、理论流行病学

理论流行病学又称流行病学数学模型，是在已知某疾病的流行过程、影响流行的主要因素及其相互制约关系的基础上，用数学表达式定量地阐述流行过程的本质特征，模拟流行过程，并以实际的流行过程进行检验和修正，从而促进流行过程及其机制理论的发展；同时以正确反映实际的流行过程的数学模型在计算机上预测各种可能发生的流行趋势，提出各种防治措施并进行筛选，从而推进流行病学的防治理论研究。总之，流行病学数学模型是用不同符号代表有关病因、环境和机体诸因素，将所掌握的某疾病的规律性，用各种符号和数字通过数学公式进行归纳，当此公式能经受实践考验时，即上升到理论，可将此公式做理论的研究。通过理论流行病学研究可深入理解疾病的流行机制，指导和修改疾病的防治策略和措施。

六、系 统 综 述

在医学研究领域，随着随机对照试验的不断产生，样本量悬殊，质量良莠不齐，结论相互矛盾，使临床医生无法判断根据哪个试验的结论来指导临床决策。进行系统综述和 Meta 分析的目的，就是为循证医学提供最好的证据。系统综述针对某个主题进行的二次研究，在复习、分析、整理和综合针对该主题的全部原始文献的基础上进行，综述过程要依照一定的标准化方法，是循证决策的良好依据。系统综述通过合并所有同类研究，使新的研究样本大于任何单一的研究，从而减少抽样误差，提高研究的精确性。当系统综述纳入的研究是一种研究类型，各研究之间具有同质性，可采用统计学方法对资料进行定量综合，即进行 Meta 分析。Meta 分析是对研究设计相同或相似且具有相同目的，又相互独立的多个研究（证据）进行系统的综合定量分析，计算其合并效应量，并做出结果解释的分析。通过对多个同类独立研究的汇总和合并分析，达到增大样本量、提高检验效能、提高效应量估计精度的目的，特别当多个研究结果不一致或无统计学意义时，Meta 分析可以获得更接近真实情况的统计结果。

临床研究结果要转化为高质量的循证医学实践证据，最有效的途径就是严谨地研究设计，尽可能控制和减少非研究因素造成的偏倚。同时选择与临床研究相适应、论证强度高且可行性好的设计方法方可保证临床研究最终结果的质量。

第三节 临床研究常用数字化工具

信息化技术和人工智能技术的快速发展促进了各种临床研究数字化工具的不断涌现，给临床研究的蓬勃发展带来了全新的动力。随着数字化临床研究平台、电子数据采集（EDC）系统、电子临床结果评估（electronic clinical outcome assessment，eCOA）系统、临床决策支持系统等数字化工具的出现，深刻改变了临床研究过程中患者招募、数据采集分析、随访和结果评估等各个环节。不仅提升了临床研究的效率和质量，而且还能极大促进研究成果的转化与应用。以下将着重介绍目前临床研究中常用的数字化工具。

一、数字化临床研究平台

1. 系统简介 数字化临床研究平台是人工智能和数字化技术在临床研究中结合应用的成果。通过平台可以系统地采集和存储与疾病相关的各项临床数据，能够为临床研究提供整合式多模态数据支持。与传统临床研究手段相比，数字化临床研究平台能够大幅提升研究效率、数据质量和研究的合规性，同时降低科研成本，推动临床试验的智能化和规范化。

2. 主要功能 数字化临床研究平台可以通过智能化工具支持从研究设计到数据管理的全流程优化，涵盖样本量计算、随机化方案生成和电子试验方案管理，帮助研究者设计科学规范的试验计划。同时，平台借助电子健康记录（EHR）、患者数据库和智能算法，快速筛选符合条件的受试者，优化纳入与排除标准，大幅缩短招募时间并提高精准性。在数据管理方面，平台集成电子数据采集（EDC）系统，实时收集临床数据、实验室结果和患者报告结局（patient-reported outcome，PRO），并通过加密技术确保数据安全和隐私保护。此外，平台支持基于物联网设备和移动应用的远程监控与随访，实现生命体征和行为数据的实时记录，确保患者与研究团队的持续互动，从而提升试验依从性。结合强大的数据分析模块，平台利用人工智能和统计模型快速生成试验结果，并通过数据可视化帮助研究者直观了解数据趋势和关键发现。为确保合规性，平台可以内置符合 ICH-GCP 和监管机构要求的功能，如审计跟踪、数据锁定和不良事件报告，确保试验的规范性和透明性。同时，平台通过权限管理和协作工具可以实现研究团队、伦理委员会、受试者和监管机构之间的高效沟通，全面提升临床研究的科学性和执行效率。

二、电子数据采集系统

1. 系统简介 电子数据采集（EDC）系统是指利用数字化手段进行临床试验数据收集和管理的系统。相较于传统纸质记录的方式，EDC 能够使数据的录入、存储、管理和分析更加高效和准确。EDC 的应用极大地改善了临床试验的数据质量、提高了研究效率，并且降低了人为错误和数据丢失的风险。

2. 主要功能 EDC 在现代临床研究中发挥着重要的作用，其主要功能包括生成符合试验方案的电子病例报告表（electronic case report form，eCRF），简化数据收集过程并确保数据准确性；支持多模态数据采集，如文字、语音和图片，增强数据的表现力（图 2-1）；自动化验证与逻辑核查功能，确保数据格式、范围和一致性；稽查轨迹功能，记录数据修改历史以保证数据不可篡改；源数据核查与质疑，确保数据的完整性和真实性；移动应用与系统集成，提升数据管理的便捷性和高效性；数据库锁定与存储，确保数据安全存储并符合临床试验要求；以及医学编码，标准化分类和匹配不良事件、药物名称等研究数据。

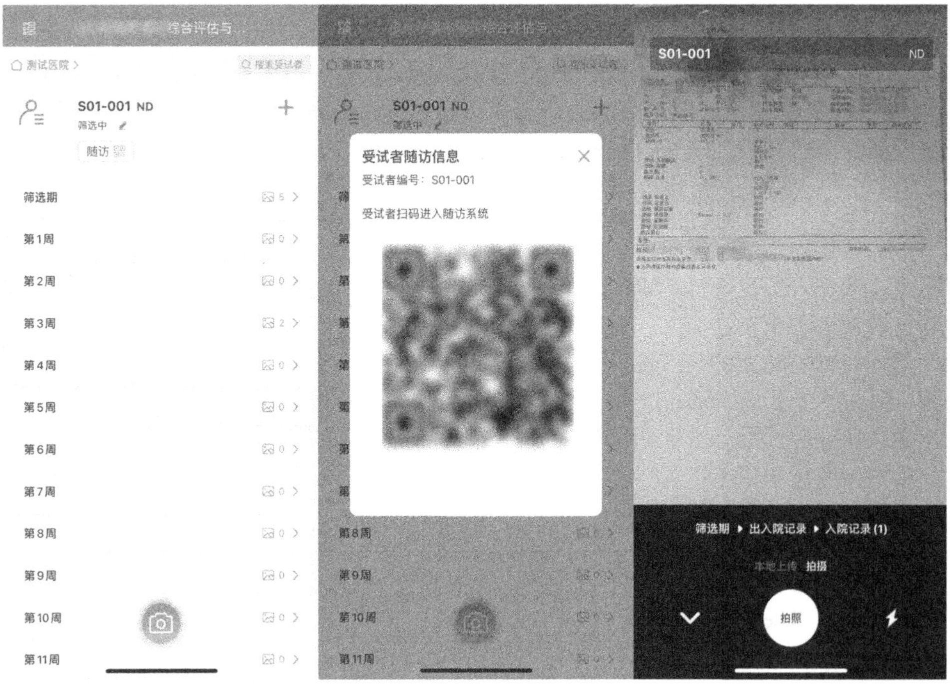

图 2-1 EDC 系统

三、随机化与临床药物管理系统

1. 系统简介　随机化与临床药物管理系统（randomization and trial supply management，RTSM）是用于管理临床试验中随机化过程和试验药物供应的系统。RTSM 系统通过自动化的方式确保随机化的公平性和盲法的保持，并高效管理临床试验药物的分配和使用，能够极大提高临床试验的科学性和管理效率。随着互联网和云计算技术的发展，集成化 RTSM 系统逐渐普及，不仅具备了随机化和药物管理功能，还能够与临床研究管理系统（clinical trial management system，CTMS）、EDC 等其他系统集成，实现数据的无缝对接和共享。

2. 主要功能　系统能够依据试验入选和排除标准进行受试者筛选，并采用多种随机化方法（如区组、分层、动态随机）实时分组，缩短等待时间，确保分组历史和结果可追溯性；对于盲法，RTSM 能够实施双盲、单盲和开放标签，严格控制分组信息的访问权限，并支持紧急揭盲和二次揭盲，确保试验合规性；药物管理方面，系统可以覆盖试验药物的入库、运输、接收、分配、监控和回收等环节，确保药物供应的准确性与及时性。RTSM 系统成功实现了药物管理与随机化操作，提高了试验的执行效率和数据可靠性，确保试验结果的科学性和可重复性。

四、电子临床结果评估系统

1. 系统简介　电子临床结果评估（eCOA）系统是一种使用数字方式收集和记录患者的感受、功能或生存状况的方法。eCOA 系统是信息和人工智能技术结合推动患者随访管理变革的典范。借助多种电子平台，如智能手机、平板电脑等可以实现患者数据实时远程收集与传输。eCOA 系统不仅丰富了临床研究数据，提高了数据质量，降低人为错误风险，其便捷、互动性强的特点，还可增强患者参与度和满意度。

2. 系统功能　eCOA 系统主要由数据采集、存储、分析和用户界面四大模块构成，通过问卷和量表等方式实现患者数据的实时收集、存储和传输。支持电子患者报告结果、研究者报告结果等标准量表数据，以及不良反应和服药日志等自定义数据，有效提升了数据质量，减少了纸质问卷的录入错误和丢失。eCOA 系统同样可以与其他管理系统进行无缝对接，降低数据管理成本和复杂度，同时通过自动预警和异常数据提示减少研究风险。它还可以支持远程医疗服务，尤其适用于偏远地区和行动不便的患者，提高医疗服务的可及性和公平性。

五、临床终点评估系统

1. 系统简介　临床事件委员会（clinical endpoint committee，CEC）也称为临床终点事件评审委员会，是由独立于研究的临床专家组成的评估委员会，CEC 委员按照统一的评审标准，对试验预期的终点事件进行判定，以保证试验终点的客观性，避免各中心之间事件判定的偏差，是临床试验质量控制的重要环节之一。然而，完成以上判定过程需要 CEC 委员具有科学的分析方法和深厚的专业知识。CEC 系统采用机器学习或深度学习人工智能技术，使用标准化的终点事件定义，利用收集的历史终点事件数据来训练和构建终点事件智能识别模型，助力人工进行更加精准的临床终点判定。

2. 主要功能　临床终点评估系统通过人工智能技术优化终点事件识别、源数据校验和判定过程。系统利用机器学习和深度学习自动识别符合临床试验要求的终点事件，并基于预测模型提前推测潜在终点事件的发生时间，及时提醒研究者关注。此外，系统可以与 EDC 进行数据对接，自动校验原始数据的完整性，利用自然语言处理技术提取标准化数据，确保数据的准确性与完整性，并实时提醒补充缺失数据。在终点事件判定过程中，系统引入人工智能辅助专家进行判定，结合疾病模型和历史数据不断优化判定流程，确保标准一致性，减少人为误差，提高判定结果的准确度和科学性。

六、电子文档管理系统

1. 系统简介　临床试验电子文档管理（electronic trial master file，eTMF）系统是用于管理药品临床试验相关电子文档的专业管理系统。eTMF 可以通过数字化方式存储、管理和追踪所有与临床试验相关的文档和数据，提高文档的可访问性、检索效率和合规性，确保试验文档的完整性和准确性。它支持远程访问和协作，允许多个站点和团队成员实时共享信息。此外，eTMF 通常具备审计追踪功能，记录所有对文档的修改和访问，以满足监管机构的审查要求。

2. 主要功能 eTMF 实现了文件管理的全程信息化，支持文件的上传、编辑、查看、删除和权限管控，确保文档的安全性和隐私保护。系统可详细设置文档借阅权限，防止隐私泄露，并提供操作日志，便于追踪文件的历史记录，确保误销毁的文档可及时恢复。在借阅管理方面，eTMF 规范化了借阅流程，支持线上申请和审批，借阅及归还情况一目了然。随着人工智能、大数据和云技术的发展，eTMF 系统将进一步提升功能，采用云端服务模式提高系统的扩展性和灵活性，降低成本，并与其他信息系统更好地集成，支持信息共享和协同工作，满足个性化定制需求，提升工作效率。

七、临床研究管理系统

1. 系统简介 临床研究管理系统（CTMS）是一个集成了临床研究各个环节的专业软件管理系统，可以有效规划、管理和跟踪临床研究项目，从而提升试验效率，保证数据质量和降低管理成本。它由不同工具组成，通过集中管理临床研究过程中的关键工作，以及人员、财务管理和监管文件等关键环节，确保试验进度的监控和风险管理，这些功能的协同作用使整个临床研究过程更加高效有序。

2. 主要功能 CTMS 可以通过集中管理和优化资源，提升资源调度和项目质控。系统支持项目的立项审查，采用结构化设计的表单，简化信息录入并便于统计查询。伦理和协议审查可配置不同流程，加速审查进程，推进研究进展。试验实施过程中，系统管理并跟踪受试者招募、知情同意、筛选、随访、数据锁定等各环节，确保研究质量与进度。中心药房管理功能覆盖药品接收、存储、分发、回收、销毁等流程，确保药品管理规范、可追溯。项目资金管理模块可以详细记录经费到账情况，设置费用上限和医嘱开具次数，防止超标和滥用，保障项目经费的合理使用。

八、临床决策支持系统

1. 系统简介 临床决策支持系统（clinical decision support system，CDSS）通过结合电子健康记录（EHR）、医学知识数据库和先进算法，帮助临床医生做出更为精准的诊疗决策。作为实时决策工具，CDSS 能够综合患者数据和临床指南，促进医学知识共享、跨学科合作，提升诊疗效率，减少医疗错误，从而最大化患者临床获益。

2. 主要功能 CDSS 经历了从专家咨询系统到基于人工智能的复杂工具的演变，目前临床上常用的主要有两大类：基于知识的 CDSS 和基于非知识的 CDSS。基于知识的 CDSS 依托知识库、推理机和人机交互界面，通过规则推导提供决策支持；而基于非知识的 CDSS 主要利用机器学习算法，如支持向量机、人工神经网络和遗传算法，通过学习大量病例数据来预测疾病的概率。CDSS 可以在一定程度上提升治疗效果、强化危险因素管理和减少医疗错误，在临床治疗中发挥着越来越重要的作用。在国内外的相关研究中，CDSS 在治疗慢性肾病和高血压、管理糖尿病前期的心血管危险因素以及减少儿童用药错误方面，能够帮助医生更精准地做出决策，减少错误，提高治疗效果。然而，CDSS 仍存在实用性、准确性、操作简易性和工作效率等方面的不足。随着人工智能技术的发展，未来的 CDSS 将继续在提升人机交互、系统标准化、知识库更新等方面进行改进，同时在使用过程中也需要更多地关注伦理和法律安全问题，客观地看待其所提供的建议。

第四节　临床试验数据管理

临床研究数据管理是指对临床研究中数据的收集、处理、分析、存储、共享和归档的全过程进行系统化和标准化的管理。其主要目的是通过规范化的管理流程，确保数据的高质量和规范性，从而支持临床研究结果的可信性和科学性。临床研究数据管理的应用范围非常广泛，涵盖了观察性和干预性等临床研究。其中，临床试验数据管理的模式更加严格，需要符合监管部门的要求，同时对数据的质量有更高的要求。因此，以下重点介绍临床试验数据管理。

一、临床试验数据管理的基本原则

临床试验数据管理必须保证数据质量，遵守相关法规，符合行业共识和技术指南，其最终目的是提供高质量的数据库。为了保证数据质量，临床试验数据管理主要从数据的完整性、准确性、一致性和及时性四个方面进行评估：完整性是指数据是否存在缺失，可能是整个数据集信息缺失，也可能是某个字段信息的缺失；准确性是指数据是否能够真实反映研究对象的实际情况，是否存在异常或错误；一致性是指数据记录的信息是否符合填写规范，或是否逻辑关系一致；及时性是指数据从产生到收集和录入的时间是否及时。

目前，临床试验数据质量遵循的行业标准需要满足以下要求：可归因性（attributable，A）、易读性（legible，L）、同时性（contemporaneous，C）、原始性（original，O）和准确性（accurate，A），即 ALCOA 原则。此外，在 ALCOA 原则的基础上，还增加了其他评估数据质量的要求，如完整性（complete，C）、一致性（consistent，C）、持久性（enduring，E）和可用性（available，A），形成 ALCOA+CCEA 原则，简称 ALCOA+原则。

临床试验数据管理需要遵守的相关法规、行业共识或技术指南包括《药物临床试验质量管理规范》、美国食品药品监督管理局颁布的《临床试验中使用的计算机化系统的指导原则》、国际技术指南《良好的临床数据管理规范》，以及我国国家药品监督管理局颁布的《药物临床试验质量管理规范》《临床试验数据管理工作技术指南》《临床试验的电子数据采集技术指导原则》和《药物临床试验数据管理与统计分析的计划和报告指导原则》。这些法规、共识和技术指南为临床试验数据管理提供了明确的质量标准，确保临床试验数据的规范性。

二、数据管理流程

临床试验数据管理是临床试验规划和实施过程中不可缺失的一部分，贯穿整个试验始终。根据关键时间节点，临床试验大致可分为规划阶段、启动阶段、运行阶段和结束阶段。数据管理专业人员需要根据各阶段的任务和目标密切配合，确保数据管理工作可以高质量地完成。

（一）规划阶段

规划阶段是指从研究项目的最初构想和筹划开始到研究方案确定的时间。在这一阶段，数据管理人员的工作内容包括审阅和确定研究方案、确定数据管理运行方式、分配数据管理任务以及预测风险和制定规避方案等。

试验方案是临床试验的核心。方案中需明确规定临床试验的设计、研究对象、样本量、研究周期、干预措施/暴露因素、终点指标、统计分析方法等。数据管理人员应仔细审阅研究方案，针对方案中需要收集的指标、收集方式、检测方法和数据清理等可能出现的问题，做出客观评价并提出改进意见。研究方案应征求数据管理人员的意见，并由经验丰富的数据管理人员或主管审核批准后方可定稿。

在规划阶段，需要确定数据管理的运行方式，包括以下三方面的内容：明确数据管理工作是由申办方自行完成，或是外包给 CRO；确定数据收集方式和工具；明确其他相关问题，如研究设计、预算和团队成员构成等。明确数据管理的运行方式后，需要细化各项任务的具体分配，明确数据管理成员的职责和具体分工。确立后的职责内容应详细记录，并经临床研究管理团队批准后存档。此外，在规划阶段，应当预测项目执行过程中可能遇到的风险，并制订规避措施，这是确保临床试验项目顺利完成的重要环节。

（二）启动阶段

启动阶段是指从项目启动到第一例受试者完成入组之间的时间。在此阶段，数据管理人员的主要任务是建立、测试并按时上线各项数据管理工具，确保临床试验的数据能够按时收集、传输和存储。具体包括以下内容：①数据管理相关文档的确定，包括病例报告表（CRF）、CRF 填写指南、数据管理计划（data management plan，DMP）、数据核查计划（data validation plan，DVP）、外部数据传输协议等。②数据收集工具的搭建和测试。启动阶段需要完成临床试验数据库（如 EDC 系统）的搭建与测试工作，确保数据收集工具能够正常运行。③数据核查工具的设计和测试，根据 DVP 文件，设计、验证核查工具，确保其符合 DVP 的要求。④人员培训与数据库权限授予。各个数据管理系统建立、测试完毕后，应立刻为系统用户提供相应的培训，并根据使用者的工作需求，授予相应的使用权限，避免不必要的数据审阅或更改。权限分配完成后，数据管理人员可正式宣布数据管理系统上线。数据库用户清单及权限设置细则应详细记录并存档。

（三）运行阶段

运行阶段是指从第一例受试者入组到最后一例患者完成最终访视的整个时间段。在这一阶段，数据管理的主要任务是数据采集、核查和清理。具体工作内容包括以下几方面：①数据的收集和录入。数据录入人员须及时、准确地收集和录入临床试验数据。②数据核查与质量监控。数据管理人员和监查员依据 DVP 进行数据的审核和验证，以确保数据的完整性、准确性和一致性，并对收集的数据持续进行质量控制。③医学编码。该阶段需对试验过程中涉及的医学术语、药物和不良事件进行标准化编码。④期中分析。如果临床试验设计要求进行期中分析，相关人员需要定期进行数据的期中分析。⑤变更与修改。如果临床试验进行过程中出现方案或相关信息的更正，需确保所有修改符合数据管理流程和试验要求。⑥项目进展监控与风险预测。持续监控项目的进展，并进行风险预测和评估，及时采取应对措施。

（四）结束阶段

结束阶段是指从最后一例受试者最终访视完成到数据库锁定之间的时间。在此阶段，数据管理的主要任务包括完成所有数据收集、核查和外部数据整合；进行医学编码并提供盲态审核所需要的数据；确认收到所有研究者签名后完成数据库锁定；数据库锁定后，完成数据传输并撰写数据管理报告；确保所有相关文件按时存档，内容完整且符合规范。

三、病例报告表

病例报告表（CRF）是根据临床试验方案要求设计的文件或者电子表格，主要用于系统地收集和记录受试者在参与临床试验过程中产生的数据。CRF 是临床试验中收集、记录和保存受试者数据的载体，可以确保相关数据信息能够系统、准确地记录和管理。常见的 CRF 数据表格包括知情同意书、人口学信息、入选/排除标准、病史与体格检查、实验室检查、影像学检查、治疗记录、随访记录、不良事件、严重不良事件、研究终点、退出研究以及其他特定数据表格等。

CRF 设计应遵循以下原则：①简洁明了。CRF 设计应避免不必要的复杂性，每个问题需清晰明确，避免模棱两可的表述，确保研究人员和数据录入人员能够快速理解和填写。②标准化。CRF 设计应使用统一术语和定义，确保所有研究人员对问题的理解一致，尽量减少自由文本输入。③逻辑性。CRF 设计应该按照合理的逻辑顺序进行设计，便于数据的录入和审核，确保流程清晰。④灵活性。CRF 设计应具备适应不同临床研究需求的灵活性，并为未来可能的扩展预留空间，避免进行大幅修改。⑤数据隐私和安全。CRF 设计应确保受试者的个人信息得到妥善保护，同时设置合理的访问权限，确保只有授权人员可以访问和修改数据。⑥用户友好。CRF 设计需要考虑用户体验，尽量简化数据填写过程，减少研究人员的工作量并提供必要的培训和支持，帮助研究人员正确理解和填写 CRF。⑦电子化。尽量采用电子病例报告表（eCRF），提高数据采集的效率和准确性，便于实时监控和数据管理，并利用电子系统的自动化功能进行完整性和逻辑核查。⑧符合法规和指南要求。CRF 设计应符合药品临床试验管理规范及其他相关法规或指南的要求，同时考虑监管机构的审查需求，确保 CRF 支持数据的监管审查。此外，CRF 填写指南和注释 CRF 表也是临床研究必备文件，可为数据采集提供进一步的支持和说明。

四、数 据 核 查

临床试验在实际操作中，无论是在哪个阶段，都有可能发生错误，错误数据的来源可能是参与临床试验各方，包括受试者、机构、申办方或 CRO。错误操作会导致收集的数据信息错误或者不一致，并且会以不同形式存在于数据库中，这些错误或者不一致则可以通过数据核查得以发现并纠正。临床试验针对来源不同的错误数据，可进行源文件核查（source data verification，SDV）、统计学核查、医学核查和数据核查。数据核查的目的就是在遵循伦理和法规要求的基础上，要确保临床试验数据的完整性、准确性和可靠性。

1. 源文件核查 是将原始资料与记录在受试者 CRF 中的资料进行对照核查，其目的是提高临床试验数据记录的准确性、完整性并保证试验资料最大限度的可信性，主要适用于来自机构人员的数据错误、数据造假或不当行为。GCP 要求负责 SDV 的人员应可同时接触到原始资料和 CRF。监查员通常在监查访视前向研究者索要原始资料并准备充足的时间进行 SDV。此外，监查员在核查期间需要遵循 GCP 的相关规定，以确保数据的合规性。SDV 的内容一般包括受试者人口学信息、在受试者病例中所记录的参加试验的证据、受试者签署知情同意书的证据、入选/排除标准、既往病史、合并用药和伴随疾病的记录、与试验相关的诊断、就诊日期和随访日期的核对、试验相关结果的检查（特别是有关疗效和安全性评估的检查结果）、不良事件的详细记录、实验室检查结果以及数据修改是否规范合理。

2. 统计学核查 生物统计师或统计编程人员会对数据进行统计学核查。根据事先的目标发现潜在的数据问题，重点针对有效性和安全性数据进行核查。

3. 医学核查 主要由项目的医学专家来执行，重点关注结果或事件，包括受试者的基线特征、疾病特征、是否满足入选和排除标准、重大方案违背情况、治疗结果及严重或特殊的不良事件等。通常，医学核查是通过对数据列表审核、受试者资料清单核对以及汇总数据核查来实现。受试者资料清单应明确体现在数据核查计划的离线核查部分。因此，数据管理人员在撰写相关文件时，应该密切和医学专家沟通和交流，确保撰写的草案得到医学专家的审核和认可。

4. 数据核查 是通过对数据质量的检查，以确保在统计分析之前数据的合理性。数据核查分为系统核查和手工核查。系统核查通常依据电子病例报告表的规范进行，可以根据 DVP 进行相关程序的编写和设置，实现自动核查并生成质疑报告。系统核查可以根据字段的特点设计不同的程序，如某些字段不能为空，或不接受不符合格式要求的数据，这些规定都应包含在系统核查中。手工核查通常用于系统检查难以实现的数据，通常在数据核查计划的离线核查列表中，如文字类描述核查、纵向检查和趋势核查，特别需要关注的是有效性和安全性数据。此外，手工核查还用于核查系统自动发现的不一致的数据，有时也会将违背研究设计的内容放在手工核查列表中，数据管理人员可以通过离线核查确认数据库中存在的方案违背情况。

PPT

第三章 医学数据管理

医学数据包括与医学领域相关的各种信息、记录和指标，具有重要的临床和公共卫生意义。医生通过分析医学数据进行疾病的诊断、评估与监测；流行病学家利用这些数据研究疾病的传播规律、流行趋势和风险因素，为有效的预防措施和公共卫生政策提供决策依据。此外，医学数据的分析还可用于评估医疗服务的质量与效率，帮助发现潜在问题并进行改进，从而提升医疗服务的水平与安全性。随着医学服务的不断发展，医学数据的类型和数量日益增长，如何高效管理这些数据已成为医学管理领域的重要挑战。通过信息化手段，对医学数据进行标准化、系统化的管理，能够确保临床研究中的数据采集、录入和分析过程更加规范和精确，从而提高临床研究的效率和可靠性。本章将围绕医学数据管理展开讨论，首先从设计的角度介绍医学数据标准体系、数据字典和数据库构建与质量控制，接着探讨医学数据常见的数据类型和采集流程，以及如何借助数字化工具对医学数据进行标注。最后，本章将讨论医学数据隐私保护问题与应对的策略。

第一节 医学数据管理设计

医学数据管理设计阶段是确保医学数据质量、可靠性和安全性的重要环节。它涉及多个关键步骤，包括医学数据标准体系的设计、医学数据字典的建立以及医学数据库的构建与质量控制。以下详细论述这些步骤及其在医学数据管理中的重要性和具体实现方法。

一、医学数据标准体系

医学数据的标准化是当今医学数据管理领域的重要议题之一。随着信息技术的飞速发展，医学数据的采集、处理、存储、共享和应用已经成为医疗服务、医学研究和公共卫生管理的重要组成部分。然而，由于医学数据来源、格式、标准不同，医学数据的有效利用和共享面临诸多挑战。因此，建立统一的医学数据标准体系，成为当务之急。

1. 明确设计目标和范围 是医学数据标准体系设计的首要任务。这一步骤的重要性在于它直接影响着后续标准体系的制定和实施。这是因为医学数据标准体系的设计不是一蹴而就的过程，而是有针对性地根据实际需求来进行。具体而言，明确设计目标和范围有以下几个重要作用：

（1）确定设计方向和重点：通过明确设计目标和范围，可以确定标准体系设计的方向和重点。不同的目标可能会对标准体系的结构、内容和实施方式产生不同的影响，因此有必要在设计初期明确设计目标，以便有针对性地进行后续工作。

（2）提高工作效率和质量：明确设计目标和范围有助于提高工作的效率和质量。在设计过程中，如果设计目标不明确或范围过于宽泛，很容易导致工作重心不明确、工作内容冗余等问题，从而影响工作效率和质量。

（3）促进团队协作和沟通：明确设计目标和范围有助于促进团队内部的协作和沟通。当团队成员都明确了设计目标和范围后，可以更好地协调各自的工作，避免出现分歧和误解，从而提高团队的凝聚力和协作效率。

（4）为后续工作奠定基础：明确设计目标和范围还可以为后续工作奠定基础。在设计目标和范围明确的前提下，可以更加有针对性地进行标准制定、实施和评估，从而确保标准体系的顺利实施和运行。

在明确设计目标和范围时，需要考虑多个因素，并采取一定的方法和步骤。首先，需要对医学数据标准体系的需求进行分析。这包括对医疗信息管理的现状进行调查和研究，了解目前存在的问题和挑战，以及未来的发展趋势和需求。通过需求分析，可以为后续的设计工作提供参考和依据。基于需求分析的结果，制订明确的设计目标。设计目标应该具体、可衡量、可实现，并与医疗信息管理的整体目标相一致。例如，提高医学数据的质量、促进数据共享、保障数据安全等。在制订设计目标的基础上，确定设计的范围。设计范围应该明确界定标准体系的覆盖范围和内容，包括要覆盖的数据类型、相关方的需求和参与等。最后，制订设计策略和计划。根据设计目标和范围，制订相应的设计策略和计划，包括人员配备、资源调配、工作流程等。同时，要考虑到设计过程中可能遇到的问题和挑战，并制订相应的解决方案和应对措施。

2. 选择和制定标准 选择和制定标准是医学数据标准体系设计的另一个关键步骤。在选择标准时，需要考虑多个因素，包括国际标准、国家标准和行业标准等。具体而言，可以从以下几个方面进行选择：

（1）国际标准：是全球范围内公认的标准，具有广泛的适用性和通用性，如 HL7、LOINC、SNOMED CT 等。这些国际标准具有丰富的资源和成熟的技术，可以为标准体系的设计和实施提供可靠的支持。

HL7（Health Level 7）：HL7 是美国卫生信息传输标准，旨在实现医疗领域不同应用之间的电子数据传输。HL7 组织成立于 1987 年，并自 1994 年起成为美国国家标准局授权的标准开发组织之一，专注于医疗服务信息传输协议及标准的研究与开发。HL7 汇集了不同厂商用于设计应用软件接口的标准格式，能够支持各医疗机构在异构系统之间进行数据交换。其内容涵盖多个方面，包括患者个人信息，患者入院、出院、转院信息，各类医疗服务（如手术、检查、化验、用药、医用材料及饮食等）的管理信息，财务管理信息，医疗保险理赔与支付信息，档案管理信息，医疗服务预约管理信息等。

LOINC（Logical Observation Identifiers Names and Codes）：LOINC 是观测指标标识符的逻辑命名与编码系统，旨在促进临床观测指标结果的交换与共享。LOINC 提供了一套统一的名称和标识码，支持医学检验与检查结果的语义和逻辑交换。LOINC 数据库的实验室术语涵盖了化学、血液学、血清学、微生物学（包括寄生虫学和病毒学）、毒理学等领域，此外还包括药物相关的检测指标以及全血计数和脑脊液细胞计数等类别的术语。LOINC 数据库的临床术语则包括生命体征、血流动力学、液体摄入与排出、心电图、产科超声、心脏回波、泌尿道成像、胃镜检查、呼吸机管理、精选调查问卷等多类临床观测指标。

SNOMED CT（Systematized Nomenclature or Medicine，Clinical Terms）：SNOMED CT 是国际通用的系统化医学术语临床标准，是目前全球应用广泛的临床医学术语体系。该术语集提供了一个全面统一的医学术语系统，涵盖了疾病、症状、操作、微生物、药物等各类临床信息，能够在不同学科、专业和医疗场所之间一致地标引、存储、检索和整合临床数据，便于计算机处理。同时，SNOMED CT 有助于组织病历内容，减少临床护理和科学研究过程中数据采集、编码与使用方式的变异，推动临床医学信息的标准化与电子化。例如，对于心脏病学专家而言，“心脏病发作”“心肌梗死”和“MI”可能指代相同的病症，但对计算机而言，它们是完全不同的术语。因此，不同的医疗服务提供者、设施、研究人员等在进行信息交换时，需要实现语义互操作性。SNOMED CT 作为一种全面统一的医学术语系统，为信息的共享与交换提供了基础。SNOMED CT 是一个组配式概念体系，采用多轴编码的命名方法，主要包括概念、描述和关系。每个概念都有基于其含义的逻辑表示，并赋予唯一的代码，其逻辑定义通过建立概念间的关系来实现。目前，SNOMED CT 包含约 32 万条概念，超过 80 万条与临床相关的描述，以及 700 多万条用于进一步描述概念的关系。其包含 19 个临床领域大类，如表 3-1 所示。

表 3-1 顶级概念表

序号	类型	概念范畴
1	身体结构（body structure）	正常与异常的解剖结构概念

续表

序号	类型	概念范畴
2	临床发现（clinical finding）	症状、体征和疾病
3	环境或地理位置（environment or geographical location）	各种类型的自然环境和有确定名称的地理位置
4	事件（event）	除医学操作以外引起的损害事件，如洪水、交通事故等
5	观察对象 （observable entity）	观察对象及属性概念，如性别、年龄、平衡力等
6	制药/生物制品（pharmaceutical / biologic product）	药物、生物制剂等
7	物理力 （physical force）	与医疗事件和行为相关的力，如摩擦力、冲击力、运动、电流、热力等
8	物理对象 （physical object）	与医疗创伤有关的天然或人造物体概念、设备，如假体、武器、结肠造瘘袋等
9	操作 （procedure）	诊断、治疗的操作和方法
10	限定值（qualifier value）	对相关概念进行赋值或限定，包括修饰词、连接术语/限定、附加值、单位、管理值等
11	人为记录件（record artifact）	与各种医疗记录相关的概念
12	有明确上下文关系（situation with explicit context）	临床语境相关概念
13	元数据 （metadata）	与 SNOMED 术语相关的元数据
14	社会关系（social context）	社会学相关概念
15	特殊概念（special concept）	包括导航性质的概念和已经不使用的概念
16	标本（specimen）	有机、无机物质，组织器官、排泄物等标本
17	分期与等级（staging and scales）	肿瘤分期系统，评估量表等
18	物质（substance）	生物及化学物质概念
19	生物体（organism）	病原生物学相关概念

（2）国家标准：是针对特定国家或地区制定的标准，通常与国家的法律法规和政策要求相一致。在选择标准时，需要充分考虑国家的实际情况和政策要求，优先选择符合国家标准的标准。例如，医院信息系统标准和电子病历标准。

医院信息系统（HIS）是指利用计算机软硬件技术和网络通信技术等现代化手段，对医院及其所属各部门的人流、物流、财流进行综合管理，对在医疗活动各阶段产生的数据进行采集、存储、处理、传输、汇总和加工，从而为医院的整体管理和运营提供全面服务的信息系统。HIS 系统通过整合医院各个部门和业务流程的数据和信息，实现了医院内部的信息共享和协同工作，提高了医疗服务的质量和效率，是医院信息化建设的核心组成部分。

HIS 主要由硬件系统和软件系统两大部分组成。在硬件方面，系统应包括高性能的中心计算机或服务器、大容量存储装置、覆盖医院各部门的用户终端设备以及数据通信线路，这些共同组成了一个信息资源共享的计算机网络。中心计算机或服务器是系统的核心，负责处理大量的数据和复杂的计算任务；大容量存储装置则用于存储海量的病患数据、医疗记录和管理信息；用户终端设备分布在医院的各个部门，使得医护人员能够方便地访问和输入数据；数据通信线路确保各个设备之间能够迅速、稳定地传输信息，保证系统的高效运行。

在软件方面，HIS 需要面向多用户和多功能的计算机软件系统。这些软件系统包括基础的系统软件，如操作系统和数据库管理系统，确保硬件能够正常运行并提供基本的功能支持；应用软件用于处理具体的医疗和管理任务，如电子病历系统、医嘱管理系统、药品管理系统等；软件开发工具则为系统的定制化开发和功能扩展提供了支持。此外，还需要建立各种医院信息数据库，这些数据库中存储了大量的医疗和管理数据，数据库管理系统则负责对这些数据进行有效地管理和维护，确保数据的安全性、完整性和可用性。

HIS 由多个子系统组成，支持医院的各种操作和管理需求，包括患者管理系统、医生工作系统、护士工作系统、门诊管理系统、住院管理系统、实验室信息系统、药房信息系统和财务系统等。HIS 系统功能模块，如图 3-1 所示。

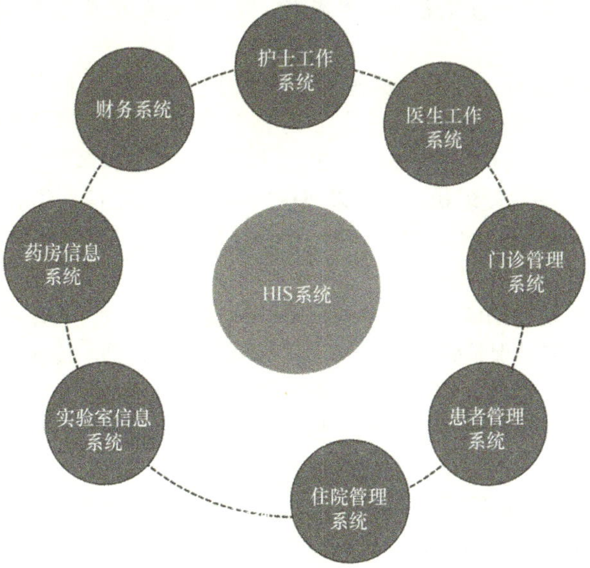

图 3-1 HIS 系统功能模块

图 3-1

患者管理系统是 HIS 的核心模块之一，主要用于患者信息的记录、登记、预约、诊断和排队等功能。该系统能够高效管理患者的基本信息和就诊记录，支持在线预约和挂号，简化了患者的就诊流程，提高了医院的服务效率。

医生工作系统是专为医生设计的工作平台，医生可以通过该系统查看患者的详细信息、病历记录、实验室检验结果和影像资料等。同时，医生工作站还提供开具处方、下达医嘱、记录诊疗过程等功能，帮助医生在诊疗过程中进行高效管理。

护士工作系统是护士日常工作的主要工具。通过该系统，护士可以查看患者信息、执行医生的医嘱、记录护理情况和病历等。护士工作系统还包括提醒功能，帮助护士按时执行各项护理任务，确保护理工作的准确性和及时性。

门诊管理系统用于管理门诊患者的各项事务，包括患者的登记、就诊、收费等。系统可以优化门诊流程，减少患者的等待时间，提高门诊服务的效率。此外，该系统还提供门诊统计分析功能，帮助医院管理层了解门诊业务的运行情况。

住院管理系统主要用于管理住院患者的信息、床位安排、医生医嘱等。系统能够实时更新住院患者的各类信息，确保医护人员可以随时获取最新的患者状况。同时，住院管理系统还支持病房调配、出院结算等功能，提升住院管理的整体水平。

实验室信息系统用于管理各类实验室检测和化验结果。该系统可以自动接收检验申请、安排检验项目、记录检验结果，并将结果及时反馈给医生和相关科室。实验室信息系统提高了检验工作的效率和准确性，减少了人为误差。

药房信息系统负责管理医院药品的库存、发药和药品管理等。通过该系统，药房可以实现药品的进销存管理，确保药品的合理使用和库存的及时更新。系统还支持药品的自动配药和发药，提高了药房工作的效率和准确性。

财务系统用于管理医院的各项财务事务，包括费用的收取、结算、报销等。该系统能够自动记录和处理各类财务数据，提供财务报表和统计分析，帮助医院实现财务管理的科学化和规范化。此外，财务系统还支持与医保系统的对接，简化医保结算流程。

除上述主要模块外，HIS 还包括许多其他子系统，以满足医院的特定需求。例如，临床教学系统支持医学生的实习和培训；科研管理系统帮助科研人员管理项目和数据；社会保健系统用于公共卫生服务和健康教育；医疗保险系统则用于处理医保报销和结算等事务。通过这些模块和子系统的协同工作，HIS 能够全面支持医院的各项业务需求，提高医院的运营效率和服务水平，最终实现更高质量的医疗服务。

HIS 标准是指导 HIS 设计、开发、实施和管理的规范性文件。国家针对 HIS 制定的标准通常包括系统架构、数据标准、安全规范、接口协议等多个方面，确保不同厂商的系统能够互联互通，数据能够安全流转。按照国家卫生健康委员会 2018 年发布的《全国医院信息化建设标准与规范（试行）》，针对目前医院信息化建设现状，对未来 5～10 年全国医院信息化应用发展提出建设要求。HIS 标准的主要内容包括系统架构和功能模块、数据安全和隐私保护、用户操作和界面设计、数据交换和互操作性、系统集成和标准遵循。

系统架构和功能模块规定 HIS 的总体架构和各功能模块的设计，确保系统具备全面、灵活的业务支持能力。数据安全和隐私保护确保 HIS 中患者数据的安全存储、传输和访问，包括数据加密、权限管理、审计追踪等安全措施。用户操作和界面设计规范用户界面的设计和操作流程，确保系统易用性和用户体验，减少用户操作误差和学习成本。数据交换和互操作性定义 HIS 与其他医疗系统之间的数据交换格式和协议，确保不同系统之间的数据互通和共享。系统集成和标准遵循支持 HIS 与其他医疗系统的集成，遵循国际标准和国家标准，确保系统的稳定性、可靠性和可维护性。

电子病历（electronic medical record，EMR）是指以电子形式记录和存储患者医疗信息的系统。这些信息包括患者的个人基本资料、病史记录、体检结果、诊断信息、医嘱、检验报告、影像资料、治疗记录、护理记录和随访信息等。EMR 系统通过数字化手段取代传统的纸质病历，提供了更加高效、安全和便捷的医疗数据管理方式。EMR 系统具有多种功能，旨在提高医疗服务的质量和效率，促进医疗数据的共享和利用。EMR 系统的主要功能有病历管理、医嘱管理、检验管理、用药管理、护理管理、影像管理和健康档案管理等。

病历管理包括患者的基本信息、病史、过敏史等；记录患者的就诊记录、诊断信息、治疗方案、手术记录等；支持快速检索和查询患者病历，方便医护人员查阅和使用。

医嘱管理中医生可以通过系统开具药物、检验、检查、治疗等医嘱。管理系统能够追踪和记录医嘱的执行情况，确保医嘱及时准确地被执行，避免遗漏和延误。

检验管理系统支持从检验申请的生成到最终结果的管理，覆盖了各个环节的全流程。具体来说，系统可支持检验申请的录入和传输，确保检验需求能够快速准确地输送至相关部门，提供结果的录入功能，使得检验结果能够及时更新和保存。此外，系统检验的查询功能可以随时访问和调取所需信息，实现信息的高效利用和管理。

用药管理支持从药品处方的录入、审核到查询管理的全流程控制。系统允许医护人员便捷地录入药品处方流程，对药品处方进行严格审核，确保预警的安全此外，药物管理模块提供了药品的详细信息查询功能，包括药物说明、适应证、禁忌证等信息，帮助药物全面了解药品的使用情况，提升临床用药的精准性和安全性。

护理管理系统能够记录并管理患者的护理计划、护理措施及护理评估等信息，为护理工作提供全面支持。通过该系统，护理人员可以详细记录每位患者的护理方案和实施过程，确保各项护理措施的有序执行。同时，系统提供护理操作的提醒功能，及时提示护理人员进行必要的操作和检查。

影像管理支持影像检查的申请到结果管理的全流程处理。具体功能包括影像检查的申请与预约安排，影像检查结果的录入和查询，影像数据的存储与传输等。

健康档案管理记录患者的长期健康数据和随访信息，支持慢性病管理和健康监测，提供健康状况评估和数据分析功能，辅助医护人员制订个性化的健康管理方案。

EMR 标准是指导电子病历系统设计、开发和使用的规范性文件。国家针对 EMR 制定的标准通常包括数据结构、编码规范、信息安全、隐私保护、数据交换和互操作性、系统功能要求、用户界面和使用体验等多个方面，确保电子病历数据的完整性、安全性和可用性。在数据结构和编码规范上确保数据的一致性和可交互操作性，包括患者基本信息、诊断信息、治疗记录、检验结果等数据的标准化格式。在信息安全和隐私保护上确保电子病历数据在存储、传输和访问过程中的安全性和隐私性，包括数据加密、用户身份验证、访问控制、审计追踪等安全措施。数据交换和互操作性定义了不同系统之间的数据交换格式和协议，确保不同厂商的 EMR 系统能够无缝集成和互通。系统功能要求明确电子病历系统应具备的基本功能和扩展功能，确保系统的实用性和灵活性，包括病历管理、医嘱管理、检验和检查管理、药品管理、护理管理等功能模块。用户界面和使用体验标准规范电子病历系统的用户界面设计，确保系统易用性和用户体验，包括界面布局、操作流程、信息呈现等方面的要求。

（3）标准制定的原则和方法：在制定标准时，需要遵循一定的原则和方法，以确保标准的科学性、合理性和有效性。具体而言，可以从科学性原则、参与性原则、适用性原则、持续性原则等几方面来考虑。

科学性原则要求标准制定应该基于科学的理论和技术，充分考虑医学数据的特点和规律。制定过程中应该充分调研和分析相关领域的最新研究成果和技术发展，确保标准的科学性和先进性。

参与性原则要求标准制定应该具有参与性和民主性，充分吸收各方的意见和建议，形成共识和共同遵守。在制定过程中，应该积极邀请相关领域的专家和学者参与，并组织相关方的讨论和协商，达成共识和共同意见。

适用性原则要求标准制定应该具有适用性和实用性，考虑到实际应用的需求和情况，确保标准的可操作性和可实施性。制定过程中应该充分考虑各方的需求和利益，寻求最大公约数，达到最优解。

标准制定是一个持续性的过程，持续性原则要求标准要不断更新和完善。在制定标准之后，需要建立健全的标准管理机制，定期进行评估和修订，确保标准与时俱进，保持与最新技术和发展趋势的一致性。

医学数据标准体系的设计是一个复杂而细致的过程，需要多方面的考量和协调。在明确设计目标和范围的基础上，选择和制定合适的标准是关键的步骤之一。通过科学性、参与性、适用性和持续性的原则和方法，可以有效地选择和制定标准，为医学数据标准体系的设计和实施提供可靠的支持。相信随着医学信息管理技术的不断发展和完善，医学数据标准体系将会发挥越来越重要的作用，为医疗服务、医学研究和公共卫生管理提供更加可靠和高效的支持。

二、医学数据字典

数据字典是 HIS 中的重要组成部分，用于规范、描述和管理各种数据元素及其属性。它是一种标准化的、统一的、可共享的数据集合，为 HIS 中的数据元素提供了统一的定义和规范化的描述，帮助设计人员和开发人员更好地理解信息系统中数据库的结构和功能。

在数据字典中，包含了各种数据元素，这些数据元素的属性包括但不限于名称、类型、长度、默认值、描述等。在此基础上，针对医学场景需求设计如患者信息、医生信息、就诊记录、药品信息、设备信息等医学数据字典。这些医学数据字典通过统一定义和描述数据元素及其属性，为 HIS 的开发、维护和使用提供了基础和指导，确保了数据的一致性、准确性和可靠性。

作为 HIS 的核心组成部分，数据字典不仅帮助开发人员理解和管理数据，还为医院管理者、医护人员和其他系统用户提供了统一的数据标准，促进了信息的共享和交流。数据字典的规范化描述确保了数据的一致性、准确性和可靠性，从而提高了整个信息系统的数据质量，确保系统运行更加顺畅。下面表 3-2～表 3-6 中列举了一些医学数据字典的设计。值得注意的是，与普通数据字典类似，医学数据字典中的属性不局限于字段名、数据类型、描述，还可以包括大小、默认值、创建时间、修改时间等。

表 3-2　患者信息字典

字段名	数据类型	描述
Patient_ID	INT	患者唯一标识符
Name	VARCHAR	患者姓名
Gender	VARCHAR	患者性别（男/女）
Birth	DATE	患者出生日期
Address	VARCHAR	患者地址
Phone_Number	VARCHAR	患者联系电话

表 3-3　医生信息字典

字段名	数据类型	描述
Doctor_ID	INT	医生唯一标识符
Name	VARCHAR	医生姓名
Gender	VARCHAR	医生性别（男/女）
Specialization	VARCHAR	医生专业
Department	VARCHAR	医生科室
Phone_Number	VARCHAR	医生联系电话

表 3-4　就诊信息字典

字段名	数据类型	描述
Appt_ID	INT	就诊唯一标识符
Patient_ID	INT	患者唯一标识符
Doctor_ID	INT	医生唯一标识符
Appt_Date	DATE	就诊日期
Appt_Time	TIME	就诊时间
Status	VARCHAR	就诊状态（已挂号/已完成/已取消等）

表 3-5　药品信息字典

字段名	数据类型	描述
Medication_ID	INT	药品唯一标识符
Name	VARCHAR	药品名称
Type	VARCHAR	药品类型
Description	VARCHAR	药品描述
Price	VARCHAR	药品价格

表 3-6　设备字典

字段名	数据类型	描述
Equipment_ID	INT	设备唯一标识符
Name	VARCHAR	设备名称
Type	VARCHAR	设备类型
Description	VARCHAR	设备描述
Department	VARCHAR	设备所属部门
Location	VARCHAR	设备位置

三、数据库的构建与质量控制

数据库的合理构建是医学数据管理最重要的环节之一。一个合理的数据库能够极大地提升数据存储、检索和分析的效率，从而支持高质量的研究和决策。下面将详细讨论数据库构建的几个关键步骤。

第一步，需要确定数据需求。通过分析和定义项目需求，明确需要存储哪些数据。这一步是整个数据库构建过程的基础，包括与项目相关人员沟通、了解具体要求和业务流程，列出所有需要存储的数据类型，并明确每种数据类型的具体内容和类型。第二步，根据需求设计数据库结构。这涉及确定数据库中的每张表及其用途，为每张表定义字段名、数据类型（如整数、浮点数、字符串等）和必要的约束（如唯一性、非空等），以及设计表与表之间的关系，确保数据的规范化。第三步是选择合适的数据库管理系统，如 MySQL、Oracle、SQL Server 等。此时，需要评估各个数据库管理系统的功能、性能和扩展性，并考虑预算，选择在功能和成本之间达到平衡的系统。第四步，在数据库管理系统中创建一个新的数据库。这包括安装并配置选择好的数据库管理系统，然后使用其提供的工具或结构化查询语言（structural query language，SQL）语句创建一个新的数据库。例如，可以使用 CREATE DATABASE 命令来创建数据库。第五步，在创建的数据库中，需要按照设计好的表结构创建数据表。这一步包括根据设计的表结构编写 SQL 语句创建数据表，并为字段添加必要的约束，如主键和外键。第六步是测试和调试。通过测试数据库的连接、查询、插入、更新和删除等操作，确保数据库功能正常。此时，可以执行各种 SQL 操作，检查其结果是否符合预期。根据项目需求，向数据库中插入初始数据是下一步。需要收集和整理初始数据，并使用 SQL 语句或数据导入工具将初始数据插入数据库。第七步，根据项目运行情况，对数据库进行优化以提高性能。这包括为频繁查询的字段创建索引，优化 SQL 查询语句以避免全表扫描，并使用合适的连接方式。此外，利用数据库管理系统提供的性能监控工具，分析和优化数据库性能瓶颈。通过这些步骤，可以系统、全面地建立和维护一个高质量的数据库，确保其在各类应用中的高效性和可靠性。

为了确保数据库的准确性和可靠性，质量控制措施是必不可少的。以下是一些关键的质量控制策略。首先是数据验证。在数据录入阶段，通过验证规则检查输入数据的有效性。例如，确保年龄在合理范围内，诊断结果为预定义的分类值等。这些措施能够防止错误数据进入数据库，确保数据的准确性。此外，利用算法或工具检测并删除重复的数据记录，以确保每个患者在数据库中仅有一条唯一的记录，这对于维持数据的一致性至关重要。

接下来是数据清洗。处理缺失数据可以采用多种方法，如删除、填补（使用均值、中位数或插值法）或标记为缺失值。这些方法能够保证数据库的完整性和分析的准确性。异常值处理也是数据清洗的重要环节，通过检测并处理异常值，可以防止它们对分析结果产生不良影响。例如，异常高或低的体温值可以标记为异常并进行复核，从而确保数据的真实性和可靠性。

数据备份与恢复是另一关键策略。定期备份数据库以防止数据丢失。备份可以是全量备份或增量备份，具体取决于数据库的规模和更新频率。此外，制订数据恢复计划，以便在发生数据丢失或损坏时能够迅速恢复数据库，确保业务连续性。这样的备份和恢复措施能够有效防范数据意外丢失，保证数据的安全和完整。

权限管理也是确保数据库安全的重要措施。通过设置不同级别的访问权限，确保只有授权人员才能访问和修改数据。这可以通过用户角色和权限分配来实现，有助于防止未经授权的访问和数据泄露。同时，记录所有数据操作（如添加、修改、删除）的日志，以便在出现问题时进行审计和追踪。这种日志记录机制不仅能够监控数据操作，还能在数据出现异常时提供详细的追踪记录。

通过以上措施，能够有效构建和维护一个高质量的数据库，从而支持科学研究、医疗诊断等各类应用的顺利进行。确保数据库的准确性和可靠性，不仅提升了数据管理的效率，也为各类研究和应用提供了坚实的数据基础。

第二节　医学数据类型及采集流程

医学数据在医学领域相关的许多方面都有着重要的意义，是现代医学发展中不可或缺的重要组成部分，其中医学数据通常涵盖了广泛且多样化的医学信息，根据其所含医学信息的内容、类型、特点，一般可以将医学数据进一步分为表格型数据、时间序列数据、图像数据、多模态数据。数据采集是数据管理实施的关键步骤，通常在获得被采集对象知情同意的情况下，由经统一培训的研究护士或研究助理按照事先制订的规则进行采集。该过程可被细分为几个关键步骤。首先，明确数据采集需求。确定所需收集数据的类型（字符串、数值等），并确定数据的来源。制订采集策略，结合数据的目标用途，调整数据采集策略，包括确定采集的范围、频率和方式等。接着，执行数据接收操作。针对不同的数据源执行数据接收操作，包括数据采集设备、数据库、数据管理系统等，选择最合适的数据采集方法。这可能涉及使用网络爬虫技术、特定的数据抓取工具，或是实施应用程序编程接口的调用等方式。配置采集规则，在选定的采集工具上对采集规则进行配置，包括设定采集频率、选择采集字段、指定时间段、数据类型等。最后，保存与处理数据。运行配置好的采集工具，按照预设规则从数据源中抓取数据，并将数据保存到指定的位置，如数据库或文件中。对采集到的数据进行简单的清洗与检查，包括去重、纠错、检查数据缺失等操作，以确保数据的质量和准确性（图 3-2）。

一、表格型数据

表格型数据是医学数据的常见类型。表格型数据通常是指按照预先设定的某种模式来进行组织、具有明确结构特点的数据类型。表格型数据通常具有一些数据特点。首先，其数据模型的定义明确，表格型数据按照预定义的结构化模型进行数据收集，每个数据元素都具有明确的内容，且每个数据元素通常具有固定的数据类型，如整数、浮点数、字符串等。数据元素之间的关系通常也是事先定义好的。其次，表格型数据通常以表格、数据库的形式存储，如数据库表格、电子表格文件等。其具体的数据存储形式通常比较多元，如每行代表一个数据记录，每列代表一个数据字段等。由于表格型数据自身的定义特点和存储特点，通常易于被计算机程序处理和分析，计算机程序可以快速地进行数据查询、检索和分析等操作。此外，人们也可以利用一些常见的数据库管理系统和数据分析工具，进一步处理表格型数据。

在医学领域中，许多医学应用场景存在表格型数据，如患者病历记录、住院记录、检查记录等。通常这类数据会将患者的姓名、年龄、性别、诊断信息、联系方式、住院信息等储存在一个结构化的患者信息表中，以方便患者信息数据的筛查与检索。一些生理参数数据，如血压、体温、心率、血糖等，这些数据通常通过相关仪器测量得到，也可以存储在表格中。此外，患者的药物治疗信息，包括患者用药记录、药物剂量、用药频率等，这些数据也可以使用表格或数据库的形式进行记录，形成结构化的患者药物治疗信息数据。将医学数据进行结构化收集与存储，形成表格型医学数据，通常将有利于相关医学数据的组织、管理和分析，能帮助医疗机构更好地进行患者信息的存储和管理、优化诊疗流程，以及进行后续深度的统计分析等工作。表格型数据案例，如图 3-3 所示。

在医学数据中，患者的病历数据是一种比较有代表性的表格型数据，这种医学数据的使用频率高，使用范围广泛，具有一定的研究价值，如使用大量病历统计数据建立相关医学数据模型。对于病历数据的采集，遵循医学数据的一般采集流程（图 3-4）。首先，需要确定数据采集的需求与目的，如需要收集患者的基本信息，包括就诊时间、既往病史、体格检查结果、诊断结果、治疗方案等信息，以建立表格型病历数据。对于病历数据，其数据源通常来自医院的电子病历系统，通过电子病历系统可以获得患者的病历信息。确定了病历数据源后，需要选择合适的数据采集工具，如一些自动化数据提取工具或文本挖掘工具，从电子病历系统中提取关键数据。使用采集工具时也需要结合采集的数据特点和目的具体配置个性化的采集规则，如按照指定的就诊时间范围、指定的疾病、指定的患者年龄、性别等来提取数据，以满足具体需求，减少冗余信息。随后便可运行数据相关采

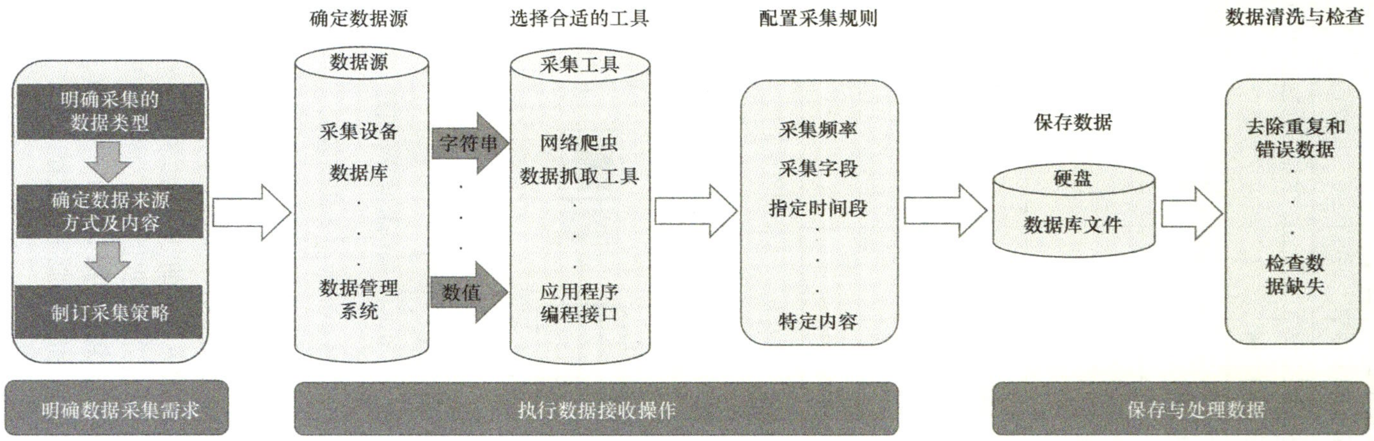

图 3-2

图 3-2　数据采集流程

姓名	住院号	住院日期	年龄	性别	身高/cm	体重/kg	慢性阻塞性肺疾病	高血压	总蛋白 g/L	术前肺异常检查
××	××	××	62	男	172	82	0	1	65.5	1. 双肺渗出性病变，部分病灶较前吸收，右下肺野仍较明显
××	××	××	61	女	156	48	1	0	79	1. 右中叶、左舌段级及双下叶炎症
××	××	××	48	男	176	69	0	0	77.1	1. 左肺上叶前段见星芒状类结节影，周围可见毛刺征
××	××	××	61	女	162	49	1	0	67.8	1. 右肺上叶前段胸膜下实性小结节
××	××	××	39	男	159	58	0	0	67.9	1. 右肺上叶后段、右肺下叶内基底段稍高密度/磨玻璃样结节影
××	××	××	57	女	160	52	0	0	68.8	右肺上叶占位性病变，大小约2.3cm×3.7cm×3.3cm，边缘毛糙，呈分叶状，考虑周围型肺癌可能性大
××	××	××	66	女	163	59	0	0	61.3	1. 左肺上叶舌段部分支气管扩张，双肺下叶炎症/少许肺泡内出血，左肺上叶舌段散钙化灶；2. 右肺中叶少许慢性炎症/纤维化灶，并局部牵拉邻近胸膜
××	××	××	52	女	160	50	1	0	65.5	1. 右下叶背段团块，6.5cm×5.5cm×5.6cm，较前缩小，仍考虑中央肺癌伴局部肺不张可能；2. 右肺门、纵隔多发肿大淋巴结，考虑转移，较前稍缩小；3. 右肺中叶、左肺舌段及双肺下叶少许炎症，双肺病灶大致同前
××	××	××	74	男	156	63	0	1	73.1	1. 右肺下叶外基底段浅分叶结节，考虑周围型肺癌可能性大

图 3-3 表格型数据案例

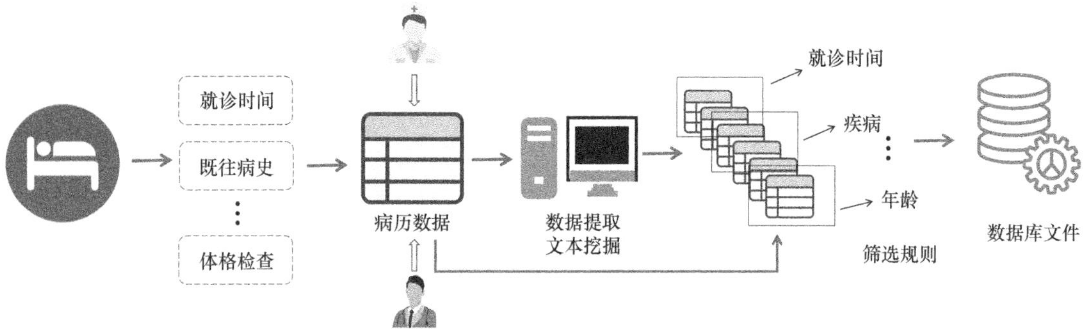

图 3-4

图 3-4 病例数据采集流程

集工具，按照预设规则从电子病历系统中提取患者病历数据，并将获取的表格型数据保存到具体文件中。对于保存完毕的文件，通常需要再进行一定的数据检查，如检查每行每列患者的信息是否对应无误，是否存在缺失值等，确保数据的质量达标。除此之外，对于医学病历数据这类表格型数据，通常还需要定期更新采集的数据，以进一步确保数据采集的准确性同时保持数据的时效性。

通过以上流程，一般可以有效地从医院的电子病历系统中采集到患者的完整病历数据，并为后续的医学研究、临床决策和病例分析等应用提供基础。除了病历数据，医学数据中其他的表格型数据的采集一般也可以在基础的采集流程上根据不同的需求特点、数据特点、研究目的等进行进一步的灵活调整，以实现更有效可行的表格型数据采集流程。

二、时间序列数据

除了表格型数据的采集，人工智能通常还可以结合时间序列数据进行各种预测任务，在医学领域利用时间序列数据与相关人工智能技术进行疾病的预测的应用也十分广泛，具有相当的研究价值，对此首先需要了解时间序列数据的相关特点。时间序列数据通常是指按照时间顺序排列的一系列数据点的集合，也可以简单地理解为在不同时间点上收集得到的数据，这些时间点可以是连续的，也可以是不连续的，这些数据集合通常记录了某一现象、变量或事件随时间变化的情况，时间序列数据在许多领域都具有广泛应用，如经济学、金融学、气象学、医学等，能够帮助人们更好地分析变化趋势、预测未来走势，揭示事物内在规律。时间序列数据同时也具有许多不同于其他数据的特点，其中包括时间依赖性、趋势性、周期性、自相关性、随机性等特点。其中时间依赖性指的是时间序列数据中不同时间点的数值之间存在着一定的依赖关系，即当前时刻的数值可能受到过去和未来时刻数据的影响，这种时间依赖性有助于分析数据的变化规律。此外时间序列数据通常也会呈现出某种趋势，如数据具有随时间逐渐增加或减少的趋势，这种趋势可以是线性的或非线性的，对时间序列数据进行趋势分析也是一个重要的研究方向，可以帮助我们分析数据的长期发展趋势。除了时间序列数据的趋势性，该类数据还有可能存在一定的周期性变化，即其数据可能在特定时间范围内出现重复的波动，这种现象通常在一些具有周期性特点的数据中出现，如一些受季节性等因素影响的时间序列数据。此外，时间序列数据中不同时间点之间还存在着一定的相关关系，这种现象也称之为时间序列数据的自相关性，通过自相关性分析，可以探索时间序列数据内部的关联程度，了解数据的相互影响程度。同时，时间序列数据还具有一定的随机性，通常由于外部因素的影响如误差等，时间序列数据可能会受到一定程度的噪声等影响，造成一定的数据随机波动，这也是对这类数据进行处理的一个难点。

在众多的医学数据中，有许多医学数据都具有时间序列的特点，如之前介绍的众多医学数据中的病历记录、生理参数数据以及医学统计数据等。其中病历数据中的患者的就诊记录、药物使用记录、手术记录等都可以被组织为时间序列数据，可以用于分析患者的疾病历史。生理参数数据，如心率、血压、呼吸频率等数据，而这些数据通常是在不同时间点进行测量记录的，用以监测患者的病情变化，同时也具有时间序列数据的特点（图 3-5）。另外，某些医学统计数据通常也可以视为时间序列数据，比如疾病发病率随时间的变化、医疗资源利用情况随时间的变化等医学统计数据，用于预测疾病发病率以及医疗资源统计等。这类数据通常也涉及时间的变化和趋势，具备时间序列数据的一些特点。在使用时间序列数据进行人工智能的分析处理前，首先需要进行数据的采集工作，良好、规范的数据采集工作能够保证数据的完整性、正确性以及其质量达标，进而为后续的建模与智能预测提供有利条件。

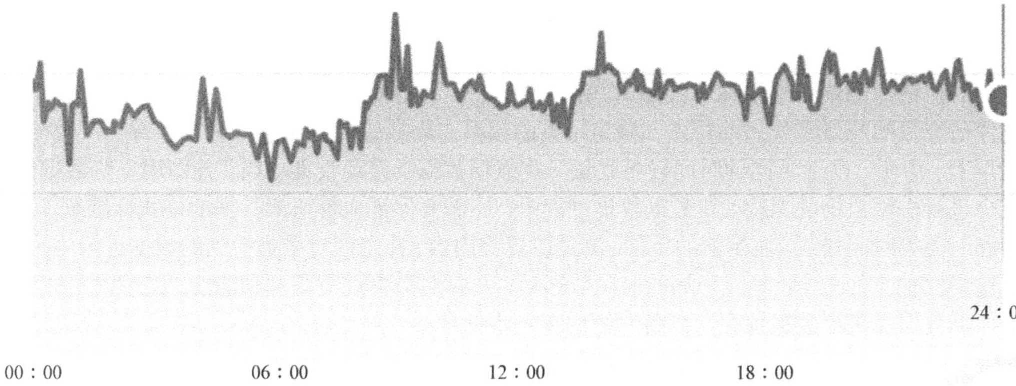

图 3-5 心率变化图

图 3-5

对于医学时间序列数据，通常按照一定的采集流程进行采集，首先要确定需要采集的医学时间序列数据的具体类型，如患者生理参数数据、病历记录等。之后通常需要确定数据的来源，对于生理参数数据，其数据来源可以是相关的各种医疗设备如心电图仪、脑电图仪、血液分析仪等，以及一些移动医疗设备如智能手环、血压计等。而对于患者病历记录，其数据来源则可以为相关的 HIS 如电子病历系统等。确定完数据源之后，通常需要根据数据源的特点以及具体任务的需求，选择合适的采集方式，常见的方式包括通过相关设备的接口直接获取数据或者手动录入数据等方式进行采集。由于时间序列数据具有一些时序相关特点如前述的时间依赖性、趋势性、周期性等，在采集时需要制订一定的采集计划，如提前确定数据采集的频率、采集数据的时间范围、采集周期等，确保采集到的医学时间序列具有充分的连续性、完整性和时效性。在完成上述工作后，通常需要进一步根据数据源和采集需求选择合适的数据采集相关软件程序，比如使用专门用于医学数据采集的相关软件程序或者自行开发相关的数据采集程序。使用相关的采集软件通常可以进行数据的请求、获取、处理和存储等步骤，同时在正式采集前也需要注意采集到的数据格式正确并能够满足后续分析和处理的需求。在实际环境中对硬件及软件完成相应的测试后，通常可以进行正式的采集工作，在采集中也要设置相应的监控机制，以及时发现和处理采集过程中的异常情况，并定期检查采集系统的稳定性和数据质量，确保能够及时做出调整和优化。在完成采集后，需要对采集得到的原始数据做进一步的检查工作，因为采集到的时间序列数据可能存在缺失值、异常值等问题，若出现上述问题，可以进行重新采样或者适当的数据清洗和处理，确保数据的准确性和完整性。最后需要对采集到的时间序列数据进行数据的存储与管理，以确保数据的安全、管理有序，且方便后续的进一步处理，对此通常可以根据实际需求选择合适的数据存储方式，如本地文件或云存储进行存储，另外也可以建立专门的数据库进行数据保存（图 3-6）。

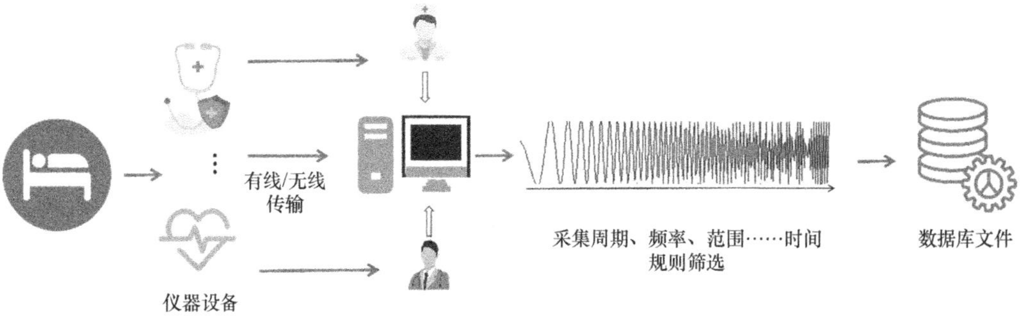

图 3-6

图 3-6　时间序列数据采集流程

通常比较常见的医学时间序列数据都可以按照上述的一般流程进行规范的数据采集工作，这里以收集糖尿病患者的血糖监测数据为例，介绍具体的数据采集实例。首先在数据来源方面，可以使用专门的血糖监测仪器或系统进行采集。在采集前需要制订对应的数据采集计划，对此需要充分考虑具体研究目的与研究疾病的特点，确定采集的频率、周期等，如对患者每天进行多次血糖监测，每天早上、中午、晚上不同的时间段各收集一次血糖数据，连续收集一周，并使用一些数据记录程序配合进行血糖数据的保存。在数据收集过程中，还需要保证血糖监测数据的格式标准统一，包括日期和时间等时间格式、血糖值的单位、测量位置等内容，并定期对采集得到的数据进行质量把控，防止错误发生。在连续收集完一周的监测数据后，及时对数据进行整理和清洗，随后便可以建立专用的血糖数据库进行数据保存，以备后续的进一步处理。

三、图像数据

图像数据在医学领域中是一种十分常见且重要的数据类型。常见的有 X 射线，主要用于骨折和肺部疾病检测；计算机断层扫描（CT），广泛用于多种疾病的诊断，如肿瘤和脑部疾病；磁共振成像（MRI），主要用于软组织成像，如脑和脊髓；超声成像，常用于胎儿检查和腹部器官检测；核医学成像，如正电子发射断层成像和单光子发射计算机断层显像，主要用于肿瘤和心脏病检测；内窥镜检查成像，用于消化道和呼吸道检查；眼科成像，如光学相干断层扫描，用于诊断青光眼和黄斑变性；以及病理学图像，用于观察组织切片和肿瘤诊断。随着医学影像技术的不断发展和普及，大量的医学图像数据被积累和存储起来，为人工智能技术在医学影像领域的应用提供了丰富的资源基础。医学图像数据的采集是通过各种先进的影像设备对人体的各种部位进行扫描以获取其表面或内部结构和相关病变信息的过程，在人工智能辅助的临床诊断中起着至关重要的作用。医学图像数据的一般化采集流程通常包括患者准备、影像设备的选择和设置、图像采集、数据处理与保存。

在患者准备阶段中，对于不同类型的医学影像检查，患者通常需要在检查前进行不同程度的准备工作，如进行经腹部超声检查时可能需要空腹；在进行 X 射线检查时，患者可能需要摘掉金属饰品和脱掉带有金属部件的衣物；进行 CT 扫描时可能需要口服或静脉注射造影剂以提高图像对比度等，这些措施在医学图像数据的采集中十分重要，通过进行充分的患者准备工作，可以有效提高收集到的医学图像的质量和准确性。随后是影像设备的选择和设置阶段，该阶段通常直接影响到最终所获取的图像的质量和其可用性，对此首先需要选择合适的影像设备，不同的医学影像检查会使用到不同类型的影像设备，对此需要根据所研究疾病的特点、所需的诊断信息、入组患者的具体情况和后续人工智能处理的方向等因素选择合适的影像设备。由于大部分的医学影像设备的精密度一般较高，通常需要进行定期的设备校准和校正以确保其正常工作以获得高质量的图像。例如，通常需要对 X 射线源的位置、MRI 设备的磁场强度等进行详细的检查和调整，通过进行合适的影像设备选择和正确设置，通常可以在源头上确保最终获取的医学图像符合使用需求。

在进行图像采集时，需要充分保证实时采集出的图像的质量，并且根据图像实际情况适当调整参数、这通常包括调整图像的分辨率、曝光量、饱和度、对焦情况等，避免图像模糊、显示信息不全等情况，以确保图像的清晰度与准确性，这对于后续的人工智能建模十分重要。此外在进行图像采集之中，通常也需要及时并准确地标记采集得到的图像数据信息，在第一时间避免数据的混淆或错误。完成对图像数据的初步采集后，通常需要进一步对收集到的初始数据进行校准处理，首先可以检查采集到的图像的清晰度、所含内容的准确性等，剔除不符合要求的图像，以确保采集到的数据的整体质量符合要求。另外，若图像数据是由不同型号的设备或不同机构共同采集的，则采集的图像数据可能存在格式差异，而人工智能建模通常需要保证图像数据集的一致性，对此可以在数据采集阶段进行统一的格式转换和数据标准化处理。最后需要妥善地进行图像的保存，确保图像数据存储在安全可靠的位置，对于医学图像数据通常会保存在专门的影像存储系统中，便于对采集到的数据进行传输、后期管理和快速检索等（图 3-7）。

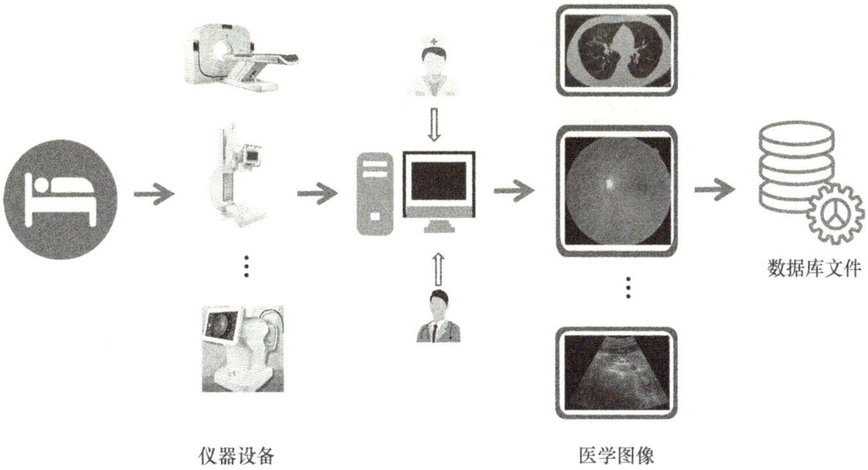

图 3-7　图像数据采集流程

图 3-7

对于图像数据，通常情况下可以采取上述的一般化的数据采集流程，但实际进行图像采集时还是需要根据具体的采集任务的特点，对采集流程中的具体细节做出适当的调整，以更准确、高效地采集到需要的图像数据。以基于人工智能的小肠克罗恩病自动识别检测任务为例，首先要完成小肠克罗恩病图像数据的采集，为后续的数据预处理、建模、模型训练等环节打下基础。由于小肠克罗恩病是一种发生在胃肠道的疾病，收集其图像数据时主要采集的是患者胃肠道内壁的图像，在患者准备阶段进行图像采集时需要让患者进行饮食控制，一般需要在检查前空腹数小时以确保肠道清洁，有助于采集到无异物干扰的高质量图像。除此之外，在患者准备阶段中，选择入组人数、入组的年龄和性别比例、入组的正常样本与患病样本的数量需要进行充分考虑。由于人工智能算法的训练通常需要大量的数据，一般需要保证采集的数据量足够大。同时也要尽可能地使采集到的数据多样化，这样将有助于后续模型的鲁棒性，使其更加具有泛用性。此外，在进行人工智能模型训练时，不平衡的正负样本比例可能会在一定程度上影响模型最终的性能，因此需要保证数据的正负样本相对平衡。在小肠克罗恩病数据采集中可以大致规划好收集的正常黏膜图像和病变黏膜图像的数量和比例。

四、多模态数据

上述介绍的表格型数据、时间序列数据以及图像数据都具有一些特点。例如，表格型数据或时间序列数据通常只包含了文本格式的数据，图像数据中通常只包含了图像格式的数据，这类数据一般可以称之为单模态数据。单模态数据的采集相对来说较为简单，因为通常只需针对某种单一的数据格式进行采集。由于数据格式单一，单模态数据通常也比较容易处理和分析。在许多医学研究中，单模态数据被广泛使用。然而，这种数据也存在一些局限性。例如，单模态数据只包含一种类型或形式的信息，通常无法提供多角度、多维度的视角，可能导致信息的不完整。此外，单模态数据的关联性较弱，缺乏不同数据源之间的交叉性和关联性，这限制了综合分析的能力，进而影响对整体情况的全面理解。在需要整合多种数据类型进行分析的情景下，单模态数据的局限性也会限制其应用范围。

在医学领域中，某些疾病通常需要多种不同类型的数据相互配合，才能实现最准确、全面的诊断与研究。例如，精神疾病的诊断通常需要综合患者的面部表情、语音语调和自评量表评估结果。对于心血管疾病的诊断和风险评估则需结合患者的临床表现、心电图、心脏超声以及血液生化指标等多种数据进行综合判断。此外，对于神经系统疾病，如帕金森病或阿尔茨海默病，诊断和研究通常也需要综合患者的临床表现、脑影像数据、脑电图和遗传学数据等多种信息进行分析。其中，面部表情、心电图、心脏超声和脑影像等数据通常为图像类型，而自评量表评估、血液生化指标和遗传学等数据通常为表格型数据。这些多种类型的数据统称为多模态数据。多模态数据能够通过不同类型的数据提供不同层面、不同维度的信息，更全面地描述疾病的情况。此外，多模态数据中的不同数据类型之间通常存在一定的相关性和交叉性，其数据的关联性更强，有助于发现数据之间的关联和潜在规律（图 3-8）。

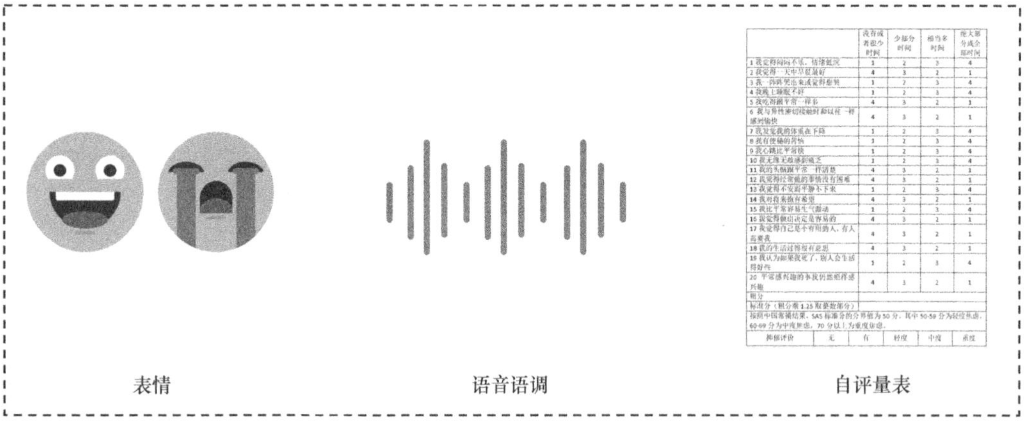

图 3-8

图 3-8　多模态数据案例

在数据采集阶段，采集多模态数据和单模态数据存在一些差异。多模态数据采集需要考虑和整合多种数据来源，如图像、音频、文本等，可能需要使用不同类型的仪器设备来获取数据。对于一些具有时序特征的多模态数据，不同数据来源之间可能会存在时间延迟，通常需要确保不同数据来源的时间戳或标签在采集阶段能够对应和匹配，以保证数据的一致性、准确性和连续性。在确定了需要采集的模态数据类型及相应的采集设备后，通常需要布置数据采集的环境。多模态数据通常可以同时进行采集，即在同一时间和环境下对同一对象使用多个设备进行采集，以获得同步的多模态数据。为了确保每种采集设备都能正常工作并获取准确的数据，采集环境需要设置妥当。完成多模态数据的原始采集后，需要进一步验证所采集的数据，检查数据的质量和完整性，以确保数据符合预期标准。最后，应及时编写数据文档，描述数据采集的过程和相关信息，并及时存储和备份采集到的数据，确保数据的完整性和安全性（图 3-9）。

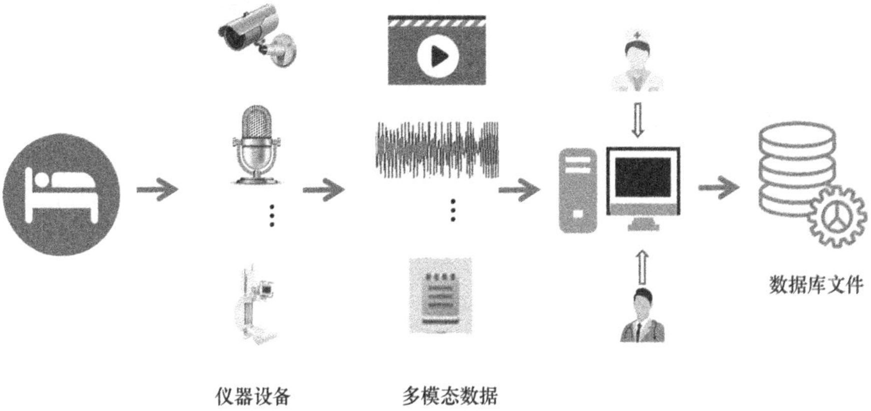

图 3-9　多模态数据采集流程

图 3-9

对于多模态数据的采集，抑郁症的数据采集是一个具有代表性的例子。结合抑郁症的疾病特点及其临床诊断的需求，在使用人工智能进行智能诊断时，可以综合采集抑郁症患者的视频、音频和文本数据，以进行多模态数据处理与分析。相关研究对此进行了详细介绍。研究者招募了一定数量的受试者，并对受试者进行专访，以收集访谈过程中产生的视频、音频及文本数据。在采集工具的选择上，研究者使用了多个三脚架摄像机来采集患者的正前方面部视频，同时使用了小型录音机放置在桌上，并设置低通滤波器以降噪采集音频数据。音频采集完成后，研究者使用相关的音频文本转录软件进行转换，收集文本数据。为减少环境对视频和音频数据的干扰，研究者将采集场地设置在电磁屏蔽室中。在原始数据采集完成后，研究者提取了原始视频和音频中的关键信息，并利用工具进行时间戳定位，随后将处理后的数据进行存储，以备后续进一步处理。通过这种多模态数据采集方法，可以更全面地捕捉抑郁症患者的多种特征，为智能诊断提供更丰富的数据支持。

第三节　医学数据标注

医学数据标注是机器学习、人工智能模型在医疗领域成功应用的关键环节之一。随着医疗信息化的发展，大量复杂、多样化的医学数据，包括影像、临床文本、基因组数据等，已成为构建智能医疗系统的重要基础。在医学数据标记的过程中，准确性和一致性是至关重要的，因为标记数据质量的高低直接影响模型的绩效。本节将详细讨论医学数据标注的流程，介绍不同类型医学数据的标注流程，并通过实例介绍医学数据标注在实际应用中的具体步骤。

一、各种类型的医学数据标注流程

在完成对各种医学数据的采集工作之后，需要对这些数据进行标注。数据标注工作具有重要的意义。首先，对医学数据进行标注可以规范和统一数据，使整体数据的分布更加清晰明了。在标注过程中，可以及时发现并减少数据集中的错误，提高数据的可信度和可用性，保证数据的质量，为后续数据处理和分析提供保障。此外，在后续的人工智能模型处理中，对医学数据进行详细标注能够为数据提供真实标签，有助于算法模型识别和学习数据中的特征和模式，从而提高模型的准确性和可靠性。在模型的学习训练中，主要存在两种方法：监督学习和无监督学习。监督学习使用带有标签的数据进行训练，输入数据和对应的标签一一对应，使模型通过学习输入和输出之间的映射关系进行预测和分类。无监督学习则不使用带有标签的数据进行训练，让模型自行发现数据中的特征和结构。相比之下，由于有标签数据的指导，监督学习模型可以根据已知的标签关系进行预测，通常能获得更高的预测准确度和更高的模型解释性。

除了模型学习方面的意义，标注过的医学数据更容易被分享和合作使用，帮助更多研究人员理解和使用数据，促进不同机构间的数据共享和合作，加速医学研究和临床实践的发展。通过数据标注，可以实现规范化管理，提升数据质量，为科学研究和医疗应用提供坚实的数据基础。医学数据的标注与医学数据的采集类似，需要根据具体的医学数据类型进行标注工作，面对不同的医学数据类型以及不同的数据格式存在着多样化的数据标注方法。众多医学数据中大体可以根据其数据的格式分为图像、视频、音频和文本数据这几大类。对于图像数据，这种数据类型在医学数据中十分常见，许多医学影像数据都以图像的数据形式进行采集和保存，而对于具体的图像数据标注方法，通常主要可以将其分为分类标注、区域标注和分割标注这几类方法，每种图像标注方法都有其不同的特点和用途，且有着多样化的应用场景。

图像的分类标注通常是指为图像中的对象或场景进行分类，并将其打上相应的标签，标签通常也是对图像整体主要的表达内容的一种定性，主要在人工智能的分类相关任务中会使用到该种标签。在医学数据领域中，一些疾病的医学影像数据，如 X 线片、磁共振图像、胃肠镜图像等，可以根据图像是否患病将其标签分为正常与不正常图像，这种二元标签通常适用于某种单一疾病的诊断，若采集到了多种疾病的图像数据集，通常会分配多个标签代表不同的疾病，通常适用于多种疾病的诊断。除此之外，采集的数据集都是同一种疾病且需要对其疾病的严重程度进行分级，如对胃肠镜溃疡图像进行严重程度的分级（如轻度与重度），也可以使用分类标注的方法，对不同严重程度的图像分配不同的等级标签。在准备好图像数据集并确定好主要的数据标注内容后，通常需要选择合适的标签标注工具，常见的有 LabelImg 等。大多数开源的图像标注工具都可以为图像输出分类标签文件。在分类标注中通常需要注意标签的设计需要其定义清晰明确，避免类别重叠或歧义，而且对于医学数据，通常需要专业的人员进行人工标注，需要确保标注的准确性与一致性，对此通常也需要多次的校对和审核。

除了图像的分类标注，对图像进行区域标注在医学图像数据标注中也是一种比较常用的标注方法。区域标注是一种简单直观的标注方式，通常用于在图像中标记出感兴趣的目标区域。具体形式是在图像上绘制矩形框或多边形框来框定目标对象的区域或边界，并为该形状框添加与目标对象对应的类别标签，这种标注方式被广泛应用于目标检测或物体识别等任务中。在医学影像领域，并非整张图像内容都能为疾病诊断提供有效信息。例如，肺部 X 线图像，通常只有部分区域显示出了患者的病变特征。若需要强调该区域的重要性，并利用人工智能算法实现对特定区域的自动检测，一般可以选择对数据集进行区域标注。在完成数据集采集并明确需要标注的目标区域之后，可以使用如 CVAT（Computer Vision Annotation Tool）和 Labelbox 等开源工具进行区域标注。不同的区域标注工具或平台虽然各有特点，但它们的标注流程大致相同。首先，需要在标注平台上创建一个新任务项目，然后将待标注的图像数据集导入任务中。接下来，使用平台提供的形状标注工具绘制矩形框，以框选目标区域。完成框选后，需要为每个形状框添加相应的类别标签，并保存标注结果。常见的标注数据格式包括 COCO 格式和 PASCAL VOC 格式等。标注过程中，应确保绘制的矩形框准确覆盖目标对象，避免框选过大或过小；同时，类别标签应清晰明确，避免重叠或混淆，确保标注的精确性和一致性，以便后续的数据分析和模型训练。

相比于对图像整体内容进行标注的分类标注和对图像部分区域内容进行标注的区域标注，分割标注方法则更加全面、细致。分割标注是一种像素级别的标注方法，通常会为图像中的每个像素分配一个标签，即每个像素都被标记为某个特定的语义类别。例如，在一张人像图像中，组成人体的所有像素点都被打上同一类标签，而不构成人体的其余像素点部分则打上别的标签。这种标注方法能够为计算机视觉相关任务提供精确的物体边界和语义信息，帮助算法模型更全面细致地理解和处理图像内容。在医学领域，分割也有着重要的应用意义。通过识别并标记影像中的不同组织和结构，分割可以帮助医生对医学影像进行更精确、更细致的分析和诊断。例如，医生可以更准确地判断病灶的位置、大小和形态特征，提高疾病诊断的准确性和精确性。此外，分割还可以帮助医生在治疗规划过程中更好地了解患者的个体解剖结构特征，根据患者的具体情况对病变区域进行精确标记和定位，从而提高相关治疗和手术的精准性和安全性。在完成高质量的数据集采集后，分割的标注流程与上述的分类标注和区域标注类似，同样需要使用专门的标注工具或平台，常见的有 Labelme、Halcon 等。打开标注工具并导入数据后，需要选择适合分割的标注形状工具进行手工标注。一般会使用多边形点状工具，标注人员需要在图像上对目标物体的边缘进行瞄点，点与点之间通过直线相连接，直至目标物体被完全包围形成一个封闭区域。随后输入该图像区域的类别，这样该封闭区域内的所有像素点就都被分配了一个共同的类别。完成数据集中所有图像的分割标注后，便可以输出并保存相应的标签文件，以备后续使用。相比于比较简单的整体分类标注和较为粗糙的区域标注，分割标注的难度通常更高，需要对图像中的目标进行精确、规范地标注，因此对标注人员的经验水平要求较高。在标注时，需要注意避免出现重叠区域或歧义区域，确保每个像素都被正确标注。标注完成后，还需要对结果进行细致的审查和修正，以保证标注数据的质量和准确性。

对于视频数据，常见的数据标注方法主要包括视频分类标注和视频跟踪标注。视频分类标注是对视频内容进行分类和标记的过程，旨在使计算机能够根据视频内容进行识别、分类和检索，这是视频数据标注中最普遍的一种方法。在医学影像数据中，通常包含大量的视频数据，如心脏的超声视频影像、其他 B 超视频影像等。对这类医学视频数据进行分类标注，可以帮助人工智能模型学习医学视频数据中的特定异常情况，从而辅助医学诊断与监测，包括病变识别、器官功能异常检测、手术过程监控以及疾病发展监测等。在对视频数据进行分类标注前，需要确保采集到的视频数据集中包含不同类别的视频。通常，这些视频首先需要经过格式转换、裁剪和去重等预处理操作。接下来，需要确定标注的类别标签，这些标签通常根据实际的应用需求和场景来确定。在视频标注过程中，存在两种主要情况：对多个不同的视频进行标注，以及对同一视频中的不同片段进行标注。对多个不同的视频进行分类标注，可以抽取每个视频中具有代表性的关键帧进行类别标注，以便进行分类和识别。对于同一视频中的不同时间段内容进行分类标注，通常需要先将不同的视频分段处理，将其划分为不同长度的时间片段，再使用标注关键帧的方法对不同片段的视频数据进行分类标注。完成视频分类标注后，通常还需要进行视频数据标注的质量检查，以确保标注的准确性和一致性。这为后续的模型学习等环节提供了可靠的基础。

除了视频分类标注，视频跟踪标注也是视频数据标注中的一种常用技术。视频跟踪标注通过对视频中的特定目标进行连续跟踪和定位，实现对目标运动轨迹的描述和分析。相比于视频分类标注，视频跟踪标注的流程更为复杂。首先，需要收集高质量的原始数据，这些视频数据可以是实时采集的视频流，也可以是存储在文件中的视频片段，且数据中应包含清晰的目标运动轨迹。在视频的第一帧中，通常需要手动对目标区域进行初始化标注，为后续的跟踪提供起点。在后续的每一帧中，除了手动标注外，还可以利用目标检测算法（如 YOLO 等）自动检测目标的位置和大小。在完成每帧中目标的位置标注后，可以使用跟踪算法（如卡尔曼滤波、光流、Deep SORT 等）对目标进行跟踪计算。这通常基于目标在前一帧中的位置和当前帧的检测结果，对其运动轨迹的参数进行更新。跟踪过程中，可能会出现目标丢失或被遮挡的情况，需要及时手动修正以确保跟踪结果的准确性。在使用相关算法对视频目标进行跟踪时，需要实时记录并保存视频中的各种轨迹信息，包括目标的位置、运动方向和停留时间等数据。这些数据可以生成目标的运动轨迹，为后续分析和处理提供依据。跟踪完成后，需要对跟踪结果进行评估，包括跟踪准确率和稳定性等指标，并根据评估结果调整和优化算法参数，以提高跟踪的效率和准确性。视频跟踪标注在医学领域有广泛应用。例如，它可以用于手术过程的实时监控和录像，帮助外科医生观察器械位置、手术区域及操作过程。此外，还可以用于对患者运动过程的跟踪、分析和评估，如监测帕金森病、运动失调和肌张力障碍等患者的运动轨迹和姿势，帮助医生及时发现问题并调整治疗计划。

对于音频数据，存在多种不同的标注方法，通过这些方法可以帮助人工智能模型更好地理解和分析音频内容。首先是语音转录标注，对于主要内容为人声的语音音频数据，这是比较常用的方法。该方法可以通过人工手动转录或使用语音识别软件，将音频转换为文本形式，从而标注指定时间段内音频的内容。除了对语音内容的识别标注，还可以对语音中所包含的情感状态进行标注，如快乐、悲伤、愤怒等。这种情感标注在情感分析任务中尤为重要。例如，在医学领域中，抑郁或焦虑等疾病患者的语音数据通常会进行情感标注。对于非人声的音频数据，通常需要标注音频中特定事件的发生时间点和持续时间。例如，在心脏听诊相关的音频数据中，可以对心音的不同阶段进行标注，以便于后续心脏疾病相关模型的学习。如果音频中包含多种对象或声音源，还可以进行多声源标注，具体包括标注不同声源的出现时间点和持续时间。这种标注方法通常用于音频场景理解和音频分割任务。音频数据的标注是音频数据预处理中的重要环节，为后续的人工智能模型训练和应用提供标记化的数据集。在实际进行音频标注工作时，需要根据具体的数据情况和任务要求选择合适的标注方法。通过高质量的音频标注，能够显著提升模型的性能和应用效果，确保音频数据在各类应用场景中的有效利用。

文本数据是人工智能处理中一种重要且常见的数据类型，针对文本数据存在多种标注方法，这些方法在自然语言处理等文本数据任务中起到了不可或缺的作用。文本数据由各种文字组成，未经处理的原始文本数据无法直接展示其结构化的信息及其主要内容。对文本数据进行标注的主要目的是将原始文本转化为具有结构化信息的标注数据，为后续的模型算法提供更多可用的信息。这使得标注后的文本数据更容易处理和分析，有助于提高数据质量和可用性。此外，标注数据也是训练和评估各种自然语言处理模型的基础，在监督学习中，标注数据作为训练集用于模型训练。在众多文本数据标注方法中，常见的包括命名实体识别（named entity recognition）、词性标注（part of speech tagging）以及情感分析（sentiment analysis）等。命名实体识别是将文本中具有特定意义的实体内容进行标注，如人名、地名、组织机构名等。这需要标注文本中每个实体的起始和结束位置，并为每个实体添加其属性标签，如其在文本中的角色、关系等。这种标注方法在文本信息提取相关的自然语言处理任务中起到了重要作用。词性标注是为文本中的每个词汇确定其词性类别，如名词、动词、形容词等。这种方法在文本分类和信息检索等任务中较为常见。词性标注需要预先建立一个词性标签集，然后为每个词汇标注对应的词性标签。词性标注有助于将原始文本数据结构化，基于这些信息，后续的文本处理模型可以更好地理解句子的结构和含义，从而提高处理速度和准确性。情感分析标注是标注文本中所表达的情感倾向，如积极、消极或中性情感。这种方法需要首先定义情感类别并建立情感标签库，标签库中包含各种情感倾向的极性类别，如正面、负面或中性等。然后，对每段文本标注其情感类别，通常采用二分类或多分类方法进行标注。这种方法在情感分析和情感分类任务中应用广泛。在医学领域，涉及大量文本且需要分析患者情感状态的相关疾病，如抑郁、焦虑等，通常采用情感分析标注方法。通过高质量的文本标注，可以为人工智能模型提供丰富的训练数据，提升模型的性能和应用效果，确保文本数据在各类应用场景中的有效利用。

二、医学数据标注实例

为了更直观详细地展示医学数据的标注流程，本小节将使用编者团队设计的一款人工智能数据标注平台进行示例。与上述功能单一的标注工具不同，该平台支持图像、语音、视频、文本等多种数据类型，具备多功能、多数据类型支持的特点。对于图像数据，该平台能够执行分割标注、矩形标注、多边形标注、分类标注、关键点标注等任务；对于语音数据，则支持语音切割和语音转写；

在视频数据方面，平台提供视频跟踪和视频分类的标注功能；而对于文本数据，主要功能包括文本分类和文本转写。通过使用这款多功能标注平台，用户能够全面处理和标注各种类型的医学数据，为后续的人工智能模型训练提供高质量的标注数据。图像数据的标注是最常见的一种标注任务，本小节以膝关节与腰椎组织的 MRI 医学图像数据为例介绍图像数据类型语义分割标注流程。

1. 项目创建　登录标注平台后，可以创建一个新项目并上传数据。创建项目时，首先需要为项目命名，并提供简要描述，便于后续管理和识别，如图 3-10 所示。接着，可以定义项目中需要标注的数据类型，如图像、音频、视频或文本，确保项目设置符合实际需求。图 3-11 展示了语义分割的任务创建界面。同时，还可以设置标注工作流程，包括指定标注任务的步骤、分配标注人员、设定标注规则和标准等。这些设置有助于规范标注过程，提高标注效率和数据质量。

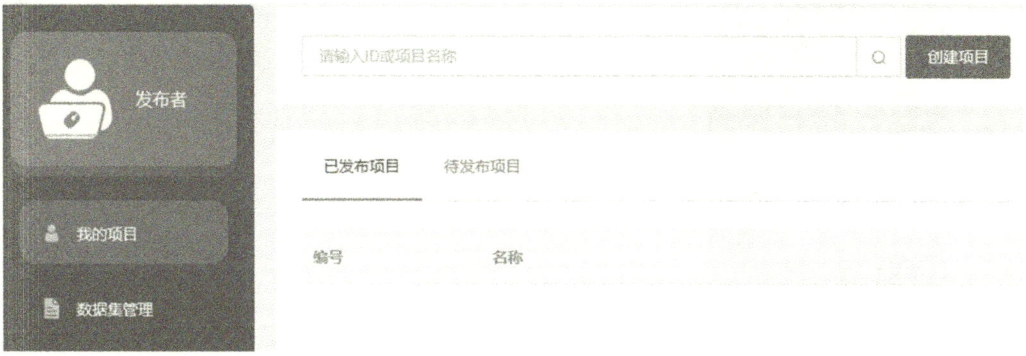

图 3-10　标注项目创建

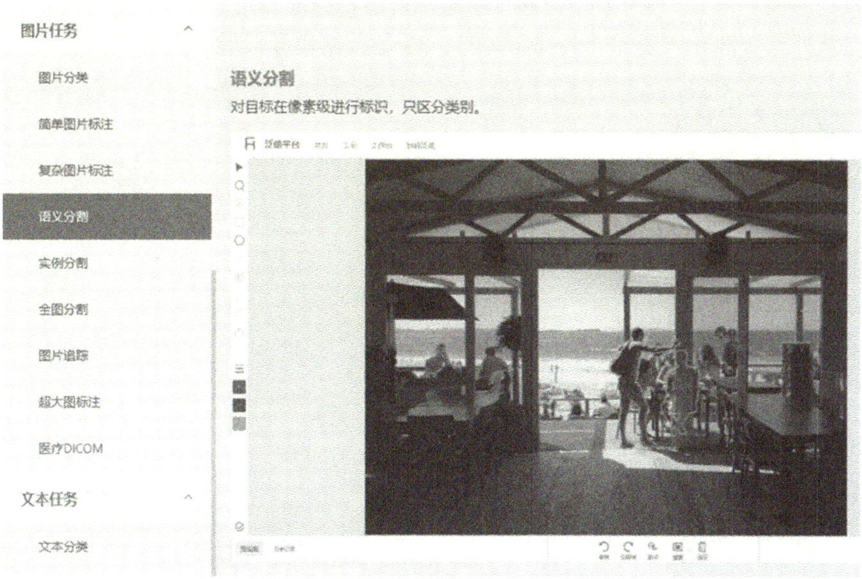

图 3-11　语义分割的任务创建界面

此外，还可以详细设置标注工作流程，包括标注任务的步骤安排、标注人员、设定标注规则和标准等。这些步骤使整个标注流程更加系统化，能够减少不一致的标注结果，保证数据的准确性和一致性。设定标注规则和标准，特别是在涉及医学影像、语音识别等精细化任务时，能够帮助标注人员准确理解标注要求，提升标注的专业性和准确性。

项目权限管理也是关键一环。项目权限管理允许项目负责人对不同角色用户分配不同的权限，控制访问范围。例如，标注人员只能查看和编辑自己分配的任务，而项目管理人员可以查看所有任务细节，分配工作量和标注结果。这种权限划分能够有效保护数据安全，防止数据泄露，同时确保标注工作有序推进。图 3-12 是项目权限管理界面图。

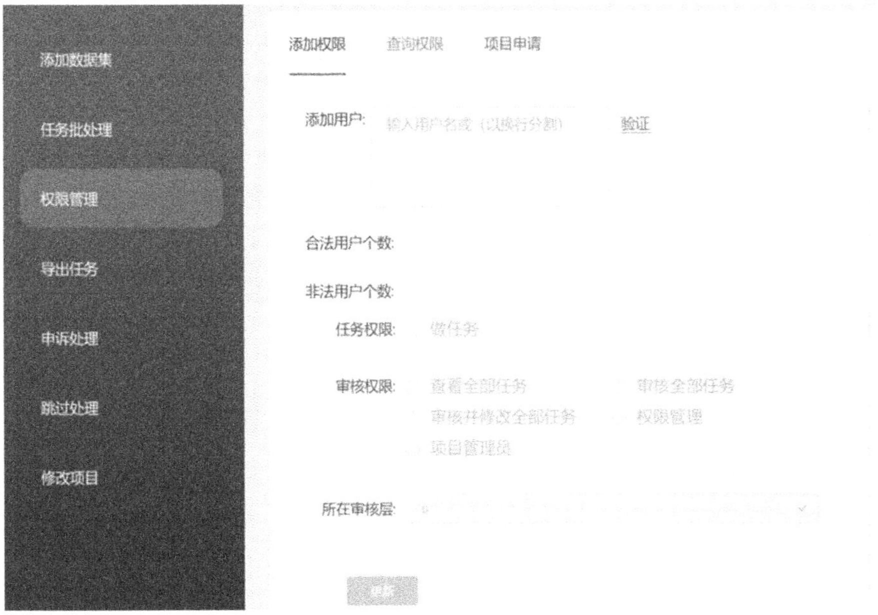

图 3-12　项目权限管理

2. 添加数据　可以通过多种方式将数据添加到标注平台。首先，可以直接上传文件，支持的文件类型包括图像、音频、视频和文本等，满足不同数据标注需求。其次，还可以通过提供链接来添加数据，从外部资源导入所需的数据集。图 3-13 是数据集导入界面图。

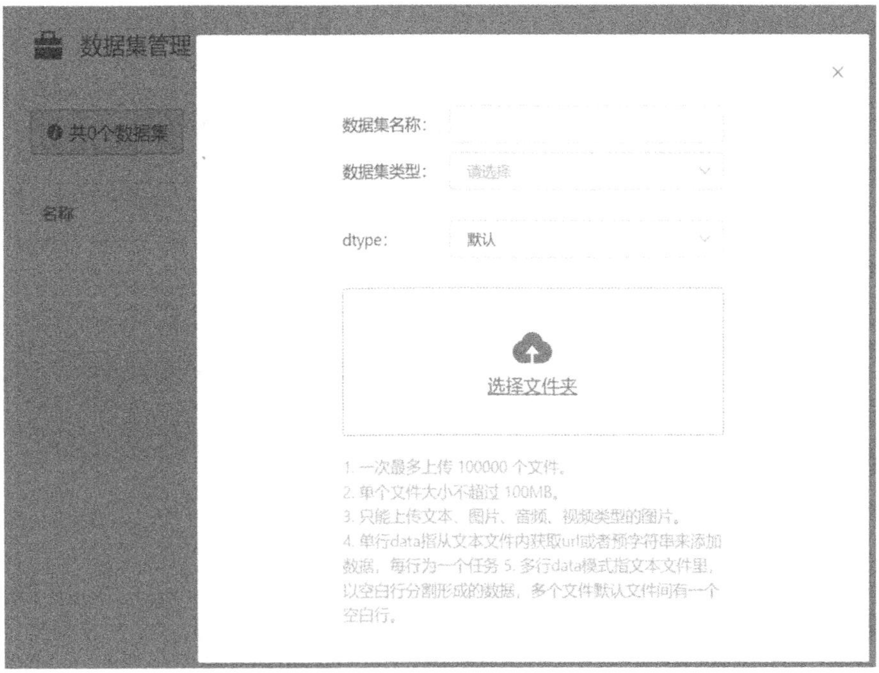

图 3-13　数据集导入

3. 定义标签　定义用于标注数据的标签。例如，在膝关节分割标注任务中，可以定义不同组织的标签名称，如“内侧半月板”“内侧半月板前角”“内侧半月板后角”等，并为不同的标签设置相应的颜色。

4. 进行标注　项目发布后，可以邀请符合条件的标注人员参与标注工作。标注人员登录平台后，领取分配的标注任务，并开始标注。平台提供了多种标注工具，包括矩形、多边形、直线、弧等形状工具，便于标注人员精准标注目标区域。图 3-14 中以膝关节组织分割“外轮廓”标签为例，标记出了 0～4 分割区域。

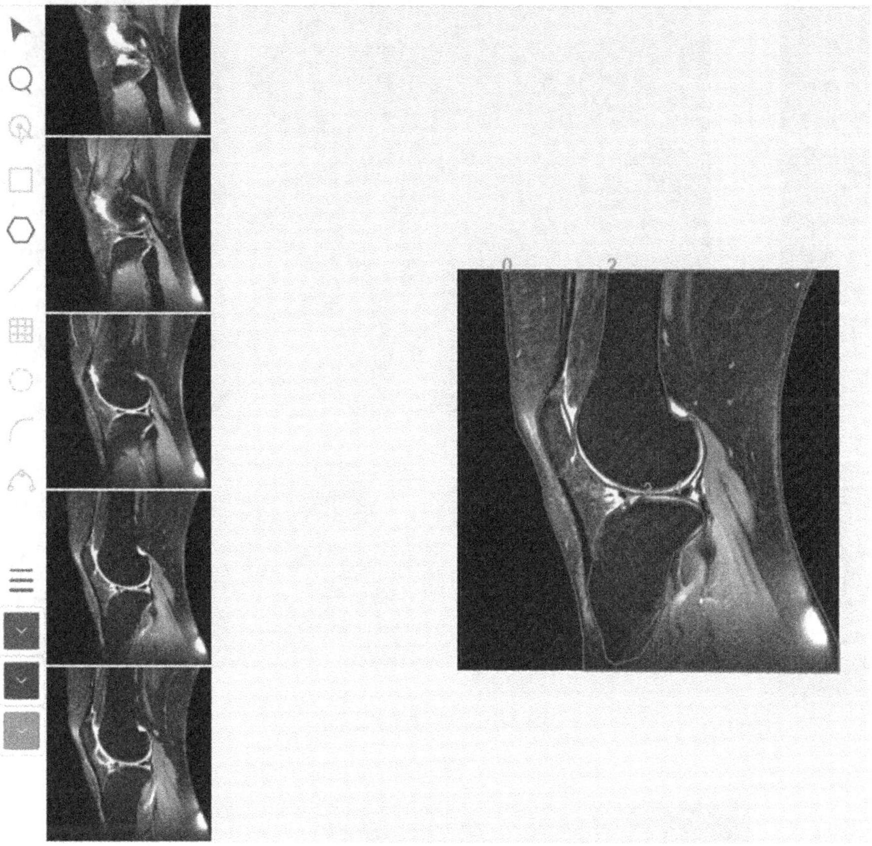

图 3-14　膝关节外轮廓标注

图 3-14

图 3-15 是腰椎组织的分割标注，包括“L1～L2 椎间盘”“L2～L3 椎间盘”“L3～L4 椎间盘”“L4～L5 椎间盘”“L5～S1 椎间盘”等区域。

图 3-16 显示了小肠病变标注界面，专门针对小肠镜中的狭窄病变进行分类和标记。在该界面中，标注人员可以对图像质量进行判断，同时为标注区域指定相应的类别标签，如炎性狭窄、非炎性狭窄等。通过标注工具，标注人员对小肠镜图像进行标注，确保标注结果符合临床实际需求。

5. 项目进度查询和评估标注　任务发布者在标注工作发布后，可以对项目进度进行查询。任务发布者可以随时掌握每个标注任务的状态，包括标注任务的完成进度、各阶段的任务分配情况、标注人员的工作量。图 3-17 所示的项目进度查询页面提供了项目总体进度的可视化展示，任务发布者能够清晰了解项目是否按预定计划推进中，是否需要调整任务分配或增加人力资源支持，以确保项目按时完成。

任务发布者可以对标注人员的标注质量进行全面评估。这一步骤至关重要，因为标注的准确性直接影响后续的数据分析和模型训练的效果。评估过程中，发布者可以使用一系列的标准和指标来检查标注的一致性、准确性和完整性。图 3-18 是项目合格查询图。任务发布者还可以提供详细的反馈和指导，帮助标注人员改进标注技能，确保标注结果达到预期的质量要求。这种反馈机制不仅提高了当前任务的标注质量，还为标注人员的未来工作提供了宝贵的经验。

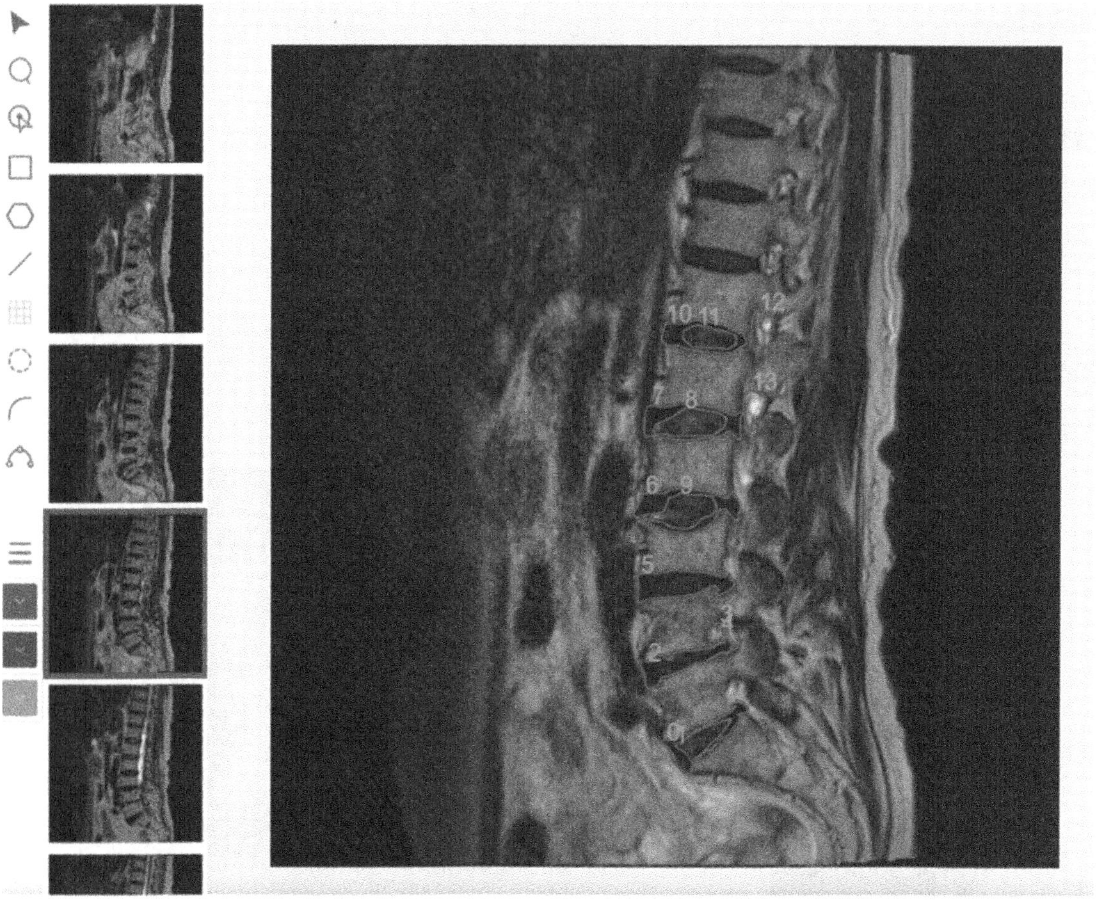

图 3-15

图 3-15　腰椎组织标注

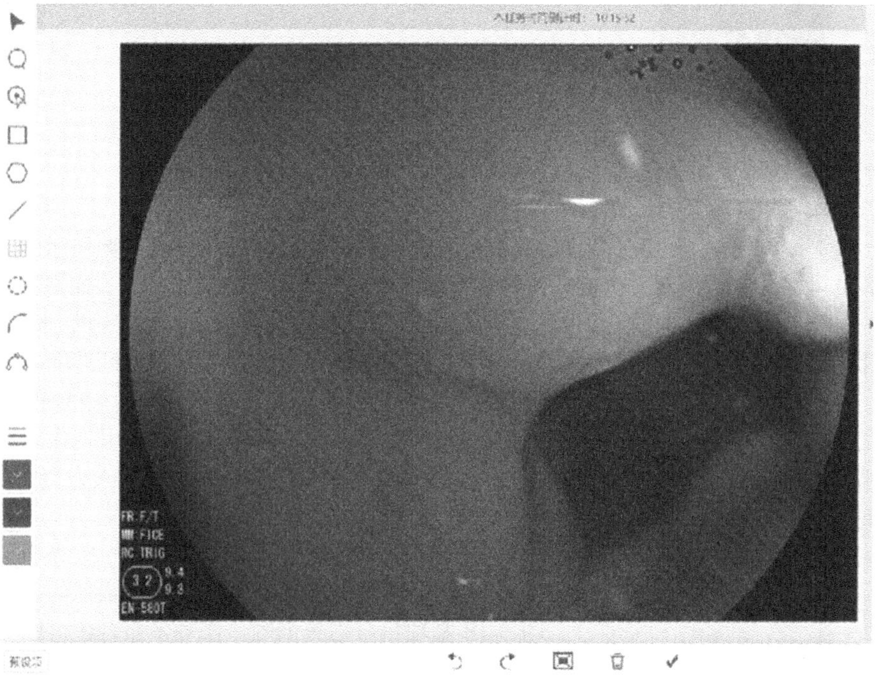

图 3-16

图 3-16　小肠病变标注

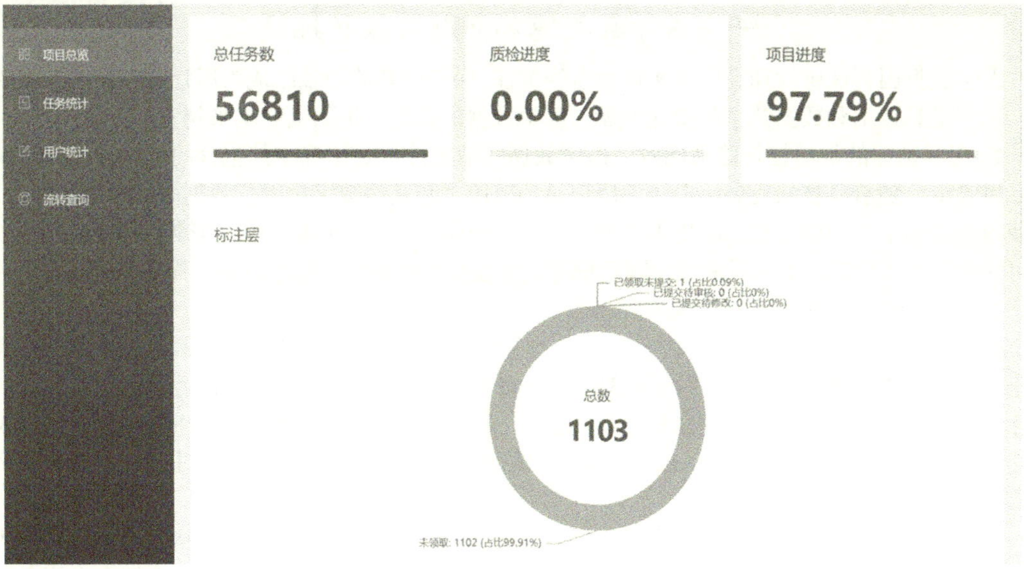

图 3-17　项目进度查询

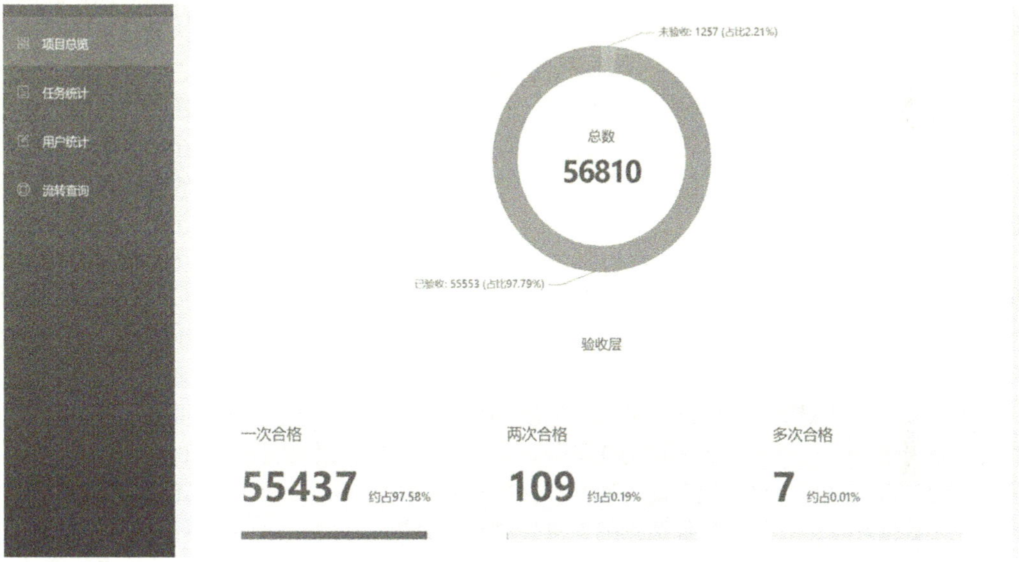
项目总览
任务统计
用户统计
流转查询
未验收: 1257 (占比2.21%)
总数
56810
已验收: 55553 (占比97.79%)
验收层
一次合格
55437 约占97.58%
两次合格
109 约占0.19%
多次合格
7 约占0.01%

图 3-18　项目合格查询

6. 导出标注　在完成所有标注工作并通过质量评估后，可以将标注数据进行导出。导出的标注数据将用于后续的分析和模型训练。导出过程中，需要选择合适的文件格式，根据具体应用需求，常见的格式包括 COCO、PASCAL VOC 等。导出的标注数据应包含所有必要的信息，如数据标签、标注位置和其他相关属性，以确保其在后续处理中的可用性和准确性。导出后，可以对数据进行备份和归档，以便在未来的分析和模型训练过程中调用。通过这一系统化的流程，确保标注数据高效、准确地应用于后续的人工智能模型开发和分析任务。

第四节　医学数据隐私保护

医学数据隐私保护是指在收集、存储、使用和分享医疗信息的过程中，采取一系列措施以确保患者个人信息的安全和隐私不被侵犯。这一领域的关注日益增强，尤其是在数据泄露和隐私侵权事件频发的背景下，保护患者数据变得尤为重要。

一、医学数据隐私问题与保护挑战

医学数据因其敏感性和高度私密性而备受关注，保护患者的隐私已成为医疗研究领域的重要话题。随着信息技术和数据共享的快速发展，医学数据的隐私保护面临着越来越多的挑战。

1. 医学数据的敏感性与隐私问题 医学数据的敏感性主要体现在其包含的信息种类与潜在的隐私风险上。随着科技的发展，电子健康记录（EHR）和其他数字化医疗数据的使用越来越普遍，这使得患者的个人健康信息面临更大的泄露风险。医学数据不仅包括病史、诊断结果和治疗记录，还可能涉及遗传信息、生活习惯和家庭病史等。这些数据的泄露可能导致患者遭受歧视、社交污名化，甚至影响到其职业生涯和个人生活。

医学数据的敏感性不仅来自其内容，也与数据的使用背景密切相关。许多医疗决策和保险承保基于个人的健康记录，任何错误或泄露都可能对患者产生重大影响。此外，随着基因组学和个性化医疗的兴起，遗传信息的安全性愈发重要。比如，某些遗传病的风险可能导致患者在职业选择或社会交往中面临不平等待遇。因此，保护医学数据的隐私不仅是道德和法律的要求，也是社会公平的保障。

在法律层面，许多国家和地区已制定相关法规以保护患者隐私。例如，中国的《中华人民共和国个人信息保护法》规定了数据收集、处理和存储的基本原则，要求医疗机构在使用个人信息时必须获得患者的同意。此外，美国的《健康保险可携带性与责任法案》也为医疗数据的保护提供了明确的指导，要求医疗提供者采取必要的措施来确保患者信息的安全。这些法律法规设定了明确的标准，旨在减少数据泄露事件的发生，并对违规行为进行惩罚。

2. 医学数据隐私保护面临的主要挑战 在现代医疗环境中，医学数据的隐私保护面临多重挑战。随着大数据、医疗数据共享和人工智能技术的迅猛发展，这些挑战越发突出。以下将详细探讨医学数据隐私面临的主要挑战，包括大数据时代的隐私威胁、医疗数据共享中的隐私风险以及人工智能应用的隐私挑战。

（1）大数据时代的隐私威胁：大数据的兴起使得医疗数据的收集和分析能力大幅提升。虽然大数据能够为医学研究、疾病预测和个性化治疗提供强有力的支持，但它也带来了严重的隐私威胁。首先，大量的医疗数据被集中存储和处理，使得一旦发生数据泄露，潜在的影响可能是灾难性的。黑客攻击、内部人员疏忽等都可能导致敏感信息的泄露，患者的个人信息和健康记录可能被恶意使用，甚至造成经济损失和社会信任的崩溃。其次，大数据分析技术的复杂性使得患者的身份信息更容易被推断出来。通过对多个数据源的交叉分析，攻击者可以在没有直接访问个人信息的情况下，重建患者的身份。这种“再识别”能力使得即便数据经过去标识化处理，隐私保护仍然存在隐患。因此，在大数据环境下，如何确保数据的安全性和隐私保护，成为医疗行业亟待解决的问题。

（2）医疗数据共享中的隐私风险：医学研究常依赖于大规模的数据共享，以获得更可靠的研究结果和公共卫生决策。然而，数据共享过程中存在显著的隐私风险。首先，医疗数据通常涉及多个利益相关者，包括医疗机构、研究机构和制药公司。在数据共享时，各方可能对数据的使用方式和隐私保护的关注程度不同，缺乏统一的标准和协议，容易导致信息泄露。其次，患者对数据共享的知情权和同意权问题复杂。虽然许多医疗机构在进行数据共享时会寻求患者的同意，但在实际操作中，患者可能并未充分理解他们的信息将如何被使用和共享。此外，某些患者可能因为对数据隐私的担忧而拒绝提供真实信息，这可能影响研究的结果和公共健康的评估。

为了解决这些隐私风险，医疗行业需要制定更为严格的数据共享政策，确保所有参与方遵循统一的隐私保护标准。同时，提高患者的隐私意识，让他们在知情的基础上作出决定，是实现数据共享与隐私保护平衡的关键。

（3）人工智能应用的隐私挑战：人工智能技术在医学领域的应用日益广泛，包括疾病诊断、影像分析和个性化治疗等。尽管人工智能能够提高医疗服务的效率和准确性，但其应用同样带来了隐私挑战。

首先，许多人工智能模型依赖于大量的医疗数据进行训练，这些数据通常包含患者的敏感信息。在没有充分的隐私保护措施下，使用这些数据可能导致患者信息的泄露。

其次，人工智能模型的“黑箱”特性使得理解其决策过程变得困难。许多机器学习模型在进行诊断或预测时并不提供透明的过程，这使得患者和医疗提供者难以理解其背后的依据。若人工智能模型做出的决策基于不透明的数据处理和分析过程，患者可能会对其隐私产生疑虑。

此外，人工智能在医疗中的应用还可能引发算法偏见的问题。训练数据可能存在偏见，人工智能模型可能会在某些群体中表现不佳，导致不公平的医疗决策。这不仅损害了患者的隐私权，还可能加剧健康不平等现象。因此，确保人工智能应用的公正性与透明性是实现隐私保护的重要一环。

二、医学数据隐私保护技术与策略

医学数据的安全性与隐私保护需要依赖多种技术与策略的协同作用，以确保数据的机密性、完整性和可用性。

1. 数据加密技术　是保护医学数据隐私的重要手段。它通过将原始数据转换为不可读的密文，确保即使数据在传输或存储过程中被非法访问，未经授权的用户也无法理解和使用这些信息。

（1）对称加密与非对称加密：加密技术分为对称加密和非对称加密两种类型。

1）对称加密：使用同一个密钥进行数据的加密和解密。这种方法速度快，适合大量数据的快速处理。然而，密钥的管理和传输存在安全隐患，因为如果密钥被泄露，数据的安全性就会受到威胁。

2）非对称加密：使用一对密钥（公钥和私钥）。公钥用于加密数据，而私钥用于解密。虽然非对称加密在计算上较慢，但其安全性更高，尤其适合在不安全的环境中传输数据，因为即使公钥被公开，私钥依然保密。

（2）数据在传输和存储中的加密：医学数据在传输和存储过程中都需要进行加密保护。在传输过程中，使用如 SSL/TLS 协议来加密网络通信，防止数据在传输过程中的窃取。在存储方面，数据库系统通常会使用加密技术保护存储的数据，确保数据在未授权访问时仍然安全。

（3）端到端加密：是保护数据隐私的一种有效方式。它确保只有数据的发送者和接收者可以访问数据内容，而中间人无法读取。这在远程医疗和电子健康记录系统中特别重要，可以有效防止敏感数据在传输过程中的泄露。

（4）密钥管理：加密技术的安全性依赖于密钥的安全管理。有效的密钥管理策略包括定期更换密钥、使用安全的密钥存储系统以及限制对密钥的访问权限。这些措施可以有效降低密钥泄露的风险，增强整体数据安全性。

（5）数据完整性和认证：除了保护数据隐私，加密技术还可以确保数据的完整性和认证。通过使用哈希函数和数字签名，可以验证数据在传输和存储过程中未被篡改。同时，数字签名可用于确认数据的来源，确保只有授权用户才能访问或修改数据。

2. 数据匿名化与脱敏技术　数据匿名化是指通过去除或替换个人身份信息，使数据无法识别特定个人的过程。这项技术旨在在数据分析中保护隐私，同时仍允许数据的使用与共享。可以通过删除或替换姓名、地址、联系方式等直接识别信息来实现匿名化，使得数据无法直接关联到个人。也可以将个体数据汇总成群体数据，如按区域统计健康状况，从而降低识别个体的风险。

数据脱敏是在保持数据可用性的同时，去除或模糊个人敏感信息的方法。脱敏后的数据仍然可以用于分析，但无法直接识别个人身份。可以通过替换法、掩码法和噪声注入法来实现数据脱敏。替换法是指用其他字符或数据替换敏感信息，如将姓名替换为“姓名 1”、“姓名 2”。掩码法是将部分敏感信息隐藏，如显示信用卡号的最后四位，而前面的数字用隐讳号替代。噪声注入法是在数据中添加随机噪声，保持数据特性，但降低识别的准确性。

3. 访问控制与身份认证　在医学数据的隐私保护中，访问控制和身份认证是至关重要的安全策略。这些机制确保只有经过授权的用户才能访问敏感数据，从而降低数据泄露和滥用的风险。

访问控制是管理用户访问权限的机制，确保数据只能被授权用户查看和操作。主要类型包括基于角色的访问控制，根据用户的角色分配访问权限，如医生、护士和行政人员各自具有不同的数据访问权限。这种方法简化了权限管理，确保用户仅获得与其工作相关的数据访问。此外，基于属性的访问控制根据用户的属性（如部门、位置、时间等）动态地管理访问权限，提供更细粒度的控制，适应复杂的安全需求。而访问控制列表则为每个数据对象维护一个列表，列出哪些用户或角色可以访问该对象及其权限，这种灵活性高的方法允许针对特定数据设置个性化的访问规则。

身份认证是验证用户身份的过程，以确保访问系统的用户确实是他们所声称的人。最常见的身份认证方法是密码认证，用户通过输入密码进行验证，尽管这种方法简单易用，但若密码管理不善，容易遭受攻击。为增强安全性，双因素认证要求用户在输入密码后，还需提供第二种认证方式（如短信验证码或指纹），显著降低密码被破解的风险。此外，生物识别认证通过指纹、面部识别或虹膜扫描等生物特征进行身份验证，其难以伪造的特性为高风险数据提供了高安全性。

第四章　表格型医学数据分析

PPT

表格型医学数据是指经过整理和标准化的各类医学信息，通常以预先定义好的二维数据结构来表现，包括患者基本情况、人口学特征、入院和转院记录、诊断、治疗方案、处方信息、实验室检查结果、生理监测数据及临床记录等。这类数据在医学研究、临床诊断和治疗领域具有重要的应用价值。然而，由于表格型医学数据量庞大且结构复杂，传统的数据处理方法已经难以满足当前对表格型数据分析、挖掘和应用的高要求。为了应对这一挑战，机器学习等先进的分析技术正在广泛评价表格型医学数据中，帮助医生和研究人员从庞杂的数据中发现潜在的规律，预测疾病风险并优化个体化的治疗方案。本章将深入探讨表格型医学数据的处理与分析方法。首先介绍表格型医学数据的处理技术，包括如何对数据进行预整理及特征提取；接着讨论各种先进的数据分析方法及相关场景的应用；最后，通过实际操作案例展示如何将数据分析方法应用到真实的医学场景中，为临床诊断和研究工作提供更有效的支持。

第一节　表格型医学数据处理方法

表格型医学数据预处理是数据分析的基础步骤。医学数据来源广泛、格式多样，可能出现数据缺失或数据异常等情况。表格型医学数据处理方法能够保证数据的质量和一致性，并从这些复杂的、杂乱的原始数据中提取到清晰的、有用的信息，对于后续的数据分析至关重要。

一、表格型医学数据预处理方法

表格型医学数据预处理工作通常是在数据采集后进行，主要目标是整理数据，确保数据质量和一致性。接下来将分别针对表格型医学数据常见的数据缺失和数据异常两种情况，介绍预处理方法。

（一）缺失值处理

在实际应用中，经常会遇到不完整的表格型数据样本，即数据中的某些值缺失。这种情况可能是由数据采集不规范、隐私保护等原因导致，使得部分数据出现未知或缺失记录。缺失值处理，顾名思义，就是对缺失的数据进行合理的处理。在此之前，了解数据缺失的机制和形式十分必要。根据缺失数据的分布情况，缺失数据的类型可以分为随机缺失（missing at random，MAR）、完全随机缺失（missing completely at random，MCAR）和非随机缺失（missing not at random，MNAR）三种。随机缺失是指缺失值的出现可能与这些值本身有关，也可能与其他变量有关。在这种情况下，可以使用一些统计方法来处理缺失数据。完全随机缺失是指缺失值的出现完全随机，与数据集中其他变量无关。对于这种情况，可以采取直接删除缺失值的方式。非随机缺失是指缺失值的出现与值本身相关，这种情况下，缺失数据可能包含有价值的信息，处理起来相对复杂。因此，根据数据缺失情况的不同，缺失值的处理需要具体问题具体分析。

常见的处理缺失数据的策略包括忽略缺失数据和填充缺失数据等。接下来将具体介绍这些处理缺失值的方法。

1. 忽略缺失数据　这种处理方式一般是直接删除带有缺失值的行记录（整行删除）或者列字段（整列删除），从而减少缺失数据记录对总体数据的影响，但此方法一般适用于缺失值较少或列字段不是分析的主要字段的情况。然而，在实际研究中，缺失数据往往占有相当的比重，直接删除缺失数据会丢失大量信息，降低对原始数据的利用效率。此外，盲目删除缺失数据可能导致统计分析结果产生一定的偏倚，会影响研究结论的客观性及正确性，甚至可能会得出错误的结论。

2. 填充缺失数据 相对于忽略缺失数据，填充缺失数据是更加常用的缺失值处理方式。通过一定的方法将缺失的数据补上，从而形成更完整的数据记录，对于后续的数据处理、分析和建模至关重要。

常用的填充方法有统计法、模型法、插值法等。统计法是一种简单但有效的方法，通常使用数据集中的统计指标（如均值、中位数、众数）来填补缺失值。对于定量数据，如关于一群人的身高、年龄等数据，那么用整体的均值放到缺失数据的位置；对于定性数据，如关于一群人的性别、文化程度、某些事件调查的满意度等，用出现次数最多的值也就是众数补缺失。这种使用统计法处理缺失数据一般适用于数据分布比较均匀的情况，能够保持数据整体的分布特征。统计法的优点在于简单易实施，但缺点是可能忽略了数据之间的相关性。

模型法是利用已知的数据建立模型来预测缺失值。常见的模型包括线性回归、*K* 最近邻等。通过训练模型来预测缺失值，能够更好地利用数据之间的关系，提高填补准确性。

（1）线性回归模型填充缺失值：线性回归模型的数学表达式如式 4-1 所示：

$$y = a_1x_1 + a_2x_2 + \cdots + a_kx_k + b = \sum_{i}^{k} a_ix_i + b = a^T x + b \qquad (式 4\text{-}1)$$

其中，$x_1, x_2, \cdots, x_k$ 为自变量，y 为因变量；$a_1, a_2, \cdots, a_k$ 是回归系数，描述了各个自变量与因变量的关系，b 为常数项，也是通常所说的截距。线性回归算法试图建立一个映射 $f: x \to y$，这种映射是一个线性的表达式 $f(x) = \alpha^T x + b$。

线性回归可以直接用于预测变量的值。在处理丢失数据时，可以将含有丢失值的字段视为因变量，其他完整字段作为多维自变量，通过建立两者之间的线性关系进行映射。回归过程预测中，数据中的完整观测记录作为训练集，输入线性回归模型，含有缺失值的观测记录作为测试集。通过使用训练好的线性回归模型对测试集进行预测，用预测结果替代缺失值，从而实现对缺失数据的填充。

（2）*K* 最近邻算法填补缺失值：*K* 最近邻（*K*-nearest neighbor，KNN）算法是一种比较成熟的机器学习分类算法，在分类识别领域应用非常广泛。其基本思想是如果一个样本在特征空间中的 *K* 个最相似（即特征空间中最邻近）样本中的大多数属于某一个类别，则该样本也属于这个类别。*K* 最近邻填补缺失值正是基于 *K* 最近邻算法，根据距离度量或相关性分析选择距离缺失样本最近的 *K* 个样本，将这 *K* 个样本数据统一加权以估计不完整样本的缺失数据。为了更好地理解 *K* 最近邻算法填补缺失值，接下来将以图示的方法进行介绍，如图 4-1 所示。

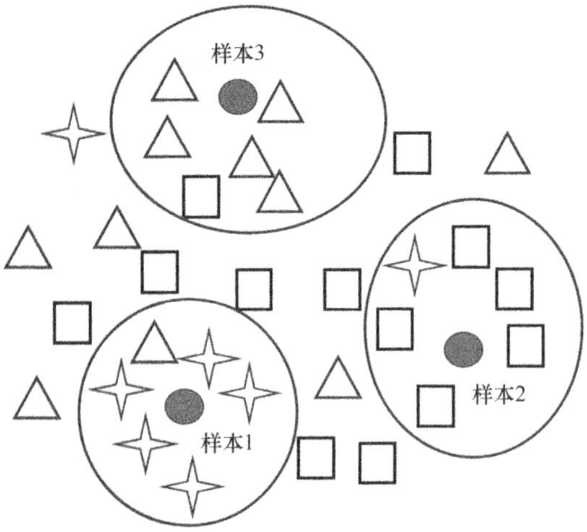

图 4-1 *K* 最近邻算法图示

其中，实心圆代表不完整样本的缺失数据部分，可表示为待判定样本的类别，空心三角形、空心星形和空心正方形分别代表其他样本类别。根据 *K* 最近邻算法填充缺失值，假设选择 *K*=6，则对于每一个缺失数据样本，分别找出与它最相邻的 6 个样本，这 6 个样本中最多的类别即为该缺失值的样本类别。据图 4-1 所示，样本 1 缺失值可填充为空心星形，样本 2 填充为空心正方形，样本 3 填充为空心三角形。

假设两个样本 x_a 和 x_b 间的距离为 $d(x_a, x_b)$，共包含 p 个变量，采用异构欧几里得重叠度量方法（heterogeneous Euclidean-overlap metric，HEOM）来处理离散型变量和连续型变量的距离度量，$d(x_a, x_b)$可定义为式（4-2）：

$$d\left(x_a,x_b\right)=\sqrt{\sum_{j=1}^{p}d_j\left(x_{aj},x_{bj}\right)^2}\qquad（式 4-2）$$

$$d_j\left(x_{aj},x_{bj}\right)=\begin{cases}O_j\left(x_{aj},x_{bj}\right), & 第j个变量是离散型变量\\ C_j\left(x_{aj},x_{bj}\right), & 第j个变量是连续型变量\end{cases}\qquad（式 4-3）$$

其中，$d_j\left(x_{aj},x_{bj}\right)$表示样本 x_a 和 x_b 第 j 个变量之间的距离。当第 j 个变量是离散型变量，通过$O(\cdot,\cdot)$函数计算其距离；当第 j 个变量是连续型变量，通过$C(\cdot,\cdot)$函数计算，见式（4-3）。$O(\cdot,\cdot)$、$C(\cdot,\cdot)$函数分别如式（4-4）、式（4-5）所示：

$$O_j\left(x_{aj},x_{bj}\right)=\begin{cases}0, & x_{aj}=x_{bj}\\ 1, & x_{aj}\neq x_{bj}\end{cases}\qquad（式 4-4）$$

$$C_j\left(x_{aj},x_{bj}\right)=\frac{\left|x_{aj}-x_{bj}\right|}{\max\left(x_j\right)-\min\left(x_j\right)}\qquad（式 4-5）$$

其中，对于样本中缺失变量的距离，以最大距离代替。利用上述函数分别计算缺失样本与其他完整性数据样本之间的距离，选择出最近的 K 个样本。若缺失样本中缺失部分属于连续型变量，则主要采用 K 个最近邻样本加权平均来填充缺失值；若缺失样本中缺失部分属于离散型变量，则通过对 K 个最近邻样本分别加权，权重相加后选择权重之和最大的类别作为填充值。

在现实中，很少用到模型法来进行填补，原因是模型法可以理解为黑箱操作，解释性不强，同时模型法一般需要较多的计算资源和时间来建立模型，填补过程较慢。除了上述方法外，还有一些其他补全方法，如函数插值法等。函数插值法通过利用其他已知的点，构建合适的插值函数得到相应的函数值，从而近似替代缺失值，大多适用于时间序列数据或空间数据。例如，代数插值、线性插值、二次函数插值、拉格朗日插值和牛顿插值等。接下来介绍详细介绍线性插值和拉格朗日插值填充缺失值的具体方法。

（1）线性插值填充缺失值：线性插值是多项式插值中最简单的一类，其几何意义是利用线性函数 $y=ax+b$ 近似代替 $f(x)$。已知两个点的坐标可以得到一条线，又已知线上一点的一个坐标可以求得这个点的另一个坐标值。如式（4-6）用数学公式表示线性插值的原理。

$$y=y_0+\frac{y_1-y_0}{x_1-x_0}\left(x-x_0\right)\qquad（式 4-6）$$

线性插值根据一维数据序列中需要插值的点的左右邻近两个数据点来进行缺失值的估计，如图 4-2 所示。

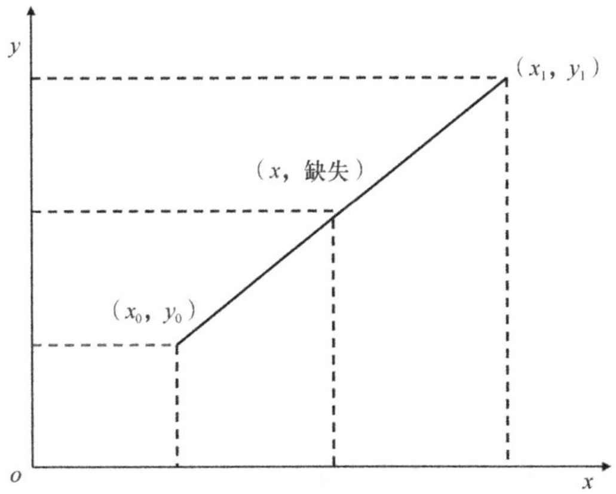

图 4-2　线性插值

缺失数据点为（x，缺失），首先通过样本邻近两数据点（x_0，y_0）、（x_1，y_1）来确定线性插值函数，然后代入 x 求得 y 作为缺失值填充。

（2）拉格朗日插值填充缺失值：拉格朗日插值可以在给定一组数据点的情况下构造多项式函数，使得该函数在每个数据点上都与给定的函数值相匹配。然后对于相应的缺失值，通过多项式函数得到预估值作为缺失值填充。假设有一组数据点（x_0，y_0）、（x_1，y_1）、（x_i，y_i）、（x_n，y_n），其中 x 是自变量，y 是对应的函数值。这里假设 x_i 为缺失值的自变量，而 y_i 即 x_i 样本所对应的缺失值。

首先，将正常的已知点作为拉格朗日的插值节点，计算拉格朗日插值基函数，如式（4-7）所示。

$$f_i(x)=\frac{(x-x_0)(x-x_1)\cdots(x-x_{i-1})(x-x_{i+1})\cdots(x-x_n)}{(x_i-x_0)(x_i-x_1)\cdots(x_i-x_{i-1})(x_i-x_{i+1})\cdots(x_i-x_n)} \quad \text{（式 4-7）}$$

然后，计算拉格朗日插值多项式，如式（4-8）所示。

$$f_n(x)=\sum_{i=0}^{n} f_i(x)\cdot y_i \quad \text{（式 4-8）}$$

通过利用给定的数据点构造拉格朗日多项式函数，该函数对于任意的 x 点都能获得对应的预测值 y，将缺失样本自变量 x_i 代入拉格朗日多项式函数，从而计算对应的估计值 y_i 作为缺失值填充。

（二）异常值处理

医学数据往往包含了大量的特征变量（如患者生理指标、实验室检查结果等），而这些数据可能受到测量误差、生理变异、疾病状态等多种因素的影响，从而导致异常值的出现。异常值是指在数据集中与其他数据明显不同的数值。换句话说，异常值即数据中的极端观测值，可以理解为数据集中存在的不合理的值，又称离群点。它们可能是由误差、数据录入问题或真实情况下的特殊情况等原因导致的。忽视异常值是十分危险的，如果不加剔除地把异常值包括进数据的计算分析过程中，对结果会带来不良影响。因此，通过数据清洗正确处理异常值可以提高数据的准确性和可靠性，有助于后续的医学数据分析和建模。在医学数据预处理中，处理异常值通常包括异常值检测和异常值处理两个步骤。

1. 异常值检测 异常值，顾名思义，是指在数据集中存在的与常规数据不一致或不合理的数据。异常值通常来源于人为错误、机器故障和偏差值。人为错误可能是来自数据输入错误、造假行为或数据处理过程中产生的异常。机器故障则指在实验过程中由设备作业或系统故障等导致的测量偏差。唯一值则极为特殊，它是在特定条件下的真实数据，尽管其数值远远超出通常范围，但这是偶然且合理的情况，例如极限条件下测得的异常大值。

在统计学中，异常值通常定义为与平均值的偏差超过两倍标准差的数据；而当偏差超过三倍标准差时，则称为高度异常值。判断异常值的方法有很多，如简单统计分析、3σ 原则、箱线图分析、基于模型检测等。这些方法可以帮助我们识别和处理异常数据，保证数据分析的准确性。

（1）简单统计分析：最常用的统计量是最大值和最小值，用来判断这个变量的取值是否超出合理的范围，不在合理范围之内的为异常值。

（2）3σ 原则：是统计学中用来判断数据分布范围和异常值的一种方法，如图 4-3 所示。图中，σ 代表标准差，μ 代表均值。

它基于正态分布的特性，指定在一个标准正态分布中，样本数据分布的情况：数值分布在（$\mu-\sigma$，$\mu+\sigma$）中的概率为 0.6826；数值分布在（$\mu-2\sigma$，$\mu+2\sigma$）中的概率为 0.9544；数值分布在（$\mu-3\sigma$，$\mu+3\sigma$）中的概率为 0.9974。在正态分布的假设下，大约 68%的数据值位于 $\mu\pm\sigma$ 之间，约 95%的数据值位于 $\mu\pm2\sigma$ 之间，约 99.7%的数据值位于 $\mu\pm3\sigma$ 之间。因此，如果数据点超出均值的 3σ 范围，可能被视为异常值。

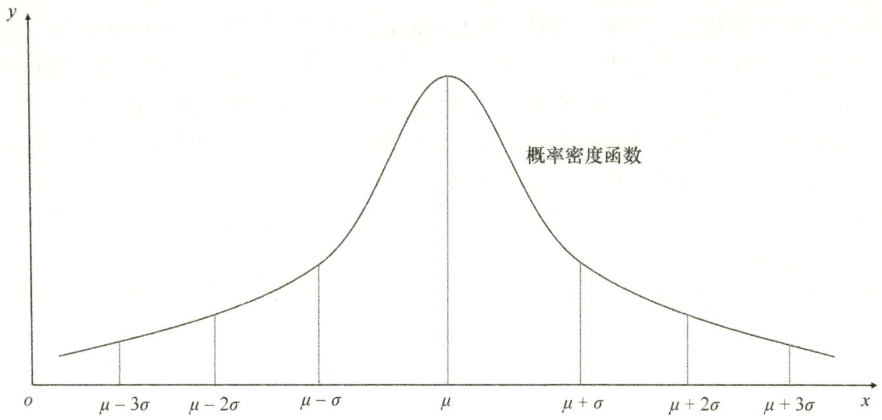

图 4-3　正态分布

（3）箱线图分析：箱线图是通过数据集的四分位数形成的图形化描述，是非常简单而且有效的可视化离群点的一种方法。它主要用于反映原始数据分布的特征，还可以进行多组数据分布特征的比较。其形象化的表示，如图 4-4 所示。

将所有数据按大小排序，找到上四分位数和下四分位数，然后计算两者的差值。上、下边缘为数据分布的边界，只要是高于上边缘，或者是低于下边缘的数据点都可以认为是离群点或异常值。箱线图能够将数据的分布直观、清晰地呈现出来，通过箱体、箱须和离群点等元素，让人一目了然地看到数据的中心趋势、离散程度和异常值情况。此外，箱线图对数据的分布形状并不敏感，其判断异常值的标准以四分位数和四分位距为基础，具有科学的统计学依据，并且四分位数具有一定的耐抗性，所以异常值不能对这个标准施加影响。总的来说，箱形图在识别异常值方面有一定的优越性，其识别异常值的结果比较客观。

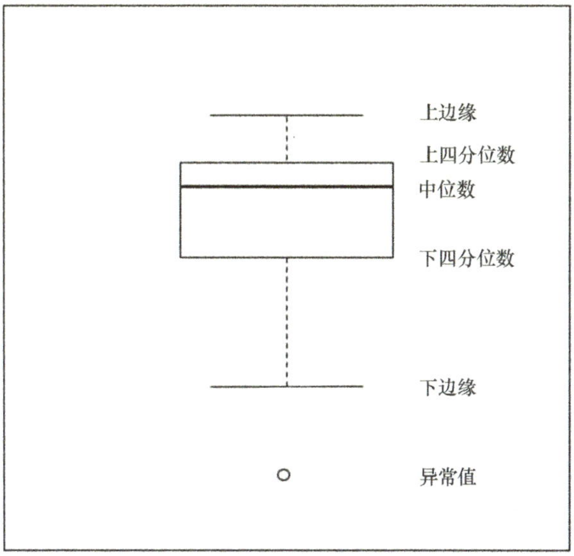

图 4-4　箱线图

（4）基于模型检测：基于模型的异常值检测是一种利用机器学习或统计模型来检测异常值的方法。这种方法通过对正常数据的分布进行建模，然后比较模型拟合数据和实际数据的偏差，以识别异常值。例如，常见的有利用聚类算法（如 K 均值聚类、DBSCAN 等）将数据点进行分组，然后识别不适合其所属簇的数据点作为异常值；还有利用拟合回归模型，将实际观测值与模型预测值之间的残差作为异常值的度量，拥有较大残差则说明该值可能是异常值；此外，有使用专门设计用于发现异常值的离群检测算法，如孤立森林（isolation forest）、LOF（local outlier factor）等，这些算法通过对数据点的密度进行评估来识别异常值；同样地，通过构建异常检测模型，如基于统计学习算法的支持向量机、神经网络、随机森林等，利用这些模型来检测数据中的异常值；更针对性地，对于时间序列数据，还可以使用时间序列模型（如自回归滑动平均 ARIMA、Prophet 等）来预测数据的未来值，然后识别与预测偏离较大的数据点作为异常值。

2. 异常值处理 异常值的处理方法常用有四种：删除含有异常值的记录、异常值视为缺失值、平均值修正与不处理。

（1）删除含有异常值的记录：这种处理方式直接将含有异常值的记录删除，通常有两种策略：整条删除和成对删除。该策略简单易行，但缺点也不容忽视，一是在观测值很少的情况下，这种删除操作会造成样本量不足；二是直接删除可能会对变量的原有分布造成影响。

（2）异常值视为缺失值：使用处理缺失值的方法来处理异常值，优点在于可以利用已有变量的信息来填补异常值。具体方法与缺失值处理类似，这里不再赘述。

（3）平均值修正：这种方法相对简单，可用前后两个观测值的均值修正该异常值。然而，在使用该方法时需要谨慎。使用该方法前一般需要确保异常值是由数据输入错误或其他异常情况导致的，而非真实且有意义的数据。同时，使用该方法时，要确保能够忽略使用均值修正异常值对数据分布和结果带来的影响。

（4）不处理：指直接在具有异常值的数据集上进行数据挖掘，对于异常值的存在不做任何处理。一般适用于以下场景：①异常值代表了真实的数据情况，而非数据录入错误或异常情况。在这种场景下，保留异常值可以提供额外的价值，有助于保持数据的完整性和准确性；②数据集较小，删除异常值可能会导致数据量过少，影响分析的可靠性。此时可以考虑不处理异常值；③数据分布不对称时，异常值可能是数据的重要部分，选择不处理可以更好地反映数据的本质。

二、表格型医学数据特征提取方法

表格型医学数据特征提取，探讨如何从大规模、多维度的数据中提取出最典型的特征，以供后续的模型训练和分析。

（一）频数分布特征提取

频数（frequency）是指对一个随机变量作重复观察，其中某变量值出现的次数。频数表是一种同时列出观察指标的可能取值区间及其在各区间出现频数的统计表。频率是指各组的频数除以总例数所得的比值。频率描述了各组频数在整体中所占的比重。当变量值个数较多时，对各变量值出现的频率进行列表，即得到频率分布表，简称频率表。频率分布表的图形表示即为频率分布图。

例 1 抽样调查某地区 120 名 18～35 岁健康男性居民血清铁含量（μmol/L）如下，试编制频数表（表 4-1）。

表 4-1 某地区 120 名 18～35 岁健康男性居民血清铁含量（μmol/L）频数表

16.06	17.03	25.35	24.47	16.77	19.43	20.89	21.67	19.27	21.53
23.10	23.34	19.30	13.29	17.84	26.75	18.55	23.23	24.36	16.27
17.81	19.45	20.60	24.98	20.25	24.12	22.00	22.72	20.85	12.04
19.39	19.30	22.35	16.89	16.09	21.54	12.64	16.76	22.99	16.47
18.70	17.78	18.79	22.13	15.96	21.10	20.41	9.52	17.11	18.52
17.32	15.15	18.90	23.81	12.61	28.15	11.30	14.28	14.91	18.99
23.77	18.92	24.67	18.57	29.43	7.13	19.83	16.89	11.64	12.79
16.47	20.21	16.24	16.56	13.97	19.42	20.00	18.75	22.30	13.10
22.18	24.27	26.24	17.59	14.84	14.43	24.23	14.01	18.77	17.67

（二）集中程度特征提取

集中程度特征提取是统计学中用于描述数据分布中心位置的一种方法，常用的指标包括算术均数、几何均数、中位数和百分位数。它们能够反映数据集中值在哪个范围内，并为后续的统计分析提供基础。

1. 算术均数 适合描述对称分布资料的集中位置（也称平均水平）。它反映了一组观察值在数量上的平均水平，最适用于单峰对称分布资料。

（1）未分组观察值的算术均数：计算公式，如式 4-10 所示。

$$\bar{X}=\frac{X_1+X_2+\cdots+X_n}{n}=\frac{\sum_{i=1}^{n}X_i}{n}=\frac{\sum X}{n} \quad （式 4-10）$$

式中，$\sum$ 是求和的符号，$\sum X_i$ 表示对所有观察值 X_1，X_2，…，X_n 求和。

例 2 求例 4-1 中 120 名 18～35 岁健康男性居民的平均血清铁含量。

$$\bar{X}=\frac{16.06+17.03+25.35+\cdots+23.43+14.59+18.33}{120}=18.81\mu\text{mol/L}$$

（2）分组观察值的算术均数：如果面对的数据是经过加工整理后的分组资料，这时用加权法求均数。

$$\bar{X}=\frac{f_1X_1+f_2X_2+\cdots+f_kX_k}{\sum f_i}=\frac{\sum f_iX_i}{\sum f_i} \quad （式 4-11）$$

式中，f_i 是第 i 组的频数，$\sum f_i$ 表示各组段频数之和，即总观察数 n；X_i 是第 i 组的组中值，即该组的（下限+上限）/2。由于只知道有 f_i 个观察值属于该组段，而不知道具体的数值，故该组的 f_i 个观察值均以组中值代替。从频数表求出的均数与直接从原始数据所求得的均数有所出入，在有原始数据的情况下应尽量用原始数据直接计算。

2. 几何均数 一些医学观察值，如细菌计数，其频数分布呈明显偏态，各观察值之间呈倍数变化（等比关系）。算术均数对这类资料集中趋势的代表性较差，因此应采用几何均数来更准确地描述数据的集中趋势。

对于样本例数较少的资料，采用直接法计算。将样本例数为 n 的观察值 X_1，X_2，X_3，…，X_n 的乘积开 n 次方，计算公式如下

$$G=\sqrt[n]{X_1X_2\cdots X_n} \quad （式 4-12）$$

当观察值较小（甚至接近于 0），或当 n 较大时，此时可借助对数变换来计算，避免占用过多的计算资源。即先求各观察值对数值的算术均数，再用反对数变换得其几何均数，公式表示为

$$G=\lg^{-1}\left[\frac{\lg X_1+\lg X_2+\cdots+\lg X_n}{n}\right]=\lg^{-1}\left[\frac{\sum \lg X_i}{n}\right] \quad （式 4-13）$$

例 3 5 人的血清抗体滴度分别为 1∶30，1∶40，1∶50，1∶110，1∶1200，求平均滴度。

$$G=\sqrt[5]{30\times40\times50\times110\times1200}=95.4432$$

或

$$G=\lg^{-1}\left[\frac{\lg30+\lg40+\lg50+\lg110+\lg1200}{5}\right]=95.44\,32$$

对于分组资料的几何均数计算法，公式如下：

$$G=\lg^{-1}\left[\frac{f_1\lg X_1+f_2\lg X_2+\cdots+f_k\lg X_k}{\sum f_i}\right]=\lg^{-1}\left[\frac{\sum f_i\lg X_i}{n}\right] \quad （式 4-14）$$

计算几何均数时应注意：变量值中不能有 0；同一组变量值不能同时存在正、负值；若变量值全为负值，可在计算时将负号删去，算出结果后再冠以负号。

3. 中位数和百分位数 如果资料是偏态分布的，均数不能很好地反映这批数据的平均水平，此时用中位数表示它们的集中趋势。中位数（median，M）是将一组变量值从小到大按顺序排列，位次居中的变量值就是中位数。百分位数（percentile，P_X）是指把数据从小到大排列后位于第 X% 位置的数值。有 n 个观察值 X_1，X_2，…，X_n，把它们由小到大按顺序排列成 $X_1 \leqslant X_2 \leqslant X_3 \leqslant \cdots \leqslant X_n$，将这 n 个观察值平均的分为 100 等份，对应于每一等份的数值就是一个百分位数，对应于前面 X% 个位置的数值称为第 X 百分位数，用 P_X 表示。一个百分位数 P_X 将总体或样本的全部观察值分为两部分。理论上，在不包括 P_X 的全部数据有 X% 的观察值比它小，有 $(100-X)$% 的观察值比它大。

（1）未分组观察值的中位数：设 n 个观察值 X_1，X_2，…，X_n，将其按从小到大的顺序排列，则

$$M=\begin{cases}X_{(n+1)/2}, \text{当} n \text{为奇数} \\ \left[X_{n/2}+X_{(n/2)+1}\right]/2, \text{当} n \text{为偶数}\end{cases} \qquad \text{（式 4-15）}$$

百分位数 P_X 所对应的位置 i 等于 $(n+1)\times X\%$。当 i 为整数时，第 i 个数就是所求的百分位数 P_X。当 i 不为整数时，令 i 的整数部分为 j，则百分位数计算公式如下

$$P_X = X_j + \left(X_j + 1 - X_j\right) \times \left(i - j\right) \qquad \text{（式 4-16）}$$

例 4 某病患者 9 人潜伏期为 2，3，4，7，11，16，20，21，23。求其中位数。

本例数据已按从小到大的顺序排列，n=9，为奇数，则中位数为第 5 个数。

$$M = X_{(9+1)/2} = X_5 = 11$$

当 X=20 时，$i=(9+1)\times 20\%=2$，可得到 $P_{20}=X_2=3$。

（2）分组观察值的中位数和百分位数：由分组观察值确定中位数，应先利用 $\sum f/2$ 求出中位数所在组的位置，然后再按上限公式或者下限公式确定中位数。

$$\text{上限公式：} M = \mathrm{U} - \frac{\left(\sum f/2\right) - S_{m+1}}{f_m} \times d \qquad \text{（式 4-17）}$$

$$\text{下限公式：} M = \mathrm{L} + \frac{\left(\sum f/2\right) - S_{m-1}}{f_m} \times d \qquad \text{（式 4-18）}$$

式中，Σf 是频数的累积，L 表示中位数所在组下限，U 表示中位数所在组上限，S_{m-1} 为中位数所在组段以下的累计次数，S_{m+1} 为中位数所在组段以上的累计次数。

分组资料的百分位数计算公式如式 4-19 所示：

$$P_X = \mathrm{L} + \frac{i}{f_X}\left(\frac{X \cdot n}{100} - f_{\mathrm{L}}\right) \qquad \text{（式 4-19）}$$

L 为百分位数所在组段的下限，i 为该组段的组距，f_X 为该组段的频数，f_{L} 为百分位数所在组段的前一组段的累计频数，n 为总例数。

（三）离散程度特征提取

1. 极差（range，R） 也称全距，即一组资料中最大值与最小值之差，反映个体的变化范围，是描述数据离散程度的最简单的指标。

极差的缺点：①除了最大值、最小值之外，不能反映组内其他数据的变异度（即反映总体各单位标志值的变异程度和均值的代表性程度）；②样本例数越多，抽到较大或较小变量值的可能性越大，因而极差可能越大；③即使样本含量相同，极差也不够稳定。

2. 四分位数间距（quartile，Q） 是特定的百分位数，即 P_{25} 和 P_{75}。对 P_{25} 来说，有 25%的观察值小于它，称为下四分位数，记为 Q_{L}；对 P_{75} 来说，有 25%（四分之一）的观察值大于它，称为上四分位数，记为 Q_{U}。所谓四分位数间距（interquartile range）指的是上四分位数与下四分位数之差，即

$$Q = Q_U - Q_L \qquad (式 4\text{-}20)$$

其间包含了全部观察值的一半，所以四分位数间距又可看成中间一半观察值的极差。用四分位数间距反映变异程度的大小，比极差稳定，但仍未考虑全部观察值的变异程度。如果用中位数来描述集中趋势，则相应的离散趋势可以用四分位数间距描述。

3. 方差与标准差 极差和四分位数间距均未考虑全部观察值的变异情况，只是利用了个别的百分位数。因而可能会出现相比较的两个组极差或四分位数间距相同，但观察值的分布却不同的情形。这时，必须考虑全部观察值的离散情况，即通过方差和标准差来衡量。总体方差的公式为：

$$\sigma^2 = \frac{\sum(X-\mu)^2}{N} \qquad (式 4\text{-}21)$$

其中，X 指总体中的变量，μ 为总体均数，N 为变量值的个数。方差的度量单位是原变量值的度量单位之平方。为使均值和观察值的单位一致，便于统计描述，可以将总体方差开平方，即为总体标准差，记为 σ 。

$$\sigma = \sqrt{\frac{\sum(X-\mu)^2}{N}} \qquad (式 4\text{-}22)$$

实际工作中得到的常常是样本数据，而总体的数据分布是未知的，故只能用样本统计量代替数据整体，用样本含量 n 代替 N，这样得到的结果比实际的 σ 低。用下式计算样本标准差 S：

$$S = \sqrt{\frac{\sum(X-\bar{X})^2}{n-1}} \qquad (式 4\text{-}23)$$

式中 $\bar{X}$ 为样本均值，$n-1$ 是自由度，为随机变量能自由取值的个数。它描述了当 $\bar{X}$ 选定时 n 个变量值中能自由变动的变量值的个数。

4. 相对离散度 极差、四分位数间距和标准差都是有单位的，其单位与原观察值的单位相同，这不利于不同单位的资料间的比较。相对离散度（relative dispersion）指标可克服这一缺点。常用的相对的离散度指标有：极差与中位数之比、四分位数间距(Q_U-Q_L)与(Q_U+Q_L)之比，以及最常用的是变异系数（coefficient of variation，CV）。变异系数亦称离散系数，指标准差与均值之比，常用百分位数表示。

$$\text{CV} = \frac{S}{\bar{X}} \times 100\% \qquad (式 4\text{-}24)$$

变异系数是没有单位的，便于数据间的比较。

例 5 某地调查 100 名女大学生身高均数为 161.54cm，标准差为 5.08cm，体重均数为 52.33kg，标准差为 5.05kg；试比较二者变异系数。

$$身高 \quad \text{CV} = 5.08/161.54 \times 100\% = 3.14\%$$
$$体重 \quad \text{CV} = 5.05/52.33 \times 100\% = 9.65\%$$

第二节　表格型医学数据分析方法

随着人工智能技术的迅猛发展，表格型医学数据分析成为医学研究和临床实践中的重要基础。表格型数据作为描述个体生物学特征、病理状态和健康状况的关键信息，其研究分析对于理解疾病机制、优化治疗策略等具有重要的意义。在表格型分析中，常见的方法主要分为监督分析方法和无监督分析方法。监督分析方法依赖于现有标签的数据，通过模型来进行预测，广泛评估疾病诊断和风险评估等领域。而无监督分析方法则旨在挖掘数据中的潜在模式和结构，常用于揭示新的规律和未知的模式。接下来，本节将详细介绍表格型医学数据中常用的监督分析方法和无监督分析方法，探讨它们的优势与应用场景。

一、表格型医学数据监督分析方法

分析方法主要依赖于标记数据，通过构建分类器或回归模型，进行预测、风险监督评估等。常见的疾病监督学习算法包括逻辑斯谛回归、支持向量机、随机森林、神经网络等。此类方法通常用于构建个性化治疗模型、疾病预测模型以及风险分层等临床应用。

（一）逻辑斯谛回归

在统计学中，逻辑斯谛（logistic）回归模型是一种统计模型，它将事件的对数概率建模为一个或多个独立变量的组合。逻辑斯谛回归用来估计逻辑斯谛模型的参数（线性或非线性组合中的系数）。

在疾病的病因学研究中，经常需要分析疾病的发生与各危险因素之间的定量关系。比如，研究食管癌的发生与吸烟、饮酒、不良饮食习惯等危险因素的关系。如果采用多重线性回归分析，由于因变量 y 为二分类变量（通常取值 0 或 1），不满足正态分布等应用条件，若强行使用线性回归分析，其预测值可能会大于 1 或小于 0。在流行病学研究中，虽然可以用分层卡方分析多个因素的混杂作用，但这种经典方法有其局限性，随着混杂因素的增加，分层越来越细，致使每层内的数据越来越少，使相对危险度的估计抽取困难。逻辑斯谛回归模型较好地解决了上述问题，已经成为医学研究，特别是流行病学病因研究中常用的一种分析方法。

1. 逻辑斯谛回归的基本原理

（1）逻辑斯谛分布：首先介绍逻辑斯谛分布（logistic distribution）。设 X 是连续随机变量，X 服从逻辑斯谛分布是指具有下列分布函数和密度函数：

$$F(x)=P(X\leqslant x)=\frac{1}{1+\exp[-(x-\mu)/\gamma]} \qquad （式 4-25）$$

$$f(x)=F'(x)=\frac{\exp[-(x-\mu)/\gamma]}{\gamma\{1+\exp[-(x-\mu)/\gamma]\}^2} \qquad （式 4-26）$$

其中，μ 表示位置参数，$\gamma>0$ 为形状参数。

逻辑斯谛分布由其位置和尺度参数定义的连续分布。逻辑斯谛分布的形状与正态分布的形状相似，但是逻辑斯谛分布的尾部更长。因此可以使用逻辑斯谛分布来建模比正态分布具有更长尾部和更高波峰的数据分布。在深度学习中常用到的 Sigmoid 函数就是逻辑斯谛的分布函数在 $\mu=0$，$\gamma=1$ 的特殊形式。

（2）二项逻辑斯谛回归模型：是一种分类模型，由条件概率分布 $P(Y|X)$ 表示，形式为参数化的逻辑斯谛分布。这里，随机变量 X 取值为实数，随机变量 Y 取值为 1 或 0。

二项逻辑斯谛回归模型是如下的条件概率分布

$$P(Y=1|x)=\frac{\exp(\omega\cdot x+b)}{1+\exp(\omega\cdot x+b)} \qquad （式 4-27）$$

$$P(Y=0|x)=\frac{1}{1+\exp(\omega\cdot x+b)} \qquad （式 4-28）$$

这里，$x\in\mathbb{R}^n$ 是输入，$Y\in\{0,1\}$ 是输出，$\omega\in\mathbb{R}^n$ 和 $b\in\mathbb{R}$ 是参数，ω 称为权值向量，b 称为偏置，$\omega\cdot x$ 为 ω 和 x 的内积。

对于给定的输入实例 x，按照式（4-27）和式（4-28）可以求得 $P(Y=1|x)$ 和 $P(Y=0|x)$。逻辑斯谛回归比较两个条件概率值的大小，将实例 x 分到概率值较大的那一类。

有时为了方便，将权值向量和输入向量加以扩充，仍记作 $\omega\cdot x$，即 $\omega=\left(\omega^{(1)},\omega^{(2)},\cdots,\omega^{(n)},b\right)^{\mathrm{T}}$，$x=\left(x^{(1)},x^{(2)},\cdots,x^{(n)},1\right)^{\mathrm{T}}$。这时，逻辑斯谛回归模型如下

$$P(Y=1|x)=\frac{\exp(\omega\cdot x)}{1+\exp(\omega\cdot x)} \qquad （式 4-29）$$

$$P(Y=0|x)=\frac{1}{1+\exp(\omega\cdot x)} \qquad （式 4-30）$$

一个事件的概率是指该事件发生的概率与该事件不发生的概率的比值。如果事件发生的概率是 p，那么该事件的概率是 $\frac{p}{1-p}$，事件的对数概率表示为

$$\operatorname{logit}(p)=\log\frac{p}{1-p} \tag{式 4-31}$$

对逻辑斯谛回归而言，由式（4-29）与式（4-31）得

$$\log\frac{P(Y=1|x)}{1-P(Y=1|x)}=\omega\cdot x \tag{式 4-32}$$

即在逻辑斯谛回归模型中，输出 Y=1 的对数概率是关于输入 x 的线性函数。或者说，输出 Y=1 的对数概率是由输入 x 的线性函数表示的模型，即逻辑斯谛回归模型。

（3）模型参数估计：逻辑斯谛回归模型学习时，对于给定的训练数据集 $T=\{(x_1,y_1),(x_2,y_2),\cdots,(x_N,y_N)\}$，其中，$x_i\in\mathbb{R}^n$，$y_i\in\{0,1\}$，可以应用极大似然估计法进行模型参数估计，从而得到逻辑斯谛回归模型。

设

$$P(Y=1|x)=\pi(x),\quad P(Y=0|x)=1-\pi(x)$$

似然函数为

$$\prod_{i=1}^{N}\left[\pi(x_i)\right]^{y_i}\left[1-\pi(x_i)\right]^{1-y_i}$$

对数似然函数为

$$\begin{aligned}L(\omega)&=\sum_{i=1}^{N}\left[y_i\ln\pi(x_i)+(1-y_i)\ln(1-\pi(x_i))\right]\\&=\sum_{i=1}^{N}\left[y_i\ln\frac{\pi(x_i)}{1-\pi(x_i)}+\ln(1-\pi(x_i))\right]\\&=\sum_{i=1}^{N}\left[y_i(\omega\cdot x_i)-\ln(1+\exp(\omega\cdot x_i))\right]\end{aligned}$$

对 $L(\omega)$求极大值，得到 ω 的估计值。

这样，问题就变成了以对数似然函数为目标函数的最优化问题，通常采用的方法是梯度下降法及拟牛顿法。

假设 ω 的极大似然函数估计值是 $\hat{\omega}$，那么逻辑斯谛回归模型为

$$P(Y=1|x)=\frac{\exp(\hat{\omega}\cdot x)}{1+\exp(\hat{\omega}\cdot x)} \tag{式 4-33}$$

$$P(Y=0|x)=\frac{1}{1+\exp(\hat{\omega}\cdot x)} \tag{式 4-34}$$

（4）多项逻辑斯谛回归：上面介绍的逻辑斯谛回归模型是二项分类模型，用于二分类问题，可以将其推广为多项逻辑斯谛回归模型（multi-nominal logistic regression model），用于多分类问题。假设离散型随机变量 Y 的取值集合是 $\{1,2,\cdots,K\}$，那么多项逻辑斯谛回归模型是：

$$P(Y=k|x)=\frac{\exp(\omega_k\cdot x)}{1+\sum_{k=1}^{K-1}\exp(\omega_k\cdot x)},\quad k=1,2,\cdots,K-1 \tag{式 4-35}$$

$$P(Y=K|x)=\frac{1}{1+\sum_{k=1}^{K-1}\exp(\omega_k\cdot x)} \tag{式 4-36}$$

其中，$x \in \mathbb{R}^{n+1}$，$\omega_k \in \mathbb{R}^{n+1}$。

2. 逻辑斯谛回归的分析步骤　通常包括以下几个主要的步骤。

（1）数据准备：在逻辑斯谛回归分析之前，首先需要对数据进行清洗。这包括填充缺失值、处理异常值、标准化连续变量以及对分类变量进行编码处理。确保数据规范化是保证后续分析结果准确性的基础。

（2）变量选择：选择预测变量时，应考虑其对结果变量的理论支持和相关性，以提高模型的解释力和简洁性。可以采用特征选择方法，筛选出对结果指标有显著影响的指标。

（3）模型构建：在模型构建阶段，逻辑斯谛回归模型根据因变量的不同可分为二元逻辑斯谛回归、多项逻辑斯谛回归等，以最大似然估计法估计模型参数。将线性预测函数转化为概率表示，可以估计每个观测值属于不同分类的概率。此阶段的重点是确保模型收敛和参数估计的合理性。

（4）模型评估：模型评估是逻辑斯谛回归分析中的关键步骤。可以通过精确率、召回率、F1指数等指标来评估模型的分类性能。若模型表现不佳，可考虑进一步调整变量或使用优化技术提高模型的能力。

3. 逻辑斯谛回归的医学应用

（1）疾病预测与风险评估：逻辑斯谛回归模型擅长处理二分类问题，因此常被用于疾病预测和风险评估。例如，在心血管疾病、高血压、糖尿病等慢性病的风险评估中，逻辑斯谛回归可以基于患者的年龄、体重指数、家族病史等指标预测疾病发生的概率，从而帮助医生识别高风险患者，进行早期干预。

（2）诊断支持：逻辑斯谛回归在诊断支持系统中被广泛应用，能够帮助医生判断某种疾病的可能性。例如，在肺炎、乳腺癌等疾病的诊断中，逻辑斯谛回归可以基于影像数据和患者临床信息对疾病的可能性进行概率估计。医生可以利用这些概率信息结合其他临床表现，来提高诊断的准确性。

（3）临床结局预测：在住院患者中，逻辑斯谛回归模型常用于预测结论，如重症医学病房（ICU）患者的手术、致命并发症的发生概率等。通过输入患者的年龄、血糖、手术时长等相关数据，模型能够估计患者的发生概率，从而帮助临床人员提前制订干预计划。

（4）治疗效果评估：逻辑斯谛回归也用于评估不同治疗方案的效果。例如，可以将药物治疗和非药物治疗挂钩，观察治疗后的临床结论，通过逻辑斯谛回归模型分析干预措施与便秘的关系，评估治疗方案的效果。这种应用帮助医生更好地权衡治疗选择，优化治疗方案。

（5）基因与疾病关联研究：在医学线索中，逻辑斯谛回归快速响应单涉及多态性数据分析，用于研究基因变异与疾病的关联。通过逻辑斯谛回归，可以分析特定基因变异在患者和健康人群中的分布差异，从而识别出与疾病发生相关的重要基因位点。

（二）支持向量机

支持向量机（support vector machine，SVM）是一种分类模型。它的基本模型是定义在特征空间上的间隔最大的线性分类器。由于其在实际分类问题应用中所展示的出色学习性能和泛化能力，已在诸多领域得到广泛应用。在医学领域，支持向量机为辅助医学的有效工具，在临床诊断、医学影响、信号识别、疾病类型区分、预后判断、基因微阵列等具有重要的作用。

1. 支持向量机的基本原理　SVM 的基本思想是求解能够正确划分训练数据集并且几何间隔最大的分离超平面。如图 4-5 所示，$\omega \cdot x + b = 0$ 即为分离超平面，对于线性可分的数据集来说，这样的超平面有无穷多个，但是几何间隔最大的分离超平面却是唯一的。

假设给定一个特征空间上的训练数据集 $T = \{(x_1, y_1), (x_2, y_2), \cdots, (x_N, y_N)\}$，其中，（$x_i$，$y_i$）称为样本点，$x_i \in \mathbb{R}^n$，$y_i \in \{+1, -1\}$，$i = 1, 2, \cdots, N$，$x_i$ 为第 i 个特征向量，也称为实例，y_i 为 x_i 的类标签，当 $y_i = +1$ 时，称 x_i 为正例；当 $y_i = -1$ 时，称 x_i 为负例。

对于给定的数据集 T 和超平面 $\omega \cdot x + b = 0$，定义超平面关于样本点（x_i，y_i）的几何间隔为

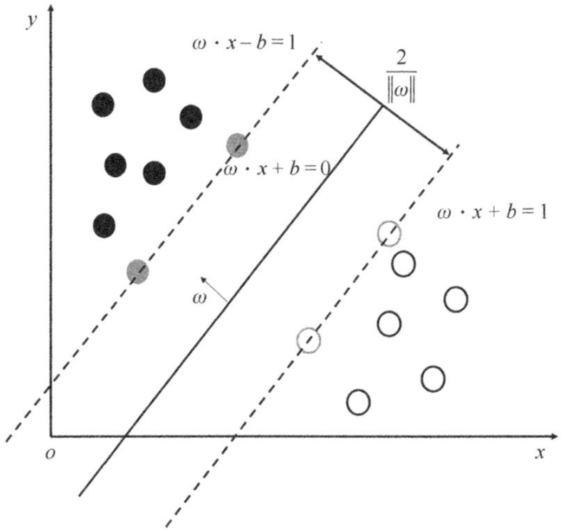

图 4-5

图 4-5　二分类问题

$$\gamma_i = y_i\left(\frac{\omega}{\|\omega\|}\cdot x_i + \frac{b}{\|\omega\|}\right) \qquad （式 4-37）$$

超平面关于所有样本点的几何间隔的最小值为 $\gamma = \min\limits_{i=1,2,\cdots,N}\gamma_i$，实际上这个距离就是所谓的支持向量到超平面的距离。

根据以上定义，SVM 模型的求解最大分割超平面问题可以表示为以下约束最优化问题：

$$\begin{gathered}\max_{\omega,b}\gamma \\ \text{s.t. } y_i\left(\frac{\omega}{\|\omega\|}\cdot x_i + \frac{b}{\|\omega\|}\right) \geqslant \gamma, \quad i = 1,2,\cdots,N\end{gathered} \qquad （式 4-38）$$

即希望最大化超平面的几何间隔 γ，约束条件表示的是超平面（ω，b）关于每个训练样本点的几何间隔至少是 γ。

考虑几何间隔和函数间隔的关系式 $\gamma = \frac{\hat{\gamma}}{\|\omega\|}$，可以将这个问题改写为

$$\begin{gathered}\max \frac{\hat{\gamma}}{\|\omega\|} \\ \text{s.t. } y_i(\omega\cdot x_i + b) \geqslant \hat{\gamma}, \quad i = 1,2,\cdots,N\end{gathered} \qquad （式 4-39）$$

函数间隔 $\hat{\gamma}$ 的取值并不影响最优化问题的解。假设将 ω 和 b 按比例 λ 改变，这时函数间隔成为 $\lambda\hat{\gamma}$。函数间隔的这一改变对上面最优化问题的不等式约束没有影响，对目标函数的优化也没有影响，即产生了一个等价的最优化问题。注意到最大化 $\frac{1}{\|\omega\|}$ 和最小化 $\frac{1}{2}\|\omega\|^2$ 是等价的，于是可得到下面的线性可分支持向量机学习的最优化问题：

$$\begin{gathered}\min_{a,b}\frac{1}{2}\|\omega\|^2 \\ \text{s.t. } y_i(\omega\cdot x_i + b) - 1 \geqslant 0, \quad i = 1,2,\cdots,N\end{gathered} \qquad （式 4-40）$$

这是一个凸二次规划问题（convex quadratic programming）问题，可表示为

$$\begin{gathered}\min_{\omega} f(\omega) \\ \text{s.t. } g_i(\omega) \leqslant 0, \quad i = 1,2,\cdots,k \\ h_i(\omega) = 0, \quad i = 1,2,\cdots,l\end{gathered} \qquad （式 4-41）$$

其中，目标函数 $f(\omega)$ 和约束函数 $g_i(\omega)$ 都是 $\mathbb{R}^n$ 上的连续可微的凸函数。如果求出了约束最优化问题的解 ω^*,b^*，那么就可以得到最大间隔分离超平面 $\omega^*\cdot x+b^*=0$ 及分类决策函数 $f(x)=\mathrm{sign}(a^*\cdot x+b^*)$，即线性可分支持向量机模型。

2. 支持向量机的分析步骤　支持向量机的分析分为三个阶段，分别为特征选择、分类器的训练及测试和性能评价。本节主要就特征选择这一阶段作具体介绍。

训练 SVM 分类器的前提是将原始数据转换为一组特征，这些特征可以作为 SVM 的输入。大多数特征选择方法都是根据反映特征相关性程度的特定标准对特征进行排序。这些特征方法主要分为三种主要类型：嵌入法、过滤法和包装法。

（1）嵌入法：采用嵌入法，将特征选择纳入分类器本身，在实际的 SVM 训练阶段自动进行选择。要做到这一点，可以使用核方法。核方法不仅可以提高 SVM 训练的计算效率，而且可以方便地防止医学实验中经常出现的病态分类问题的过拟合。在这种情况下，待处理数据的维度通常远远超过可供训练的样本数量。本质上，核函数表示所有示例模式之间的两两相似度量，概括为一个有 $N\times N$ 维的核矩阵，其中 $x(n)=x(n+iM-M)$，$0\leqslant n\leqslant M$，$1\leqslant i\leqslant L$，是观察的数量。不是依靠原始的特征向量作为直接输入到 SVM 分类器，核函数允许人们使用核矩阵训练 SVM，在线性和非线性情况下，将原始数据映射到高维特征空间，如图 4-6 所示。

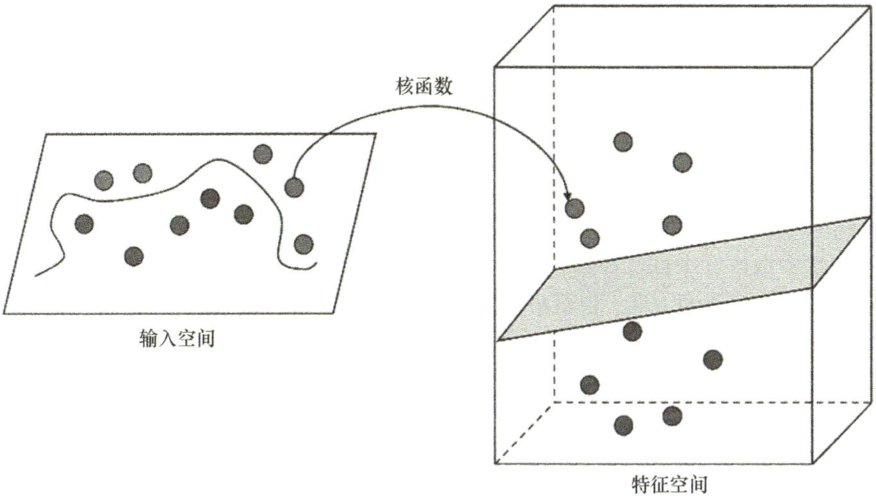

图 4-6　将原始数据映射到高维特征空间

图 4-6

（2）过滤法：基于过滤法（filter method）实现特征选择是最为简单和常用的一种方法，其最大优势是不依赖于模型，仅从特征的角度来挖掘其价值高低，从而实现特征排序及选择。实际上，基于过滤法的特征选择方案，其核心在于对特征进行排序——按照特征价值高低排序后，即可实现任意比例/数量的特征选择或剔除。显然，如何评估特征的价值高低从而实现排序是这里的关键环节。为了评估特征的价值高低，大体可分为如下 3 类评估标准：

1）基于特征所含信息量的高低：这种一般就是特征基于方差法实现的特征选择，即认为方差越大对于标签的可区分性越高；否则，即低方差的特征认为其具有较低的区分度，极端情况下当一列特征所有取值均相同时，方差为 0，对于模型训练也不具有任何价值。

2）基于相关性：一般是基于统计学理论，逐一计算各列与标签列的相关性系数，当某列特征与标签相关性较高时认为其对于模型训练价值更大。而度量两列数据相关性的指标则有很多，典型的包括欧氏距离、卡方检验、t 检验等。

3）基于信息熵理论：与源于统计学的相关性方法类似，也可从信息论的角度来度量一列特征与标签列的相关程度，典型的方法就是计算特征列与标签列的互信息。当互信息越大时，意味着提供该列特征时对标签的信息确定程度越高。这与决策树中的分裂准则思想有异曲同工之妙。

（3）包装法：分类器使用来自每次迭代的反馈重复训练，为下一次迭代选择一个特征子集。尽管与嵌入方法相比，包装方法的计算成本更高，但包装方法可以丢弃这些数据点，当单独考虑这些数据点时，它们在区分类别标签方面做得最差。传统 SVM 使用的最常见的包装方法是递归特征消除（recursive feature elimination，RFE），它通过交叉验证在越来越小的特征子集中递归排序来选择特征。

3. 支持向量机的医学应用

（1）临床诊断：SVM 是解决二分类问题的成熟算法。最早在临床诊断中应用于肿瘤良恶性的判别，即癌症的辅助诊断研究，包括皮肤癌、脑神经胶质瘤、乳腺癌、胃癌的诊断等。SVM 作为有效的癌症分类方法，分类的精度依赖于它的核心参数和输入特征，研究者为进一步提高其分类预测的准确度，常常以 SVM 为基础算法将其他算法与 SVM 相结合来进一步优化 SVM。

（2）电生理诊断：将 SVM 与优化方法的结合应用于脑电图（EEG）的分析，获得了良好的识别效果。研究显示，采用特征向量方法对 EEG 信号进行数据预处理，将处理后的数据输入到多类 SVM 中进行分类和识别。结果表明，这种结合方法能够有效地对 EEG 信号进行分析和识别，具有较高的分类准确性和稳定性。

（3）疾病预后评估：SVM 在疾病预后判断中的应用已逐渐成熟，有效地提高了疾病预后的准确率。有研究者采用 583 例宫颈癌患者术后资料作为实例，分别训练和建立两个 SVM 的模型，将 Logistic 回归的结果与两个 SVM 模型的结果进行比较。结果表明，SVM 的结果比 Logistic 回归的预测结果在灵敏度、特异度和错分率方面均要好。

（三）随机森林

1. 随机森林的基本原理 随机森林（random forest，RF）是非常具有代表性的 Bagging 集成算法，在决策树的基础之上，进一步在训练过程中引入随机特征选择。所谓的 Bagging 指的是每次有放回地从训练集中取出 n 个训练样本，组成新的训练集；利用新的训练集，训练得到 M 个子模型；对于分类问题，采用投票的方法，得票最多的子模型分类类别为最终的差别；对于回归问题，采用简单的平均方法得到预测值。随机森林以决策树为基本单元，通过集成大量的决策树，构成了随机森林。本节将从构建决策树开始介绍，逐步引入对随机森林的相关介绍。

（1）决策树模型：分类决策树模型是一种描述对实例进行分类的树形结构。决策树由节点和有向边组成。结点有两种类型：内部结点和叶结点。内部结点表示一个特征或属性，叶结点表示一个类。

用决策树分类，从根结点开始，对实例的某一特征进行测试，根据测试结果，将实例分配到其子结点；这时，每一个子结点对应着该特征的一个取值。如此递归地对实例进行测试并分配，直至达到叶结点。最后将实例分到叶结点的类中。

随机森林是多棵决策树的集成，决策树模型的结构如图 4-7 所示，图中圆和方框分别表示内部结点和叶结点。

（2）决策树与 if-then 规则：可以将决策树看成一个 if-then 规则的集合。将决策树转换成 if-then 规则的过程是这样的：由决策树的根结点到叶结点的每一条路径构建一个规则；路径上内部结点的特征对应着规则的条件，而叶结点的类对应着规则的结论。决策树的路径或其对应的 if-then 规则集合具有一个重要的性质：互斥且完备。这表明，每一个实例都被一条路径或一条规则所覆盖，而且只被一条路径或一条规则所覆盖，这里覆盖是指实例的特征与路径上的特征一致或实例满足规则的条件。

（3）决策树与条件概率分布：决策树还表示给定特征条件下类的条件概率分布，这一条件概率分布定义在特征空间的一个划分上。将特征空间划分为互不相交的单元或区域，并在每个单元定义一个类的概率分布，从而构成了一个条件概率分布。决策树的一条路径对应于划分中的一个单元，决策树所表示的条件概率分布由各个单元给定条件下类的条件概率分布组成。假设 X 为表示特征

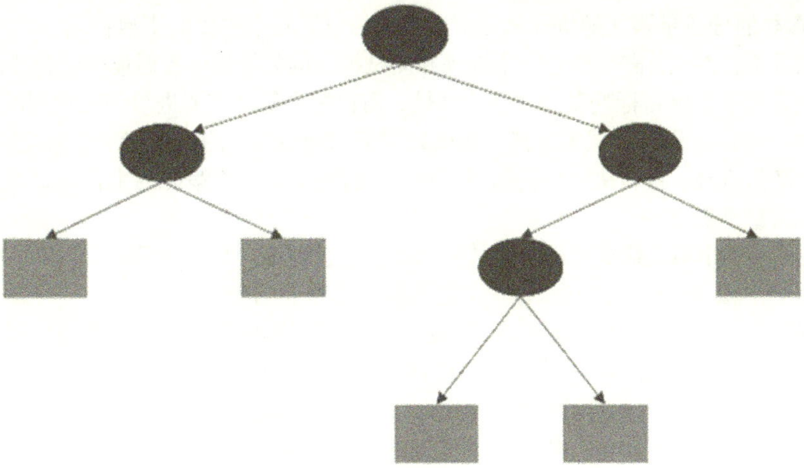

图 4-7　决策树模型结构

图 4-7

的随机变量，Y 为表示类的随机变量，那么这个条件概率分布可以表示为 $P(Y|X)$。X 取值于给定划分下单元的集合，Y 取值于类的集合。各叶结点（单元）上的条件概率往往偏向某一个类，即属于某一类的概率较大。决策树分类时将该结点的实例强行分到条件概率大的类中去。

（4）决策树学习：假定给定训练数据集

$$D=\{(x_1,y_1),(x_2,y_2),\cdots,(x_N,y_N)\}$$

其中，$x_i=\left(x_i^{(1)},x_i^{(2)},\cdots,x_i^{(n)}\right)^{\mathrm{T}}$ 为输入实例（特征向量），n 为特征个数，$y_i\in\{1,2,\cdots,K\}$ 为类标记，$i=1,2,\cdots,N$，N 为样本容量。学习的目标是根据给定的训练数据集构建一个决策树模型，使它能够对实例进行正确的分类。

决策树学习的本质是从训练数据中归纳出一组分类规则。通过递归地选择最优特征，并基于这些特征将数据分割成不同的子集，决策树构建出一棵树结构，使得每个叶结点对应一个明确的分类。这个过程不仅要在训练数据上表现良好，还需要对未知数据具有良好的预测能力。

决策树学习通过损失函数来实现这一目标。通常，决策树学习的损失函数是正则化的极大似然函数，学习的策略是最小化这个损失函数。

确定损失函数后，学习问题就转化为在损失函数意义下选择最优决策树的问题。决策树算法通常递归地选择最优特征，并根据该特征对训练数据进行分割，使各个子数据集的分类效果最佳。这个过程对应特征空间的划分和决策树的构建。

具体来说，首先构建根结点，并将所有训练数据放入根结点。然后，选择一个最优特征，并根据该特征将训练数据集分割成子集，使各个子集在当前条件下分类效果最佳。如果这些子集已经能够基本正确分类，或者没有合适的特征继续分割，则停止分割。最终，每个子集都会被分配到一个叶结点，即每个子集都有明确的类，这样就生成了一棵决策树。

以上方法生成的决策树可能对训练数据有很好的分类能力，但对未知的测试数据却未必有很好的分类能力，即可能发生过拟合现象。因此需要对已生成的树自下而上进行剪枝，将树变得简单，从而使它具有更好的泛化能力。如果特征数量很多，也可以在决策树学习开始的时候，对特征进行选择，只留下对训练数据有足够分类能力的特征。

（5）随机森林：在 Bagging 和决策树的基础上实现，在这二者之上进行了改进。随机森林使用的弱学习器为决策树，各个决策树之间没有依赖关系，可以并行生成。普通的决策树在节点上所有的 n 个样本特征中选择一个最优的来进行决策树的分割，而随机森林则是选择节点上的一部分特征（特征个数小于 n，选择的特征个数越少，则模型越为健壮）。然后在随机选择的部分特征中选择一个最优的特征来进行树的分割（双层选择），这样可以进一步增强模型的泛化能力。

2. 随机森林的分析步骤 随机森林分析通常包括以下几个主要的步骤：

（1）数据准备：首先，需要准备用于训练和测试模型的数据集。数据集应包含特征和对应的目标变量。特征是用于预测目标变量的属性或特性，而目标变量是需要进行回归预测的值。通常，需要将数据集划分为训练集和测试集，其中测试集用于训练模型，测试集用于评估模型的性能。

（2）构建随机森林：设置决策树的数量、特征选择的方式、决策树的生长方式等，根据实际情况对其进行相应的调整。

（3）训练模型：使用训练集对随机森林回归模型进行训练。模型将根据训练集中的样本和目标变量的值来构建多棵决策树，并在每棵树上进行特征选择和划分。

（4）预测结果：使用训练好的随机森林回归模型对测试集中的样本进行预测。模型将对每棵决策树的预测结果进行平均或加权平均，从而得到最终的回归预测结果。

（5）模型评估：通过与真实目标变量的比较，评估模型的性能。可以使用各种回归性能指标，如均方误差（mean square error，MSE）、平均绝对误差（mean absolute error，MAE）、决定系数（coefficient of determination）等来评价模型的准确性和泛化能力。

（6）模型调优：根据模型评估的结果，可以对随机森林回归模型进行调优。可以尝试调整随机森林的参数，如增加或减少决策树的数量、调整特征选择的方式、调整决策树的生长方式等，从而提高模型的性能。

3. 随机森林的应用

（1）随机森林在基因数据中的应用：大量实验表明，随机森林对基因及基因表达数据的判别分类、变量筛选及变量间关系分析性能均高于其他数据分析技术。有研究利用随机森林逐步判别分析方法，并通过实验证明该方法能有效地应用于基因表达数据的基因筛选和分类研究。

（2）随机森林在蛋白质分析中的应用：随机森林可有效地对蛋白质作用位点进行预测和判断，为蛋白质的研究提供帮助。有研究证明随机森林与最大相关最小冗余、增量特征选择算法结合是一种有效地确定蛋白质交互作用位点的方法。这种方法为识别蛋白质交互位点提供了有力工具，其描述的特征分析将为相互作用机制提供有用的见解。

（3）随机森林在肿瘤分析中的应用：高效的数据分析技术在肿瘤研究中十分重要，随机森林可以通过特征提取的手段对肿瘤相关的寡核苷酸分析和代谢物数据进行处理，这在肿瘤医学的研究中发挥着重要的作用。有研究表明通过随机森林方法根据一组结肠癌寡核苷酸微阵列发现生物标志物，该生物标志物具有识别生物学特征的潜力，可作为结肠癌患者早期诊断的手段。

二、表格型医学数据无监督分析方法

无监督分析方法则不依赖于数据标签，而是通过数据的内部结构来发现隐藏模式或进行数据降维。此类方法在表格型数据分析中可以用于发现具有相似症状或生理特征的患者群体，或者进行特征提取和降维，从而简化复杂数据，增强模型的可解释性。下面介绍一种常用的无监督分析方法——聚类分析。

聚类分析简称聚类，是一个把数据对象划分成子集的过程。每一个子集是一个簇，使得簇中的对象彼此相似，但与其他簇中的对象不相似。由聚类分析产生的簇的集合称为一个聚类。聚类算法可以根据患者的病情数据将其分成不同的群组，帮助医生更好地理解患者的特征和疾病表现，从而制订个性化的治疗方案。此外，聚类算法还能够自动发现数据中的潜在模式和规律，帮助医生更好地理解疾病的发展规律和预测患者的病情变化。

1. 聚类的基本原理

（1）k 均值聚类：给定样本集 $D=\{x_1,x_2,\cdots,x_m\}$，“k 均值”（k-means）算法针对聚类将样本集划分为 k 个簇 $C=\{C_1,C_2,\cdots,C_k\}$，并最小化平方误差：

$$E=\sum_{i=1}^{k}\sum_{x\in C_i}\|x-\mu_i\|_2^2 \tag{式 4-42}$$

其中 $\mu_i = \frac{1}{|C_i|}\sum_{x \in C_i} x$ 是簇 C_i 的均值向量。直观来看，式（4-42）在一定程度上刻画了簇内样本围绕簇均值向量的紧密程度，E 值越小则簇内样本相似度越高。

最小化式（4-42）并不容易，找到它的最优解需考察样本集 D 所有可能的簇划分。因此，k 均值算法采用了贪心策略，通过迭代优化来近似求解式（4-42）。算法流程如下所示。

输入：样本集 $D=\{x_1,x_2,\cdots,x_m\}$；聚类簇数 k。

过程：

（1）从 D 中随机选择 k 个样本作为初始均值向量 $\{\mu_1,\mu_2,\cdots,\mu_k\}$

（2）repeat

（3）　令 $C_i=\varnothing\ (1\leqslant i\leqslant k)$

（4）　for $j=1,2,\cdots,m$ do

（5）　　计算样本 x_j 与各均值向量 $\mu_i (1\leqslant i\leqslant k)$ 的距离

$$d_{ji}=\| x_j-\mu_i \|_2$$

（6）　　根据距离最近的均值向量确定 x_j 的簇标记

$$\lambda_j=\underset{i\in\{1,2,\cdots,k\}}{\arg\min}\, d_{ji}$$

（7）　　将样本 x_j 划入相应的簇：$C_{\lambda_j}=C_{\lambda_j}\cup\{x_j\}$

（8）　end for

（9）　for $i=1,2,\cdots,k$ do

（10）　　计算新均值向量：$\mu_i'=1/|C_i|\sum_{x\in C_i}x$

（11）　　if $\mu_i'\neq\mu_i$ then

（12）　　　将当前均值向量 μ_i 更新为 μ_i'

（13）　　else

（14）　　　保持当前均值向量不变

（15）　　end if

（16）　end for

（17）until 当前均值向量均未更新

输出：簇划分 $C=\{C_1,C_2,\cdots,C_k\}$

（2）密度聚类：亦称“基于密度的聚类”，此类算法假设聚类结构能通过样本分布的紧密程度确定。通常情形下，密度聚类算法从样本密度的角度来考察样本之间的可连接性，并基于可连接样本不断扩展聚类簇以获得最终的聚类结果。

DBSCAN 是一种著名的密度聚类算法，它基于一组“邻域”参数（ϵ，MinPts）来刻画样本分布的紧密程度。给定数据集 $D=\{x_1,x_2,\cdots,x_m\}$，定义下面这几个概念：

ϵ -邻域：对 $x_j\in D$，其 ϵ -邻域至少包含 MinPts 个样本，即 $|N_\epsilon(x_j)|\geqslant \text{MinPts}$，则 x_j 是一个核心对象；

密度直达（directly density-reachable）：若 x_j 位于 x_i 的 ϵ 邻域中，且 x_i 是核心对象，则称 x_j 由 x_i 密度直达；

密度可达（density-reachable）：对 x_i 与 x_j，若存在样本序列 p_1，p_2，…，p_n，其中 $p_1=x_i$，$p_n=x_j$ 且 p_{i+1} 由 p_i 密度直达，则称 x_j 由 x_i 密度可达；

密度相连（density-connected）：对 x_i 与 x_j，若存在 x_k 使得 x_i 与 x_j 均由 x_k 密度可达，则称 x_i 与 x_j 密度相连。

基于这些概念，DBSCAN 将“簇”定义为：由密度可达关系导出的最大的密度相连样本集合。形式化地说，给定邻域参数 ϵ，簇 $C\subseteq D$ 是满足以下性质的非空样本子集：

连接性（connectivity）：$x_i \in C$，$x_j \in C \Rightarrow x_i$ 与 x_j 密度相连。

最大性（maximality）：$x_i \in C$，x_j 由 x_i 密度可达 $\Rightarrow x_j \in C$。

实际上，若 x 为核心对象，由 x 密度可达的所有样本组成的集合记为 $X = \{x' \in D \mid x'$ 由 x 密度可达$\}$，则不难证明 X 即为满足连接性与最大性的簇。

于是，DBSCAN 算法先任选数据集中的一个核心对象为“种子”，再由此出发确定相应的聚类簇，算法描述如下所示。

输入：样本集 $D = \{x_1, x_2, \cdots, x_m\}$；邻域参数 ($\epsilon$，MinPts)。

过程：

初始化核心对象集合：$\Omega = \varnothing$
for $j = 1, 2, \cdots, m$ do
  确定样本 x_j 的 ϵ 邻域 $N_\epsilon(x_j)$
  if $|N_\epsilon(x_j)| \geqslant$ MinPts then
    将样本 x_j 加入核心对象集合：$\Omega = \Omega \cup \{x_j\}$
  end if
end for
初始化聚类簇数：$k = 0$
初始化未访问样本集合：$\Gamma = D$
while $\Omega \neq \varnothing$ do
  记录当前未访问样本集合：$\Gamma_{\text{old}} = \Gamma$
  随机选取一个核心对象 $o \in \Omega$，初始化队列 $Q = \langle o \rangle$
  $\Gamma = \Gamma / \{o\}$
  while $Q \neq \varnothing$ do
    取出队列 Q 中的首个样本 q
    if $|N_\epsilon(q)| \geqslant$ MinPts then
      令 $\triangle = N_\epsilon(q) \cap \Gamma$
      将 $\triangle$ 中的样本加入队列 Q
      $\Gamma = \Gamma / \triangle$
    end if
  end while
  $k = k + 1$，生成聚类簇 $C_k = \Gamma_{\text{old}} / \Gamma$
  $\Omega = \Omega / C_k$
end while

输出：簇划分 $C = \{C_1, C_2, \cdots, C_k\}$

（3）层次聚类：试图在不同层次对数据集进行划分，从而形成树形的聚类结构。数据集的划分可采用“自底向上”的聚合策略，也可采用“自顶向下”的分拆策略。

AGNES 是一种采用自底向上聚合策略的层次聚类算法。它先将数据集中的每个样本看作一个初始聚类簇，然后在算法运行的每一步中找出距离最近的两个聚类簇进行合并，该过程不断重复，直至达到预设的聚类簇个数。这里的关键是如何计算聚类簇之间的距离。实际上，每个簇是一个样本集合，因此，只需采用关于集合的某种距离即可。例如，给定聚类簇 C_i 与 C_j，可通过下面的式子来计算距离：

$$\text{最小距离：} d_{\min}(C_i, C_j) = \min_{x \in C_i, z \in C_j} \text{dist}(x, z) \qquad \text{（式 4-43）}$$

$$\text{最大距离：} d_{\max}(C_i, C_j) = \max_{x \in C_i, z \in C_j} \text{dist}(x, z) \qquad \text{（式 4-44）}$$

$$\text{平均距离：} d_{\text{avg}}(C_i, C_j) = \frac{1}{|C_i||C_j|} \sum_{x \in C_i} \sum_{z \in C_j} \text{dist}(x, z) \qquad \text{（式 4-45）}$$

显然，最小距离由两个簇的最近样本决定，最大距离由两个簇的最远样本决定，而平均距离则由两个簇的所有样本共同决定。当聚类簇距离由 $d_{\min}$ 、$d_{\max}$ 或 d_{avg} 计算时，AGNES 算法被相应地称为“单链接”、“全链接”或“均链接”算法。AGNES 算法描述如下所示。

输入：样本集 $D=\{x_1,x_2,\cdots,x_m\}$ ；聚类簇距离度量函数 d ；聚类簇数 k 。

过程：

for $j=1,2,\cdots,m$ do
　　$C_j=\{x_j\}$
end for
for $i=1,2,\cdots,m$ do
　　for $j=1,2,\cdots,m$ do
　　　　$M(i,j)=d(C_i,C_j)$
　　　　$M(j,i)=M(i,j)$
　　end for
end for
设置当前聚类簇个数：$q=m$
while $q>k$ do
　　找出距离最近的两个聚类簇 C_{i^*} 和 C_{j^*}
　　合并 C_{i^*} 和 C_{j^*}：$C_{i^*}=C_{i^*}\cup C_{j^*}$
　　for $j=j^*+1,j^*+2,\cdots,q$ do
　　　　将聚类簇 C_j 重编号为 C_{j-1}
　　end for
　　删除距离矩阵 M 的第 j^* 行与第 j^* 列
　　for $j=1,2,\cdots,q-1$ do
　　　　$M(i^*,j)=d(C_{i^*},C_j)$
　　　　$M(j,i^*)=M(i^*,j)$
　　end for
　　$q=q-1$
end while

输出：簇划分 $C=\{C_1,C_2,\cdots,C_k\}$

---

2. 聚类的分析步骤

（1）数据预处理：收集数据并进行数据预处理。数据预处理的主要方法有数据清理、数据集成、数据变换、数据归约和数据离散化。数据清理指的是填写空缺的值，平滑噪声数据，识别、删除孤立点，解决不一致性来清理数据。数据集成是指集成多个数据库、数据立方体或文件。数据变换是指将数据转换或统一成适合挖掘的形式。数据归约可以用来得到数据集的归约表示，它小得多，但仍保持原数据的完整性。对归约后的数据集进行挖掘将更高效，并产生相同（或几乎相同）的分析结果。数据离散化是数据归约的一部分，通过数据的离散化和概念分层来规约数据。

（2）选择合适的特征：在进行聚类分析时，从原始数据中选择适当的特征至关重要。特征选择的目的是从原始数据中挑选出对聚类分析最具有代表性和区分性的特征，以提高聚类的准确性和可解释性。特征选择算法可以帮助确定最相关的特征，从而优化聚类分析的结果。

特征选择算法可以基于多种方法进行选择，包括过滤法、包装法和嵌入法。过滤法通过对每个特征进行评估，选择与目标变量最相关的特征。常用的过滤法包括方差选择法、相关系数法等。包装法则是根据特定的学习算法，通过反复训练模型来确定最佳特征子集。嵌入法是将特征选择过程嵌入到模型训练过程中，通过模型的性能指标来选择特征。

在选择特征时，需要考虑特征之间的相关性、对聚类结果的影响以及特征的物理含义。对于高维数据，特征选择可以帮助降低维度，提高聚类算法的效率和准确性。同时，特征选择还可以减少噪声和冗余信息的影响，提高聚类结果的可解释性和可视化效果。

在实际应用中，特征选择算法需要根据具体数据集和问题的需求进行选择和调整。通过特征选择算法，可以从原始数据中筛选出最相关的特征，为后续的聚类分析提供更准确和有效的输入，从而提高聚类结果的质量和解释性。

（3）选择合适的聚类方法：根据数据的特点和问题的需求，选择适合的聚类方法，如 K 均值聚类、层次聚类、DBSCAN 算法等。K 均值聚类（K-means clustering）适用于大型数据集和高维数据，要求数据集中的每个样本都属于且只属于一个类别，适用于明显分离的类别。层次聚类适用于没有预先指定类别数目的情况，能够发现数据中的层次结构。它适用于小型数据集和对数据结构有一定先验了解的情况。DBSCAN 算法适用于发现任意形状的类别，对离群点具有较好的鲁棒性。适用于数据密度不均匀、包含噪声和离群点的情况。密度聚类类似于 DBSCAN 算法，也是基于数据的密度来进行聚类，适用于发现任意形状的类别和处理噪声数据。

（4）确立聚类数目：对于 K 均值聚类等需要预先指定聚类数目的方法，需要通过启发式方法、肘部法则、轮廓系数等来确定最优的聚类数目。其中肘部法则所使用的聚类评价指标为数据集中所有样本点到其簇中心的距离之和的平方。轮廓系数法则结合了内聚度和分离度两个因素。下面介绍轮廓系数的具体公式。

假设已通过聚类方法将样本划分成了 K 簇，对于每个簇中的每个样本点 i，分别计算其轮廓系数，轮廓系数需通过以下两个指标确定。

内聚度 $a(i)$：计算样本点 i 到该类中每个样本的平均距离。

分离度 $b(i)$：计算样本点 i 到其他簇平均距离的最小值，即

$$b(i)=\min\left\{b_{i1},b_{i2},\cdots,b_{ik}\right\} \quad \text{（式 4-46）}$$

计算轮廓系数

$$s(i)=\frac{b(i)-a(i)}{\max\left\{b(i),a(i)\right\}} \quad \text{（式 4-47）}$$

（5）评估聚类结果：对聚类结果进行评估，可以使用内部指标或者外部指标来评估聚类的质量。

对数据集 $D=\left\{x_1,x_2,\cdots,x_m\right\}$，假定通过聚类给出的簇划分为 $C=\left\{C_1,C_2,\cdots,C_k\right\}$，参考模型给出的簇划分为 $C^*=\left\{C_1^*,C_2^*,\cdots,C_s^*\right\}$。相应地，令 λ 与 λ^* 分别表示与 C 和 C^* 对应的簇标记向量。将样本两两配对考虑，定义：

$$a=|SS|,\quad SS=\left\{\left(x_i,x_j\right)\mid \lambda_i=\lambda_j,\lambda_i^*=\lambda_j^*,i<j\right\} \quad \text{（式 4-48）}$$

$$b=|SD|,\quad SD=\left\{\left(x_i,x_j\right)\mid \lambda_i=\lambda_j,\lambda_i^*\neq\lambda_j^*,i<j\right\} \quad \text{（式 4-49）}$$

$$c=|DS|,\quad DS=\left\{\left(x_i,x_j\right)\mid \lambda_i\neq\lambda_j,\lambda_i^*=\lambda_j^*,i<j\right\} \quad \text{（式 4-50）}$$

$$d=|DD|,\quad DD=\left\{\left(x_i,x_j\right)\mid \lambda_i\neq\lambda_j,\lambda_i^*\neq\lambda_j^*,i<j\right\} \quad \text{（式 4-51）}$$

其中，集合 SS 包含了在 C 中隶属于相同簇且在 C^* 中也隶属于相同簇的样本对，集合 SD 包含了在 C 中隶属于相同簇但在 C^* 中隶属于不同簇的样本对，集合 DS 包含了在 C 中隶属于不同簇且在 C^* 中也隶属于相同簇的样本对，集合 DD 包含了在 C 中隶属于不同簇且在 C^* 中也隶属于不同簇的样本对。下面介绍这些常用的聚类性能度量外部指标：

Jaccard 系数（Jaccard coefficient，JC）

$$\mathrm{JC}=\frac{a}{a+b+c} \quad \text{（式 4-52）}$$

FM 指数（Fowlkes and Mallows index，FMI）

$$\mathrm{FMI}=\sqrt{\frac{a}{a+b}\cdot\frac{a}{a+c}} \quad \text{（式 4-53）}$$

Rand 指数（Rand index，RI）

$$\mathrm{RI}=\frac{2(a+d)}{m(m-1)} \quad （式 4-54）$$

显然，上述性能度量的结果值均在$[0,1]$区间，值越大越好。

考虑聚类结果的簇划分$C=\{C_1,C_2,\cdots,C_k\}$，定义：

$$\operatorname{avg}(C)=\frac{2}{|C|(|C|-1)}\sum_{1\leqslant i<j\leqslant|C|}\operatorname{dist}(X_i,X_j) \quad （式 4-55）$$

$$\operatorname{diam}(C)=\max_{1\leqslant i<j\leqslant|C|}\operatorname{dist}(x_i,x_j) \quad （式 4-56）$$

$$d_{\min}(C_i,\ C_j)=\min_{x_i\in C_i,\ x_j\in C_j}\operatorname{dist}(x_i,\ x_j) \quad （式 4-57）$$

$$d_{\mathrm{cen}}(C_i,\ C_j)=\operatorname{dist}(\mu_i,\ \mu_j) \quad （式 4-58）$$

其中，dist( )用于计算两个样本之间的距离；μ 代表簇 C 的中心点 $\mu=\frac{1}{|C|}\sum_{1\leqslant i\leqslant|C|}x_i$。显然，avg($C$)对应于簇 C 内样本间的平均距离，diam(C) 对应于簇 C 内样本间的最远距离，$d_{\min}(C_i,C_j)$ 对应于簇 C_i 与簇 C_j 最近样本间的距离，$d_{\mathrm{cen}}(C_i,C_j)$ 对应于簇 C_i 与簇 C_j 中心点间的距离。下面介绍这些常用的聚类性能度量内部指标：

DB 指数（Davies-Bouldin index，DBI）

$$\mathrm{DBI}=\frac{1}{k}\sum_{i=1}^{k}\max_{j\neq i}\left(\frac{\operatorname{avg}(C_i)+\operatorname{avg}(C_j)}{d_{\mathrm{cen}}(\mu_i,\mu_j)}\right) \quad （式 4-59）$$

Dunn 指数（Dunn index，DI）

$$\mathrm{DI}=\min_{1\leqslant i\leqslant k}\left\{\min_{j\neq i}\left(\frac{d_{\min}(C_i,C_j)}{\max\limits_{1\leqslant l\leqslant k}\operatorname{diam}(C_l)}\right)\right\} \quad （式 4-60）$$

显然，DBI 的值越小越好，而 DI 则相反，值越大越好。

3. 聚类的医学应用

（1）聚类分析在疾病的诊断和分型上的应用：医学数据中包含大量的病例信息，可以利用聚类算法对这些数据进行分类，帮助医生更准确地诊断疾病，提高治疗效果。

有研究指出，利用无监督的聚类算法对连续数据和分类数据进行处理，以确定参加醛固酮拮抗剂治疗保留心脏功能心力衰竭 （TOPCAT）试验的慢性稳定的射血分数保留的心力衰竭（HFpEF）患者队列中的表格型亚组。此外，还有研究显示，对西班牙 63 个 ICU 收治的确诊患有 COVID-19 疾病并患有急性呼吸衰竭的危重者进行研究，利用聚类分析得出临床 COVID-19 表格型并分析与死亡风险相关的患者因素，利用这一工具可以观察到整个人群和临床表格型的不同危险因素，有助于采取更具有针对性的临床决策方法。

综合来看，聚类分析在疾病的诊断和分型上具有广阔的应用前景。随着医学数据的不断积累和技术的不断进步，相信聚类分析将会在医学领域发挥越来越重要的作用，为疾病的个性化诊断和分型提供更多有力的支持。

（2）聚类分析在评价疾病预后上的应用：聚类分析可以利用多种临床数据，如病史、临床检查结果、影像学检查结果等，对患者进行分组。通过对不同群体的疾病特征和预后情况进行比较分析，可以发现不同群体的治疗效果和预后存在差异，从而为临床决策提供更可靠的依据。

有相关研究指出，通过对人口数据和实验室结果等易于获取的变量进行聚类分析来识别术前卵巢癌亚型，可以用来评估卵巢癌患者预后。此外，还有研究指出，使用聚类算法可以分析评估 1

型糖尿病胰岛移植后自我监测的血糖指标，观察血糖波动和预后。

此外，聚类分析还可以发现疾病之间的潜在联系和规律，有助于医生更好地了解疾病的发展过程和预后情况。因此，聚类分析在评价疾病预后上的应用对于改善患者的治疗效果和预后具有重要意义，有望成为未来医学研究和临床实践中的重要工具。

（3）聚类分析在基因组学上的应用：基因数据标准化处理后可以进行聚类分析，通过这种方法可以考察未知基因的功能信息。对基因和样本均进行双聚类可以更好地发现基因表达模式并且具有更清晰的生物学解释。相关研究证明，通过对变异数据进行聚类可以捕获肺细胞系，对这些结果的分析可以帮助研究人员评估药物反应模型，并最终为个体非小细胞肺癌（non-small cell lung cancer，NSCLC）患者提供个性化的治疗建议。

Demo

第三节　实操案例：基于随机森林的术后并发症发生预测

基于统计模型和机器学习算法的临床预测模型在预防和管理并发症中发挥了重要作用。这些模型可以帮助医生利用术前和术后临床中的数据指标，识别高风险患者并制订个性化的干预措施。本案例将讨论利用随机森林方法预测术后并发症的发生。

一、案例背景

据统计，有超过 10%的患者在经历重大外科手术后，患有各种并发症，包括外科并发症，如吻合口瘘、切口感染、吻合口出血、肠梗阻等。由于患者自身状况和手术可能会出现的危险因素，一些术后并发症是不可避免的，但通过早期识别诱发术后并发症的危险因素和采用循证治疗方法（如在术后护理中及时使用抗生素），能够对术后并发症进行一定程度上的预防。

在众多术后并发症中，术后肺部并发症（postoperative pulmonary complication，PPC）发生率高，是造成医疗费用上涨，增加患者围手术期的死亡率，影响外科患者术后康复和预后的重要因素。目前尚没有较为统一而又明确的 PPC 定义。2015 年欧洲麻醉学会根据欧洲围手术期临床结果（European Perioperative Clinical Outcome，EPCO），发表了围手术期医学临床疗效研究的定义和结果测量标准，其中定义 PPC 作为不同并发症的复合结果，包括呼吸道感染、呼吸衰竭、胸腔积液、肺不张、气胸、支气管痉挛、吸入性肺炎；将肺炎、急性呼吸窘迫综合征（acute respiratory distress syndrome，ARDS）、肺栓塞作为个体术后不良事件。据统计，全球每年有超过 3 亿外科手术，鉴于不同研究报道采用的定义和标准不同，以及手术类型的不同，统计报道的 PPC 发生率差别较大，在 5%～33%，发生 PPC 的外科患者术后 30 天死亡率高达 20%，90 天死亡率约为 24%。术后肺部并发症的发生与患者的一般临床特征、麻醉与手术过程、术后的管理等情况息息相关。另外，术后肺部并发症一旦发生，往往会严重影响外科患者的术后恢复。据统计，术后肺部并发症的出现可延长患者的住院时间为 1～2 周，而严重的肺部并发症不仅增加患者的痛苦，延长住院时长，甚至可能影响患者的预后及生存质量，乃至增加死亡的风险。为缓解上述情形，需要更高水平的护理方案和管理措施以减少患者死亡、避免因术后住院时间延长和护理费用增加造成的沉重经济负担。

临床预测模型又称临床预测规则、预测模型或者风险评分，是预后研究中在研究设计和分析时，利用特定预测因子来估计个体已经或在一定时间内将要发生结局事件的绝对概率与风险。临床预测模型包括诊断模型和预后模型。诊断模型关注的是基于研究对象的临床症状和特征，诊断当前患有某种疾病的概率，多见于横断面研究；预后模型关注的是在当下的疾病状态下，未来某段时间内疾病复发、死亡、伤残以及出现并发症结局的概率，多见于队列研究中。临床预测模型的预测变量可以包括患者的人口学特征、病史、实验室结果、影像学检查结果等。目前，大部分的预测模型研究多采用 Logistic 回归和 Cox 回归分析的方法来研究结局事件的高危风险因素，并根据每个风险因素的回归系数建立模型列线图。其优势在于能更直观地量化和评估不同预测因子组合下结局出现的概率，从而针对性指导临床中的预防与治疗方案。

续表

16.78	17.06	19.79	20.31	17.68	16.26	22.15	18.61	14.52	12.01
25.19	22.91	17.69	19.53	20.34	12.83	18.65	19.11	13.83	17.83
17.50	20.30	19.30	18.34	16.91	26.93	10.93	23.43	14.59	18.33

1. 找出观察值中的最大值和最小值，最大值与最小值之差称为极差（range），记为 R。本例中最大值为 29.43μmol/L，最小值为 7.13μmol/L。

$$R=29.43-7.13=22.3\mu mol/L$$

最大值与最小值反映了观察值的分布范围，极差反映了观察值分布的跨度。

2. 确定组段数和组距。频数表一般设 8～15 个组段，视观察值的多少而定。观察值少时，组段可适当少一些，观察数多时，组段可多一些，其原则是要充分反映数据的分布特征。

组距即各组的跨度，是每一组内的范围，常采用等距分组，组距可用下面的式（4-9）估计：

$$组距=极差/组数 \quad （式 4-9）$$

各组段应界限分明，上下衔接。本例中，如果将数据分为 10 组，则组距=22.3/10=2.23，取为 2。第一组段下限为 6，上限为 8，记为“6～”，包括最小值；第二组段下限为 8，上限为 10，记为“8～”；最后一组段下限为 28，上限为 30，记为“28～30”，包括最大值，见表 4-2 第一列。

3. 列表展示。计算各组段包含的观察单位个数，即频数。各组频数之和应等于总观察数，如表 4-2 所示。

表 4-2　某年某地区 120 名 18～35 岁健康男性居民血清铁含量（μmol/L）的频率分布

组段	频数	频率（%）
6～	1	0.83
8～	1	0.83
10～	3	2.50
12～	10	8.33
14～	9	7.50
16～	27	22.50
18～	26	21.67
20～	14	11.67
22～	15	12.50
24～	9	7.50
26～	3	2.50
28～30	2	1.67
合计	120	100.00

频数表或频数分布图是信息提取的一种基本形式。对频数表的分析，主要在于以下几个方面：

1. 有无可疑值　通过对频数分布进行分析，可以发现某些特大或特小的离群值、可疑值。例如，在频数表的两端，如果出现多个连续组段的频数为 0，而随后又出现一些极端的值，这可能引发对数据准确性的怀疑。此时需要进一步核查数据，确认是否存在错误，并在必要时进行纠正。

2. 分布的类型　频数分布可分为对称分布和偏态分布两种类型。对称是指观察值向中间部分集中，以中等数据居多，左右两侧分布大体对称。偏态分布是指观察值偏离中间，尾部偏向数轴正侧（或右侧），则称为正偏态；反之，则称为负偏态。如例 4-1 资料的分布属于对称分布。

3. 分布特征　从频数表还可看到分布的两个重要特征，即集中趋势和离散趋势。集中趋势在表 4-2 资料中表现为 120 名 18～35 岁健康男性居民的血清铁含量大多集中在“18～”左右。但 120 个数据仍然参差不齐，从最小的 7.13μmol/L 到最大的 29.43μmol/L，且由中间向两侧逐渐减少，数据的这种分布特征体现了离散趋势。

机器学习具有强大的从数据中提取信息的能力，为智能数据的采集、分析、存储和预测提供了大量有价值的工具。其中，疾病预测模型的构建是机器学习最常见的应用之一，目前已有大量研究使用机器学习算法进行疾病预测模型的构建与验证，并证明其对临床疾病的管理与决策具有积极的辅助作用。因此，利用机器学习算法可以实现术后肺部并发症的相关风险因素的预测，以通过调整可控因素，优化术前的护理预防措施，并提前计划合适的围手术期干预措施等，最大限度降低患者发生 PPC 的风险。

二、数 据 处 理

本案例所使用的数据为 2018 年 8 月 1 日～2021 年 10 月 31 日在广东医科大学附属医院接受全麻择期进行胸外科手术的所有成人患者的电子麻醉记录。从患者术前评估记录和麻醉手术记录中提取术前和术中数据的特征，并从相关电子健康记录中检索术后肺部并发症的结局变量。为保证参与者的个人隐私，本案例对于所有参与者的身份信息都进行隐私保护处理，且均获得签署的参与者知情同意书。上述数据在数据收集后的所有阶段都是匿名管理的，并已获得广东医科大学附属医院伦理委员会的审查批准（批件号：KT2022-131-02）。相关数据（部分）如图 4-8 所示。

	A	B	C	D	E	F	G	H	I	J	K	L	M	N	O
1	患者姓名	住院号码	住院日期	年龄	性别	ASA分级	身高	体重	COPD	高血压	总蛋白	白蛋白	哮喘病史	术前Barthe	糖尿病
2	[redacted]	[redacted]89	2019/10/8	56	1	2	161	52	0	0	72	46.7	0	100	0
3	[redacted]	[redacted]23	2019/4/7	63	0	3	162	73	0	1	72.2	46.2	0	100	0
4	[redacted]	[redacted]64	2019/1/17	55	1	2	161	70	0	0	76.1	44.2	0	100	0
5	[redacted]	[redacted]44	2019/9/18	70	0	4	168	68	0	0	61	34.6	0	100	1
6	[redacted]	[redacted]57	2018/12/15	57	1	3		47	0	1	62.2	42	0	100	0
7	[redacted]	[redacted]53	2019/10/28	65	0	2	176	77	0	0	76.6	42.8	0	95	0
8	[redacted]	[redacted]97	2018/12/21	50	0	2	163	54	0	0	65.4	43.7	0	100	0
9	[redacted]	[redacted]31	2019/2/20	64	0	2		64	0	1	65.9	37.6	0	100	1
10	[redacted]	[redacted]47	2019/8/12	56	1	2		43.5	0	0	77.3	48.3	0	100	0
11	[redacted]	[redacted]89	2019/10/7	57	0	3	170	45	0	0	66.2	36.3	0	100	0
12	[redacted]	[redacted]88	2019/11/18	74	0	3		61	1	0	61.8	34.5	0	100	0
13	[redacted]	[redacted]22	2019/1/21	45	1	2	164	58.5	0	0	79.7	48.8	0	100	0
14	[redacted]	[redacted]69	2018/11/30	68	1	2		65	0	0	77.8	45.8	0	100	0
15	[redacted]	[redacted]96	2019/1/23	53	1	3	157	66	0	0	72.4	41.9	0	100	0
16	[redacted]	[redacted]72	2019/1/2	64	0	2		53	0	0	61.7	39.8	0	100	0
17	[redacted]	[redacted]00	2019/7/22	53	0	2	176	84	0	0	63.2	37.8	0	100	0
18	[redacted]	[redacted]15	2018/12/12	64	0	3	173	62	0	0	71.8	43.9	0	100	0
19	[redacted]	[redacted]31	2019/12/1	67	0	2	174	82	0	0	71.6	47.7	0	80	0
20	[redacted]	[redacted]87	2019/1/14	63	0	2		64	1	0	80.1	47.3	0	100	1
21	[redacted]	[redacted]22	2019/1/8	62	1	4		60	0	0	71.5	45.4	0	50	1
22	[redacted]	[redacted]27	2018/12/26	68	0	2		50	1	0	69.6	41.3	0	100	0
23	[redacted]	[redacted]94	2019/10/23	70	0	3	172	67.5	0	1	76.5	43.2	0	100	1
24	[redacted]	[redacted]34	2019/8/3	73	0	3	168	67.3	0	0	75.3	42.4	0	100	0
25	[redacted]	[redacted]76	2019/1/2	74	0	3		59	0	1	68.7	43.6	0	100	0
26	[redacted]	[redacted]48	2018/11/7	38	0	3	165	65	0	1	66.2	43.3	0	100	0

图 4-8　数据示意（对患者姓名和住院号码做隐私化处理）

本案例中所使用的数据变量类型及其相关解释，如表 4-3 所示。

表 4-3　数据说明

变量名	变量类型	数据解释
年龄	连续性变量	无
性别	分类变量	“0”代表男性，“1”代表女性
ASA 分级	分类变量	美国麻醉医师协会（ASA）于麻醉前根据患者体质状况和对手术危险性进行分类，将患者分为六级 第 1 级：体格健康，发育良好，各器官功能正常 第 2 级：除外科疾病外，有轻度共病，功能代偿健全 第 3 级：共病严重，体力活动受限，但尚能应付日常活动 第 4 级：共病严重，丧失日常活动能力，经常面临生命威胁 第 5 级：无论手术与否，生命难以维持 24 小时的患者 第 6 级：确诊为脑死亡，其器官拟用于器官移植手术
身高	连续型变量	单位：厘米（cm）

续表

变量名	变量类型	数据解释
体重	连续型变量	单位：公斤（kg）
COPD	分类型变量	慢性阻塞性肺疾病（chronic obstructive pulmonary disease，COPD） “0”代表未患有 COPD；“1”代表患有 COPD
高血压	分类型变量	“0”代表未患有高血压；“1”代表患有高血压
总蛋白	连续型变量	单位：g/L
白蛋白	连续型变量	单位：g/L
哮喘病史	分类型变量	“0”代表无哮喘病史，“1”代表有哮喘病史
术前 Barthel 指数	连续型变量	Barthel 指数评定很简单，可信度、灵敏度较高，是应用较广、研究最多的一种 ADL 评定方法 0-20：极严重功能障碍 20-45：严重功能障碍 50-70：中度功能障碍 75-95：轻度功能障碍 100：ADL 自理
糖尿病	分类型变量	“0”代表未患有糖尿病，“1”代表患有糖尿病
冠心病	分类型变量	“0”代表未患有冠心病，“1”代表患有冠心病
术前并存病≥3 种	分类型变量	“0”代表无术前并存病或者未超过 3 种； “1”代表术前并存病超过 3 种
术前肺异常检查	分类型变量	“0”代表无术前肺部异常，“1”代表有术前肺部异常
吸烟史	分类型变量	“0”代表无吸烟史，“1”代表有吸烟史
术前白细胞计数	连续型变量	单位：10^9/L
术前中性粒细胞比例	连续型变量	单位：%
血红蛋白	连续型变量	单位：g/L
术中出血量	连续型变量	单位：毫升（mL）
术中晶体液量	连续型变量	单位：毫升（mL）
咳嗽	分类型变量	“0”代表没有咳嗽；“1”代表有咳嗽
每天排痰性咳嗽	分类型变量	“0”代表未出现每天排痰性咳嗽的症状； “1”代表有上述症状
术后是否出现肺部并发症	分类型变量	“0”代表没有肺部并发症；“1”代表有肺部并发症
麻醉时长	连续型变量	单位：小时（h）
手术时长	连续型变量	单位：小时（h）

对上述采集到的数据，根据纳入和排除标准，总计有 1345 例患者纳入研究分析。其中，1118 例患者未发生 PPC，227 例患者发生 PPC。在本案例中，患者的主要结局变量为复合型的术后肺部并发症。根据 EPCO 对本案例所使用的术后肺部并发症进行定义，其中包括肺炎、胸腔积液、气胸、液气胸和肺不张等疾病。患者的电子健康记录中包括术前和术中变量两种不同类型。其中，术前变量定义为患者的术前特征，包括人口统计学特征（如年龄、性别、身高和体重）、并发症（如高血压、败血症和糖尿病等）、并存病大于等于 3 种（包括术前未治疗的急性和慢性病在内）、临床史、吸烟史和不良反应（如咳嗽以及每日排痰性咳嗽等）、手术类型和血常规检查（如术前白蛋白、术前总蛋白、术前白细胞计数、术前中性粒细胞比例和血红蛋白等）。术中变量包括术中出血量、术中晶体体积、手术时长、麻醉时长等。

根据数据集的规模大小将其按照数据收录时间的先后划分为训练集（2018—2020 年）和测试集（2021 年），具体划分结果如表 4-4 所示。

表 4-4　数据集的划分情况

	无术后肺部并发症	有术后肺部并发症	总计
训练集	813	153	966
测试集	305	74	379
总计	1118	227	1345

这样划分可以确保训练集包含足够多且多样化的数据，以便训练模型在不同时间段内的数据上进行有效学习和泛化能力的验证。同时，测试集则用于评估模型在新入组患者数据上的表现和预测能力。

三、模型构建、训练与测试

在机器学习中，对数据进行预处理是为了清洗、转换和标准化数据，以提高模型的性能和准确度。预处理可以帮助解决数据缺失、异常值和不一致性等问题，同时使得数据更适合用于训练模型。针对本案例数据，首先，对缺失值进行处理。对于缺失率超过 80%的特征变量，进行直接删除的操作，从而减少缺失数据记录对于总体数据的影响。对于缺失率较低的特征变量，进行填充的操作。通过使用该缺少特征的均值进行数据填补，可以在保证数据整体的分布特征的情况下，形成更为完整的数据记录，从而减少对后续数据处理、分析和建模的影响。其次，对于不同类型的变量采用不同的数据预处理方法进行转换。对于分类型变量，利用 one-hot 编码技术将其转换为二元特征；对于连续型变量，利用 Z-score 进行标准化处理，减少由于数据量纲的不同对模型性能产生的影响。

随机森林是一种基于集成学习算法的预测模型，它结合了多个决策树的预测结果来提高整体预测的准确性。随机森林的构造基于 Bagging 算法，通过在数据样本和特征选择上的随机性，增加模型的多样性和稳定性。Bagging 算法的基本思想是通过结合多个基学习器的预测结果来提升整体性能。具体来说，Bagging 采用自助法（Bootstrap）采样来生成多个不同的训练子集，并在每个子集上构建基学习器。这种采样方式是有放回的，即每次从原始训练集中随机抽取一个样本后，该样本仍然可以被再次抽取。Bagging 的整体思想，如图 4-9 所示。

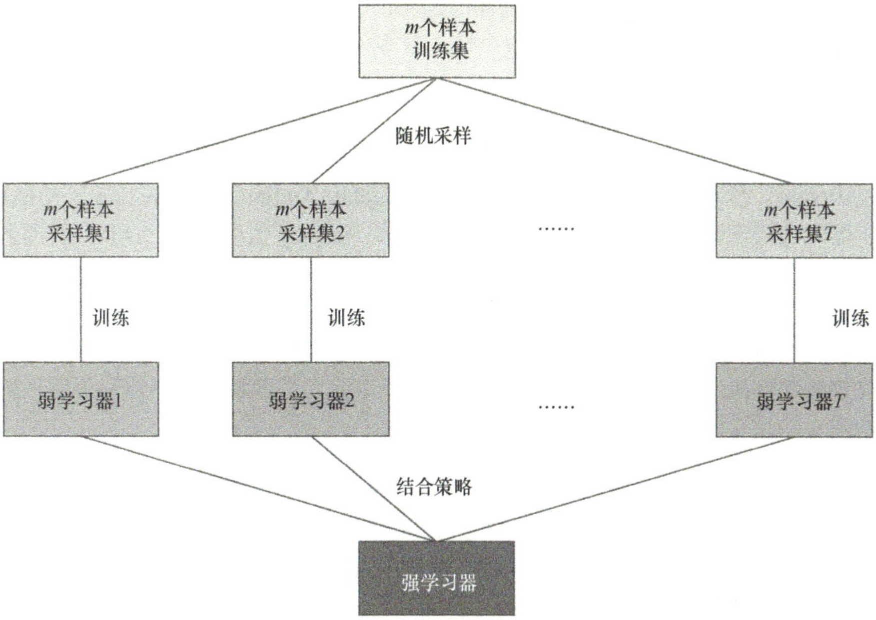

图 4-9　Bagging 算法原理图

随机森林训练流程的伪代码为：

输入：
D：原始训练数据集
m：每次分裂时考虑的特征数（m <总特征数）
n_{trees}：随机森林中决策树的数量
过程：
（1）初始化随机森林模型为空
（2）对于 i 从 1 到 n_{trees}
（3）　a. 使用自助法（Bootstrap）从 D 中有放回地随机抽取样本，形成训练子集 D_i
（4）　b. 在 D_i 上构建一棵决策树 T_i
（5）　　i. 初始化根节点，包含 D_i 中的所有样本
（6）　　ii. 对于当前节点 N，如果它包含的样本都属于同一类别 C，或者样本数少于预设阈值，或者没有更多特征可用进行分裂，则将该节点标记为叶节点，其类别为 C（对于分类问题）或该节点样本的平均值（对于回归问题）
（7）　　iii. 否则，从 D_i 中的 m 个特征中随机选择一个特征子集
（8）　　iv. 使用最佳划分准则（如信息增益、基尼指数等）在选定的特征子集中选择一个特征进行分裂，将当前节点 N 分裂为多个子节点
（9）　　v. 对每个子节点递归执行步骤 ii—iv，直到满足停止条件
（10）　c. 将构建好的决策树 T_i 添加到随机森林模型中
（11）返回随机森林模型
输出：随机森林模型

上述伪代码描述了随机森林算法的主要步骤。首先，初始化一个空的随机森林模型。然后，对于每一棵树，使用自助法从原始训练数据集中随机抽取样本以形成训练子集。在构建每棵决策树时，采用了随机选择特征子集的策略来增加基学习器之间的差异性。具体来说，在每次分裂时，从特征集中随机选择一个子集来进行分裂。这样，每棵树都是在不同的特征和样本子集上构建的，从而增加了模型的多样性。最后，将所有构建好的决策树添加到随机森林模型中，并返回这个模型以供后续的预测使用。需要注意的是，随机森林中的每棵树都是独立构建的，并且它们的预测结果是通过投票（对于分类问题）或平均（对于回归问题）的方式来进行集成的。这种集成策略使得随机森林能够充分利用各个基学习器的优势，提高整体的预测性能。此外，随机森林还有一些超参数可以调整，如每棵树的最大深度、分裂时考虑的最小样本数等，这些参数的选择会影响到模型的复杂度和性能。在实际应用中，可利用网格搜索法等方法，系统地搜索最佳参数组合，能够提高模型的性能并优化其泛化能力，从而更好地适应数据集并取得更好的预测效果。

由于机器学习的黑盒特性，临床从业人员难以理解其模型的工作原理及判断过程，相关模型难以应用于临床实际。沙普利可加性特征解释方法（SHapley Additive exPlanations，SHAP）是一种用于解释机器学习模型预测的方法，它基于博弈论中的 Shapley 值概念。SHAP 分析通过计算每个特征对于模型预测的贡献，为使用者提供了深入理解模型如何预测的方法。通过使用 SHAP 分析可以揭示模型为何做出特定预测，帮助医疗专业人员理解模型背后的决策逻辑，便于相关模型在临床实际的推广。通过 SHAP 分析，可以获得每个特征对于模型预测的重要性排序，进而识别哪些特征对最终预测起到决定性作用。上述方法有助于医疗专业人员理解模型如何利用输入特征进行决策，从而增强对模型预测的信任和透明度。

四、随机森林模型评估

对 PPC 的预测可以转化为一个二分类的问题，利用二分类评价指标（AUROC、准确性、精确率和 F1 指数等）对本案例中所使用的随机森林模型在测试集上的性能进行评价。相关模型性能评价指标的说明，如表 4-5 所示。

表 4-5　模型性能评价指标及其简要说明

性能指标	简要说明
准确率（accuracy）	（TP + TN）/（TP + FP + FN + TN）正例和负例中预测正确数量占总数量的比例
精确率（precision）	TP /（TP + FP）预测为正例样本中预测正确的比例
F1 分数	2recall · precision /（recall + precision）

本案例中，使用随机森林算法进行 PPC 预测模型构建，模型性能评估指标的值，如表 4-6 所示。

表 4-6　随机森林模型在测试集上的性能

机器学习模型	性能评价指标			
	AUC	准确率	精确率	F1 分数
RF	0.71	0.80	0.82	0.74

图 4-10 给出了随机森林模型在测试集上的 ROC 曲线，ROC 曲线下面积即为 AUC。本案例所构建模型的 AUC 值可达到 0.71。

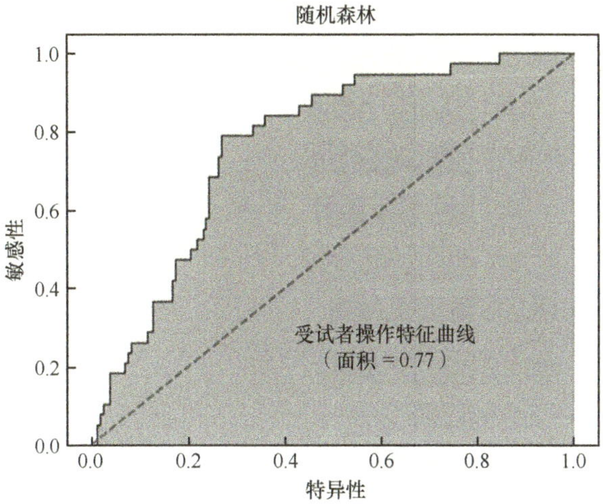

图 4-10　随机森林算法性能评估图

图 4-10

通过计算每个特征的平均绝对 SHAP 值，测量并分析随机森林算法在数据集上的特征重要性。图 4-11A 中的条形图按降序展示了对模型结果最具影响力的 20 个特征。可以得到，美国麻醉医师协会（American Society of Anesthesiologists，ASA）分级对预测的影响最大，其次是手术时间（duration of surgery）、每天排痰性咳嗽（productive cough）、年龄（age）、麻醉时间（duration of anesthesia）等。

蜂群图旨在显示数据集中的 TOP 特征如何影响模型输出的信息密集摘要，给定解释的每个实例由每个特征流上的一个点进行表示。点的位置由该特征的 SHAP 值确定，并且点沿每个特征行堆积以显示密度。纵轴表示特征值的大小，其中特征值越大所指示的特征点的颜色偏向于红色，特征值越小所指示的特征点的颜色越偏向于蓝色，颜色用于显示特征的原始值大小。在 SHAP 蜂群图（图 4-11 B）中，ASA 特征在预测模型中显示出相当重要的作用。具体来说，ASA 分级高与高 SHAP 值相关，表明对模型的预测结果有积极贡献。相反，较低的 ASA 分级与较低的 SHAP 值相关，表明对模型的预测有负贡献。

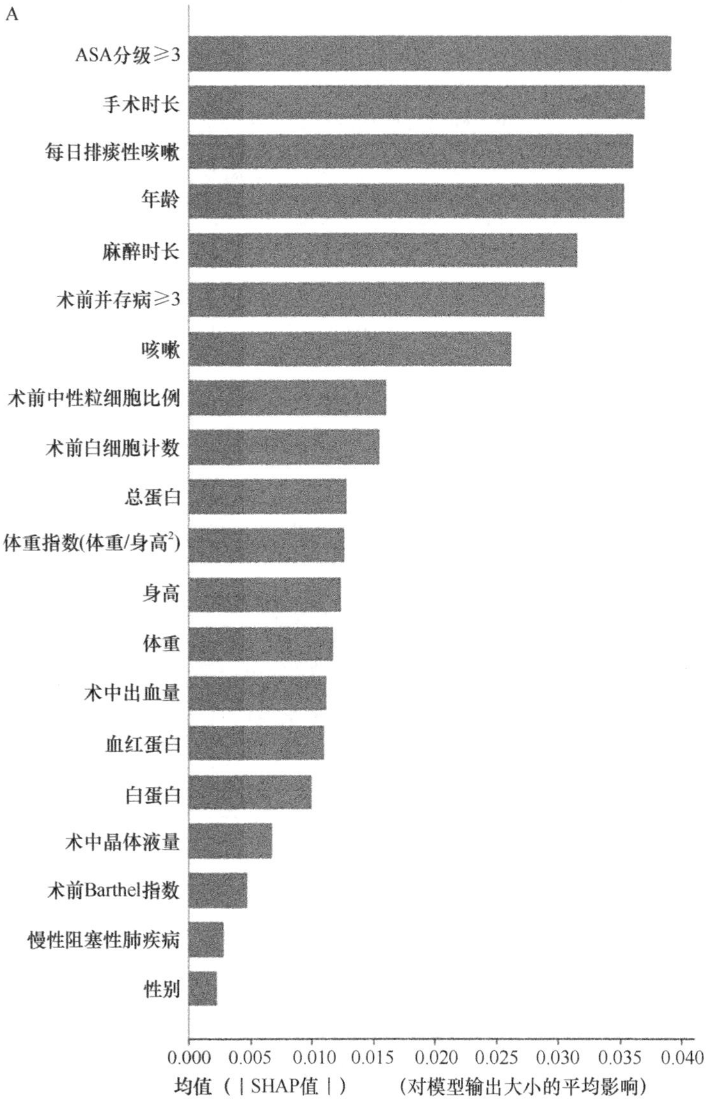
A
ASA分级≥3
手术时长
每日排痰性咳嗽
年龄
麻醉时长
术前并存病≥3
咳嗽
术前中性粒细胞比例
术前白细胞计数
总蛋白
体重指数(体重/身高2)
身高
体重
术中出血量
血红蛋白
白蛋白
术中晶体液量
术前Barthel指数
慢性阻塞性肺疾病
性别
0.000 0.005 0.010 0.015 0.020 0.025 0.030 0.035 0.040
均值（|SHAP值|） （对模型输出大小的平均影响）

图 4-11A

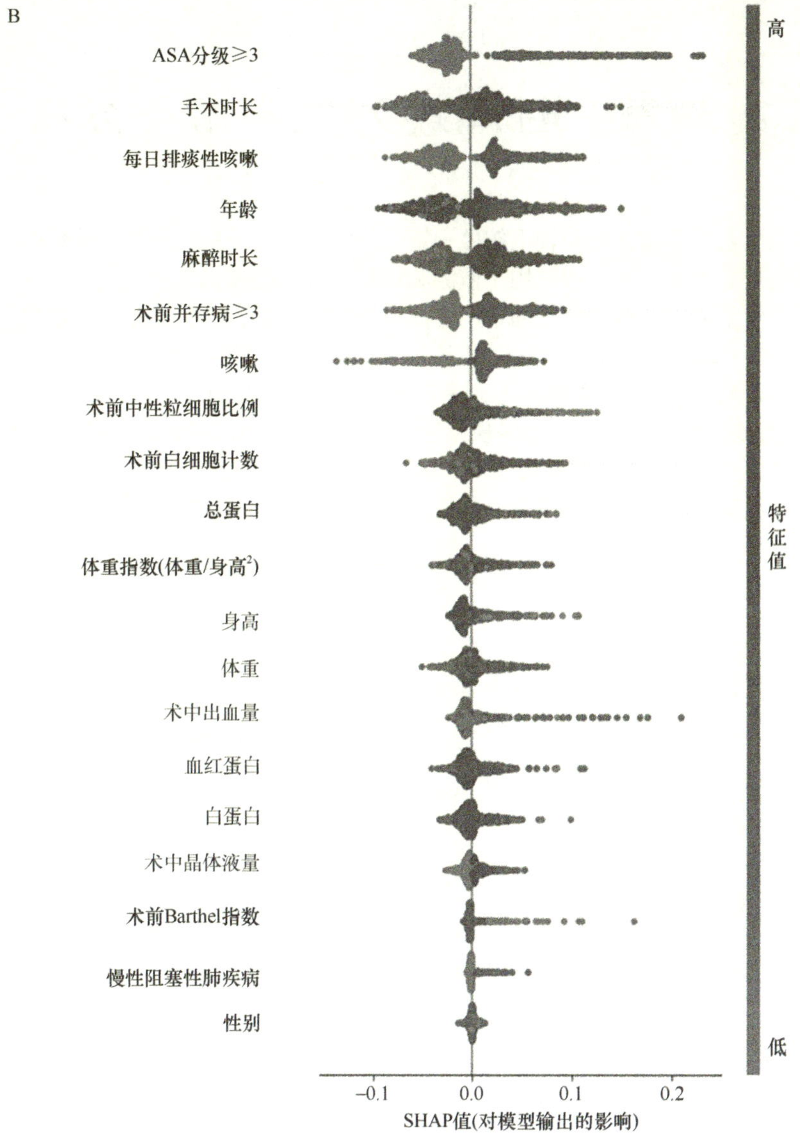

图 4-11B

图 4-11　SHAP 模型可解释性图

通过上述方法，可以确定 PPC 的高危患者，临床医生包括麻醉医生可采取措施将风险降到最低以预防并发症。在临床实践中，医生要辨别哪些危险因素是可以避免或者降低的，以便可以早期识别出于高风险中的患者并进行及时干预。降低 PPC 需要涉及多学科方法，肺保护策略应贯穿整个围手术期，预防性措施包括术前优化并发症、戒烟等，术中适时应用保护性通气策略，优化术后镇痛，对于高危患者，应尽量缩短手术时间等。

PPT

第五章　时间序列医学信号分析

时间序列医学信号是指在时间轴上按照一定时间间隔连续采集的医学相关数据。这些信号反映了人体生理或病理状态的变化，通常用于监测和诊断患者的健康状况。

时间序列医学信号的分析和处理的常用方法包括频域分析、时域分析、小波变换、傅里叶变换等，通过这些方法可以提取信号中的特征用于疾病诊断和健康监测。人体生理系统是自然界最复杂的系统之一，在对人体系统输出的时间序列医学信号进行非线性动力学分析时，可以基于混沌理论或分形理论，研究隐藏在不可预测的无序现象里的内部有序结构，揭示时间序列医学信号的复杂性、自相似性和标度不变性等。本章将从时间序列医学信号的基本概念和典型特征出发，介绍数据去噪和预处理方法、时频分析方法以及非线性分析方法，最后结合实际案例进行实操展示。

第一节　时间序列医学信号及其处理方法

本节将从时间序列医学信号的主要类型及其典型特征出发，介绍各种信号的主要噪声及其预处理方法，帮助读者快速构建时间序列医学信号的认知框架，为后续分析夯实基础。

一、时间序列医学信号的主要类型及其典型特征

典型的时间序列医学信号包括心电图（electrocardiogram，ECG）、呼吸信号、脉搏波信号、脑电图（electroencephalogram，EEG）等。

1. ECG 信号

（1）ECG 信号的产生及其主要特征：心脏的协调电活动和其独特的专门传导系统在心脏的节律性收缩中起着关键作用。窦房结是心脏的天然起搏器，通过自主神经系统的调控，自行触发一系列动作电位。这些动作电位通过心脏的各个部位传播，形成特定的兴奋和收缩模式。图 5-1 展示了心脏的主要组成结构，图 5-2 是一个标准的 ECG 信号示意图，标示了各个成分波（P 波、Q 波、R 波、S 波、T 波）的名称和持续时间。

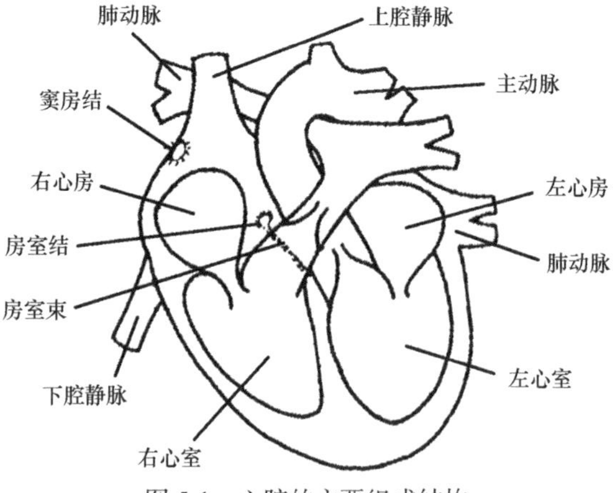

图 5-1　心脏的主要组成结构

心脏周期中事件和波的顺序和特征如下：

1）窦房结激活并释放电信号：窦房结触发的电信号首先传播到心房肌肉。

2）心房缓慢去极化：电活动通过心房肌肉以相对较低的速率传播，导致心房缓慢去极化（收

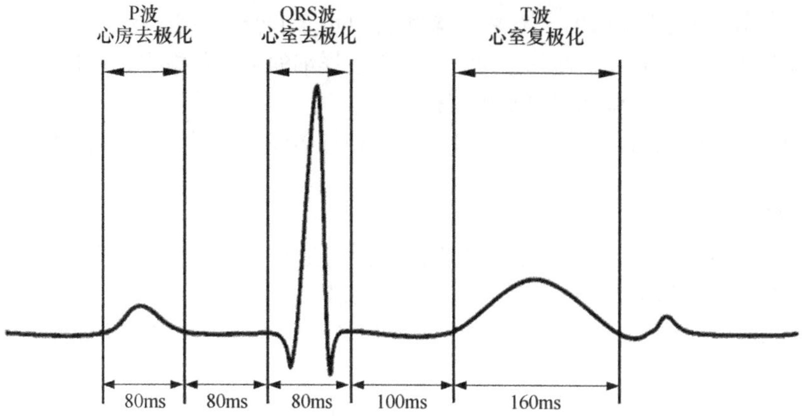

图 5-2　ECG 信号示意图

缩），在 ECG 图上表现为 P 波。由于心房的缓慢收缩以及其相对较小的体积，P 波是一个低幅度的波，振幅为 0.1～0.2mV，持续时间为 60～80ms。

3）传播延迟：在房室结处，电信号传播速度减慢，形成 P 波后的一个为 60～80ms 的平坦段，称为 PQ 段。这段停顿有助于血液从心房向心室的转移。

4）房室结发放电信号：电信号经过房室结传导至希氏束、束支和浦肯野纤维系统。

5）心室快速去极化：通过希氏束、束支和浦肯野纤维，电信号以高速传播到心室，引起心室的快速去极化（收缩），在 ECG 图上表现为 QRS 波。这是一个尖锐的双相或三相波，振幅约为 1mV，持续时间约为 80ms。

6）动作电位平台期：QRS 波之后是一个通常平坦的 ST 段，持续时间为 100～120ms，这是由于心室肌细胞的动作电位持续时间较长（300～350ms）。

7）心室复极化（放松）：在 ECG 图上表现为 T 波，其振幅为 0.1～0.3mV，持续时间为 120～160ms。

（2）长程时间序列 ECG 信号的典型特征：长程时间序列 ECG 信号，通常指的是通过动态心电图（如 Holter 监测）或远程 ECG 监测系统采集的连续、长时间的 ECG 记录。这种类型的信号具有以下典型特征：

1）长时间跨度，高采样率和大数据量：长程监测可以持续 24h 或更长时间，这有助于捕捉到偶发性或间歇性的心律失常，以及在不同时间段内的心脏电生理变化。

为了准确捕捉 ECG 信号的细节，长程 ECG 通常采用较高的采样率，以确保信号的保真度。例如，采样率可能为 250 Hz 或更高，以覆盖 ECG 信号的频率范围。

由于监测时间长且采样率高，长程 ECG 数据会生成庞大的数据集，这要求高效的数据压缩、存储和传输技术。

2）噪声和伪迹：长时间的记录可能会引入各种噪声和伪迹，包括肌肉震颤、呼吸运动、电极移动、电磁干扰等，这需要复杂的信号预处理和去噪技术。

3）心律失常检测：长程监测非常适合于检测和分析各种心律失常，如心房颤动、室性早搏、心动过速和心动过缓，这些在短程 ECG 中可能难以发现。

4）心率变异性分析：连续的 ECG 记录允许进行心率变异性（heart rate variability，HRV）分析，这是评估自主神经功能和心脏健康状况的一个重要指标。

5）远程监控和事件标记：现代长程 ECG 监测系统通常支持无线传输，能够实时或定期将数据发送给医疗专业人员，实现远程监控和及时干预。患者可以使用事件标记按钮记录症状出现的时间点，如胸痛或头晕，这有助于关联症状与 ECG 异常之间的关系。

6）患者活动和环境数据：一些高级的监测系统可以集成额外的传感器，如加速度计和定位系统，以记录患者的活动水平和位置，为 ECG 数据提供更多的背景信息。

7）个体化报告：根据长程监测的结果，可以生成详细的个体化报告，包括心律失常的统计、HRV 参数、ECG 趋势等，为临床决策提供依据。

这些特征共同构成了长程时间序列 ECG 信号的独特属性，使其在心脏病学的临床实践和研究中发挥着不可替代的作用。

2. 呼吸信号

（1）呼吸信号的产生：源于呼吸驱动中枢的激活。在脑干的延髓和脑桥部位，存在着呼吸中枢，它们接收来自周围和中枢的神经信号，并产生控制呼吸肌肉的指令。当我们吸气时，膈肌和肋间肌收缩，使胸腔扩张，肺部充气；而当我们呼气时，这些肌肉放松，胸腔收缩，肺部排出气体。

心脏的活动也对呼吸信号的产生起到一定影响。由于心脏和肺部之间存在着密切的解剖和功能联系，心脏的搏动会对肺部的容积和血液循环产生影响，进而影响到呼吸信号的形成和特征。例如，在心脏收缩期间，胸腔内的血液回流减少，肺部容积相应下降，呼吸信号也会出现相应的变化。

根据呼吸信号产生过程中的各个环节，多种方法能够直接或间接地收集到呼吸信号。我们可以在神经冲动传导阶段通过膈肌电等方法反映呼吸信号，可以在胸腔扩张过程中通过阻抗法测定呼吸信号，也可以通过压电或温度传感器测量鼻气流获得呼吸信号，图 5-3 展示了一段通过测量鼻气流而得到的呼吸信号。

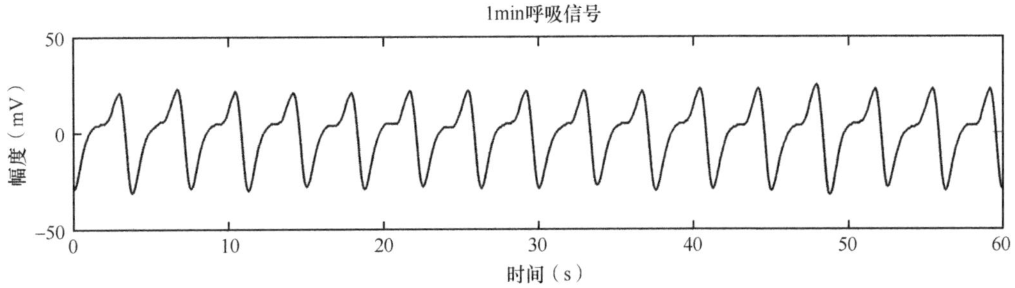

图 5-3 呼吸信号示意图

此外，ECG 信号中可以提取出呼吸相关的信息。ECG 衍生呼吸信号（ECG-derived respiratory，EDR）的原理是基于 ECG 中呼吸诱导的振幅调制现象。呼吸过程中，胸部的运动会影响心脏和胸腔之间的距离，从而导致 ECG 信号中的振幅发生变化。这种呼吸引起的振幅变化可以通过分析 ECG 信号来推导出呼吸信号。通过检测这种振幅变化的模式，可以推导出与呼吸节律相关的信号，即 ECG 衍生呼吸信号。

（2）呼吸信号的主要特征及对应生理意义：呼吸信号自身的主要特征有频率、幅度、变异性及形态等。其中，呼吸信号的频率是指单位时间内完成的呼吸次数，通常以每分钟呼吸次数表示。正常成年人的呼吸频率在每分钟 12～20 次之间。呼吸信号的幅度是指呼吸运动的振幅，即呼吸过程中胸廓和腹部的运动幅度。正常情况下，幅度应该保持稳定，但在某些疾病状态下，幅度可能会增加或减小。呼吸变异性是指呼吸运动的规律性，即呼吸间隔的持续时间和规律性。正常情况下，呼吸节律应该是稳定的，但在某些情况下，如疼痛、焦虑或呼吸系统疾病，呼吸节律可能会受到影响。呼吸信号的形态是指呼吸曲线的形状，通常通过波形图形态描述。正常的呼吸曲线应该是平滑的，但在某些情况下，如呼吸困难或肺功能异常，呼吸信号的形态可能会发生变化。

3. 脉搏波信号

（1）脉搏波信号的产生：是人体循环系统中一项至关重要的生理过程，涉及心脏、血管和血液等多个生物学要素的协调作用。脉搏波信号是由心脏搏动产生的，其传播沿着动脉系统，并在血管壁中产生特定的生物物理反应，反映了心脏收缩和舒张的周期性变化，对血流动力学功能评估及心血管健康状态的监测至关重要。

（2）脉搏波信号的主要特征及对应生理意义：目前常用的获取脉搏波信号的方法是光体积描记图（photoplethysmography，PPG）。一个典型的正常脉搏波周期如图 5-4 所示，信号最左侧代表主动脉瓣开放，心脏开始收缩，将血液从左心室泵入主动脉，此时由于血压增大，血管容积随之增加，一直到达 A 点时，血管容积增加到最大，A 点也被称为主波峰。之后血压开始减小，射血速度变慢，血管回弹导致容积变小并伴随着血液横向流动，而此时血液还在不断向远心端输血，当两个方向的血流相遇时部分血液会重新冲向血管壁，血管再次膨胀，这就形成了 B 点，B 点也被称为潮波。当心血管壁弹性一般时，这个阶段不足以使血管容积增加，因此不会有明显的潮波出现。当心脏开始舒张时，主动脉瓣关闭防止血液回流，此时即为 C 点，该点也被称作降中峡，它受到主动脉瓣和外周阻力的影响，主动脉瓣关闭不全或外周阻力过小时降中峡幅值降低，外周阻力过大时幅值升高。D 点也叫重搏波，主要是由主动脉瓣关闭后外周血液回流导致的，血液回流导致了血管压力增加，从而使血管容积增加形成了 D 点。

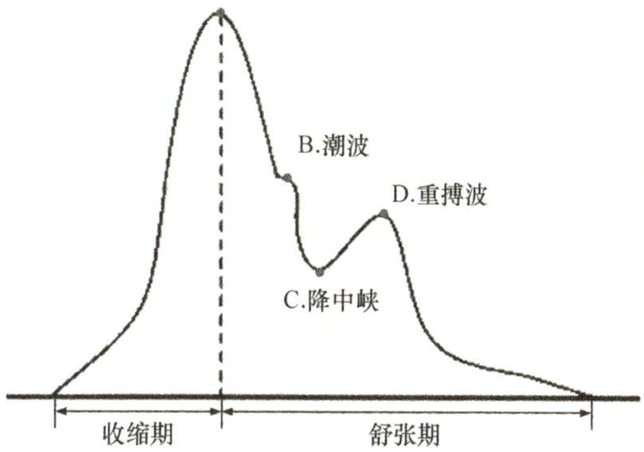

图 5-4　典型的脉搏波周期

图 5-4

基于脉搏波形态特征的各项研究的分析重点是对于 A 点主波峰和 D 点重搏波位置的提取，这些点能够反映心脏功能、血管弹性和外周循环阻力等因素的影响。因此心血管的不同状态会导致脉搏波特征点位置的改变，从而引起脉搏波形态参数特征的变化。

4. 脑电信号

（1）脑电信号的产生：

EEG 信号的产生源于大脑神经元活动的电生理过程。神经元是大脑的基本信息处理单元，它们通过电化学信号进行沟通。当神经元受到刺激而激活时，其细胞膜上的电压门控离子通道开放，导致钠离子（Na^+）内流，引发细胞膜电位的快速去极化，进而产生动作电位。这个电脉冲沿着轴突传播，直至突触末端释放神经递质，影响邻近神经元的突触后膜，引起突触后电位。兴奋性突触后电位促使细胞膜进一步去极化，而抑制性突触后电位则促使细胞膜超极化。当多个突触后电位在树突上叠加，并且总和效应达到一定阈值时，神经元会再次产生动作电位。在大脑皮层中，大量神经元的同步或准同步活动会产生电场变化，这些微弱的电场可以穿透颅骨和头皮，在头皮表面形成可检测的电位差。通过在头皮上放置电极，可以捕捉这些电位变化，经过放大和滤波处理，最终形成脑电图，反映大脑的电活动状态。因此，EEG 信号实质上是大脑神经元群体活动的宏观表现，提供了大脑功能状态的实时窗口。

（2）脑电信号的主要特征及对应生理意义：EEG 信号源于大脑神经元同步的神经脉冲信号，因此它天然地由一系列在广泛频率内的神经振荡组成。基于功率谱的频域分析方法是 EEG 信号分析中常用的方法，从频域角度可以将 EEG 信号划分为不同的频段，而不同频段的神经振荡往往代表了不同的生理意义。一般来说，EEG 信号可以分为 delta（＜4Hz）、theta（4～8Hz）、alpha（8～

13Hz）、beta（13～30Hz）、gamma（30～100Hz）5 个主要的频段。不同频段神经元的同步振荡对于脑区信息巩固和促进突触连接具有重要作用，且与不同的认知行为活动密切相关，5 种脑电节律的主要作用如下：

1）delta 波：与最深层次的放松和恢复性睡眠有关，抑制 delta 波会导致身体、大脑无法恢复活力。delta 波可以刺激多种激素的释放，包括生长激素释放激素和催乳素。

2）theta 波：是认知和行为各个方面的基础，与学习、工作记忆、空间导航等相关，常常出现在冥想、困倦或睡眠阶段。

3）alpha 波：占 EEG 信号的主导地位，被认为代表视觉皮层在空闲状态下的活动，闭眼静息状态下 alpha 波最明显，睁眼时会显著降低。最近研究表明，它们会抑制未激活的脑区从而提高大脑的效率和利用率。alpha 波可能源自人类丘脑起搏细胞的同步电活动。

4）beta 波：正常清醒状态下与意识相关的脑波，通常与思维、焦虑和注意力有关。

5）gamma 波：与大规模脑网络活动和认知行为（工作记忆、记忆力等）相关，可以通过冥想或神经刺激增加幅度。

大脑神经元网络是一个高度复杂的非线性、非稳态系统，其活动受到多种内部和外部因素的影响，如神经元之间的相互作用、突触传递的非线性效应以及大脑对外界刺激的非线性响应等。因此，EEG 信号在时域和频域上表现出复杂的非线性、非稳态动态特性，呈现出自相似性、非线性相互耦合、混沌行为和分形结构等特性。正是因为有这样的特性，复杂 EEG 信号具备了一定的可分析性，延拓出大量基于复杂度和拓扑学的分析方法，如熵值分析、脑功能连接、微状态等。这些方法可用于研究神经系统、检测睡眠阶段、进行生物反馈和控制、用于脑机接口以及检测或诊断癫痫等。

5. 时间序列医学信号分析存在的困难 人体的生理系统非常复杂，其各个系统（如循环系统、神经系统、呼吸系统和消化系统等）之间互相交织、互相渗透和互相影响。因此，由人体获得的医学信号是非常复杂的，与其他信号相比存在一些显著的特点，主要包括以下几方面：

（1）信号特别弱：医学信号一般属于微弱信号，其中最强的 ECG 信号的强度约为毫伏量级，从母体腹部获取的胎儿ECG信号为10～50μV，头皮脑电信号幅度10～300μV，肌电信号0.1～5mV。

（2）干扰噪声特别强，且噪声与信号频带重叠：由于人体自身信号弱，同时人体又是一个复杂的容积导体，致使各种信号之间容易发生重叠，且与噪声频带相互重叠。因此医学信号容易受到内在和外界噪声干扰，需要使用算法进行特定的预处理。不能采用常规的滤波技术实现信号提取，需要研究新的分离技术。

（3）随机性强，具有非高斯、非平稳特性：人体系统的时变性、复杂性及个体差异，人体系统输出的时间序列医学信号一般不能用确定的数学函数来表示，必须借助随机信号处理的理论与方法。

（4）非线性：人体具有明显的非线性特性，EEG、ECG、肌电等都具有某种自相似性、无限循环但不完全重复等非线性特性，因此需要借助非线性信号处理和分析技术。

二、时间序列医学信号的主要噪声

人体自身信号微弱，同时生理系统又非常复杂，导致各种信号之间容易发生干扰重叠，因此采集的时间序列医学信号容易受到外界和内在噪声的干扰。常见的噪声主要包括环境噪声、设备噪声、生理噪声、运动噪声等。本小节将详细介绍时间序列医学信号采集过程中的噪声与干扰，并结合ECG、脉搏波和脑电信号介绍常见的噪声。

时间序列医学信号的常见噪声和干扰 医学信号采集中，最常见的干扰之一是工频干扰。这是一种由供电线路的交流电源引起的周期性干扰信号。在中国，工频干扰的频率为 50Hz；在美国等其他国家和地区，工频干扰的频率为 60Hz。人体生理信号微弱，较大的工频干扰会导致信号严重失真，影响信号的采集和后续处理，长期暴露在高干扰环境中的设备可能会产生故障甚至损坏。因此，消除工频干扰至关重要。目前的常用方法包括屏蔽和合适的接地。

（1）ECG 信号中的噪声：在处理 ECG 信号时，我们需要考虑到工频、呼吸节律、肌电信号等多种干扰因素。为了获得清晰的 QRS 复合波并有效提取相关特征，前期处理对于减少噪声干扰至关重要。本节将简要介绍 ECG 信号中常见的噪声和伪迹。

工频干扰是 ECG 信号中最普遍的噪声之一。其振幅受电磁干扰强度的影响，有时可达 ECG 峰值的 50%。通常频率为 50Hz 或 60Hz，带宽低于 1Hz。图 5-5A 展示了一个典型的 ECG 信号，而图 5-5B 则显示了受工频干扰影响的 ECG 信号。

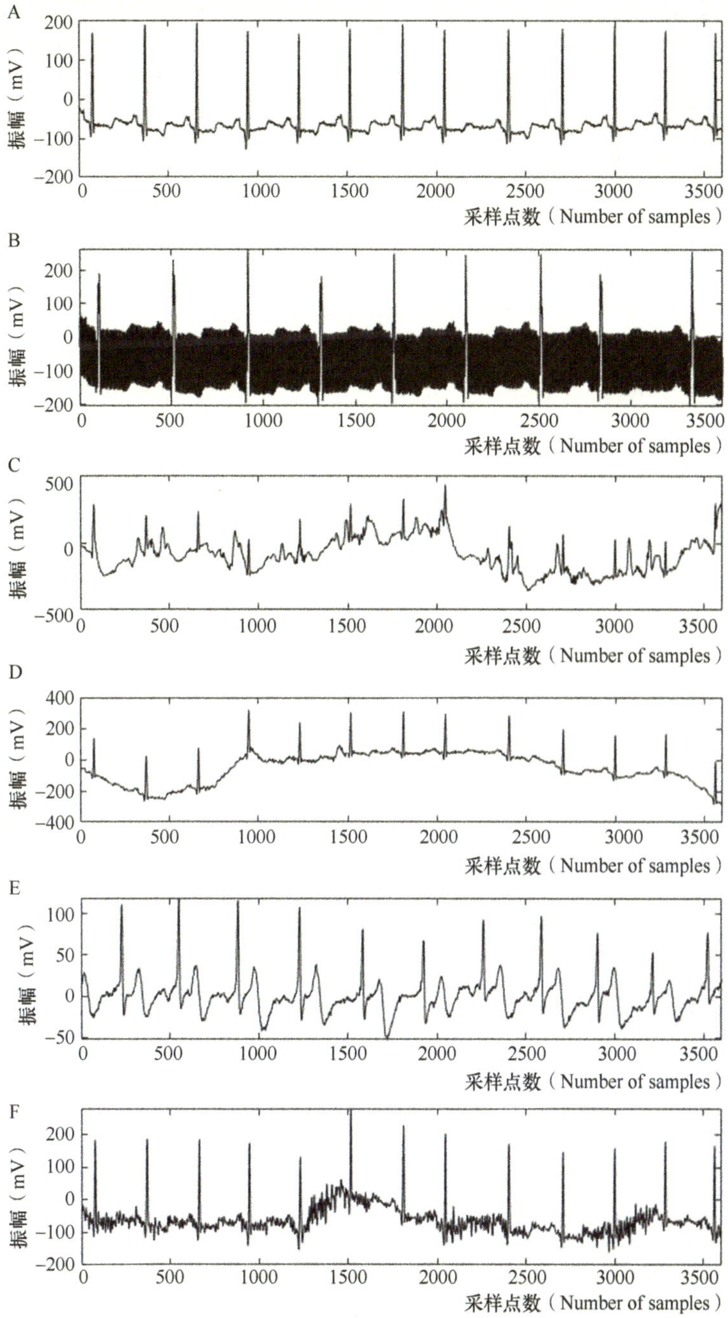

图 5-5　不同噪声对 ECG 信号的影响

A. 正常 ECG 信号；B. 工频干扰；C. 电极接触噪声；D. 基线漂移；E. 运动伪迹；F. 肌电噪声

电极与皮肤接触不良也会引入噪声，其振幅能够达到信号采集设备的最大输出。当电极因松动而产生轻微振动，与皮肤间断接触时，ECG 信号会呈现类似基线漂移的起伏。图 5-5C 展示了受到电极接触噪声影响的 ECG 信号。

基线漂移是 ECG 信号中常见的伪迹之一，是指信号的基线持续性地缓慢漂移的现象。除电极接触问题以外，被试的呼吸节律、皮肤阻抗及运动也会影响信号的基线。基线漂移的频率会随着影响因素而变化，如呼吸节律造成的基线漂移通常在 0.15～0.3Hz 之间。图 5-5D 展示了基线漂移对 ECG 信号的影响。

运动伪迹对 ECG 信号也会产生明显影响。运动导致电极在皮肤上滑动，引起皮肤电极阻抗的变化，从而影响了 ECG 信号。运动伪迹的幅值能够达到 ECG 峰值的几倍，同时还会引起瞬时基线的变化。运动伪迹会干扰 ECG 信号的低频分量和 ST 段，可能会导致对心肌炎或心肌梗死等疾病的误判。图 5-5E 展示了运动伪迹对 ECG 信号的影响。

肌电噪声是由肌肉收缩引起的，幅值通常在毫伏范围内。肌电噪声频率范围为 10～100Hz。图 5-5F 展示了受到肌电影响的 ECG 信号。

仪器噪声是由 ECG 信号采集设备的不当使用而产生的。一个典型案例是输入放大器的不适当偏置导致 ECG 信号幅值饱和，从而产生不准确的 ECG 记录。

（2）PPG 信号中的噪声：PPG 信号在采集过程中易受到仪器、呼吸与身体运动的干扰。影响 PPG 分析结果的代表性噪声包括身体动作或传感器连接导致的运动伪迹、呼吸及运动引起的基线漂移以及外周灌注减少引起的灌注不足。图 5-6 展示了这三种常见的噪声类型。

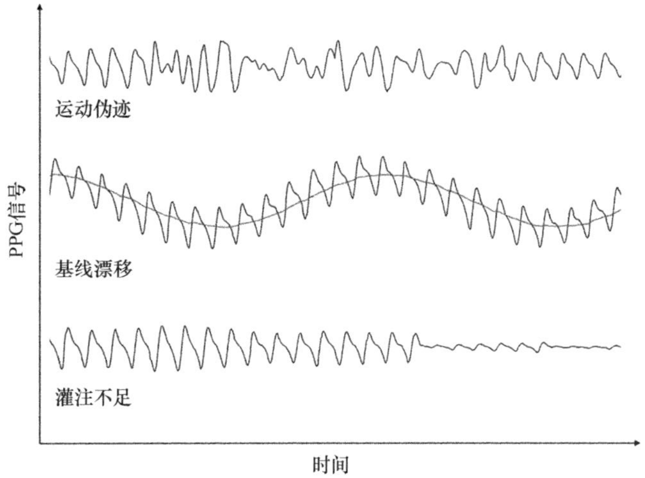

图 5-6　运动伪迹、基线漂移及灌注不足导致的 PPG 信号失真示例

运动伪迹通常是由身体运动引起的，特别是手部运动、行走或跑步。这种干扰表现为不规则的、低频的波动，频率通常在 0.01～10Hz 之间。而 PPG 信号的主要频率分布在 0.5～5Hz 之间，这两者频谱的重叠容易导致信号失真。运动伪迹往往掩盖了真实的 PPG 波形，使得在分析时难以检测到 PPG 信号的重要特征。因此，在采集信号时应尽量固定被监测的身体部位，而在处理 PPG 信号时，可采用高通滤波等方法来消除运动伪迹的影响。

与 ECG 信号类似，PPG 信号中也经常出现基线漂移伪迹。这种漂移可能由多种因素引起，包括环境光强度的变化、传感器位移、呼吸节律、交感神经的活动以及体温调节等。基线漂移通常会导致 PPG 波形产生较大幅度的偏移，进而使得准确测量 PPG 波形变得困难。在信号处理过程中，可以通过高通滤波、补偿基线漂移以及基线拟合等方法对基线漂移进行矫正。

血容量过低、体温过低、血管收缩以及心输出量和平均动脉压的降低可能会削弱血管中血容量的变化，这种情况被称为灌注不足。灌注不足在身体外周的表现更为显著，反映在 PPG 波形上则表现为幅值的减弱。在信号处理过程中，可以采用维纳滤波器来改善受灌注不足影响的 PPG 波形。

除了运动、呼吸及灌注不足以外，PPG 信号还会受到诸多其他因素的影响，包括环境光、测量部位的温度、测量部位的皮肤色素沉着、光源与光电探测器的对准程度、传感器与皮肤的接触方式与接触压力，以及被试的姿势等。

（3）EEG 信号中的噪声

头皮电极记录到的 EEG 信号幅值微弱且信噪比差，非常容易受到各种伪迹的干扰。EEG 信号的伪迹大致可以分为两类：生理伪迹和非生理伪迹，如表 5-1 所示。

表 5-1　EEG 信号的生理伪迹和非生理伪迹

伪迹	具体表现
生理伪迹	眼电伪迹，如眨眼、水平眼动
	肌电伪迹，如吞咽、咬合、头动
	心电伪迹，如心跳
	其他伪迹，如头皮出汗
非生理伪迹	工频干扰
	电极伪迹，如电极与头皮接触不良
	放大器噪声
	环境因素，如电线接触不良

眨眼是 EEG 信号中最常见的伪迹之一，其波形呈现出一个较窄的、高振幅的尖峰。这种伪迹在前额部位最为明显，随着电极排布位置向后移动，其振幅逐渐减小，尖峰宽度逐渐增加。眨眼伪迹又被称为垂直眼电，是正常人清醒状态下 EEG 信号的重要组成部分。图 5-7A 是一种典型的眨眼伪迹。

除了眨眼以外，眼睛的水平移动也会反映在 EEG 信号中。大多数情况下，水平眼动是一种眼跳，即眼睛迅速转移。人眼向一个方向眼跳后往往会伴随着另一个反方向的眼跳，以回到注视点，因此会产生类似方波的“篷车”或“斜篷车”波形。图 5-7B 展示了 EEG 信号中的水平眼动。

在 EEG 信号中常常会观察到与 ECG 信号时间锁相的、类似 QRS 复合波的波形，被称为 ECG 伪迹。ECG 伪迹通常出现在左侧电极及乳突附近，其振幅相对较低。值得注意的是，如果不去除 ECG 伪迹而使用双侧乳突作参考，该伪迹将在所有通道中出现。图 5-7C 展示了典型的 ECG 伪迹。

类似于 ECG 信号，EEG 信号中的肌电伪迹也呈现出频率较高的特征，在时域上呈现出爆发式的密集波形。肌电伪迹通常在清醒状态下最为突出，且集中在小范围内的特定电极上。图 5-7D 展示了典型的肌电伪迹。

除了上述伪迹以外，EEG 信号中还会出现工频干扰（图 5-7E）、出汗引起的皮肤慢电位（如图 5-7F 中 C3-P3 出现的缓慢起伏）、头动伪迹和咀嚼伪迹等。在实际分析时，需要根据具体情况选择合适的方法去除这些噪声。

三、时间序列医学信号的预处理方法

为了提升信噪比，我们在数据采集过程中应该尽可能从实验设计、数据采集流程等方面减少噪声，但噪声仍不可避免。因此，在时间序列医学信号的分析和应用中，为了去除其中的各种噪声和干扰，一般需要使用多种方法对信号进行预处理，提高信号的质量，从而更好地将其应用于医学领域的疾病诊断和治疗。

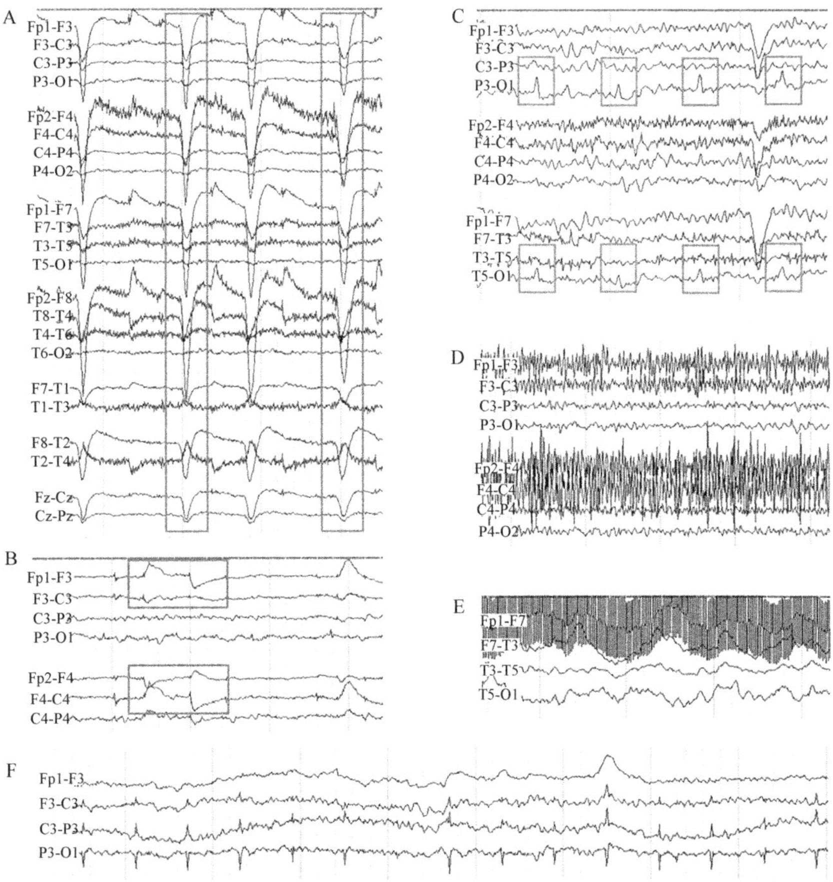

图 5-7 EEG 信号中的典型噪声与伪迹

A. 眨眼伪迹；B. 水平眼动；C. ECG 伪迹；D. 肌电伪迹；E. 工频干扰；F. 出汗伪迹

在实际应用中，不同医学信号和分析目的一般对应着不同的预处理手段，在熟悉信号的处理方法后也会针对数据特点形成个性化的预处理方法。在本小节中，将先介绍几种基本的预处理方法，包括重采样、滤波、小波阈值去噪、裁剪与分段；再以 ECG、PPG 和 EEG 信号为例介绍医学信号预处理的一般流程。

1. 基本预处理方法

（1）重采样：指改变所采集的信号的采样频率，分为升采样和降采样。

1）升采样：重采样后信号的采样频率比原始信号采样频率高。提高信号的采样频率可以更好地体现信号的细节信息；高采样率信号对滤波器过渡带宽的要求较低，可以使滤波器设计更加简便。升采样一般通过插值来实现，即在原始信号的采样点之间插入额外的采样点，常见的方法包括零插值、线性插值、多项式插值等。

2）降采样：重采样后信号的采样频率比原始信号采样频率低。在不影响信号中有效信息的情况下，降低信号的采样频率可以减少数据量、提高后续处理及分析的运算速度。降采样一般通过抽取来实现，即按照一定的规律选取原始信号中的部分采样点。

（2）滤波：在医学信号预处理中，通常通过滤波来衰减信号中不需要的频率、放大所需频率。当噪声与目标信号的频率范围不同时，滤波器可以衰减频谱中以噪声为主的频率而保留以目标信号为主的频率，进而显著提高信号的信噪比。根据不同生理信号的频率特点和数据分析时不同的侧重点，如关注超高频信号的特性或关注信号在较大时间尺度上的波动趋势，可以个性化地调整滤波器的截止频率。按照幅频特性可将滤波器分为：

1）低通滤波器：允许频率低于某一频率的信号通过，衰减高于此频率的信号。如肌电信号的频率一般高于 ECG 信号，故而可用低通滤波去除混入 ECG 信号中的肌电信号。

2）高通滤波器：允许频率高于某一频率的信号通过，衰减低于此频率的信号。医学信号中不断变化且未知的基线漂移可能会掩盖信号的细节和特征，如 ECG 信号的基线随呼吸产生缓慢漂移，对 ST 段有较大影响，进而可能会干扰 R 峰的正常检测，从而影响后续的分析结果。根据基线漂移的频率低于信号频率的特点，我们通常使用高通滤波滤除基线漂移。

3）带通滤波器：允许某一频段的信号通过，衰减该频段以外的信号，医学信号的有效信息一般集中在一定的频率范围，因此带通滤波较为常用。

4）带阻滤波器：衰减某一频段的信号。陷波滤波器是一种特殊的带阻滤波器，理想情况下其阻带只有一个频率点，常用于滤除信号中某个特定频率的噪声，如工频干扰。

在实际预处理过程中，为保留信号有效信息、提高分析的准确性，一般需要在滤除噪声的同时尽可能保持波形的原有形状。一些对信号相位有较高要求的研究与应用，如计算信号的相位同步或相干性、ECG 信号的 R 峰定位等，则应检查滤波器的线性相位特性，最好使用零相移滤波。

（3）裁剪与分段：在医学信号预处理过程中，可以通过手动裁剪的方式挑选信号质量较好或有分析意义的部分；时间较短、幅度较大的干扰也可以通过数据裁剪来去除。对于多导联或多模态的医学信号，在手动裁剪时要注意各通道之间的时间对齐，以便后续进行通道间相关性等分析。

根据实验设计、分析需求、采集信号时记录的标签等依据，可以对信号进行分段。不同的分析方法和目的对于信号分段的长度要求一般有所不同。如果涉及机器学习，可提前将信号划分为训练集、测试集、验证集以免重复使用。

2. ECG、PPG 信号预处理流程　ECG、PPG 信号的预处理流程较为相似，一般根据信号频域特征来确定带通滤波器参数，ECG 信号的能量主要集中在 0.5Hz～45Hz，而 PPG 的信号频域范围主要集中在 0.5～5Hz。我们一般选择零相移滤波，在滤除基线漂移与噪声的同时，不改变峰值的位置，有利于准确地峰值提取，为进一步进行 HRV 的分析打好基础。

PPG 信号的峰值提取可以通过对正负翻转后的信号直接识别峰值来实现。而在信号质量不尽理想的情况下，ECG 信号的 R 峰提取则需要更加复杂的算法。R 峰提取是 ECG 信号处理中一个关键步骤，常用算法包括 Pan-Tompkins 算法，通过带通滤波、微分、平方、移动窗口积分和阈值检测等步骤来识别 R 峰；希尔伯特变换方法，通过估计信号包络并进行阈值检测来确定 R 峰位置；小波变换方法，利用小波分解在适当频带中突出 QRS 复合波特征；模板匹配方法，通过与预定义的 QRS 复合波模板进行匹配来检测 R 峰；数学形态学方法，利用形态学操作增强 QRS 复合波特征；自适应阈值算法，根据信号特性动态调整阈值以精确检测 R 峰。这些算法在不同的应用场景中各有优劣，选择适合的算法需考虑信号质量、计算资源和具体需求。

3. EEG 信号预处理流程　作为一种随机性很强的非平稳信号，EEG 信号很容易受各种环境因素及个体因素的影响，其分析方法的多样化也使预处理方法及流程较为多样。因此，EEG 信号预处理不应将特定的方法指定为“金标准”，个性化方法可能会产生更具可重复性和意义的结果。如图 5-8 所示，本章节介绍一种 EEG 信号预处理流程作为参考。

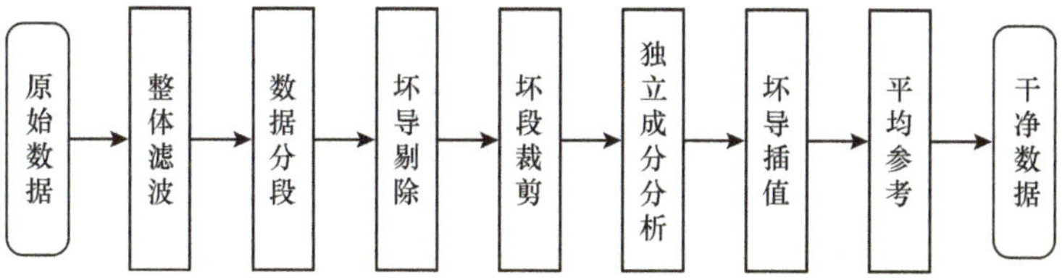

图 5-8　EEG 数据预处理流程

（1）对原始 EEG 数据进行整体滤波：首先采用巴特沃斯带通滤波器对 EEG 数据进行无相移带通滤波，目的是去除基线漂移和高频噪声等伪迹；然后对 EEG 数据进行 50Hz 陷波处理，去除工频干扰。

（2）数据分段：根据事件标签对 EEG 数据进行分段。

（3）坏导剔除：检查所有通道 EEG 数据是否存在坏导，即由电极间导电膏串联、电极脱落或电极阻抗过高等原因导致的导联信号显著异常，如果存在则先剔除该导联信号。

（4）坏段裁剪：通过 MATLAB 中的 eeglab 交互界面将坏段手动裁剪掉，主要裁剪设备噪声、全通道肌电伪迹等。

（5）独立成分分析（independent component analysis，ICA）：在完成（3）（4）之后方可进行 ICA 分析。ICA 是一种盲源分离的常用方法，基本假设是信号源之间统计独立。ICA 将混合信号线性分解为一个个独立的信号，通过删除分解后的伪迹信号进行重构，从而得到干净的信号。目前常用的 ICA 算法包括 Fast ICA、SOBI ICA 等。

（6）坏导插值：在进行 ICA 分解重构之后，需要采用插值算法将先前剔除的坏导插值回来以保持通道数量的一致。插值算法一般采用球面插值，它是一种基于电极位置的插值方法，基本假设是 EEG 信号在头皮表面上呈现均匀分布。因此，坏导处的信号值被估计为周围正常电极的加权平均值，其中权重取决于电极之间的距离。

（7）平均参考：所有导联的信号是记录电极与参考电极处的信号值相减得到的。通过平均参考，即将各个导联信号减去所有导联的均值，可以去除 EEG 信号中的共模信号、增强信号对比度并降低电极之间的相关性，有利于不同个体之间比较分析。

第二节　时间序列医学信号的时频分析方法

随着科学技术的进步，时频分析方法在理论和应用上不断演化，为智能医学工程领域提供了强大而灵活的分析手段。本节重点介绍时间序列分析常用的功率谱密度分析、短时傅里叶变换、小波变换、经验模态分解法与希尔伯特-黄变换。

一、功率谱密度分析

频域分析采用傅里叶变换将时域信号转换到频域，实现将复杂的生理信号分解为不同能量的各种周期波动成分。时间序列医学信号的功率谱密度（power spectral density，PSD）是其频域分析的重要指标。PSD 简称功率谱，其表示单位频带内的信号功率，可表明生理信号在不同频带上的功率分布，为理解人体生理功能提供重要信息。

PSD 的计算方法大致分为经典功率谱计算方法和现代功率谱计算方法，经典功率谱计算方法包括周期图法、自相关函数法和 Welch 方法。周期图法通过信号的傅里叶变换系数来计算 PSD；自相关函数法先计算信号的自相关函数，然后计算自相关函数的傅里叶变换，进而得到 PSD；Welch 方法是将 EEG 信号分割成重叠的片段，并计算每个片段的 PSD，以此来改善频谱失真的现象。周期图法和 Welch 法是目前 EEG 频谱分析中最常用的两种方法。

1. 周期图法　是一种基本的功率谱密度估计方法，它基于傅里叶变换的原理。该方法通过计算信号的傅里叶变换模的平方，来估计信号在不同频率下的功率分布。具体步骤如下：

（1）数据预处理：通常包括去除信号的直流分量和应用一个窗函数（如汉明窗或海明窗）以减少频谱泄漏。

（2）傅里叶变换：对整个信号序列应用离散傅里叶变换（discrete Fourier transform，DFT），得到信号在频域的表示。

（3）功率谱计算：计算 DFT 结果的模平方，得到信号在各个频率点的功率谱。

（4）归一化：通常会将功率谱归一化，以便比较不同信号或不同采样率的信号的功率谱。

周期图法的计算相对简单，但是它的一个主要缺点是方差较大，这意味着估计的功率谱可能会有较大的起伏，尤其是在信号长度较短的情况下。此外，信号通常是有限长度的，直接进行 DFT

会导致频谱泄漏和栅栏效应，影响估计的精度。

2. Welch 方法　该法基于周期图法进行了以下两处改进。

（1）将采样后的数据进行分窗，可以设置数据段之间的重叠率。

（2）数据加窗使用的窗函数包括矩形窗、汉明窗和海明窗等多种类型。

Welch 方法的步骤如下：

1）首先将长度为 N 的原始信号 $x(n)$ 分成 L 个长度为 M 的重叠段，第 i 段数据表示为

$$x(n)=x(n+iM-M),\quad 0\leqslant n\leqslant M,1\leqslant i\leqslant L \tag{式 5-1}$$

2）对每个片段应用窗函数 $w(n)$ 以减少频谱泄漏，求出每段数据的周期图，第 i 段数据的周期图为

$$I_i(w)=\frac{1}{U}\left|\sum_{n=0}^{M-1}x_i(n)w(n)\mathrm{e}^{-\mathrm{j}wn}\right|^2,\quad i=1,2,\cdots,\quad M-1 \tag{式 5-2}$$

上式中的 U 为归一化因子：

$$U=\frac{1}{M}\sum_{n=0}^{M-1}w^2(n) \tag{式 5-3}$$

3）将每段数据的周期图当作互不相关，功率谱估计为

$$P_{xx}\left(\mathrm{e}^{\mathrm{j}w}\right)=\frac{1}{L}\sum_{i=1}^{I_i}I_i(w) \tag{式 5-4}$$

与标准周期图方法相比，Welch 方法可以得到更好的频率分辨率和更少的方差，特别是在存在噪声的情况下。Welch 方法通过分段和平均有效地降低了估计的方差，提高了功率谱估计的稳定性和平滑性。然而，这种方法也会引入额外的计算开销，因为它需要多次傅里叶变换和平均处理。此外，分段和重叠的选择会影响最终估计的质量。总的来说，Welch 方法通过牺牲一些计算资源，显著提高了功率谱密度估计的可靠性和稳定性，使其成为在工程和科学研究中广泛使用的功率谱估计技术。

二、短时傅里叶变换

当谈论到信号的频域分析时，傅里叶变换是一种无可争议的重要工具，它能够将信号从时域转换到频域，揭示出信号的频率成分和振幅信息。然而，随着对信号处理需求的不断演变，人们逐渐意识到，传统的傅里叶变换并不能完全满足所有情况下的需求。在某些情况下，我们可能更感兴趣的是信号在特定时间段内的频率变化，而不是整个信号的频谱。这就引出了短时傅里叶变换的概念，与传统的傅里叶变换不同，短时傅里叶变换注重的是信号的局部特征，而非整体性质。尤其是在处理时间序列医学信号（如 ECG、EEG 等非平稳信号）时，这种局部特征的分析显得尤为重要。医学信号常受到多种生理活动的影响，表现出时域上的不规则性和频域上的非线性特征。因此，对这类信号进行精确的频率分析需要一种能够灵活地适应信号局部特性的方法，而短时傅里叶变换正是满足这一需求的重要工具之一。在本小节中，我们将探讨傅里叶变换与短时傅里叶变换之间的关系，以及它们在处理时间序列医学信号等非平稳信号时的应用和意义。

1. 短时傅里叶变换的基本原理　短时傅里叶变换（short-time Fourier transform，STFT）是傅里叶变换的一种变体，它被设计用来分析信号在时间上的局部特征。与传统的傅里叶变换不同，STFT 将信号分成多个短时窗口，并对每个窗口内的信号进行傅里叶变换。这种分析方法允许我们在时间和频率上同时观察信号的变化，从而更好地理解信号的频率特性随时间的演变。

给定一个连续信号 $x(t)$，信号 $x(t)$ 的短时傅里叶变换 $\mathrm{STFT}_x(t,f)$ 可表示为

$$\mathrm{STFT}_x(t,\ f)=\int_{-\infty}^{\infty}x(\tau)\omega^*(\tau-t)\mathrm{e}^{-\mathrm{j}2\pi f\tau}\mathrm{d}\tau \tag{式 5-5}$$

其中，t 表示窗口的位置，f 表示频率，* 表示共轭。$\mathrm{STFT}_x(t,f)$ 表示在时间 t 和频率 f 上的信号强度。通过对比傅里叶变换定义式可以发现，该定义式可以视为连续信号 $x(t)$ 与窗函数

$\omega(\tau-t)$ 进行乘积，并对乘积信号求傅里叶变换。在通常情况下，窗函数 $\omega(\tau-t)$ 是一种有限长度的函数，当窗函数变为无限长的矩形窗时，即 t 取任意值时，$\omega(\tau-t)=1$，则短时傅里叶变换变为传统的傅里叶变换。

例 一段频率随时间变换的连续信号 $x(t)$，持续时间为 2s，其频率从 10Hz 线性增加到 200Hz，信号的采样率为 1kHz，如图 5-9 所示。对其进行频谱分析以了解信号随时间的频率变化情况。

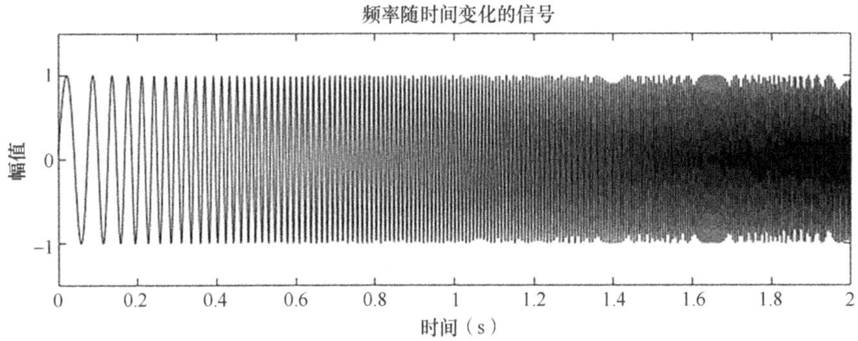

图 5-9 一段频率随时间变换的连续信号

对信号进行快速傅里叶变换（fast Fourier transform，FFT）得到频谱图，如图 5-10 所示。在频谱图中我们将看到信号在不同频率上的振幅分布。由于 FFT 变换是对整个信号进行的，它将信号从时域转换到频域，但是无法从图中获得关于信号随时间变化的信息，因此得到的频谱结果是整个信号在所有时间点的频谱信息的叠加。这意味着我们无法从 FFT 结果中了解信号随时间的频率变化情况，而只能得到整个信号的频域特征。

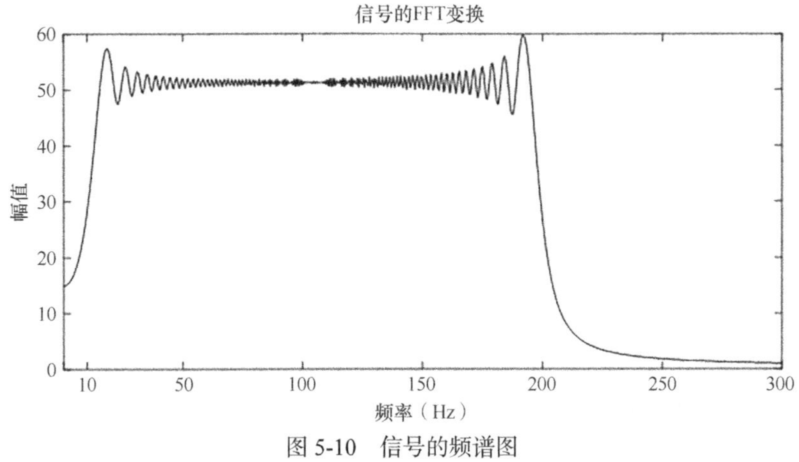

图 5-10 信号的频谱图

为了进行 STFT，我们需要将信号分成多个窗口，并对每个窗口内的信号进行傅里叶变换。在这之前，我们需要选择一个窗函数来对信号进行局部化处理。在本例中，我们选择了汉明（Hamming）窗函数（简称“汉明窗”），汉明窗是一种常用的窗函数，常用于频谱分析和信号处理，其具有类似钟形的窗口形状，其在时域上呈现出平滑的曲线，边缘衰减缓慢，中心幅度较高。通过将汉明窗与原始信号相乘，将信号局部化。

对加窗后的信号应用短时傅里叶变换，得到时间-频谱信息，并绘制时频图以展示信号在时间和频率上的局部特征，如图 5-11 所示。时频图显示了信号的频率随时间变化的情况，为我们提供了对信号频谱动态变化的直观认识。

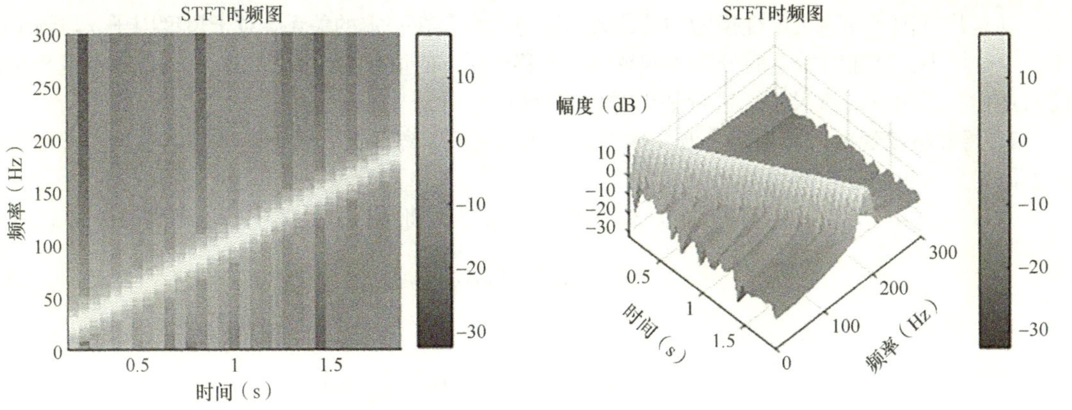

A.二维时频分布图　　B.三维时频分布图

图 5-11　信号的时频图

2. STFT 的时间分辨率和频率分辨率与窗口大小的关系　时间分辨率表示了在时间上对信号进行分析时的能力，即我们能够从时域上观察到信号的细节和变化程度。频率分辨率表示了在频率上对信号进行分析时的能力，即我们能够从频域上观察到信号的频率成分。

STFT 的时间分辨率和频率分辨率与窗口长度密切相关。在 STFT 中，较小的窗口长度意味着更短的时间窗，能够更精细地捕捉信号在时间上的变化，具有更高的时间分辨率；而较大的窗口长度意味着更长的时间窗，具有较低的时间分辨率。因此，时间分辨率与窗口长度成反比关系：窗口长度越小，时间分辨率越高，反之亦然。

对于频率分辨率来说，较小的窗口长度会导致频率分辨率较低，当窗口长度增大时，更多的时间点被包含在窗口内，对应的频率分辨率也会增加。

三、小 波 变 换

前文我们探讨了 STFT 的时间分辨率和频率分辨率与窗口大小的关系。窗口长度小时，其时间分辨率高，频率分辨率低；窗口长度大时，时间分辨率低，频率分辨率高。然而 STFT 使用固定大小的窗口，无法适应信号中的局部特性变化，因此可能无法满足频率不断变化的非稳态信号的需求。例如，希望能够在时域平面内不同位置处具有不同的分辨率。

小波变换能够解决上述问题，可以通过动态调整分析窗口以适应信号的局部特性。简单来说，小波变换将无限长的三角函数基换成了有限长的会衰减的小波基。如果把 STFT 比喻为定焦的高速连拍，捕捉每一帧，小波变换就好比是变焦的高级相机，每一帧都能自适应地捕捉到信号的细节，其也被称为“信号显微镜”。

1. 连续小波变换　给定一基函数 $\psi(t)$，其可以为实函数，也可以为复函数，令

$$\psi_{a,\ b}(t)=|a|^{-\frac{1}{2}}\psi\left(\frac{t-b}{a}\right) \quad （式 5-6）$$

其中，a，$b\in R$ 且 $a\neq 0$。原式中，若 a 与 b 不断地变化，可得一组函数 $\psi_{a,b}(t)$。从信号变换的角度出发，$\psi_{a,b}(t)$ 是基函数 $\psi(t)$ 经过移位、伸缩得到的一个小波序列，其中 a 为尺度因子，作用为对小波基作尺度变换。b 是平移因子，来确定时间中心。

对于给定平方可积的信号 $f(t)$，其小波变换可以被定义为

$$W(a,b)=\int_{-\infty}^{\infty}f(t)\psi_{a,b}^{*}(t)\mathrm{d}t \quad （式 5-7）$$

其中，ψ^{*} 为 ψ 的共轭运算，$f(t)\in L^{2}(R)$，a、b 以及 t 均为连续变换的变量，因此该式又为连续小波变换的定义式。

并且尺度因子 a 除尺度变换的功能之外，还与频率存在一定的关系。对于尺度因子 a 与频率 $\bar{\omega}$ 来说，a 越小，其在时域上的分辨率就越高。平移因子 b 的值越大，频率越低。因此小波变换可以将时域信号映射到二维尺度，进行基于时频的分析。

2. 离散小波变换 在连续小波变换中，对因子 a 、b 离散化，得到离散小波变换。常用的离散方法是对尺度因子按幂级数离散。

令 $a = a_0^j$，$b = ka_0^j b_0$ ，其中 $a_0>1$，$b_0>0$ 且 j，$k \in \mathbb{Z}$ ，将其代入公式中，得到离散小波 $\psi_{j,k}(t)$

$$\psi_{j,k}(t) = a_0^{-\frac{j}{2}} \psi(a_0^{-j} t - kb_0) \quad （式 5-8）$$

对应离散小波变换系数为

$$WT_f(j,k) = \int_{-\infty}^{\infty} f(t) \psi_{j,k}^*(t) \mathrm{d}t \quad （式 5-9）$$

为了简化计算，尺度因子 a 选取 2 的整数次幂，把时间轴用 b_0 加以归一，即 $a_0=2$，$b_0=1$。则对应的尺度因子 $a = 2^j$ ，平移因子 $b = 2^j k$ ， 二进离散小波可定义为

$$\psi_{j,k}(t) = 2^{-\frac{j}{2}} \psi(2^{-j} t - k) \quad （式 5-10）$$

其中 j，$k \in \mathbb{Z}$ ，相应的二进离散小波变换为

$$WT_f(j,k) = 2^{-\frac{j}{2}} \int_{-\infty}^{\infty} f(t) \psi(2^{-j} t - k) \mathrm{d}\tau \quad （式 5-11）$$

二进小波具有动态的时频分辨率，适用于处理非平稳信号。

3. 常用的小波函数 不同的小波基函数具有不同的性质，使得它们在分析不同类型的信号时各有优势。以下是几种典型的小波函数，其中部分小波函数的时域图，如图 5-12 所示。它们在不同的应用中表现出各自的特点。

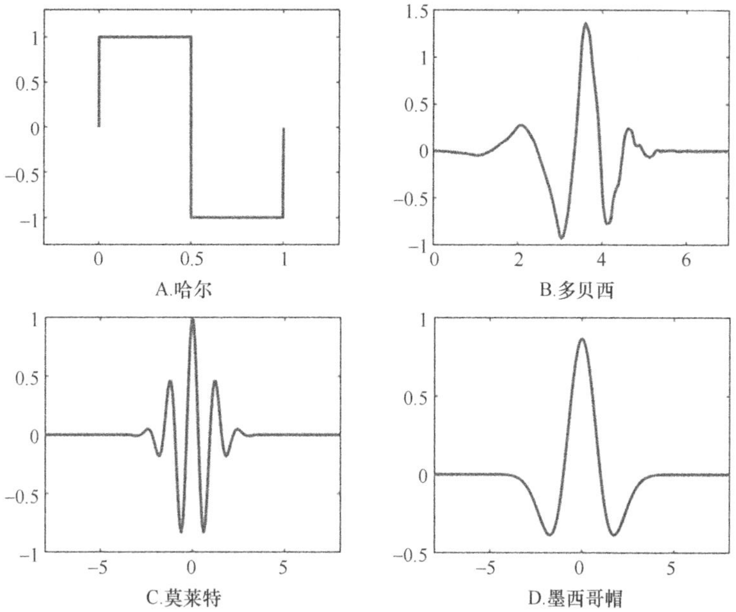

图 5-12

图 5-12 小波的时域图

（1）Haar（哈尔）小波：是最简单的小波函数，具有分段常数的形状。它在处理包含突变的信号时非常有效，但由于其形状的简单性，可能不适合处理更为复杂的信号。

$$h(t)=\begin{cases}1 & 0\ll t\ll\dfrac{1}{2}\\ -1 & \dfrac{1}{2}<t\ll 1\\ 0 & \text{其他}\end{cases}$$ （式 5-12）

（2）Daubechies（多贝西）小波：通常缩写为 db，是一组小波函数，拥有较好的平滑和紧支撑性。它们可以捕捉信号的细节和近似信息，适用于广泛的信号处理任务。

（3）Morlet（莫莱特）小波：是一种复数小波，包含正弦波形的局部波包，非常适用于分析具有特定频率特征的信号，如分析 EEG 信号。

（4）Mexican Hat（墨西哥帽）小波：这种小波的形状像一个墨西哥帽，是连续小波变换中常用的一个基函数，特别适合于边缘检测和图像处理领域。

$$\varphi(t)=(t-1)e^{-\frac{t^2}{2}}$$ （式 5-13）

4. 多分辨率分析（multiresolution analysis，MRA）　是小波分析的核心思想之一，通过逐层分解和重构信号来实现对信号的多分辨率表示，分解过程从近似到细节逐步进行，其中包括两个主要空间：尺度空间和小波空间。

FFT 将信号分解为一系列正弦和余弦函数的叠加。小波变换与此有一定的相似性，可以用来对比分析。两者都是将信号分解为基础函数的组合，但小波变换是由母小波（小波函数）和父小波（尺度函数）为基础分解的，具体如表 5-2 所示。父小波能够很好地表现信号的平滑和低频分量。母小波能很好地表现信号的细节和高频部分。

表 5-2　FFT 与小波变换对比

FFT	小波变换
$g(t)=a_0+\sum_{n=1}^{\infty}a_n\cos(2\pi nf_0t)+b_n\sin(2\pi nf_0t)$	$f(t)\approx\sum_k a_{j_0,k}\phi_{j_0,k}(t)+\sum_{j=j_0}^{\infty}\sum_k d_{j,k}\psi_{j,k}(t)$

其中，$a_{j_0,k}$ 是尺度系数（近似系数），表示信号在尺度 j_0 下的近似，$d_{j,k}$ 是小波系数（细节系数），表示信号在不同尺度 j 下的细节。

具体来说，原始信号分别经过高通滤波器和低通滤波器两个部分，过滤后的信号进行下采样。经过低通滤波器得到平滑部分（近似部分），经过高通滤波器得到细节部分，如图 5-13 所示。此外，不断重复这一过程可以继续对平滑部分（近似部分）进一步分解，得到信号在不同尺度下的表示。每一级的近似部分进一步被分解成新的近似和细节部分，实现多层次的多分辨率分析，如图 5-14 所示。

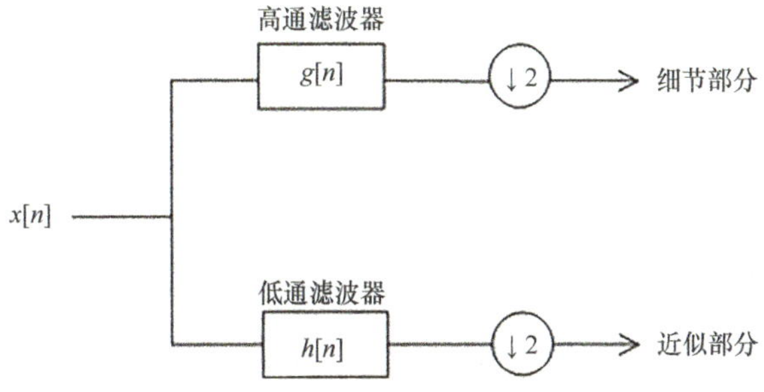

图 5-13　小波分解示意图

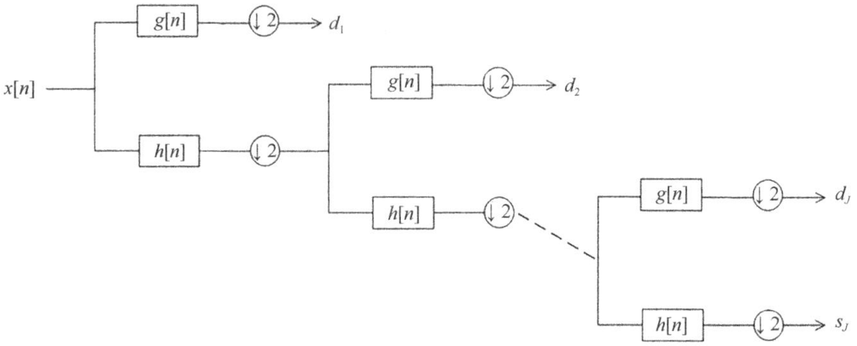

图 5-14 多层次的小波分解示意图

四、经验模态分解法与希尔伯特-黄变换

傅里叶变换和小波变换作为经典的时间-频率分析工具，各有其独特的优势，但也存在一定的局限性。傅里叶变换虽能提供信号的整体频率组成，但缺乏时间局部化的能力，难以分析非平稳信号中随时间变化的频率成分。小波变换通过尺度和位置的变化，可以在时间-频率平面上提供局部化的分析，更适合处理非平稳信号，然而它在处理复杂信号尤其是那些包含非线性、瞬变特征的信号时，仍可能遇到困难，比如多分量信号的正确分离和非线性信号的精确分析。经验模态分解法与希尔伯特-黄变换正是为了解决这些问题而诞生的。

1. 经验模态分解法的基本原理 经验模态分解法（empirical mode decomposition，EMD）是 Huang 等人于 1998 年提出的用于分析非线性、非平稳信号的自适应的数据分析方法。EMD 本质上是一种将复杂信号平稳化的方法，它根据信号本身的时间尺度特征，自适应地将其逐级分解为多个具有不同特征尺度的数据序列，即固有模态函数（intrinsic mode function，IMF）。IMF 中的频率分量在分解过程中自动被识别，并能够随时间的变化而变化。

EMD 通过多次筛选实现信号的分解。设原信号为 $x(t)$，具体的筛选步骤如下：

（1）确定 $x(t)$ 的所有局部极大值和极小值点。

（2）在极值点间进行三次样条插值，得到上下包络线。

（3）上下包络线取均值，得到平均包络线 $m_i(t)$。

（4）原始数据减去平均包络线 $m_i(t)$，得到曲线 $h_i(t)$。

（5）步骤（1）至（4）称为一次筛选过程。判断 $h_i(t)$ 是否满足 IMF 条件，若不满足则重复筛选过程，直至得到一个 IMF，记为 $c_i(t)$。

其中，筛选得到的 IMF 需要满足以下两个条件：

1）在整个时间序列中，所有局部极值的数目与跨零点数目相差不能超过 1。

2）在任意时间点上，平均包络线必须趋于零。

实际分析信号时，需要设置筛选停止的条件。通常根据柯西准则，定义

$$\mathrm{SD}=\frac{\sum_{t=0}^{T}\left|h_{i-1}(t)-h_i(t)\right|^2}{\sum_{t=0}^{T}h_{i-1}^2(t)} \quad（式 5-14）$$

SD 小于一个预设的阈值，或是根据经验和实际需求设置筛选的迭代次数。

（6）原始信号 $x(t)$ 减去 $c_i(t)$ 得到残余信号 $r_i(t)$。残余信号作为分解下一个 IMF 的输入信号。重复该过程可以逐步分解出不同的 IMF，直到残余信号是单调函数为止。

这样，原始信号 $x(t)$ 就被分解为了 n 个 IMF 分量和余项 $r_n(t)$ 的和，如下式

$$x(t)=\sum_{i=1}^{n}c_i(t)+r_n(t) \quad（式 5-15）$$

其中，$c_i(t)$ 是各个 IMF 分量，$r_n(t)$ 为趋势项。从分解过程中可以看出，EMD 利用原始信号自身的特点进行分解，不对信号作任何假设，能够对多种不同信号进行自适应的分解。

2. 希尔伯特-黄变换　希尔伯特变换（Hilbert transform，HT）是信号处理领域常用的一种数学变换，其核心作用是将实信号转换为复信号，从而能够分析信号的频率特性。然而，希尔伯特变换仅适用于窄带信号。为满足这一条件，Huang 等人在 1998 年提出了经验模态分解法。美国国家航空航天局将这一方法命名为希尔伯特-黄变换（Hilbert-Huang transform，HHT）。

HHT 包含两部分：EMD 分解与希尔伯特谱分析。HHT 分析非平稳信号的过程中，首先利用 EMD 将其分解为一系列 IMF 分量，然后对每一个 IMF 进行希尔伯特变换，得到每个 IMF 随时间变化的瞬时频率。将每个 IMF 分量表示在时间域、频率域中即可得到希尔伯特谱，汇总所有 IMF 分量的希尔伯特谱就能得到原信号的希尔伯特谱。

希尔伯特变换定义为原始信号 $u(t)$ 与 $\dfrac{1}{\pi t}$ 的卷积：

$$\boldsymbol{H}\left[u(t)\right]=\frac{1}{\pi}\int_{-\infty}^{+\infty}\frac{u(\tau)}{t-\tau}\mathrm{d}\tau \qquad \text{（式 5-16）}$$

希尔伯特变换的核心思想在于：实际信号是一种复数信号，即 $z(t)=u(t)+\mathrm{j}v(t)$，其中 j 为虚数单位。实际观测时通常只能获得信号的实部，而希尔伯特变换提供了一种方法，通过实值信号 $u(t)$ 重构出复信号 $z(t)$，使得它们具有相同的频率信息。$z(t)$ 又被称为解析信号。对 $u(t)$ 进行希尔伯特变换后，可以得到解析信号

$$z(t)=u(t)+\mathrm{j}\boldsymbol{H}\left[u(t)\right]=a(t)\mathrm{e}^{\mathrm{j}\theta(t)} \qquad \text{（式 5-17）}$$

其中 $a(t)=\sqrt{\left|u(t)\right|^2+\left|\boldsymbol{H}\left[u(t)\right]\right|^2}$，$\theta(t)=\arctan\dfrac{\boldsymbol{H}\left[u(t)\right]}{u(t)}$。因此可以得到该信号的瞬时频率 $\omega(t)=\dfrac{\mathrm{d}\theta(t)}{\mathrm{d}t}$。

相比于傅里叶变换与小波变化，HHT 具有以下特点：

（1）HHT 基于 EMD，因此 HHT 也是一种完全自适应的分析方法。区别于傅里叶变换与小波变换，HHT 的基函数是根据信号自身特征由 EMD 筛选出的 IMF，而非预先选定的三角函数或小波基函数。

（2）HHT 不受测不准原理的限制，在时间域和频率域均能达到较高的分辨率，因此非常适用于分析突变信号。

（3）HHT 借助希尔伯特变换求得相位函数，再对相位函数求导以获得瞬时频率。这种瞬时频率是局部性的，而傅里叶变换只能提供全局性的频率结果，小波变换只能提供区域性的频率结果。

从傅里叶变换到小波变换再到经验模态分解，我们看到了信号分析方法从全局频率分析到局部时间-频率分析，再到自适应非线性、非平稳信号分解的发展趋势。每一种方法都在前一种方法的基础上，针对信号分析中的特定挑战进行了改进，形成了更加全面和精细的信号分析工具集。

第三节　时间序列医学信号的非线性分析方法

随着混沌理论、复杂系统理论与非线性动力学的发展，研究者逐渐意识到，作为复杂生物系统的人体产生的一系列信号也具有非线性的特点，且这些非线性特征有助于我们理解人体的生理活动过程。因此，一系列非线性动力学分析方法被广泛应用于时间序列医学信号。

一、熵

熵的概念源于物理学和信息论。在物理学中，熵描述了一个系统中粒子的无序程度；在信息论中，熵通过衡量平均信息含量来量化时间序列的规则度和可预测性。在时间序列医学信号分析中，

常用的熵指标包括近似熵和样本熵等，都能够表征信号的不规则度，熵值越大代表信号的不规则度越高。

1. 近似熵（approximate entropy，ApEn） 由 Pincus 于 1991 年开发，用于衡量变化系统的不可预测性或随机性。ApEn 是在相空间中刻画混沌运动的一个重要指标，反映了相空间维数增加时产生新模式的概率，这种概率越大，说明系统的相关性、持久性越弱，而不规则性、不可预测性越强，对应的 ApEn 也就越大。ApEn 的计算方法如下：

（1）对于长度为 N 的时间序列 $u=\{u(1),u(2),\cdots,u(N)\}$，以嵌入维数 m 为窗长，可以将其分为 K 个子序列

$$x_m(i)=\{u(i),u(i+1),\cdots,u(i+m-1)\},\quad i=1,2,\cdots,K \qquad \text{（式 5-18）}$$

其中 $m \leqslant N$，$K=N-m+1$。

（2） 对于任意两个子序列 $x_m(i)$ 和 $x_m(j)$，计算两者之间的距离 d_{ij}^m，其定义为两个子序列对应位置元素差值的最大值，即

$$d_{ij}^m=\max_{l=1,2,\cdots,m}\left|u(i+l-1)-u(j+l-1)\right| \qquad \text{（式 5-19）}$$

其中 $1 \leqslant i,\ j \leqslant K$。当 $i=j$ 时，有 $d_{ij}^m=d_{ii}^m=0$。

（3）设定相似性阈值

$$R=r\times \mathrm{SD} \qquad \text{（式 5-20）}$$

其中 r 为常数，SD 为时间序列 u 的标准差。当两个子序列 $x_m(i)$，$x_m(j)$ 的距离 $d_{ij}^m \leqslant D$ 时，可以说 $x_m(i)$和$x_m(j)$ 是相似的。

（4）对于每一个子序列 $x_m(i)$，统计在 K 个子序列中存在相似性的子序列个数并计算占比

$$C_i^m(R)=\frac{1}{K}\underset{j=1,2,\cdots,K}{\mathrm{num}}(d_{ij}^m \leqslant R)=\frac{1}{N-m+1}\underset{j=1,2,\cdots,K}{\mathrm{num}}(d_{ij}^m \leqslant R) \qquad \text{（式 5-21）}$$

该过程称为子序列 $x_m(i)$ 的模板匹配，表征的是在所有子序列中可以与模板序列 $x_m(i)$ 匹配的概率。

（5）根据子序列 $x_m(i)$ 的模板匹配概率计算方法，计算所有 K 个子序列对应的模板匹配概率 $C_1^m(R),C_2^m(R),\cdots,C_K^m(R)$，并定义嵌入维数为 m 时该时间序列的平均相似度为

$$\phi^m(R)=\frac{1}{K}\sum_{i=1}^{K}\log(C_i^m(R))=\frac{1}{N-m+1}\sum_{i=1}^{N-m+1}\log(C_i^m(R)) \qquad \text{（式 5-22）}$$

（6）将嵌入维度由 m 增加到 $m+1$，重复（1）～（5）步，计算嵌入维度为 $m+1$ 时的平均相似度 $\phi^{m+1}(R)$。当 $m \geqslant 1$ 时，可以定义 N 维时间序列 u 的 ApEn 为

$$\mathrm{ApEn}(m,R,N)(u)=\phi^m(r)-\phi^{m+1}(r) \qquad \text{（式 5-23）}$$

$m=0$ 时，有 $\mathrm{ApEn}(0,\ R,\ N)(u)=-\phi^1(r)$。

ApEn 受到三个参数的影响：时间序列长度或维数 N、嵌入维数 m 和容限度 r。在 N 较小时，ApEn 就能较好地衡量时间序列的不规则形状；m 取值一般较小，常见的取值为 $m=2$～3；r 需要足够大以确保有足够数量的子序列得以匹配，但也不能过大使大多数子序列匹配而丢失细节信息，通常采用 $r=0.1$～0.25 的范围。在计算 ApEn 前，通常还需要对原始时间序列进行去趋势。

除此之外，ApEn 也拥有局限性。一方面，在计算 $C_i^m(R)$ 时，子序列 $x_m(i)$ 会和自身进行模板匹配（即“自匹配”），使条件概率的计算结果有所偏差。如果模板匹配数量较少，这种偏差可能高达 20%～30%；N 越小，偏差会越明显。另一方面，以上计算中涉及的对数计算的凹性也会导致偏差。因此，ApEn 实际上是一个有偏估计，对系统不规则度的量化偏低。

2. 样本熵 Richman 和 Moorman 在 2000 年提出了样本熵（sample entropy，SampEn），消除了 ApEn 中由自匹配和对数计算带来的偏差。SampEn 的计算方法如下：

（1）将长度为 N 的时间序列 $u=\{u(1),u(2),\cdots,u(N)\}$ 以嵌入维数 m 为窗长分为 $N-m$ 个子序列

$$x_m(i)=\{u(i),u(i+1),\cdots,u(i+m-1)\},\quad i=1,2,\cdots,N-m \tag{式 5-24}$$

只考虑前 $N-m$ 个子序列保证了当 $1\leqslant i,\ j\leqslant N-m$ 时，$x_m(i)$ 和 $x_{m+1}(i)$ 均有意义。

（2）对于任意两个子序列 $x_m(i)$ 和 $x_m(j)$，计算两者之间的距离

$$d_{ij}^m=\max_{l=1,2,\cdots,m}|u(i+l-1)-u(j+l-1)| \tag{式 5-25}$$

其中 $1\leqslant i,\ j\leqslant K,\ i\neq j$。

（3）相似性阈值设定为 $R=r\times SD$。对于每一个子序列 $x_m(i)$，统计其余 $N-m-1$ 个子序列中能够匹配的子序列占比

$$D_i^m(R)=\frac{1}{N-m-1}\operatorname*{num}_{j=1,2,\cdots,N-m,j\neq i}(d_{ij}^m\leqslant R) \tag{式 5-26}$$

$D_i^m(R)$ 即为 $x_m(i)$ 的模板匹配概率。

（4）由此计算所有子序列对应的模板匹配概率 $D_1^m(R),\ D_2^m(R),\ldots,\ D_{N-m}^m(R)$。嵌入维数为 m 时该时间序列的平均相似度被定义为

$$D^m(R)=\frac{1}{N-m}\sum_{i=1}^{N-m}D_i^m(R) \tag{式 5-27}$$

（5）将嵌入维度由 m 增加到 $m+1$，重复（1）～（4）步，计算嵌入维度为 $m+1$ 时的平均相似度 $D^{m+1}(R)$。可以定义 N 维时间序列 u 的 SampEn 为

$$\text{SampEn}(m,r,N)=-\ln\frac{D^{m+1}(R)}{D^m(R)} \tag{式 5-28}$$

SampEn 同样受到三个参数的影响：时间序列长度或维数 N、嵌入维数 m 和容限度 r。因为 SampEn 是 ApEn 的改进，因此对 m 和 r 的取值可以参考 ApEn。SampEn 的计算效率有了较大提升，且对时间序列长度的要求较低，对于较短时间序列的评估准确度高于 ApEn。

二、长程相关性分析：赫斯特指数与去趋势波动分析

时间序列医学信号大都属于非平稳时间序列。对于非平稳时间序列，分形方法是研究序列缩放特性的一个重要工具。某些生理信号的结构特征在视觉上非常明显，而传统测量方法往往难以捕捉。例如，信号中某些重复出现的结构（即尺度不变特性）。长程相关性是一种反映现在与过去时间点之间依赖性的重要特征，其对于了解时间序列的整体趋势以及预测其变化具有非常重要的意义。因此，本小节基于赫斯特指数和去趋势波动分析两个经典算法介绍时间序列医学信号的长程相关性分析。

1. 赫斯特指数　是一种用来描述时间序列的长程依赖性和自相似性的指标。它由英国水文学家哈罗德·埃德温·赫斯特（Harold Edwin Hurst）提出，最初用于研究尼罗河的水流量。赫斯特指数在统计学、时间序列分析、金融学和物理学等领域有广泛应用。Hurst 在 1951 年通过观察水文时间序列首次报告并提出了 Hurst 现象。随后，曼德布罗特（Mandelbrot）首次提出了分形的概念，并将其应用到纯粹数学和应用数学等学科中。目前，这一概念逐步发展和完善，并在多个领域得到了广泛应用。例如，气候现象以及经济规律。

（1）Hurst 现象与分形理念：从农业社会至工业社会，人类一直在寻求调节自然水流的方法，因此建造了大量的大型水库。人类希望确定水库的容量（等同于大坝高度）以满足用水需求，即确保流出的水量均匀、初始容量满溢、永不溢流，并在这些前提下容量最小化。

Hurst 在其职业生涯中长期负责尼罗河流域的水文特性研究。然而，频繁的洪水和不规则的水流阻碍了其研究。因此，Hurst 及其同事设计了一种控制方法来调节水流。之后，Hurst 研究了关于 75 种不同的地球物理现象的 690 个时间序列，包括河流水位、降水量、温度、大气压、树木年轮、

泥质沉积物厚度和太阳黑子等。在此基础上，发现了“Hurst 现象”或“Hurst 效应”。

分形理念源于 19 世纪末和 20 世纪初数学家的工作。从简单物体出发，通过无限次简单的变换规则迭代，可以生成复杂的几何结构，并且这些结构在不同的观测尺度上具有相似性。它在整体与局部展现出类似的特征。Mandelbrot 将这些复杂结构称为分形，即分形对象的局部在放大时与整体或更大片段相似，表现为具有自相似性的缩放复制品。时间序列的分形分析能够揭示出自相似性、幂律标度关系和尺度不变性。分形方法多种多样，它们的共同之处在于通过将模型拟合到对数特征与对数尺度的数据对中，从回归斜率中找到尺度指数。这些方法的共同目标在于探索背后不随时间变化的随机信号机制。

（2）重标极差分析法：20 世纪 60 年代，Mandelbrot 开始研究随机游走假说，引入了布朗运动模型。Hurst 在研究尼罗河水库水流量和储存能力的关系时，发现用有偏的随机游走（分形布朗运动）能够更好地描述水库的长期存储能力，并在此基础上用重标极差分析法（rescaled range analysis，简称 R/S 分析法）来建立 Hurst 指数 H。

R/S 分析的基本步骤如下：

1）累积求和：从原始时间序列$\{X_t\}$生成一个累积和序列$\{Y_t\}$，其中 $Y_t=\sum(X_t-\mu)$，μ 是时间序列的平均值。

2）计算极差：对于给定的子序列长度 n，计算累积和序列在该长度内的最大值与最小值之差，即极差 $R(n)$。

3）计算标准差：计算原始时间序列在相同子序列长度内的标准差 $S(n)$。

4）重标极差：将极差 $R(n)$除以相应的标准差 $S(n)$，得到重标极差 $Q(n)=R(n)/S(n)$。

5）计算平均 R/S 值：对于不同的子序列长度 n，重复步骤 1～4，计算出一系列的 $Q(n)$值，然后取平均值，得到平均 R/S 值。

6）拟合与 Hurst 指数：最后，将不同子序列长度 n 与对应的平均 R/S 值绘制成双对数图，如果时间序列具有长期相关性或自相似性，则该图将呈现出一条直线。通过线性回归分析，可以得到该直线的斜率，即 Hurst 指数 H。

（3）自相关分析：即时间序列的一个给定事件 x_i 的值在多大程度上取决于其滞后 k 的过去的值 x_{i-k}。上述 k 滞后自相关系数 ρ_k 反映信号的瞬时值对于一个 k 滞后的依赖程度。其范围为–1～1，其为负值时为反相关，其为正值则为正相关。k 滞后自相关系数的估计值：

$$\widehat{\rho_k}=\frac{\frac{1}{N-k-1}\sum_{i=k+1}^{N}(x_i-\hat{\mu})(x_{i-k}-\hat{\mu})}{\frac{1}{N-1}\sum_{i=1}^{N}(x_i-\hat{\mu})^2} \tag{式 5-29}$$

$$\hat{\mu}=\frac{1}{N}\sum_{i=1}^{N}x_i \tag{式 5-30}$$

分形布朗运动的自相似性在于，当长度为 n 的片段 $x_{i,n}$ 与一个较长的被重新标度（乘以 S^{-H}）的长度为 sn 的片段 $x_{i,sn}$ 有相同的分布。长度为 n 的时间序列的每个统计测度 m_n 与 n^H 成比例。当整体以不同分辨率缩放时，结构的细节是相似的但不一定相同，存在尺度不变性。当上述尺度不变性受到破坏时，可能会导致系统的整体适应性变差。利用上述分形指标，我们可以用于量化结构性整体的复杂度。

$$x_{i,n}=d\,S^{-H}x_{i,sn} \tag{式 5-31}$$

$$m_n=d\,pn^H,\quad \log m_n=d\log p+H\log n \tag{式 5-32}$$

其中，H 即为 Hurst 指数，p 为合适的预因子。H 的范围位于 0～1，越接近 0 信号表现得越粗糙，而越接近 1 信号则表现得更为光滑。

当 $0.5<H<1$ 时，时间序列存在长程相关性，而 $H=0.5$ 时，信号没有相关性，而当 $H<0.5$ 时，

时间序列存在反相关性。分形维数越高，信号越表现出不规则性，自相似性也越强。

（4）相关维数：是分形维数中应用最广泛的测量之一。这种方法首先需要构建一个新的相空间，首先构建一个 $k \times k$ 的递推矩阵。

对于每个向量 $X_m^1(i)$，对于 $d(X_m^1(i),\ X_m^1(j)) \leqslant r$ 向量 $X_m^1(j)$ 的相对数量，其中 r 被称为阈值容差值。

$$C_m^r(i) = \frac{1}{N-m+1} \sum_{j=i+1}^{N-m+1} RM_{ij} \qquad （式 5-33）$$

$$RM_{i,\ j} = \varnothing(r - d(X_m^\tau(i),\ X_m^\tau(j))) \qquad （式 5-34）$$

其中，i,j=1,⋯，K，r 为阈值距离，d 为欧几里得距离，$\varnothing$ 为 Heaviside 函数，τ 为嵌入指数

$$d(X_m^1(i), X_m^1(j)) = \sqrt{\sum_{k=1}^{m} (X_m^1(i,k) - X_m^1(j,k))^2} \qquad （式 5-35）$$

$X_m^1(i,k)$ 和 $X_m^1(j,k)$ 分别指 $X_m^1(i)$ 和 $X_m^1(j)$ 的第 k 个元素。两个相空间矢量 $X_m^\tau(i)$ 与 $X_m^\tau(j)$ 足够接近，则 $RM_{i,j}$=1，否则 $RM_{i,j} = 0$。

两个选择的点以小于 r 的距离批次靠近的概率通过在 i 上取 C_m^r 的平均值计算

$$C_m^r = \frac{2}{N-m} \sum_{i=1}^{N-m+1} C_m^r(i) \qquad （式 5-36）$$

C_m^r 指数是为增加嵌入维数 m 的值而计算

$$\mathrm{CD} = \lim_{r \to 0} \lim_{N \to \infty} \frac{\log(C_m^r)}{\log(r)} \qquad （式 5-37）$$

通过双对数图 $\log(r) - \log(C_m^r)$ 的斜率，获取 $d(m)$序列。随着 m 增加，$d(m)$趋于饱和的恒定值，即相关维数 CD。

2. 去趋势波动分析（detrended fluctuation analysis，DFA） DFA 方法评估非平稳时间序列在时域的自相似性。DFA 被认为是 Hurst 指数的推广。Hurst 指数根据信号的渐近行为和不同尺度下相似数据序列的重现率来估计信号的相关性和自相似性属性。尽管存在多种估计 Hurst 指数的方法，如上文讲述的 R/S 分析法（主要用于平稳数据），但 DFA 是最常用于非平稳时间序列的方法之一。DFA 能够评估非平稳时间序列的不同时间尺度幂律缩放（Hurst 指数），测量信号的长程相关性。

典型的非线性动力学分析方法往往需要保证通常情况下很难实现的稳态条件。由 Peng 等人提出的 DFA 方法可以抵抗时间序列医学信号存在的非平稳性，从而量化信号的长程相关性，实现评估不同生理状态的目的。分形结构是一种生物医学时间序列中广泛存在的生理现象，其在描述病理和生理状态下的 ECG、EEG 等电活动动力学方面很有潜力。分形理论可由自相似及分形维数来展示，DFA 是量化分形维数、评估非平稳时间序列长程相关性的一种常见方法。生物医学时间序列存在缓慢变化的趋势，DFA 的优点在于可检测嵌入在看似非平稳时间序列中的长程相关性，并避免虚假检测因非平稳伪迹导致的相关性。

DFA 可提供一个单一度量——标度指数 H，利用该指数可量化时间序列医学信号的长程相关性。如图 5-15 所示，H=0.5，表示该时间序列类似某一时刻的值与之前的值不相关的白噪声，存在不相关随机性；H=1，表示该时间序列类似 1/f 噪声，时间序列具有长程相关性，并且表现出尺度不变特性；H=1.5，表示该时间序列类似布朗噪声，即白噪声的积分，即表现为随机游走。

DFA 方法也可以按照不同的时间尺度范围分为短时间尺度指数 $H1$ 以及长时间尺度指数 $H2$。时间序列中快速变化的波动会影响 $H1$，而时间序列中缓慢变化的波动会影响 $H2$。虽然 DFA 本身是一种单分形方法，但是也可以用于多重分形分析，以便于实现大波动与小波动时间段内分形结构的特点，以此评估生理信号的多分形谱。

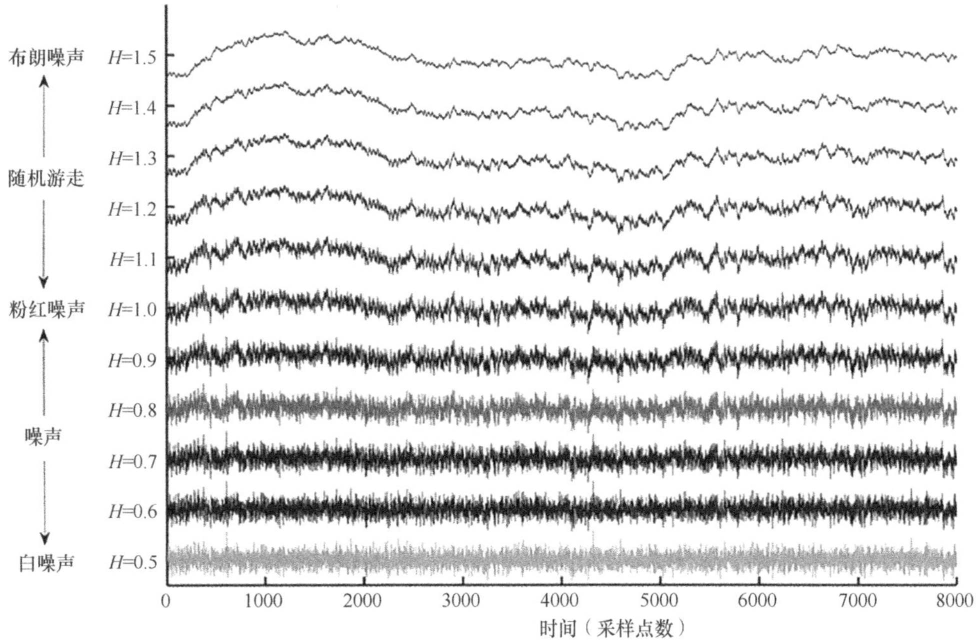

图 5-15

图 5-15　不同标度指数对应的连续分形结构

DFA 算法的具体步骤如下：

（1）对长度为 N 的一维时间序列 $x=\{x_i\}=(x_1,x_2,x_3,\cdots,x_N)$，$i=1,2,3,\cdots,N$，计算累积离差序列为

$$Y(j)=\sum_{i=1}^{j}(x_i-\overline{x}),\quad j=1,2,3,\cdots,N \tag{式 5-38}$$

其中 $\overline{x}$ 是时间序列 x 的均值。

将累积离差序列 Y 分割成 N_s 个的互不交叠的等长区间，区间长度（即尺度）为 s。第 v 个子区间为 $Y_v=\{Y(i)\}, i=(v-1)s+1,(v-1)s+2,\cdots,vs, v=1,2,3,\cdots,N_s$。子区间个数 N_s

$$N_s=\mathrm{int}\left(\frac{N}{s}\right),\quad 1<s<N \tag{式 5-39}$$

（2）当尺度为 s 时，计算第 v 个区间内数据的最小二乘拟合曲线 y_v（代表该区间内数据的趋势）

$$y_v=\{y(i)\}=a_0+a_1 i \tag{式 5-40}$$

（3）累积离差序列 Y 减去 k_p 阶拟合曲线 y，得到局部趋势，并计算方差，并对方差取均值开方，得到波动函数 $F(s)$

$$F^2(v,\ s)=\sum_{j=1}^{s}(Y_v-y_v)^2/s \tag{式 5-41}$$

$$F(s)=\sqrt{\sum_{v=1}^{N_s}F^2(v,s)/N_s} \tag{式 5-42}$$

波动函数 $F(s)$ 取对数

$$\log\left(F(s)\right)\approx h\log_{10}(s)+a \tag{式 5-43}$$

$$F(s)\approx 10^{h\log_{10}(s)}10^{a} \tag{式 5-44}$$

其中 h 是波动函数 $F(s)$ 的 $\log-\log$ 图的斜率，a 是截距。

DFA 算法的重要参数尺度范围及拟合阶数的选择规则如下：对于尺度范围来说，要保证最小尺度足够大，为防止计算误差应至少大于 10；最大尺度不应过大，以保证提供足够的段数，应低于时间序列长度的 1/10，保证至少存在 10 段片段；此外，在双对数坐标系中，等间距尺度更容易获得最佳线性回归性能。对于拟合阶数来说，高阶 r 会造成复杂的趋势形状，导致小段时间序列过拟合；而低阶 r 能会造成时间序列欠拟合。

近些年来，在许多生理系统中都发现了长程相关性，这种物理现象也促进了分形几何理论受到人们的更多重视。利用 DFA 所量化的时间序列的尺度不变结构可以进一步用于区分不同的病理状态，该尺度结构的变化也反映着生理系统功能的改变。

三、复杂度分析

时间序列医学信号的复杂度分析旨在探索和量化信号中蕴含的信息和结构，揭示和量化信号中隐藏的生理系统内在复杂性和动态行为。这对于理解健康与疾病状态下的生理机制、开发有效的诊断和治疗方法具有重大价值。

1. 李雅普诺夫指数（Lyapunov exponent） 此概念是由李雅普诺夫在研究常微分方程的非平稳解的稳定性时首次引入的。在非线性动力学领域，Lyapunov 指数用于描述系统轨道的稳定性与混沌特性，被广泛应用于时间序列医学信号分析。

Lyapunov 指数衡量的是两个相近的初始点在相同动力系统演化下其间距随时间的变化速率。如果一个系统具有正的 Lyapunov 指数，则意味着该系统对初始条件极为敏感，即微小的初始扰动会导致系统状态的指数分离，表明该系统具有混沌特性。相反，负的 Lyapunov 指数则意味着系统轨迹趋向稳定，初始条件的微小变化不会显著影响系统长期行为。

计算 Lyapunov 指数的一般方法如下：

（1）选择初始状态。在系统的相空间中选择一个初始点 x_0，并在初始点 x_0 附近产生一个微小的扰动 δx_0。

（2）演化状态向量。将两个初始点 x_0 和 $x_0+\delta x_0$ 根据动力系统的方程进行演化，计算每一步原始状态向量和扰动状态向量之间的距离。

（3）计算 Lyapunov 指数。通过计算扰动向量长度对时间的平均增长率来估计 Lyapunov 指数。Lyapunov 指数 λ 可以通过以下公式计算，

$$\lambda=\lim_{t\to\infty}\lim_{\delta x(0)\to 0}\frac{1}{t}\ln\frac{|\delta x(t)|}{|\delta x(0)|} \qquad （式 5-45）$$

其中 $\delta x(t)$ 是经过时间 t 后扰动的距离。

2. 多尺度熵 时间序列的复杂度可以通过多种熵量度来测量，如近似熵和样本熵。然而这些量度都没有考虑复杂系统中的时间尺度。一直到 2002 年，Costa 等提出了多尺度熵（multiscale entropy，MSE）分析，在不同时间尺度上量化一维时间序列的不规则性和结构性，即时域复杂度，打破传统熵分析时间尺度固化的问题。该方法通过评估粗粒化后的时间序列的熵值，其中粗粒化即按照不同尺度划分时间序列，计算所有区间的均值重建新的粗粒化序列，不断增长的时间尺度则代表不同程度的粗粒化。MSE 算法涉及粗粒化和熵值计算这两个过程。

在粗粒化过程中，对系统动力学在不同时间尺度上的时间序列集进行表示。对于尺度 τ，通过在原始单变量离散时间序列上滑动长度为 τ 的窗口并取均值来获得粗粒化时间序列。因此，对于长度为 N 的单变量离散时间序列 $[u(1),u(2),\cdots,u(N)]$，尺度为 τ 的粗粒化时间序列的计算公式为

$$y_j^{\tau}=\frac{1}{\tau}\sum_{i=(j-1)\tau+1}^{j\tau}u(i),\quad j=1,2,\cdots,\mathrm{int}(N/\tau) \qquad （式 5-46）$$

对于尺度为 1 的情况，粗粒化时间序列对应于原始信号。尺度为 τ 的粗粒化时间序列 y_j^{τ} 的长度为 $\mathrm{int}(N/\tau)$。

在熵值计算过程中，使用样本熵算法对每个粗粒化时间序列计算其熵值。样本熵的计算方法已

经在本章前文中讲述，对粗粒化序列计算样本熵的步骤如下。

（1）重构长度为 $\text{int}(N/\tau)$ 的粗粒化序列 y_j^{τ}，$j=1,2,\cdots,\text{int}(N/\tau)$，区间长度为 m，得到重构后的序列 Z。计算重构序列 Z 中第 b 个子区间 $Z_m(b)$ 和其他子区间 $Z_m(c)$ 之间的距离 $\varphi_{b,\ c}^{m}$，统计距离小于或等于阈值 r 的数量，根据以下公式得到相似序列比例 $C_b^m(r)$：

$$C_b^m(r)=\frac{number\ of\ \varphi_b^m \leqslant r}{\text{int}(N/\tau)-m} \quad（式 5-47）$$

（2）对时间序列 x 的所有子区间统计相似序列比例后，得到平均相似率

$$\varnothing^m(r)=\frac{\sum_{b=1}^{N-(m-1)} C_b^m(r)}{\text{int}(N/\tau)-(m-1)} \quad（式 5-48）$$

（3）改变区间长度为 $m+1$，得到 $\varnothing^{m+1}(r)$，计算样本熵 SE 为

$$\text{SE}=-\ln\left(\frac{\varnothing^{m+1}(r)}{\varnothing^m(r)}\right) \quad（式 5-49）$$

然后，将每个粗粒化时间序列的 SE 量度绘制为尺度因子 τ 的函数，该分析过程即为 MSE 分析。MSE 算法已广泛应用于时间序列医学信号分析。

Demo

第四节　实操案例：睡眠医学信号分析

睡眠在生物的恢复、生存、能量保存、学习记忆、情绪调节、心血管和代谢功能以及细胞毒素清除等方面发挥了重要作用。本节以睡眠医学信号分析作为实操案例，利用前面讲述的时频分析和非线性方法对睡眠过程中记录的多模态时间序列医学信号进行分析。

一、案 例 背 景

多导睡眠监测（polysomnography，PSG）作为一种睡眠监测的客观手段，被广泛应用于睡眠研究中。PSG 图可连续同步记录睡眠期间人体的多种生理信号，包含 EEG、ECG、眼动和肌电、鼻腔和口腔的空气流量、呼吸力、动脉氧和二氧化碳、身体位置、腿部运动和打鼾量等在内的多类时间序列医学信号。由专业的睡眠技师和医生通过分析 EEG、眼电和肌电数据，进行睡眠分期和睡眠异态判读，以帮助医生诊断各种睡眠障碍，如睡眠呼吸暂停综合征、不宁腿综合征、失眠和发作性睡病等。根据目前国际上最广泛采用的美国睡眠医学会发布的睡眠分期指南标准，睡眠分为快速眼动（rapid eye movement，REM）睡眠和非快速眼动（non-rapid eye movement，NREM）睡眠，其中 NREM 睡眠又分为三期：N1 期睡眠、N2 期睡眠、N3 期睡眠。

PSG 可以同时记录多种生理信号，如 EEG、ECG、肌电、眼动、呼吸、血氧等，这些信号的耦合分析提供了对睡眠生理状态全面的理解。利用这些信号的耦合，研究人员能够更准确地评估睡眠质量、诊断睡眠障碍并监测治疗效果。

二、睡眠医学信号的时频分析

在睡眠医学领域，EEG、ECG 等信号的分析对于理解和评估睡眠质量及相关睡眠障碍至关重要。时频分析技术，如 STFT、小波变换和 HHT，能够同时提供信号在时间和频率域中的信息，有助于揭示睡眠过程中不同频段的动态变化进而为睡眠分期和疾病诊断提供可靠的依据。

例 1　对一段睡眠阶段心电信号的 R-R 序列进行分析，将其重采样至 2Hz，并分别应用 STFT 和 Morlet 小波变换进行时频分析。结果如图所示，其中图 5-16A 展示了重采样后的 R-R 序列随时间变化的信号，明显划分为清醒期、N1、N2 和 N3 四个不同的睡眠阶段。图 5-16B 和 C 分别为采用 STFT、Morlet 小波变换对该信号进行分析得到的时频图。

在 STFT 中，信号被分割成多个短时间段，每个时间段通过窗口函数加权处理。窗口大小的选择直接影响时间分辨率和频率分辨率的平衡。窗口大小越小，时间分辨率越高，因为窗口覆盖的时

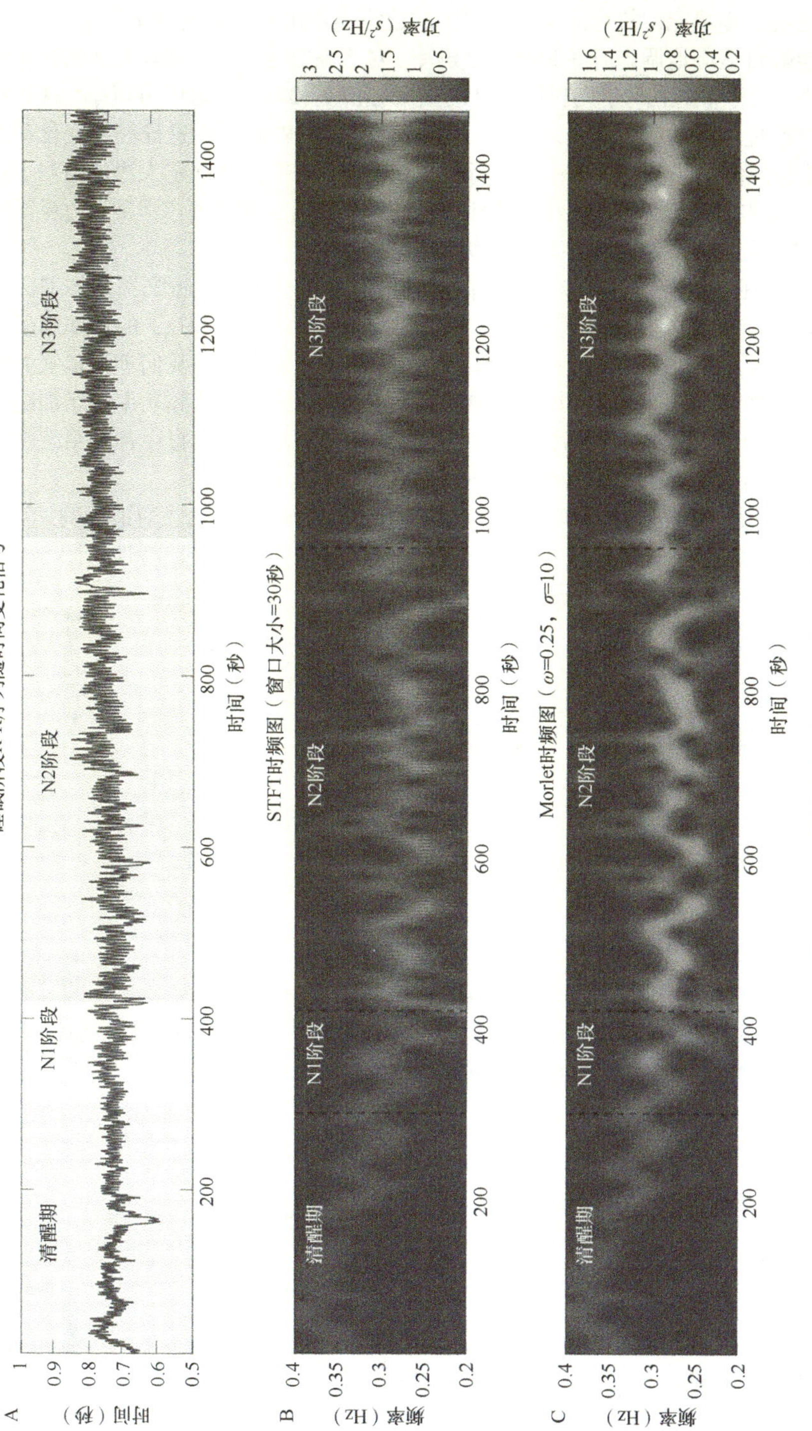

图 5-16　一段睡眠阶段心电信号的 R-R 序列

A. 睡眠阶段的 R-R 序列随时间变化信号；B. STFT 时频图结果；C. 小波变换时频图结果

图 5-16

间范围变短，可以捕捉到信号中短时间内的变化。但是，窗口太小会导致频率分辨率降低，因为窗口内的数据点减少，使得频率成分的精度降低。在图 5-16B 中，为了使信号长度满足窗口的大小，对该信号末端进行了零填充，故可能会在时频图的边缘显示出异常的高功率。

小波变换能够自适应地调整时间和频率分辨率。对于高频信号，它具有较高的时间分辨率和较低的频率分辨率；对于低频信号，则提供较高的频率分辨率和较低的时间分辨率。这种特性使得小波变换可以同时捕捉信号的细节和长期趋势，更适合分析如 R-R 间期这样频率变化动态显著的信号。其次，小波变换使用局部化的母小波进行分析，不像 STFT 依赖固定大小的窗口。在信号的边缘部分，Morlet 小波等基函数可以更好地处理信号的边界条件，减少频谱泄漏，边缘部分的频谱表现不会像 STFT 那样出现异常的高功率。

通过图 5-16B 和 C 所示的时频图，我们可以清楚地观察到随着睡眠深度的加深，高频区域（0.15～0.4Hz）的功率逐渐增加并趋于稳定，而低频区域（0.04～0.15Hz）的功率则呈现逐渐下降的趋势。这一变化不仅反映了 HRV 在不同睡眠阶段的动态特征，也为我们理解睡眠的生理机制提供了重要线索。高频功率的增加通常与交感神经活动的增强相关，而低频功率的增加则可能反映出副交感神经活动的增强。这些时频图的结果有助于深入探讨睡眠质量与自主神经系统功能之间的关系，并为睡眠障碍的诊断和干预提供科学依据。

例 2 对清醒状态和四段不同睡眠阶段的 EEG 信号进行分析，以 C3 通道为例，分别绘制预处理之后的 EEG 信号以及希尔伯特谱，观察不同睡眠阶段脑电信号的频域特性。图 5-17A～E 分别

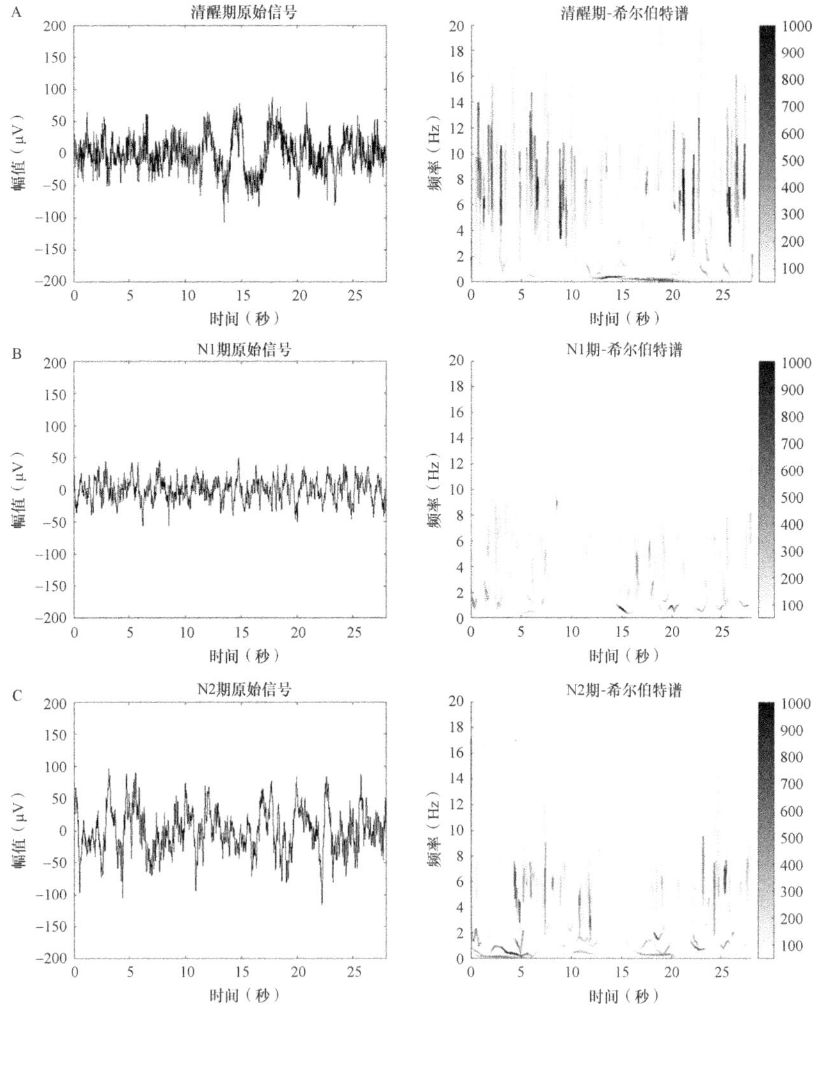

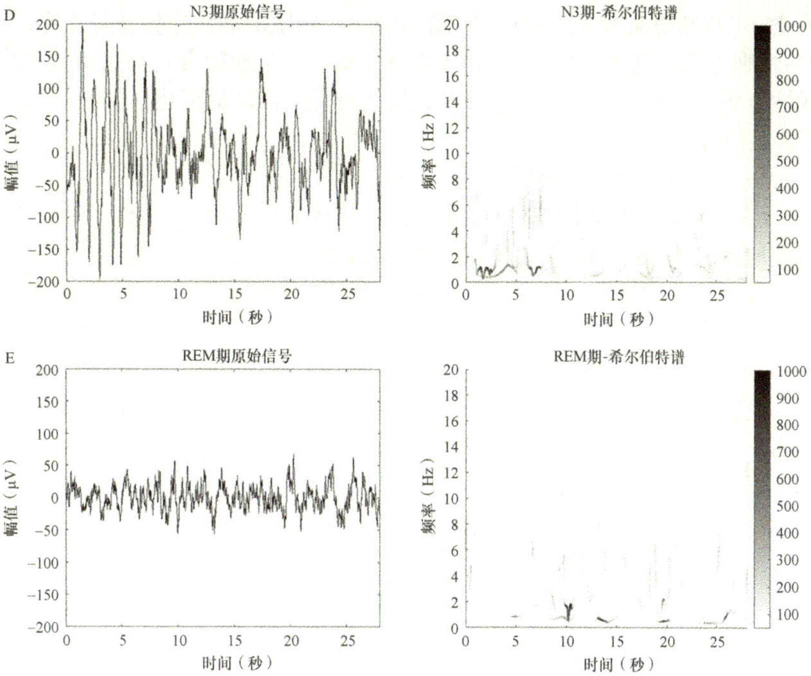

图 5-17　睡眠 EEG 信号及其希尔伯特频谱

A. 清醒期；B. N1 期；C. N2 期；D. N3 期；E. REM 期

对应清醒期、N1 期、N2 期、N3 期和 REM 期。

从图中可以看出，各阶段的特征如下：

1）清醒期：脑电信号不规则，主要表现为 α 波和 β 波。

2）N1 期：脑电信号为低波幅混合频率波，频率较清醒时稍低，频率在 4～7Hz。

3）N2 期：高频脑电活动持续减少，低频脑电活动逐渐增强。在这个阶段，会出现睡眠纺锤波和 K 复合波，这些是浅睡眠的特征性脑电波形。睡眠纺锤波的频率为 11～16Hz，而 K 复合波则没有特定的频率标准。

4）N3 期：脑电图以高波幅的 δ 波为主，频率范围在 0.5～2Hz。

5）REM 期：脑电图特征与清醒时相似，但肌肉张力降低。此时脑电图以低波幅、混合频率波为主，可能出现低频 α 波和 θ 波，频率在 3～7Hz。

三、睡眠医学信号的非线性分析

睡眠医学信号的非线性分析是现代睡眠科学研究的一个重要分支，它利用非线性动力学理论来理解和解释睡眠生理信号中的复杂模式。

本章前文讲述的非线性分析方法可以揭示信号的复杂结构，比如混沌、分形和自相似性，这些特性在线性分析中是不可见的。非线性分析方法在睡眠医学信号上的应用可以帮助研究人员理解睡眠不同阶段的动态变化，以及识别睡眠障碍患者与健康个体之间的差异。这些方法还可以用于监测睡眠质量、识别睡眠障碍、评估治疗效果，以及预测某些疾病的风险。

1. 睡眠 EEG 信号分析　大多数关于睡眠期间 EEG 信号变化及其行为和其他参数的相关性研究都是使用头皮 EEG 信号完成的。EEG 信号是一种分析大脑状态的常用手段，其可以反映包含丰富生理与心理信息的大脑神经活动，从而可以很好地描绘睡眠的复杂性和动态性。EEG 信号是扩展睡眠认知及揭示其基本机制的关键因素之一。

EEG 信号作为一种复杂、非线性、非平稳、高度随机且混沌的生理信号，一般常规时频分析方法往往存在一定的局限性。越来越多的研究开始采用非线性分析来研究睡眠期间的大脑活动。其相较于传统方法，可以更好地反映大脑的神经活动过程。睡眠的非线性特征量化在以下两个方面非常重要：①评估睡眠稳态的动力学模型；②临床检测正常睡眠生理随衰老和病理状态的变化或退化。

利用非线性分析方法可以更有效地表征睡眠期间神经元活动的变化，同时也为睡眠障碍的评估和治疗提供了新的视角。

非线性分析在睡眠 EEG 研究中的主要发现如下：

（1）区分睡眠阶段：使用非线性特征，如本章前文讲述的样本熵、近似熵、分形维数和 Lyapunov 指数，可以有效地区分不同的睡眠阶段，包括 REM 睡眠和 NREM 睡眠的不同阶段。

（2）睡眠质量评估：非线性分析能够提供睡眠质量的定量评估，如通过计算睡眠周期中 EEG 信号的复杂度变化来衡量睡眠的连续性和稳定性。如图 5-18 所示，儿童在整晚睡眠期间的脑电柯尔莫哥洛夫（Kolmogorov）复杂性显著低于老年人，或许代表其处于一种更深度的睡眠状态。此外，整晚睡眠脑电 Kolmogorov 复杂性的变化在老年人中更为平稳，而在儿童中波动更大。上述现象可能共同说明儿童与老年人的睡眠模式存在很大差异，睡眠深度及变化模式均发生了较大改变。

（3）睡眠障碍评估：非线性特征可用于评估和表征睡眠障碍，如失眠、睡眠呼吸暂停和 REM 睡眠行为障碍，这些障碍在非线性分析中显示出独特的模式。

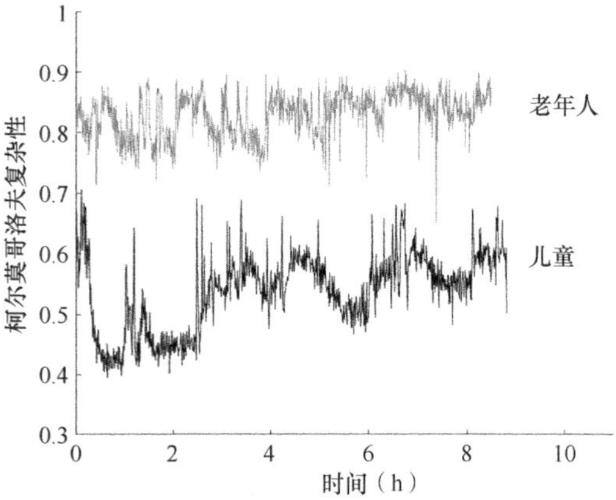

图 5-18　儿童与老年人整晚睡眠脑电的 Kolmogorov 复杂性变化情况

2. 睡眠 ECG 信号分析　睡眠 ECG 信号的非线性分析主要关注于从心脏电生理信号中提取反映复杂生理状态的信息。ECG 信号的非线性特性在睡眠期间尤为突出，因为睡眠状态下人体的自主神经系统活动会发生显著变化，从而影响心脏的节律和电活动。非线性分析在睡眠 ECG 研究中的主要发现如下：

（1）HRV 的非线性特征：在睡眠过程中，HRV 的非线性特征，如本章前文介绍的样本熵、多尺度熵、分形维数和 Lyapunov 指数，显示出与睡眠阶段相关的显著变化。这些指标的变化与交感神经和副交感神经平衡的转换相关，反映了睡眠期间自主神经系统的动态调节。

（2）睡眠障碍的辅助诊断：非线性分析能够识别睡眠障碍患者的 ECG 信号中的细微差异，这些差异可能与健康个体的信号有所不同。Poincaré 散点图是以相邻两个心动周期的前一个为横坐标，后一个心动周期为纵坐标为一个点，依次标绘所有正常心动周期而形成的散点分布图。如图 5-19 所示，正常人多呈彗星状，但 20%的样本呈扇形，HRV 异常时多呈其他形状。SD1 经常用于衡量心脏的快速响应能力。SD2 值反映了心脏在长时间内的适应和调节能力。

（3）睡眠质量的评估：非线性分析参数可以用来评估睡眠质量，如通过分析 R-R 间隔的非线性特征来监测睡眠的连续性和稳定性，进而评估睡眠质量。

值得注意的是，非线性分析的解释通常比线性分析更为复杂，且需要考虑到个体差异、数据质量以及分析方法的局限性。

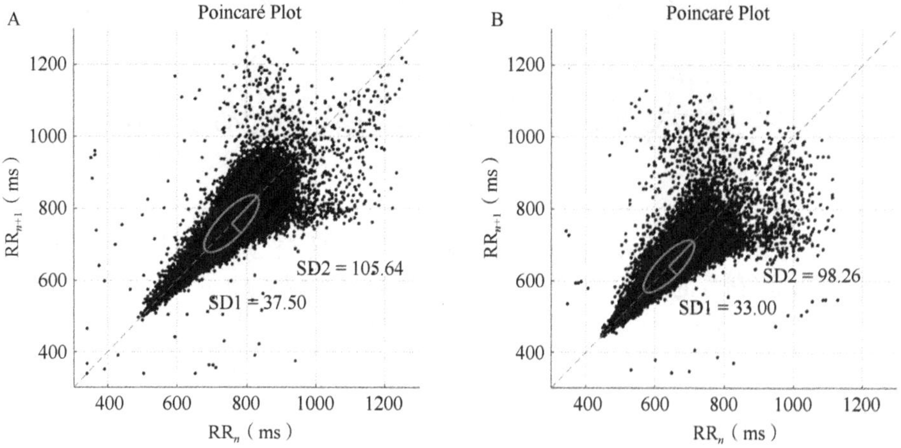

图 5-19　儿童睡眠期间 ECG 信号的散点图

A. 对照组；B. 重度阻塞性睡眠呼吸暂停组

PPT

第六章　医学图像数据分析

在医学领域，图像数据分析已成为不可或缺的重要工具，极大地推动了临床诊断、治疗方案制订、疗效评估和医学研究的发展。本章将深入探讨医学图像数据分析，内容涵盖医学图像处理方法、各种先进的图像分析方法、分析结果的可解释性问题以及实操案例。

第一节　医学图像处理方法

医学图像处理是智能医学工程中至关重要的领域，它通过先进的算法和技术手段，帮助临床医生更准确、高效地分析和诊断病患的健康状况。在这一节中，我们将探讨几种常见的医学图像类型及其处理方法，涵盖对二维医学图像、医学视频数据及三维医学图像的成像原理与分析方法的介绍。同时，我们还将介绍一些通用的医学图像处理技术，它们能够适用于不同类型的医学影像数据，帮助提升图像质量、增强关键特征以及支持后续的分析和诊断。这些技术的广泛应用推动了医疗影像的精确化和个性化发展，对医疗诊断和治疗具有重要意义。

一、二维医学图像

在现代医学中，影像技术为临床诊断和治疗提供了强大的工具。二维医学图像作为影像学的基础，因其直观、实时性和高效性的特点，广泛应用于各种医疗场景。其中，超声图像和内窥镜图像是最常用的两种二维医学成像技术，分别在非侵入性检查和直接可视化体内结构方面发挥着重要作用。在本节中，我们将根据这些检查的特点进行讲解，帮助读者更好地学习和理解其成像原理、图像特点、临床应用及处理方法。

（一）超声图像

二维超声又称 B 型超声（简称“B 超”），是最常用的超声模式，主要利用超声波的物理特性（主要包括超声的频率、波长、声速、衰减、反射和折射、散射、声阻抗以及分辨率等）对人体进行检查。它通过二维切面显示人体内部结构，能够实时、动态、清晰地显示检查部位的解剖结构及细小的病变，且它具有无创性、安全性、操作简单和成本低等特点。因此，B 超检查被广泛应用于临床筛查与诊断，如妇产科检查、心脏超声、腹部超声等。B 超的成像原理是利用超声波在人体内的反射和传播特性。超声探头（换能器）发出高频超声波，这些声波在人体组织中传播。当超声波遇到不同密度和声阻抗的组织界面时，会产生反射回波，且密度差异越大，反射越强。随后超声探头接收反射回波，并将其转换成电信号。通过接收这些反射回来的声波信号，并结合其传播时间和强度，可以生成组织内部的二维图像。这些图像能够显示组织的结构、病变的位置和大小，为医生的诊断提供重要依据。图 6-1 展示了两张心脏超声图像。

然而，超声成像中多种因素可能会对图像的质量造成影响。散斑噪声是 B 超图像中的一种固有噪声，其产生的原因主要与超声波的相干性和组织的微观结构有关，是通过超声波在不均匀介质中多次反射和干涉而产生。它在图像中表现为随机的亮暗斑点，其存在降低了图像的对比度和分辨率。例如，肥胖患者的皮下脂肪中脂肪与间质构成的界面形成了大量强散射体，而且这些散射体的分布是极其不规则的，这些散射体会形成大量的散斑噪声，这也是我们在检查肥胖患者时，后方图像总是感觉“雾蒙蒙”的基本原因。总之，散斑噪声的存在使图像的纹理细节变得模糊，会影响诊断的准确性和可靠性。除了散斑噪声外，伪影也是影响超声图像质量的关键因素。伪影是超声成像中由于反射、折射、衍射、散射等效应引起的非真实结构的显示，常见伪影包括反射伪影、侧叶伪

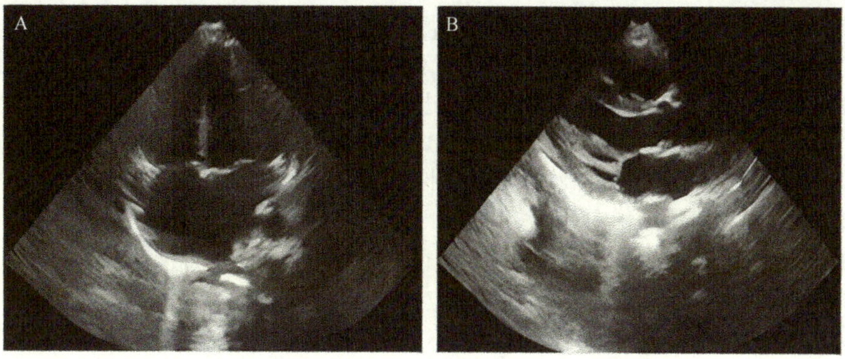

图 6-1 心脏超声图像

A 和 B 表示不同视角

影、折射伪影、镜像伪影等。伪影会在图像中生成虚假的结构信息，可能误导医生的判断，从而出现误诊或漏诊的情况。因此，通过特定的算法和技术，处理和优化超声图像中的像素，减少散斑噪声和伪影的影响具有重要的临床价值。接下来，我们将详细介绍去除超声图像中散斑噪声和伪影的方法。

去除散斑噪声和伪影的主要目的是增强图像的对比度和分辨率，同时尽量保留真实的组织结构和细节。去除散斑噪声和伪影的数字图像处理方法主要包括空间域滤波和频域滤波两大类，其中空间域滤波方法计算简单，能根据图像局部特性进行去噪，但去噪能力有限，可能导致图像细节信息丢失和边缘模糊。由于在超声图像处理中需要考虑图像细节保留的需求，频域滤波方法通常更有效，尤其是小波变换滤波方法，它在去除散斑噪声和伪影的同时，较好地保留了图像细节和边缘信息。因此，我们将重点介绍小波变换滤波方法，小波变换的基础理论知识见第五章。

小波变换滤波方法利用小波变换的多分辨率分析特性，在不同尺度和方向上分离信号与噪声，通过阈值处理去除噪声后再重构图像。流程图如图 6-2 所示。

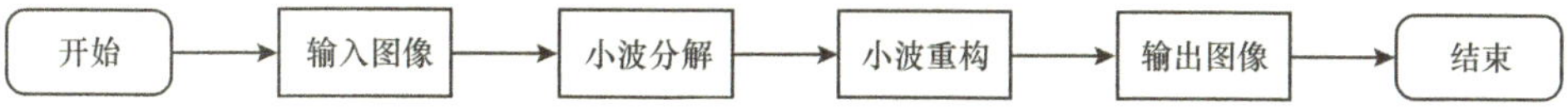

图 6-2 小波变换滤波流程图

1. 小波分解 假设原始图像为 $I(x,y)$，小波分解的步骤如下：

（1）行方向滤波和下采样：将图像 $I(x,y)$的每一行进行低通滤波（L）和高通滤波（H），然后对滤波结果进行下采样（即每隔一个像素取样一次），分别得到低通滤波结果 $I_L(x,y)$和高通滤波结果 $I_H(x,y)$

$$I_L(x,y)=\sum_k I(x,k)g(k-2y) \quad （式 6-1）$$

$$I_H(x,y)=\sum_k I(x,k)h(k-2y) \quad （式 6-2）$$

其中，g 和 h 分别表示低通滤波器和高通滤波器。

（2）列方向滤波和下采样：将上述得到的低通滤波和高通滤波结果分别在列方向进行低通滤波和高通滤波，然后进行下采样，得到四个子图

$$\mathrm{LL}(x,y)=\sum_k I_L(k,y)g(k-2x) \quad （式 6-3）$$

$$\mathrm{LH}(x,y)=\sum_k I_L(k,y)h(k-2x) \quad （式 6-4）$$

$$\mathrm{HL}(x,y)=\sum_k I_H(k,y)g(k-2x) \quad （式 6-5）$$

$$\mathrm{HH}(x,y)=\sum_k I_H(k,y)h(k-2x) \quad （式 6-6）$$

其中，LL 是近似图，它是通过对原始图像进行行方向和列方向的低通滤波得到的低频分量，保留了图像的主要信息和整体结构，滤除了高频噪声和细节，表示图像的平滑部分，是图像的低分辨率版本；LH 是水平细节图，它是通过对原始图像进行行方向的低通滤波和列方向的高通滤波得到的高频分量，捕捉了图像中的水平边缘和细节信息，表示图像中水平变化的细节；HL 是垂直细节图，它是通过对原始图像进行行方向的高通滤波和列方向的低通滤波得到的高频分量，捕捉了图像中的垂直边缘和细节信息，表示图像中垂直变化的细节；HH 是对角细节图，它是通过对原始图像进行行方向和列方向的高通滤波得到的高频分量，捕捉了图像中的对角线方向的边缘和细节信息，表示图像中对角线变化的细节。

2. 阈值处理 对分解得到的高频子图（LH、HL、HH）进行阈值处理，以去除噪声。常用的阈值方法有硬阈值[式（6-7）]和软阈值[式（6-8）]

$$W'(u,v)=\begin{cases}W(u,v),\text{if}\left|W(u,v)\right|>T\\0,\text{if}\left|W(u,v)\right|\leqslant T\end{cases}\tag{式 6-7}$$

$$W'(u,v)=\begin{cases}\text{sign}\left(W(u,v)\right)\cdot\left(\left|W(u,v)\right|-T\right),\text{if}\left|W(u,v)\right|>T\\0,\text{if}\left|W(u,v)\right|\leqslant T\end{cases}\tag{式 6-8}$$

其中，$W(u,v)$ 是小波系数，T 是阈值，$\text{sign}\left(W(u,v)\right)$ 是符号函数。

3. 小波重构 经过阈值处理后，对各子图进行逆小波变换，得到重构去噪后的图像，具体实现步骤如下：

（1）列方向滤波和上采样：对各个子图进行列方向的低通滤波和高通滤波，并进行上采样（即插入零值进行扩展）得到新的高通滤波结果和新的低通滤波结果：

$$I'_{\text{L}}(x,y)=\sum_k \text{LL}(k,y)g(x-2k)+\sum_k \text{LH}(k,y)h(x-2k)\tag{式 6-9}$$

$$I'_{\text{H}}(x,y)=\sum_k \text{HL}(k,y)g(x-2k)+\sum_k \text{HH}(k,y)h(x-2k)\tag{式 6-10}$$

（2）行方向滤波和上采样：对上述得到的中间结果 I'_{L} 和 I'_{H} 进行行方向的低通滤波和高通滤波，并进行上采样得到重构去噪后的图像 $I'(x,y)$

$$I'(x,y)=\sum_k I'_{\text{L}}(x,k)g(y-2k)+\sum_k I'_{\text{H}}(x,k)h(y-2k)\tag{式 6-11}$$

基于以上步骤，我们利用小波变换滤波方法可有效地去除超声图像中的散斑噪声和伪影。如图 6-3 所示，小波变换滤波的多分辨率分析能力使其能够有效分离不同尺度的噪声与图像细节，既能降低噪声又能较好地保留关键的边缘和结构信息。此外，小波变换结合了频域和空间域的处理优势，提供了高精度和灵活性的去噪方案，使其成为超声图像处理的强大工具。在使用小波变换滤波方法时，通过选择合适的小波基和阈值处理方法，可以有效地去除散斑噪声和伪影，同时保留图像的细节信息。

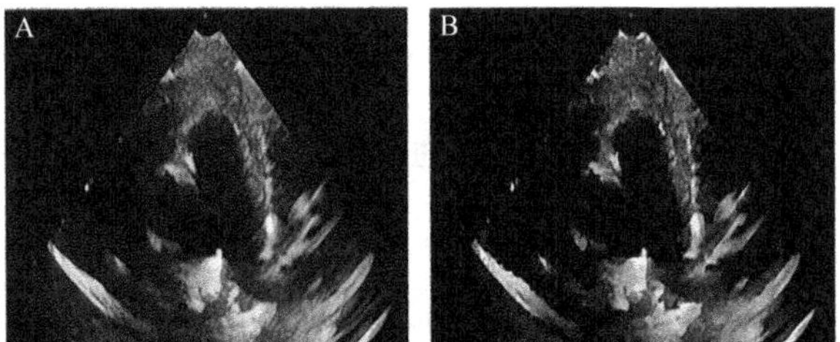

图 6-3 超声图像小波变换滤波处理前后对比

A. 原图；B. 小波变换后

（二）内窥镜

在前面的内容中，本书探讨了灰度医学图像的处理方法，特别是超声图像的分析方法。现在，我们将转向医学彩色图像的世界。彩色图像提供了比灰度图像更丰富的信息，对于诊断和治疗规划至关重要。下面将以内窥镜图像为例，探索医学彩色图像的处理方法。

内窥镜是医学领域中不可或缺的诊断与治疗工具，它通过集成图像传感器、光学镜头、光源照明和精密机械装置，能够深入人体内部，对食管、胃肠、气管、肺、膀胱、关节等组织和器官进行精确检查与治疗。内窥镜的成像原理基于探头前端的光源照亮检查区域，通过物镜将成像投射至电荷耦合器件（charge-coupled device，CCD）光敏面上，随后将捕获的光信号转换为电信号，经由电缆传输至视频处理器，经处理和还原，最终在终端屏幕上以高分辨率和高清晰度的彩色图像形式呈现。内窥镜图像通常为 RGB 三通道彩色图像，相较于灰度图像，能够提供更为丰富的颜色信息，有助于医生对病灶区域进行观察和分析。然而，内窥镜成像过程中可能会遇到多种挑战，如腔内黏液或水珠引起的反光、光源与内壁角度导致的亮度不均、探头运动造成的光线分布不均，以及光动力治疗中光源色温与组织光学特性影响的色彩失真等。这些因素均可能对图像质量造成负面影响，增加医生在观察和分析图像时的难度，甚至可能对病灶区域的准确识别带来困难。因此，将彩色图像的处理技术应用于内窥镜能够极大优化图像质量，提高诊断的准确性，并为临床医生提供更为可靠的视觉信息，以支持更精确的医疗决策和治疗规划。

1. 直方图均衡化（histogram equalization，HE） 是一种常用且有效的图像处理技术，旨在通过调整图像的灰度直方图，重新分配像素的亮度值，以增强对比度。这一方法能够有效应对由光照不均或图像模糊等引起的亮度不均现象，使亮度分布更加均匀，显著减小亮度差异，提升图像质量，从而为医生提供更为清晰的诊断视图。

在彩色图像处理中，通常将图像分解为蓝色（B）、绿色（G）和红色（R）三个通道，分别进行直方图均衡化。此步骤能够专注于亮度调整，避免颜色失真。均衡化后的各通道图像再合成为 RGB 彩色图像，整体的对比度和动态范围得到显著提升，最终改善视觉效果。具体操作中，首先将彩色图像转换为灰度图像，然后对每个灰度图计算累积分布函数 $cdf(i)$

$$cdf(i)=\sum_{j=0}^{i}p(j) \qquad \text{（式 6-12）}$$

其中，$p(j)$表示图像中灰度值为 j 的像素的频率分布。对于灰度值 i，根据累积分布函数 $cdf(i)$ 定义映射函数如下

$$H(i)=\text{round}\left(\frac{cdf(i)-cdf(\min)}{(M\times N-1)}\times(L-1)\right) \qquad \text{（式 6-13）}$$

其中，$H(i)$表示映射后的灰度值，M 和 N 分别表示图像的宽度和高度，L 表示灰度级数（对于 8 位灰度图像，L 为 256），min 表示原始图像中的最小灰度值，round 函数用于四舍五入到最接近的整数。最终，经式（6-13）映射生成均衡化后图像。直方图均衡化通过重新分配灰度值分布，有效调整灰度值的相对间距，以增强图像的整体对比度。同时，该方法保持了累积分布函数的单调性，在提升对比度的过程中确保了图像的亮度关系不被破坏。

直方图均衡化是一种简便有效的对比度增强方法，通过提升暗部区域的亮度，显著改善图像的视觉质量，使细节更加清晰。然而，作为一种全局处理方法，它忽略了图像的局部特征，可能导致某些区域过度增强，影响色调的自然过渡及图像的真实感。相比之下，对比度受限的自适应直方图均衡化方法（contrast limited adaptive histogram equalization，CLAHE）将图像划分为多个子区域，独立进行均衡化。CLAHE 根据局部特征自适应调整处理效果，并引入对比度限制机制，避免局部区域对比度过度增强。超出设定阈值的像素会被均匀分配到其他灰度级，确保整体灰度平衡，避免噪声放大和伪影生成，最终实现视觉的平滑过渡（图 6-4）。

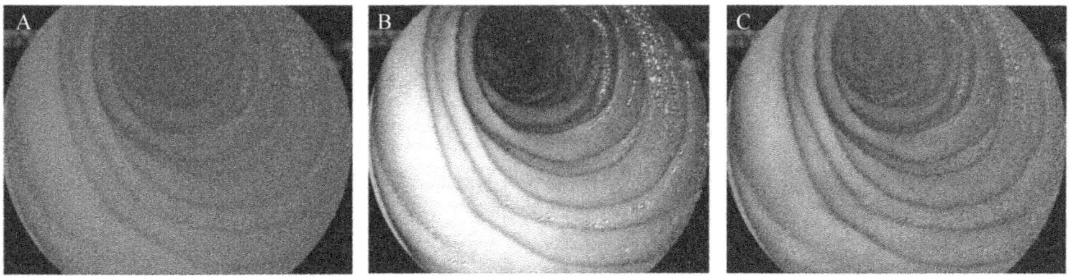

图 6-4

图 6-4　内窥镜处理前后对比

A. 原始内窥镜图；B. 直方图均衡化后图像；C. CLAHE 均衡化后图像

2. Retinex 算法　除了直方图均衡化系列算法，Retinex 算法也是一种常见的图像处理与增强方法。相较于直方图均衡化，Retinex 在处理低照度、阴影和高动态范围图像时表现出更优异的效果，但其计算复杂度也更高。Retinex 的变体包括单尺度 Retinex（single-scale Retinex，SSR）、多尺度 Retinex（multi-scale Retinex，MSR）以及带颜色恢复功能的多尺度 Retinex（multi-scale Retinex with color restore，MSRCR）等。本书将重点介绍单尺度和多尺度 Retinex 算法，尤其针对内窥镜图像的应用进行详细分析。

Retinex 通过模拟人类视觉系统对光照和反射分量的区分，改善图像的视觉效果。其核心思想是将原始图像 $I(x,y)$ 分解为照射分量 $L(x,y)$ 和反射分量 $R(x,y)$，再去除照射分量，以提取物体的固有反射属性，实现图像增强。这一过程可表示为

$$I(x,y)=L(x,y)\cdot R(x,y) \qquad \text{（式 6-14）}$$

再取对数后

$$i(x,y)=l(x,y)+r(x,y) \qquad \text{（式 6-15）}$$

其中 $i(x,y)=\log I(x,y)$，$l(x,y)=\log L(x,y)$，$r(x,y)=\log R(x,y)$。

单尺度 Retinex 算法通常使用高斯滤波器来近似照射分量。通过选取适当尺度参数的高斯函数 $G(x,y)$，对图像进行高斯滤波得到照射分，随后在对数域中将其减去，得到反射分量

$$r(x,y)=\log I(x,y)-\log L(x,y)=\log I(x,y)-\log\left[G(x,y)*I(x,y)\right] \qquad \text{（式 6-16）}$$

其中，* 表示卷积运算，高斯函数 $G(x,y)$ 为

$$G(x,y)=\frac{1}{2\pi\sigma^2}\exp\left(-\frac{x^2+y^2}{2\sigma^2}\right) \qquad \text{（式 6-17）}$$

其中，参数 σ 决定了高斯滤波的扩散范围和光照分量的平滑程度。较大的 σ 值会使滤波结果更加平滑，强调全局光照趋势；而较小的 σ 值则更加突出局部光照变化，从而增强对局部区域细节的捕捉。

多尺度 Retinex 算法是对单尺度 Retinex 的扩展，其核心仍然是基于照射与反射分量的分离。不同之处在于，该方法使用多个不同尺度的高斯滤波器对图像进行滤波，获取不同尺度下的光照估计。通过组合这些结果，能够更全面地反映光照变化，同时保留图像细节。具体为

$$r(x,y)=\sum_{k=1}^{n}\omega_k\left(\log I(x,y)-\log L_k(x,y)\right) \qquad \text{（式 6-18）}$$

其中，$L_k(x,y)$ 表示通过尺度为 σ_k 的高斯滤波器获得的近似照射分量，n 为滤波器的数量，ω_k 为第 k 个滤波器的权重，用于平衡不同尺度滤波器的贡献，且 ω_k 满足

$$\sum_{k=1}^{n}\omega_k=1 \qquad \text{（式 6-19）}$$

通常选择 3～5 个不同的尺度高斯滤波器，以平衡细节保留和计算复杂度。图 6-5 展示了多尺度 Retinex 算法处理后的小肠图像效果。

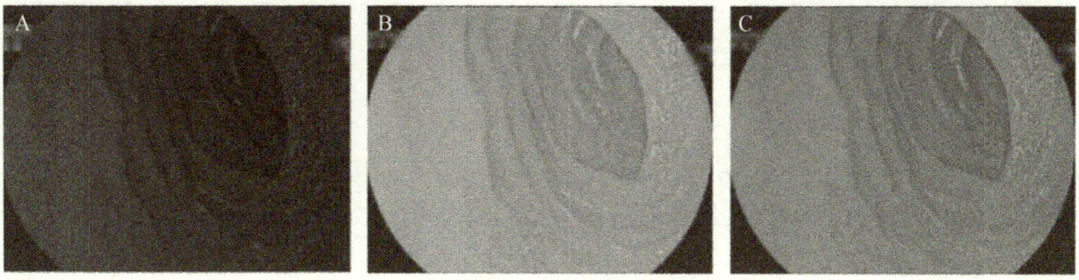

图 6-5　小肠图像处理前后对比

A. 原图；B. 单尺度 Retinex 图像；C. 多尺度 Retinex 图像

图 6-5

二、医学视频数据

与二维医学图像相比，医学视频数据提供了连续的动态图像序列，能够展示检查过程中人体内部结构的实时状态及变化。通过医学视频，医生可以获得更全面、准确的诊断信息。在处理医学视频时，不仅要考虑每一帧的静态图像处理，还需关注帧与帧之间的时序关联。因此，医学视频的处理通常从两方面进行：单帧图像处理和帧间时序信息处理。前文已经详细介绍了单帧图像的处理方法，下面将重点讨论时序上的帧信息处理方法。

1. 光流法　光流（optic flow）描述的是物体在场景中运动时，成像平面上像素的瞬时速度。它反映了场景中的物体、边缘或表面在相邻帧中的运动信息，是分析视频序列时常用的运动检测方法。通过光流法，能够获取视频中物体的动态信息，这对于医学视频，特别是运动器官（如心脏、肺）的分析尤为重要。

光流法的核心思想基于亮度恒常性假设，即在相邻帧中，同一物体点的亮度在短时间内不会发生显著变化，只是其位置发生移动。这一假设可以用于建立连续帧之间像素运动的数学模型。令 $I(x,y,t)$ 表示图像中点 (x,y) 在第 t 帧的亮度。在经过 Δt 时间后，该点位移至 $(x+\Delta x, y+\Delta y)$，同时假设亮度保持不变，则有

$$I(x,y,t)=I(x+\Delta x,y+\Delta y,t+\Delta t) \quad （式 6-20）$$

为了更清晰地描述这一运动过程，利用泰勒展开公式将右侧表达式展开，忽略高阶小量后，得到：

$$I(x+\Delta x,y+\Delta y,t+\Delta t)=I(x,y,t)+\frac{\partial I}{\partial x}\Delta x+\frac{\partial I}{\partial y}\Delta y+\frac{\partial I}{\partial t}\Delta t \quad （式 6-21）$$

将式（6-21）代入式（6-20）中，两边同时减去 $I(x,y,t)$，再同除 Δt 后可得：

$$\frac{\partial I}{\partial x}\frac{\Delta x}{\Delta t}+\frac{\partial I}{\partial y}\frac{\Delta y}{\Delta t}+\frac{\partial I}{\partial t}\frac{\Delta t}{\Delta t}=0 \quad （式 6-22）$$

其中 $\frac{\Delta x}{\Delta t}$ 和 $\frac{\Delta y}{\Delta t}$ 分别表示光流在 X 轴与 Y 轴上的分量；$\frac{\partial I}{\partial x}$ 和 $\frac{\partial I}{\partial y}$ 是图像的空间梯度；$\frac{\partial I}{\partial t}$ 是时间梯度，反映了像素亮度随时间的变化。令 $u=\frac{\Delta x}{\Delta t}$，$v=\frac{\Delta y}{\Delta t}$，$I_x=\frac{\partial I}{\partial x}$，$I_y=\frac{\partial I}{\partial y}$，$I_t=\frac{\partial I}{\partial t}$，则可得光流法的基本约束方程：

$$I_x\cdot u+I_y\cdot v+I_t=0 \quad （式 6-23）$$

其中，I_t 可通过连续两帧图像中对应像素点的亮度差值获得；而 I_x 和 I_y，通常使用索贝尔（Sobel）算子进行计算，利用一对 3×3 的卷积核对图像进行卷积操作，以估计水平方向和垂直方向的梯度。对于 I_x 和 I_y 分别使用式（6-24）和式（6-25）进行计算：

$$S_x=\begin{pmatrix}-1 & 0 & 1\\ -2 & 0 & 2\\ -1 & 0 & 1\end{pmatrix} \quad （式 6-24）$$

$$S_y = \begin{pmatrix} -1 & -2 & -1 \\ 0 & 0 & 0 \\ 1 & 2 & 1 \end{pmatrix} \qquad (式 6\text{-}25)$$

提取图像中的一个局部区域，并将该区域用矩阵 A 表示，矩阵的行代表 X 轴方向，列代表 Y 轴方向。矩阵中的每个元素表示该区域内相应像素点的像素值。如图 6-6 所示，则 A 为

$$A = \begin{pmatrix} 1 & 1 & 1 \\ 1 & 10 & 10 \\ 1 & 10 & 10 \end{pmatrix} \qquad (式 6\text{-}26)$$

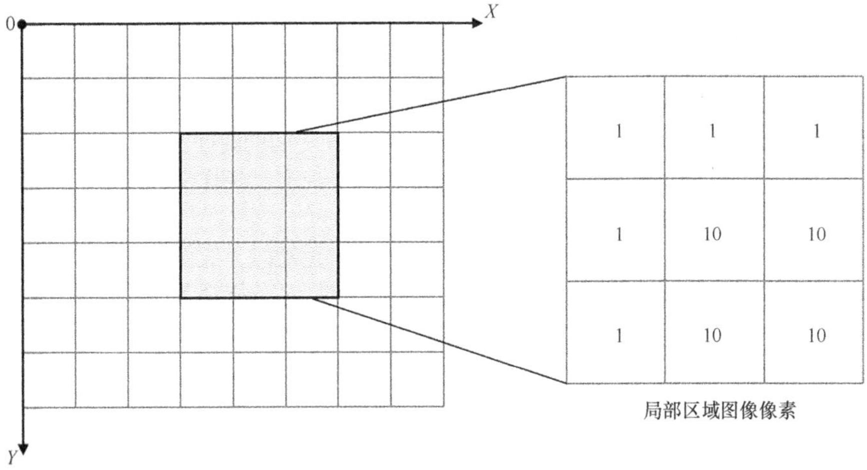

图 6-6 提取一幅图像的局部区域

计算该区域中心点的 I_x 和 I_y 值，则有：

$$I_x = S_x * A,\ I_y = S_y * A \qquad (式 6\text{-}27)$$

则经过卷积计算，该中心点的 $I_x = 27$，$I_y = 27$。

由于光流矢量 (u,v) 包含两个未知数，而约束方程只有一个，因此需要引入额外的约束条件以求解光流场。不同的约束方式导致不同的光流计算方法，接下来介绍一种经典的算法：Lucas-Kanade（LK）方法。LK 方法基于局部一致性假设，即在一个小的局部窗口内，如 3×3 窗口（图 6-7）。

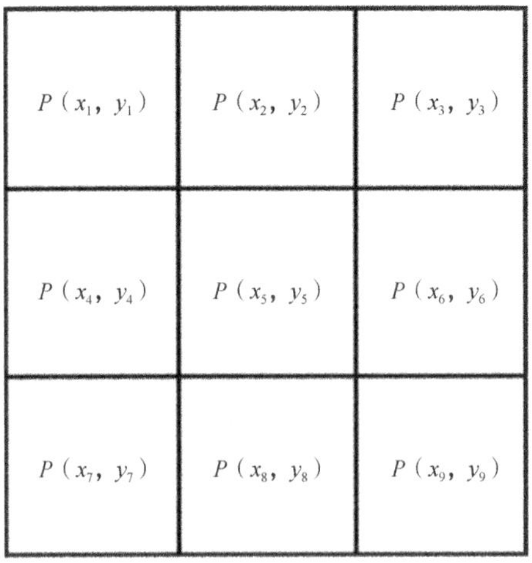

图 6-7 LK 方法中局部 3×3 窗口示意图

窗口内共有 9 个像素点，$P(x_1,y_1) \sim P(x_9,y_9)$ 代表与 $P_1 \sim P_9$ 像素点的对应位置。假设所有像

素的光流矢量与窗口中心点相同，据此得到9个线性方程：

$$\begin{cases} I_x(P_1)u + I_y(P_1)v = I_t(P_1) \\ I_x(P_2)u + I_y(P_2)v = I_t(P_2) \\ \quad\cdots\cdots \\ I_x(P_9)u + I_y(P_9)v = I_t(P_9) \end{cases} \qquad \text{（式 6-28）}$$

式（6-28）用矩阵形式可以表示为

$$A\mathbb{V} = b \qquad \text{（式 6-29）}$$

其中 A 为空间梯度矩阵，$\mathbb{V}$ 为光流矢量，b 为像素的时间梯度。利用最小二乘法求解

$$A^T A\mathbb{V} = A^T b \qquad \text{（式 6-30）}$$

进一步可以得到光流矢量

$$\mathbb{V} = \left(A^T A\right)^{-1} A^T b \qquad \text{（式 6-31）}$$

如果扩大窗口尺寸，可以引入权重矩阵 W，以赋予距离中心点较近的像素点更大的权重，则光流矢量求解公式为

$$\mathbb{V} = \left(A^T W^2 A\right)^{-1} A^T W^2 b \qquad \text{（式 6-32）}$$

其中，权重矩阵 W 为不同像素点分配不同的权重。通常情况下，距离窗口中心越近的像素点，其光流矢量与中心点更为接近，因此往往会被赋予更高的权重。图 6-8 展示了 LK 方法捕获面部动态变化在抑郁症辅助检测中的应用。其中，点为特征点，线表示上一帧与当前帧之间的位移。

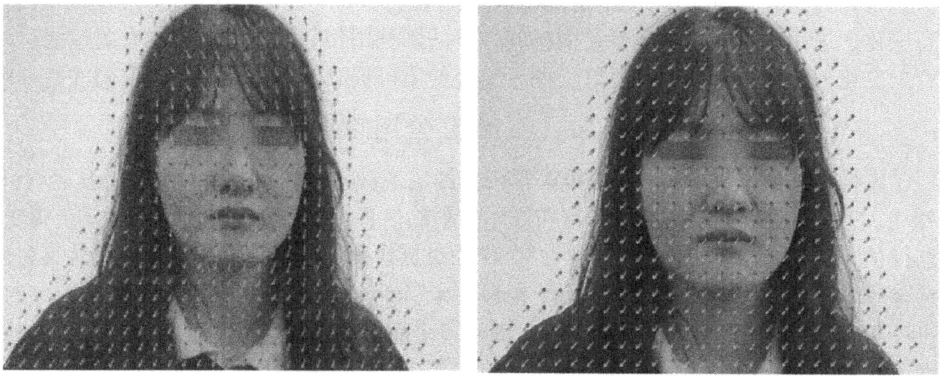

图 6-8 人脸视频中的面部光流场变化

图 6-8

2. 帧间差分法 是一种广泛应用于视频数据处理的技术，能够有效识别动态目标，如心脏搏动、血流变化等。其基本原理是在视频序列中，相邻帧之间的背景变化较小，而运动物体的变化较大，通过计算相邻帧的像素差异，以检测出运动区域。

如图 6-9 所示，以二维经胸超声心动图（transthoracic echocardiography，TTE）的视频帧为例，两帧差分法从视频中捕获连续的两帧图像，记为 I_{t-1} 和 I_t，并计算它们在每个像素点的灰度值差异，得到差分图像：

$$D_t(x,y) = \left|I_t(x,y) - I_{t-1}(x,y)\right| \qquad \text{（式 6-33）}$$

随后对差分图像进行阈值处理。设定阈值 T，将像素值大于 T 的区域标记为前景（即运动区域），其他区域则标记为背景：

$$R_t(x,y) = \begin{cases} 1, & D_t(x,y) > T \\ 0, & \text{其他} \end{cases} \qquad \text{（式 6-34）}$$

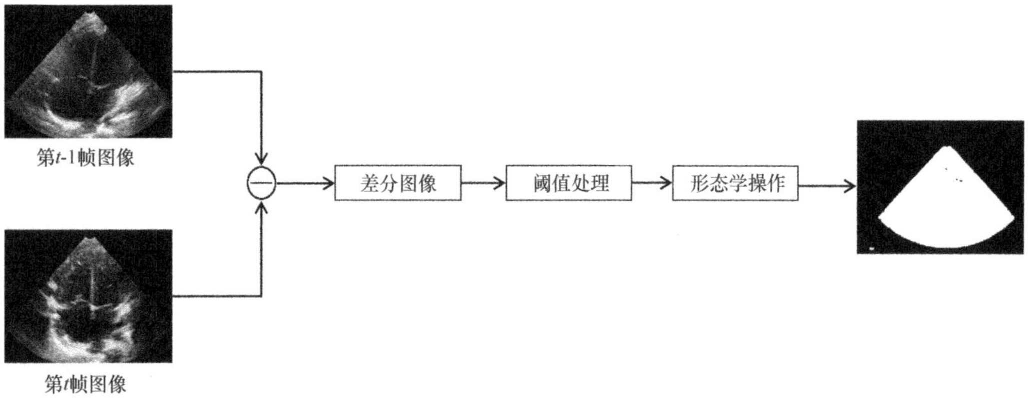

图 6-9　两帧差分法

经过二值化处理后，使用形态学操作去除噪声并填补空洞，从而准确定位运动区域。

在处理医学视频数据时，当物体运动速度较快时，采用两帧差分法可能无法有效生成完整的运动区域。为提升运动区域检测的准确性和抗干扰能力，三帧差分法是一种更为有效的选择。

该方法首先捕获连续的三帧图像，分别记为 I_{t-1}、I_t 和 I_{t+1}。像素点 (x,y) 对应的灰度值分别为 $I_{t-1}(x,y)$、$I_t(x,y)$ 和 $I_{t+1}(x,y)$。接下来，通过计算相邻两帧图像的差分，生成两个差分图像 D_t 和 D_{t+1}，随后通过逻辑运算融合，得到融合差分图像 D_t'：

$$D_t'(x,y)=D_t(x,y)\cap D_{t+1}(x,y) \quad （式 6-35）$$

在医学视频数据处理方法中，光流法和帧间差分法各具优势。光流法通过分析像素的运动场来捕捉动态变化，适用于快速运动场景；而帧间差分法则利用相邻帧之间的差异有效检测运动区域，尤其在背景变化较小的情况下表现良好。两者结合使用可提高动态目标检测的准确性与鲁棒性。

三、三维医学图像

在医学影像技术的发展历程中，三维医学图像的出现标志着诊断和治疗精度的显著提升。与二维图像相比，三维图像能够提供更加丰富和详尽的解剖信息，极大地改善了医生对复杂病变和结构的理解与评估。其中，计算机断层扫描（CT）作为最具代表性的三维成像技术，凭借其高分辨率、多平面成像和精确的组织对比，广泛应用于各种临床诊断领域。本节将深入探讨 CT 图像的成像原理、图像特点、临床应用及数据处理方法，帮助读者全面了解三维医学图像在现代医学中的重要作用和应用前景。

CT 图像的成像原理基于 X 射线在不同组织中的衰减特性。首先，CT 扫描仪通过 X 射线管发射 X 射线束，穿透人体的某一层面。不同组织对 X 射线的吸收程度不同，密度较大的组织（如骨骼）吸收更多的 X 射线，密度较小的组织（如肺）则吸收较少。透过人体的 X 射线信号被对侧的探测器接收，转化为电信号，并通过模/数转换器（analogue-to-digital converter）转换成数字信号。计算机根据这些信号计算出每个体素（voxel）对应的衰减系数。通过旋转扫描设备，CT 系统从多个角度采集数据，使用复杂的重建算法（如滤波反投影或迭代重建）将这些数据合成一个数字矩阵，反映每个体素的衰减信息。该矩阵通过数/模转换器转化为灰度值，最终形成 CT 图像显示在屏幕上。CT 图像的细节由多个像素（pixel）组成，每个像素的灰度值与该位置的 X 射线衰减程度对应，帮助医生分析和诊断患者的内部结构。CT 的主要优点在于其能够产生人体的一系列横截面图像。与放射学中的投影图像相比，CT 获得了真正的三维图像和更好的不同组织间对比度。CT 通过 X 射线的旋转扫描和图像重建，提供了高分辨率、密度分辨力强、伪影少的断层图像，能够精确显示人体内部结构，覆盖了几乎所有身体部位和多种病理状况，广泛应用于医学诊断、治疗规划和效果评估等领域。图 6-10 展示了骶骨的 CT 图像。

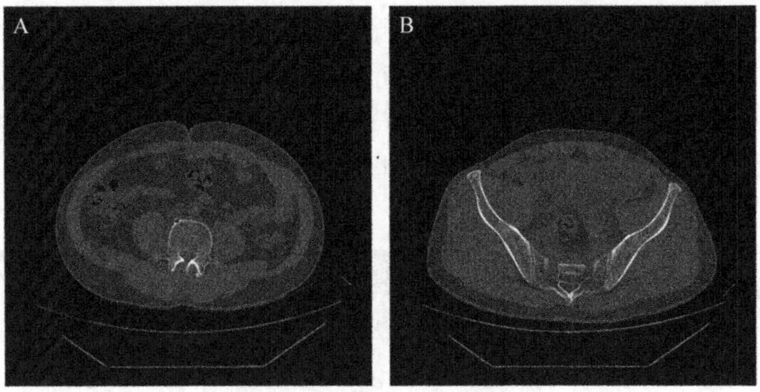

图 6-10　骶骨的 CT 图像

A 和 B 表示不同视角

CT 成像是活体影像，即每一层 CT 图像都是一定厚度的人体组织经过投射压缩后形成的，因此，图像具有一定的容积效应所致的伪影。在进行 CT 图像分析前，通常需要对图像进行预处理，以提高图像质量和分析的准确性。去伪影方法见上节中超声图像中所述（小波变换滤波），此处不再赘述。此外，窗口化（windowing）是 CT 图像处理中的一个关键步骤，用于增强图像对比度和细节，以便更清晰地显示感兴趣的组织或结构。窗口化技术通过调整图像的灰度级别，使得特定范围内的灰度值更加突出，从而提高对比度。

CT 图像的灰度值（hounsfield 单位，HU）表示不同组织的 X 射线衰减系数，范围通常从–1000 HU（空气）到+3000 HU（致密骨骼）。窗口化通过选择一个中心值即窗口中心（window level，WL）和一个宽度即窗口宽度（window width，WW），将这些灰度值映射到显示设备的灰度范围（通常为 8 位，即 0～255）。窗口化的实现流程，如图 6-11 所示。

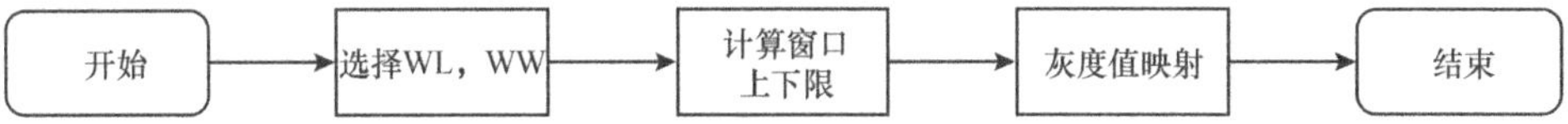

图 6-11　窗口化流程图

窗口化的具体实现步骤如下：

1. 选择窗口中心（WL）和窗口宽度（WW）

窗口中心（WL）：所关注组织的灰度值。

窗口宽度（WW）：显示范围内的灰度值宽度。

2. 计算窗口上下限

上限：$\mathrm{WL}+\frac{\mathrm{WW}}{2}$；下限：$\mathrm{WL}-\frac{\mathrm{WW}}{2}$。

3. 灰度值映射　将图像中的灰度值按窗口上下限进行裁剪和拉伸，映射到显示设备的灰度范围（0～255）；灰度值大于上限的像素被设为 255，灰度值小于下限的像素被设为 0，介于上下限之间的像素按线性比例映射。假设原始 CT 图像灰度值为 $I(x,y)$，则映射后的灰度值 $I'(x,y)$ 如式（6-36）所示：

$$I'(x,y)=\begin{cases} 0,\text{if} I(x,y)\leqslant \mathrm{WL}-\frac{\mathrm{WW}}{2} \\ 255,\text{if} I(x,y)\geqslant \mathrm{WL}+\frac{\mathrm{WW}}{2} \\ \left(\frac{I(x,y)-\left(\mathrm{WL}-\frac{\mathrm{WW}}{w}\right)}{\mathrm{WW}}\right)\times 255,\text{other} \end{cases} \quad (式 6\text{-}36)$$

通过结合小波变换滤波和窗口化处理，可以显著提高 CT 图像的质量，特别是窗口化操作，如图 6-12 所示。小波变换滤波利用其多分辨率分析能力，有效去除伪影，保留重要的边缘和结构信息。而窗口化处理则通过调整灰度值范围，增强特定组织的对比度，使得不同解剖结构的细节更加清晰。两种技术的结合，不仅可以改善 CT 图像的视觉效果，还提高了诊断的准确性和可靠性，为医学影像处理和分析提供了强有力的工具。

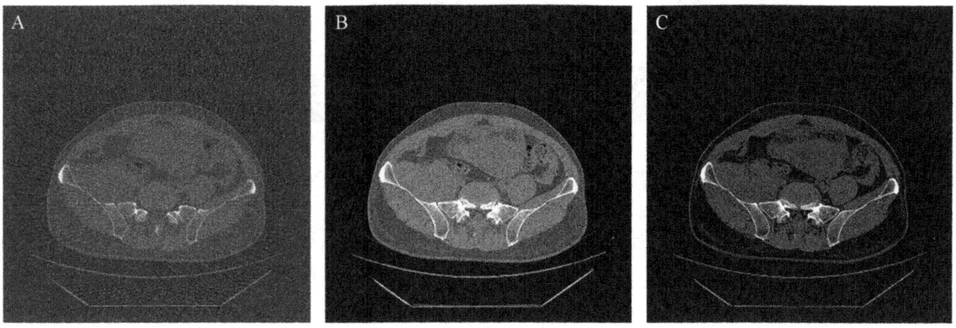

图 6-12 CT 图像小波变换滤波和窗口化操作处理前后对比

A. 原图；B. 小波变换后；C. 窗口化后

四、医学图像通用处理方法

医学图像因其成像原理和特性各异，通常需采用特定的处理方法以满足相应的临床需求。然而，部分处理需求在不同类型的医学图像中具有共性，因而可以采用普适的方法进行处理。下文将从医学图像数据的归一化与标准化、几何变换以及图像特征提取与增强三个方面介绍医学图像的通用处理方法。

（一）归一化与标准化

图像数据归一化的主要目的是通过缩放操作，将各像素点的值映射到特定范围，从而提升后续处理和分析的效果。归一化能够消除不同数据像素范围的差异，使得不同图像之间具备可比性，进而提高了图像数据分析的准确性和可靠性。因此，对医学图像数据进行归一化或标准化处理是十分必要的。图像归一化与标准化示例，见图 16-3。

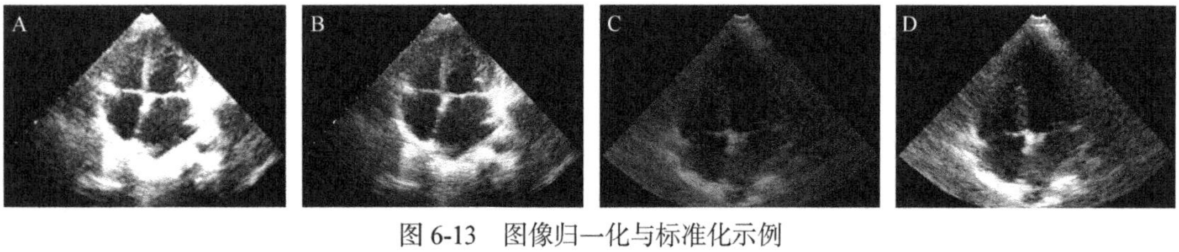

图 6-13 图像归一化与标准化示例

A、C 为原图，B、D 为归一化和标准化后图像

归一化操作通常将每个像素值映射至指定范围，处理公式如下

$$n_i = \frac{x_i - x_{\min}}{x_{\max} - x_{\min}} \quad （式 6-37）$$

其中，x 表示图像像素值的集合，x_i 表示第 i 个像素值，$x_{\min}$ 和 $x_{\max}$ 分别表示原始图像的最小值和最大值，n_i 是 x_i 归一化后的结果。归一化对最大值和最小值非常敏感，适用于数值分布较为均衡的样本数据。需要注意的是，归一化不会改变图像质量或包含的信息，仅调整像素值的分布范围。

对于包含较多极高或极低异常值的数据，标准化更能关注数据整体分布，减弱异常值的影响。图像数据的标准化通常依据总体像素的均值和标准差进行转换，处理公式如下

$$z_i = \frac{x_i - \mu}{\sigma} \quad \text{（式 6-38）}$$

其中，μ 为图片像素值集合 x 的均值，σ 为图像像素的标准差，z_i 为 x_i 标准化后的像素值。通过标准化，图像中的过亮或过暗区域得到均衡调整，减少异常图像对后续数据分析的干扰。

（二）几何变换

图像数据的几何变换是通过数学方法改变图像空间结构和形状的过程，在医学图像处理中具有重要意义。该技术支持多种任务，包括图像失真修复、图像配准和特定区域细节增强。此外，它广泛应用于机器学习的数据增广，旨在提升模型的鲁棒性和泛化能力。

图像的几何变换形式多样，本节将从形状变换与位置变换两个方面进行阐述。形状变换涉及放大、缩小和裁剪等操作，而位置变换则包括平移、镜像和旋转等操作。通过几何变换，可以应对拍摄角度、透视关系或拍摄条件造成的几何失真。接下来将介绍几种常见的几何变换方法。

1. 平移　图像平移是将图像中所有点按指定的平移量在水平和垂直方向上移动，平移后的图像与原图像对应位置的像素值相同。图 6-14B 展示了小肠内窥镜图像的平移效果。假设原图像点的坐标为 (x_0, y_0)，平移量为 $(\Delta x, \Delta y)$，则平移后坐标 (x_1, y_1) 可表示为

$$\begin{cases} x_1 = x_0 + \Delta x \\ y_1 = y_0 + \Delta y \end{cases} \quad \text{（式 6-39）}$$

2. 翻转　图像翻转是对图像进行水平或垂直方向镜像翻转的操作。在水平翻转中，图像沿垂直中轴线进行镜像变换，而在垂直翻转中，则沿水平中轴线进行镜像。翻转操作通过交换图像中轴线两侧的像素值实现，从而生成一个关于中轴线对称的新图像。图 6-14C 和 D 展示了经过水平和垂直翻转后的图像效果。假设原图像中某点的坐标为 (x_0, y_0)，其中 x 表示水平方向，y 表示垂直方向。经过水平翻转后，该点的新坐标为 (x_2, y_2)

$$\begin{cases} x_2 = W - x_0 \\ y_2 = y_0 \end{cases} \quad \text{（式 6-40）}$$

其中，W 是图像的宽度。若进行垂直翻转，则经过变换后的坐标为 (x_3, y_3)

$$\begin{cases} x_3 = x_0 \\ y_3 = H - y_0 \end{cases} \quad \text{（式 6-41）}$$

其中，H 为图像的高度。翻转操作能够提供不同视角的图像，从而丰富数据多样性，以提升模型对各种变换的适应能力和鲁棒性。

3. 旋转　图像旋转是指对图像进行一定角度的空间变换操作。通常，旋转角度为正值时，图像按顺时针方向旋转；旋转角度为负值时，图像则按逆时针方向旋转。图像旋转广泛应用于数据增广，通过将原始图像按照不同角度进行旋转，可以有效扩充数据集的多样性。图 6-14E 展示了旋转处理后的小肠内窥镜图像。在旋转操作中，图像通常以其中心作为旋转点，旋转后图像的大小和边界可能会发生变化。假设旋转角度为 θ，以顺时针旋转为例，旋转后图像的坐标点 (x_4, y_4) 与旋转前的坐标点 (x_0, y_0) 之间的关系可以表示为

$$\begin{cases} x_4 = x_0 \cdot \cos\theta + y_0 \cdot \sin\theta \\ y_4 = x_0 \cdot \sin\theta + y_0 \cdot \cos\theta \end{cases} \quad \text{（式 6-42）}$$

4. 缩放　图像的缩放变换是指通过在 x 轴方向按比例缩放 f_x 倍、y 轴方向按比例缩放 f_y 倍，改变图像的尺寸。该操作可用于调整图像的分辨率，生成放大或缩小后的新图像。通常情况下，缩小图像被称为下采样或降采样，放大图像则被称为上采样。缩放变换不仅在数据增强中具有广泛应用，还能够在图像的预处理阶段对图像尺寸进行标准化处理。图 6-14F 展示了小肠内窥镜缩放的结果图像。缩放前后的坐标关系可以表示为

$$\begin{cases} x_5 = x_0 \cdot f_x \\ y_5 = y_0 \cdot f_y \end{cases} \quad （式 6-43）$$

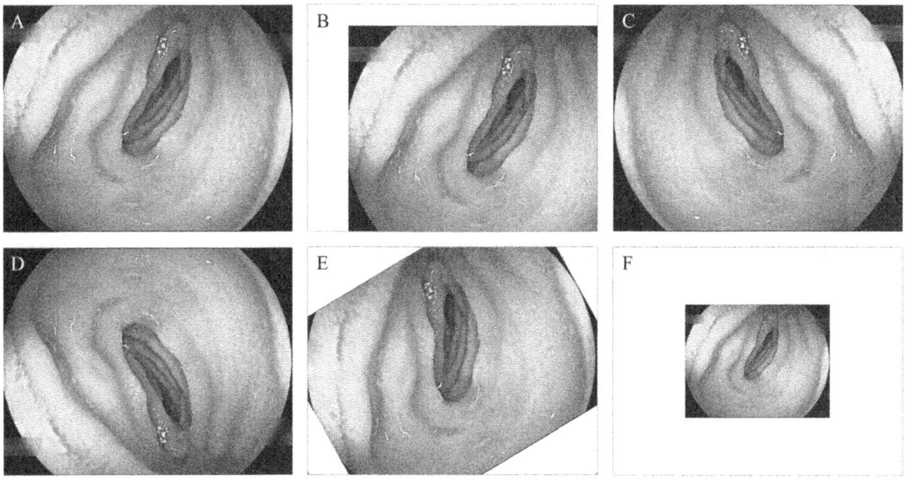

图 6-14

图 6-14　小肠内窥镜图

A. 原图；B. 平移；C. 水平翻转；D. 垂直翻转；E. 旋转；F. 缩放

（三）图像特征提取与增强

在医学图像分析中，图像特征提取与增强是至关重要的技术环节，直接影响到后续诊断和治疗的精准性。通过结合滤波、形态学处理等技术，不仅能够有效提取原始医学图像中的关键特征，还可以优化图像的视觉质量，提升其在后续分析中的实用性。这些技术不仅能够显著减少噪声干扰，还能更清晰地突出病灶区域，为临床医生提供更直观可靠的诊断依据，进一步提高诊疗的准确性和效率。常见的滤波技术包括均值滤波、中值滤波和高斯滤波等，而形态学处理则利用图像的几何结构特征，通过腐蚀、膨胀、开运算和闭运算等方法来增强图像质量。本节将详细介绍这些技术的基本原理及其在医学图像处理中的应用。

1. 空间滤波　是一种利用局部像素信息进行图像增强的常用方法。其核心思想是通过一个称为空间滤波器的模板，对图像中的每个像素点进行加权计算，生成新的像素值。在操作过程中，滤波器模板沿着图像滑动，窗口内的像素值与滤波器的权重相乘并求和，以更新中心像素的值。如图 6-15 所示，3×3 的线性空间滤波示例展示了这一操作过程。假设在像素点 (x,y) 处，预定义的滤波器系数 $w(-1,-1)$ 对应于像素 $f(x-1,y-1)$，通过计算，可以获得变化后的像素值。

对于像素点 (x,y)，滤波器的响应 $g(x,y)$ 可以通过滤波器系数与相应像素值的加权和计算得到：

$$g(x,y)=w(-1,-1)\cdot f(x-1,y-1)+\cdots+w(1,1)\cdot f(x+1,y+1) \quad （式 6-44）$$

其中，核的中心系数 $w(0,0)$ 与 (x,y) 处的像素对齐。对于大小为 $m\times n$ 的掩模，假设 $m=2a+1$ 且 $n=2b+1$，则线性滤波的计算公式为

$$g(x,y)=\sum_{s=-a}^{a}\sum_{t=-b}^{b}w(s,t)f(x+s,y+t) \quad （式 6-45）$$

为了确保对图像的所有像素进行处理，公式需依次应用于图像中每个像素。然而，滤波器在图像边缘时会出现部分核区域超出图像范围的问题，这时通常采用边缘填充的方法，如补充零值，以确保滤波器操作的完整性。

根据功能的不同，空间滤波器主要分为平滑滤波器和锐化滤波器。平滑滤波器的主要作用是减

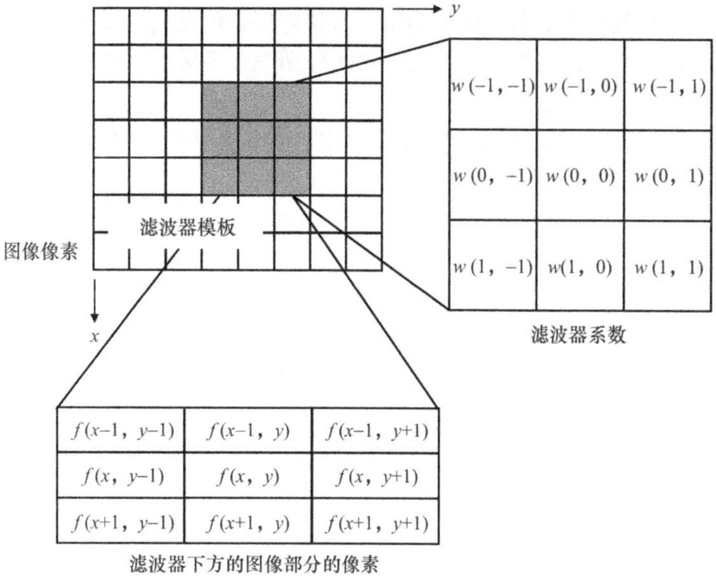

图 6-15　使用 3×3 邻域的线性空间滤波的过程

弱图像中的高频分量，如噪声，从而提高信噪比，但这也可能导致边缘信息的丢失；均值滤波是一种典型的平滑方法，通过对像素邻域的加权平均来减少噪声。锐化滤波器则用于增强图像的边缘信息，突出感兴趣区，其工作原理与高通滤波器相似，常采用拉普拉斯算子实现，通过突出图像中的急剧过渡区域来增强细节。尽管两者功能不同，但在空间域上均通过模板与图像的卷积运算实现。

2. 频域滤波　频域滤波的基础是卷积定理。设关于 (x,y) 的输入图像 $f(x,y)$ 与线性不变算子 $h(x,y)$ 的卷积运算结果为 $g(x,y)$，即 $g(x,y)=h(x,y)\cdot f(x,y)$，那么根据卷积定理，在频域有：

$$G(u,v)=H(u,v)\cdot F(u,v) \quad \text{（式 6-46）}$$

其中，$G(u,v)$、$H(u,v)$ 和 $F(u,v)$ 分别是 $g(x,y)$、$h(x,y)$ 和 $f(x,y)$ 的傅里叶变换，$H(u,v)$ 又被称为滤波器传递函数（或称为滤波器、滤波器函数等）。

在实际的应用中，输入图像 $f(x,y)$ 是已知的，经傅里叶变换可以得到 $F(u,v)$，因此只要确定滤波器传递函数 $H(u,v)$，便可计算出频域的增强结果 $G(u,v)$，随后进行离散傅里叶逆变换 $F^{-1}(\cdot)$ 即可获得最终增强结果 $g(x,y)$，这一过程可以式（6-47）表达。频域中的滤波过程，如图 6-16 所示。

$$g(x,y)=F^{-1}\left[H(u,v)\cdot F(u,v)\right] \quad \text{（式 6-47）}$$

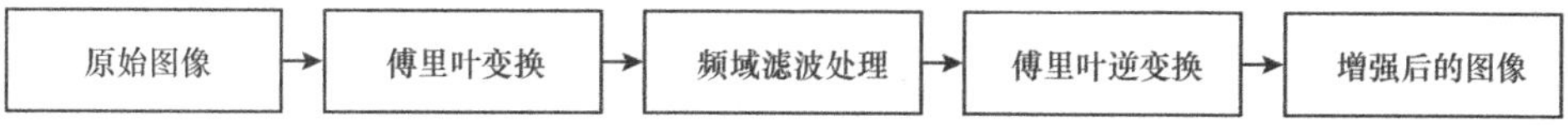

图 6-16　频域滤波过程

基于上述原理，可以构建多种频域滤波器，其中主要包括低通滤波器和高通滤波器。图像中的边缘和噪声通常对应于傅里叶变换中的高频成分。因此，低通滤波器通过抑制高频信息并保留低频成分，从而实现图像的平滑和噪声的减少。此类滤波器能够有效抑制反映图像边界特征的高频分量以及孤立点噪声，进而提升图像的整体视觉效果。与之相对，高通滤波器则专注于突出图像的边缘和细节。其通过降低傅里叶变换中的低频成分，增强高频信息，而不会影响边缘等重要细节。这种处理方法对提升图像的清晰度和可辨识度具有重要意义，尤其在临床图像分析和诊断中尤为关键。

3. 形态学处理 形态学的基本思想是利用具有特定形状的结构元素来量度和提取图像中的形状特征，从而实现对图像的分析和识别。在形态学中，腐蚀和膨胀是最基本的运算，许多高级算法都基于这两种基本运算进行构建。

腐蚀运算的作用是缩小目标区域，通常用于消除物体的边界点、去除小于结构元素的物体以及清除两个物体间的细小连接。其定义为

$$A \ominus B = \{z | B + z \subseteq A\} \quad \text{（式 6-48）}$$

其中，图像像素集合 A 和结构元素 B 是二维整数空间 Z^2 中的集合。$B+z$ 表示结构元素 B 平移 z，而 $A \ominus B$ 表示 B 对 A 的腐蚀操作。在 B 中需要定义一个原点，当结构元素 B 的原点平移到图像 A 中的像素点 (x,y) 时，如果此时 B 中为 1 的元素位置上对应 A 图像值全部也为 1，则输出图像对应的像素赋值为 1，否则赋值为 0。如图 6-17 所示，展示了腐蚀运算所得到的结果图像。

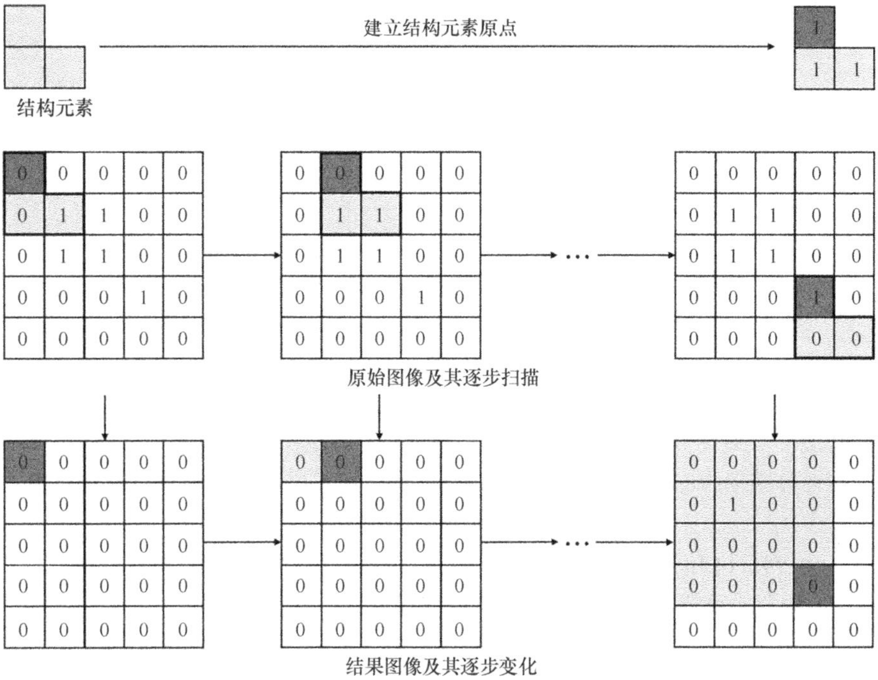

图 6-17　腐蚀运算示意图

膨胀运算则用于增大图像中的目标区域，其定义为

$$A \oplus B = \{z | B + z \cap A \neq \varnothing\} \quad \text{（式 6-49）}$$

其中，$A \oplus B$ 表示 B 对 A 的膨胀操作。膨胀操作与腐蚀操作相反，其目的是扩展图像的轮廓。其操作方法与腐蚀相似，遍历图像中的每个像素，如果 B 中为 1 的元素位置上对应 A 的图像值至少有一个为 1，则输出图像对应的像素值赋为 1，否则赋为 0。如图 6-18 所示，展示了膨胀运算所得到的结果图像。

除了传统的图像特征提取与增强方法，深度学习在数据表征上展现出独特的优势。相比手工设计的特征提取方法，深度学习能够自动从数据中学习特征表示，无须依赖专家的先验知识。通过大规模数据训练，深度学习在去噪、超分辨率和色彩校正等方面提升了图像增强效果。然而，深度学习对大数据和高算力的需求在医学图像中的广泛应用仍面临挑战。本节概述了多种图像特征提取与增强方法，下一节中我们将深入探讨医学图像分析方法，并介绍深度学习在医学图像处理与分析中的应用。

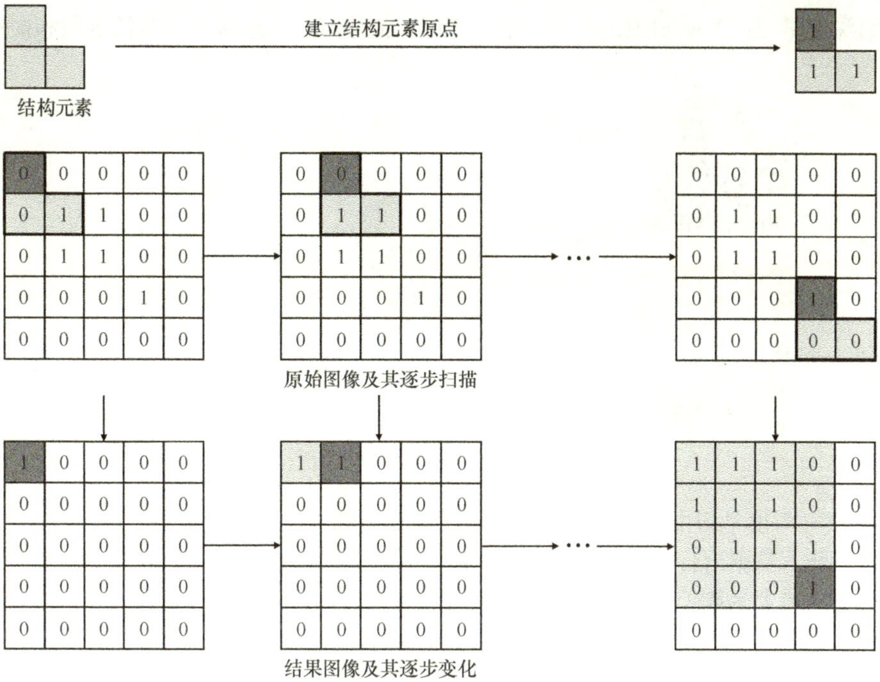

图 6-18　膨胀运算示意图

第二节　医学图像分析方法

医学图像分析在现代医疗中扮演着越来越重要的角色，推动了诊断、治疗和研究的进步。这一领域借助计算机视觉和人工智能技术，从传统的定性分析逐步走向定量分析，使得医疗图像的解读更加准确和高效。分类、目标检测和目标分割是医学图像分析的三大核心方法，它们分别解决了不同层次的问题：分类用于识别和区分不同的病变类型或组织结构；目标检测致力于定位并标注出图像中的病灶或器官；目标分割则进一步精细化处理，分割出特定的区域以便进行更深入的分析。本节将详细探讨这些方法的原理、技术和应用，展示它们在医学图像分析中的重要性和广阔前景。

一、医学图像分类及筛查方法

随着医学影像技术的快速发展和大规模数据的积累，如何高效、准确地进行医学图像分类和筛选成为医疗领域的重要课题。深度学习作为当前最为前沿和强大的技术手段，已在医学图像分析中展现出巨大的潜力和应用价值。本节将深入探讨医学图像分类及筛选方法，重点介绍深度学习在这一领域的应用。首先，我们将简要回顾深度学习的基础知识，接着，我们将聚焦于经典的深度学习分类模型，说明其在医学图像分类中的具体应用和优势。最后，我们还将讨论如何评估深度学习模型的效果，通过介绍常用的评价指标，如准确率、召回率、F1 分数等，帮助读者全面理解模型的性能和实际应用价值。

（一）深度学习基础知识

深度学习是人工智能和机器学习的一个子领域，通过模拟人脑的结构和功能，使用多层神经网络来处理和分析复杂数据。其广泛应用于图像识别、自然语言处理、语音识别等多个领域。在医学图像分析中，深度学习已经证明了其卓越的性能和广泛的应用前景。图像分类是计算机视觉中最基础的任务，基本上深度学习模型的发展史就是图像分类任务提升的发展史。如图 6-19 所示，图像分类顾名思义就是一个模式分类问题，它的目标是将不同的图像，划分到不同的类别，实现最小的分类误差。对于深度学习网络而言，它的输入是图像，输出是对该图像内容分类的类别标签。本节将首先介绍深度学习的基础知识，主要包括卷积层、池化层、全连接层、激活函数和损失函数。

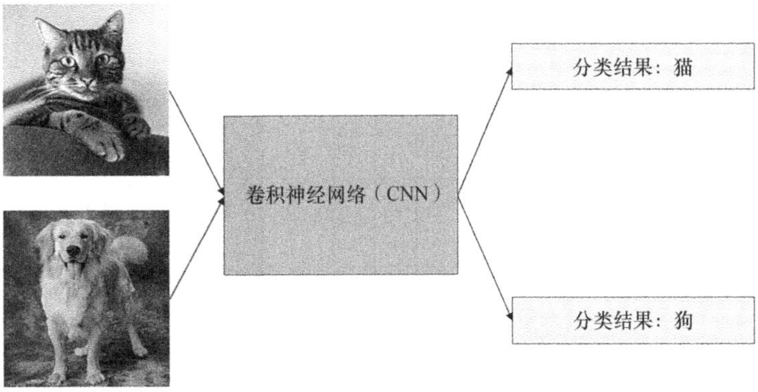

图 6-19

图 6-19　卷积神经网络分类示意图

1. 卷积层　深度学习中的卷积层是一种用于处理图像、文本等数据的重要组件。卷积层通过应用卷积核对输入数据进行卷积操作，以提取特征并生成输出特征图。

在数学中，两个函数（ $f,g:\mathbb{R}^d \to \mathbb{R}$ ）的卷积被定义为

$$(f \cdot g)(x) = \int f(z)g(x-z)dz \quad \text{（式 6-50）}$$

这个过程可以理解为在每个点 x 处，将 $f(x)$ 与 $g(x)$ 的“重叠部分”进行乘积操作，然后对所有点的乘积结果进行积分来得到卷积结果。当研究对象为离散时，积分就变成求和。定义如下：

$$(f \cdot g)(i) = \sum_a f(a)g(i-a) \quad \text{（式 6-51）}$$

对于二维张量，则将 f 的索引 (a,b) 和 g 的索引 $(i-a, j-b)$ 上对应位置求和可得：

$$(f \cdot g)(i,j) = \sum_a \sum_b f(a,b)g(i-a, j-b) \quad \text{（式 6-52）}$$

卷积是可以交换的，因此式（6-52）可以等价为

$$(f \cdot g)(i,j) = \sum_a \sum_b f(i-a, j-b)g(a,b) \quad \text{（式 6-53）}$$

通常，式（6-53）在深度学习中使用更加方便，因为 a 和 b 的变换范围较小。大部分的深度神经网络实现的是与卷积类似的函数，称为互相关函数（cross correlation function），它跟数学中的卷积运算基本相同，其中 f 为原始图像，g 为卷积核。

$$(f \cdot g)(i,j) = \sum_a \sum_b f(i+a, j+b)g(a,b) \quad \text{（式 6-54）}$$

在二维互相关运算（卷积）中，卷积窗口从输入图像的左上角开始，逐步从左到右、从上到下进行滑动。当卷积窗口滑动到新位置时，包含在该窗口中的部分像素点与卷积核对应的元素进行逐一相乘操作，之后将所得张量进行求和操作，得到一个单一的数值，这个数值即为输出图像中对应位置的结果。下面我们将通过具体的例子（图 6-20）去演示卷积的具体运算过程。此处忽略通道维度（三维图像）这一情况，目的是理解二维图像数据的卷积操作过程。

根据定义，我们将卷积核从输入图像的左上角开始，依次从左往右，从上往下滑动。依次计算得到卷积结果，具体实现过程，如图 6-21 所示。

2. 池化层　在卷积神经网络中，池化操作通常紧跟在卷积操作之后，用于降低特征图的空间维度。与卷积层类似，池化层通过一个固定形状的窗口在输入图像上滑动，根据步长遍历所有区域，并计算每个位置的输出。然而，与卷积层的卷积运算不同，池化层没有学习参数，而是通过确定性的操作进行计算。常见的池化操作包括最大池化（max pooling）和平均池化（average pooling），分别计算池化窗口内的最大值或均值。在这两种操作中，池化窗口从输入图像的左上角开始，按照从左到右、从上到下的顺序进行滑动，并在每个位置进行最大值或均值的计算，具体取决于所选的池化类型。

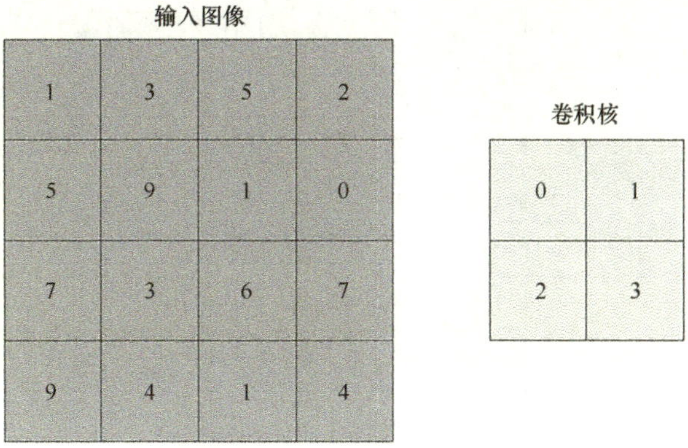

图 6-20 输入图像及卷积核

图 6-20

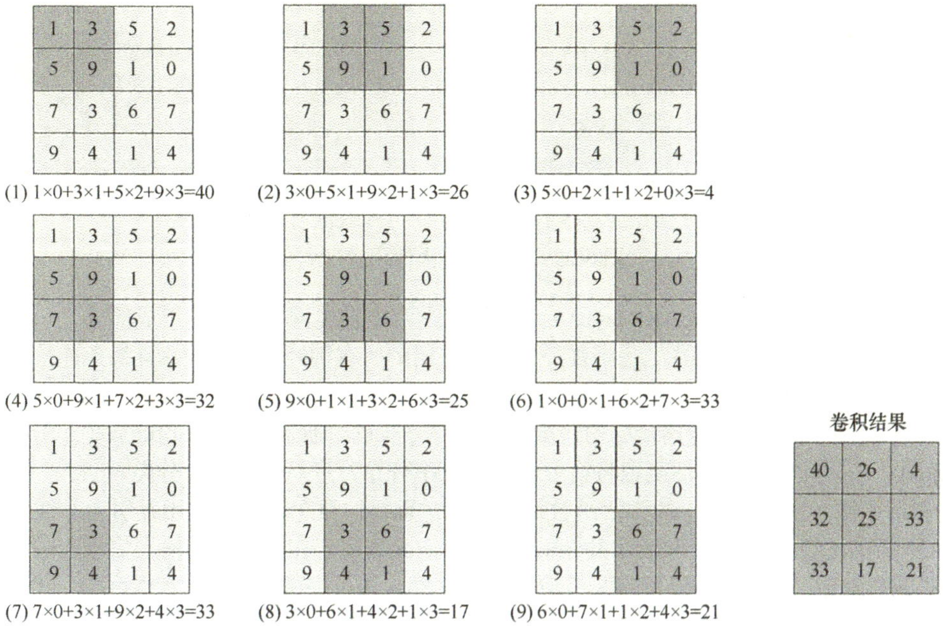

图 6-21 详细的卷积过程

图 6-21

类似地，我们将通过具体的例子（图 6-22）去演示最大池化具体运算过程，同样，这里我们只关注二维图像数据的池化。平均池化的过程类似于最大池化，请读者自行计算。

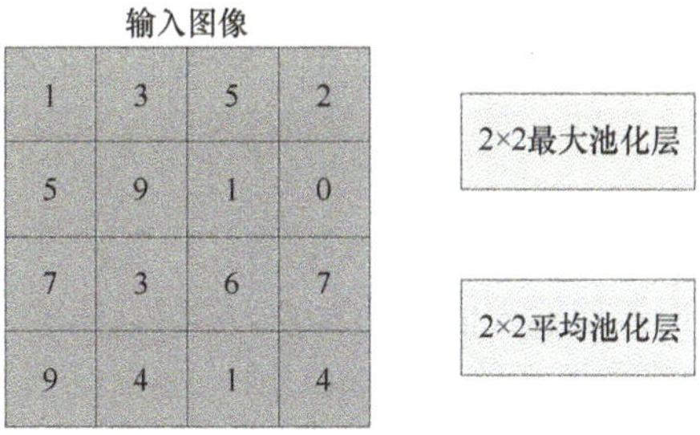

图 6-22 输入图像和池化窗口

图 6-22

根据定义，我们将窗口从输入图像的左上角开始，依次从左往右，从上往下滑动。依次计算得到池化结果，具体过程如图 6-23 所示。

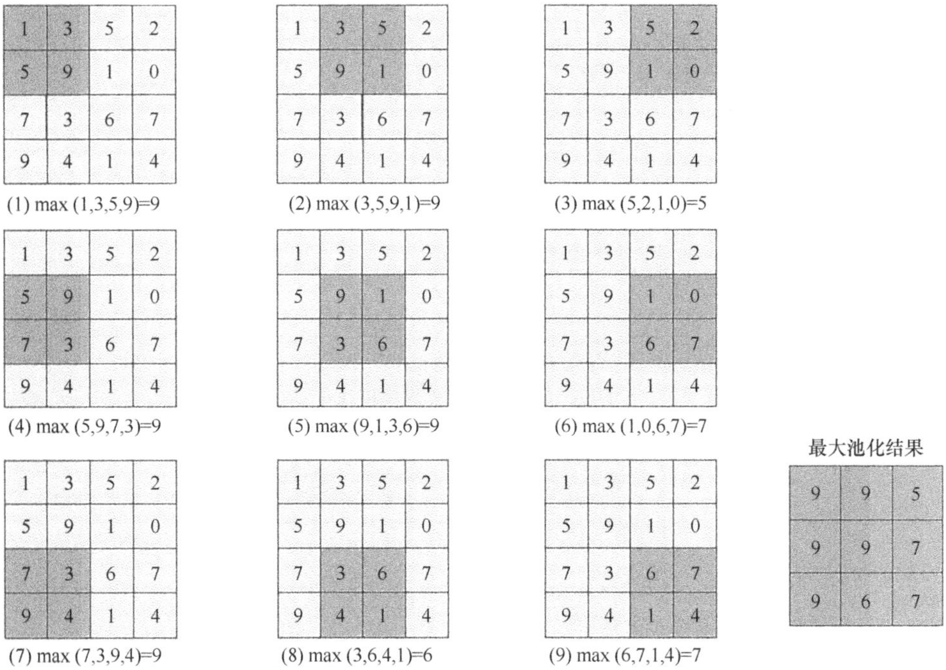

图 6-23

图 6-23　详细的最大池化过程

3. 全连接层（fully connected layer）　是深度学习中神经网络的基本组成部分之一，广泛应用于各种任务中。在全连接层中，每个神经元与前一层的所有神经元相连，并且每条连接都带有权重参数。在图像分类任务中，全连接层通常位于网络的末端，负责将卷积层或池化层提取的高维特征映射到最终的类别空间。全连接层的输出为类别得分向量，通常会使用 Softmax（多分类任务）或 Sigmoid（二分类任务）激活函数将得分转换为概率分布，进而实现图像分类。

4. 激活函数　深度学习中的激活函数是一个非常重要的概念，它的作用是引入非线性因素，使得神经网络能够更好地学习和表示复杂的特征。激活函数用于在神经元的输入信号和输出信号之间引入非线性映射，从而使神经网络具有更强的表达能力和更高的灵活性。在深度学习模型中，一般在每层神经网络的计算结果输入下一层神经网络之前先经过一个激活函数。常用的激活函数包括 Sigmoid、ReLU、LeakyReLU、Softmax 等，示意见图 6-24。下面将逐一介绍它们。

（1）Sigmoid 激活函数：

$$f(x)=\frac{1}{1+\mathrm{e}^{-x}} \tag{式 6-55}$$

Sigmoid 函数将输入映射到 0～1 之间的连续值，常用于二分类问题的输出层，也可以用于隐藏层，但其在输入极值处的梯度接近于零，可能导致梯度消失问题。

（2）ReLU 激活函数：

$$f(x)=\max(0,x) \tag{式 6-56}$$

ReLU 函数在输入大于零时返回输入值，小于等于零时返回零，解决了 Sigmoid 函数的梯度消失问题，并且计算简单，加速了训练过程。ReLU 在大多数情况下是深度学习网络中首选的激活函数。

（3）LeakyReLU 激活函数：

$$f(x)=\begin{cases}x,\ \text{if } x>0\\ \alpha x,\ \text{other}\end{cases} \tag{式 6-57}$$

LeakyReLU 在负值区域有一个小的斜率（通常为 0.01），解决了 ReLU 函数中负值区域的神经元“死亡”问题，有助于缓解梯度消失问题。

（4）Softmax 激活函数

$$f(x_i)=\frac{e^{x_i}}{\sum_{j=1}^{K}e^{x_j}} \tag{式 6-58}$$

其中，x_i 是原始分数向量中的第 i 个元素，K 是类别的数量。Softmax 函数将原始分数 x_i 转换为概率，表示样本属于第 i 个类别的概率。它对原始分数进行归一化处理，确保输出是一个有效的概率分布，广泛用于多分类问题，特别是在神经网络的输出层中，它将原始分数转换为每个类别的预测概率，进而进行分类预测。

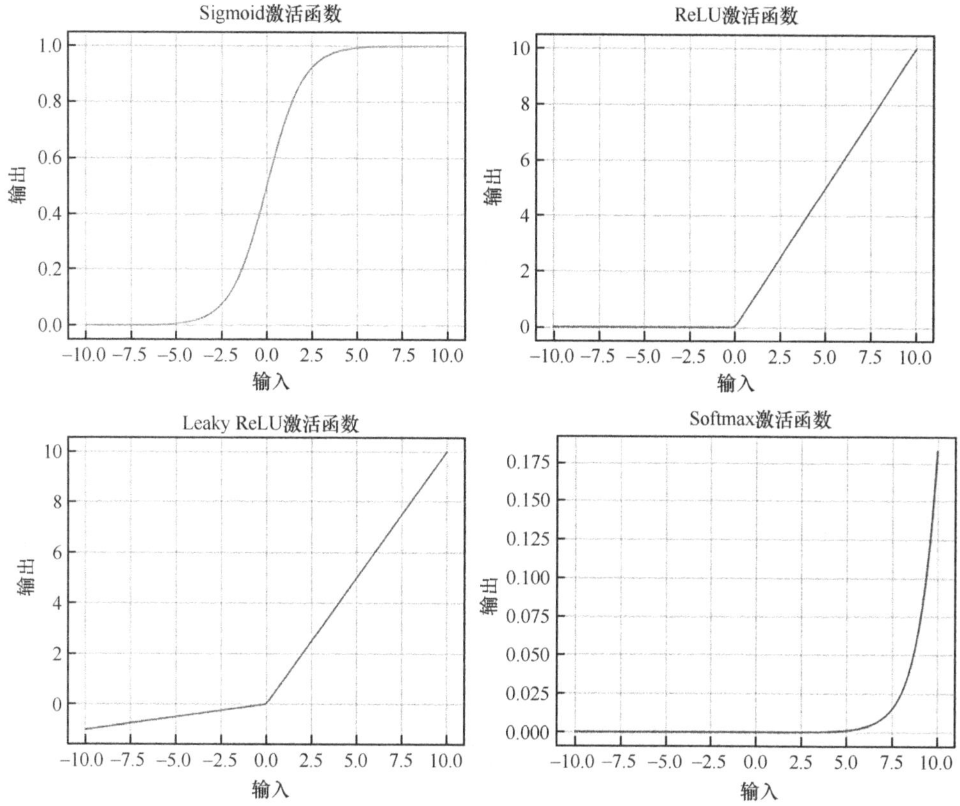

图 6-24 激活函数示意图

图 6-24

5. 损失函数（loss function） 是深度学习模型训练过程中的关键组成部分，用于衡量模型预测值与真实标签之间的误差。它是优化算法（如梯度下降）的目标函数，通过最小化损失函数来调整模型参数，使模型的预测结果尽可能接近真实标签。下面将介绍两种简单常用的损失函数，分别是交叉熵（cross entropy，CE）损失函数及 Focal 损失函数。

（1）交叉熵损失：交叉熵的定义源于信息论，在分类问题中，通常将网络输出经 Sigmoid 或 Softmax 激活函数后的值作为交叉熵损失的输入，这里交叉熵损失函数的输入值介于 0～1，反映了各个预测类别的概率。因此，在分类任务中使用交叉熵损失函数可以较好地衡量预测的概率分布与真实的概率分布之间的差距。

在多分类框架下，交叉熵的损失的计算公式，如式（6-59）所示。

$$L_{CE}=-\frac{1}{N}\sum_{i=1}^{N}\sum_{k=1}^{C}y_i^k\log p_i^k \tag{式 6-59}$$

其中，输出的类别数为 C，样本数量为 N，y_i^k 表示第 i 个样本属于第 k 类的真实标签向量，p_i^k 表

示第 i 个样本预测为第 k 类的概率。

特别地，在二分类任务中，使用的则是二进制交叉熵（binary cross-entropy, BCE）损失函数。式（6-59）可以改写为式（6-60）所示。

$$L_{BCE}=-y_i\log p_i-(1-y_i)\log(1-p_i) \quad （式 6-60）$$

其中，y_i 表示第 i 个样本的真实标签向量，p_i 表示第 i 个样本的预测概率。

此外，当出现类别不平衡问题时，交叉熵损失进一步扩展为加权交叉熵（weighted cross entropy，WCE）损失，它通过为不同类别损失加权的方式来控制不同类别对最终损函数的贡献，如式（6-61）所示。

$$L_{WCE}=-\frac{1}{N}\sum_{i=1}^{N}\sum_{k=1}^{C}w_i^k y_i^k \log p_i^k \quad （式 6-61）$$

其中，w_i^k 表示类别 k 的权重。

（2）Focal 损失：最初是由何恺明提出的，主要是为了解决一阶段（one-stage）目标检测中正负样本比例严重失衡的问题而提出的。该损失函数可以降低大量负样本在训练中所占的权重，可以理解为一种困难样本挖掘，经常应用于样本分布不均衡的分类任务中。它是一种改进的交叉熵损失函数，通过调整损失函数的权重来减轻大多数易分类样本对模型训练的影响，如式（6-62）所示。

$$L_{Focal}=-\frac{1}{N}\sum_{i=1}^{N}\sum_{k=1}^{C}\alpha_i^k(1-p_i^k)^{\gamma} y_i^k \log p_i^k \quad （式 6-62）$$

其中，α_i 是平衡因子，用于平衡正负样本的比例不均，其取值一般为相反类的比重，即负样本数量越多，则分配的权重越小，从而降低负样本的影响。只增加平衡因子 α_c，虽然可以平衡正负样本的重要性，但无法解决简单与困难样本问题，所以针对难分样本 Focal 损失进一步引入可调节因子 γ，用来调节简单样本权重降低的速率，当 γ 取 0，α_i 取 1 时为交叉熵损失函数。此外，Focal 损失不仅可以用于分类任务，也可以应用于其他计算机视觉任务，如分割任务。

（二）经典深度学习分类模型

随着深度学习的发展，多个经典分类模型如 LeNet-5、AlexNet、VGG、GoogLeNet 和 ResNet 等，推动了计算机视觉和图像分类领域的进步。这些模型通过引入更深的网络结构和自动特征提取，显著提高了分类性能。下面将以 ResNet 模型为核心，并以 DenseNet、Vision Transformer 为例介绍经典深度学习分类模型，并探讨其背后的设计逻辑与创新。

1. ResNet 深层网络虽然能够提取丰富的特征层次，但也容易面临两个主要问题：梯度消失或梯度爆炸，以及信息在深层网络中的丢失。梯度消失和爆炸问题，尽管通过批量标准化（batch normalization）和良好的参数初始化可以在一定程度上缓解，但这些方法无法从根本上解决深层网络训练中的所有挑战。残差神经网络（residual neural network，ResNet）通过残差学习机制，提供了有效的解决方案，显著提高了深层网络的可训练性和性能。

假设数据期望的基础映射为 $H(x)$，ResNet 通过设计残差学习模块，让网络中的非线性层去拟合残差映射 $F(x)=H(x)-x$，而不是直接拟合 $H(x)$。此时，映射函数可表示为 $F(x)+x$，即输出为输入加上残差。如图 6-25（A）所示，残差块的结构可以用 $F(x)+x$ 的形式表示。

在 ResNet 中，恒等映射是通过跳跃连接实现的，这种连接允许网络中的信息绕过一个或多个层直接传递。如果一个模型仅通过恒等映射就能达到最优，那么理论上可以将权重层的参数设为 0。此外，跳跃连接不会增加额外的参数数量或计算负担，并且可以轻松地利用现有的深度学习框架来构建这种结构。

ResNet 模块主要有两种结构形式，如图 6-25B、C 所示：左侧是两层卷积的基本构建块结构，右侧是三层卷积的瓶颈结构。瓶颈结构的设计思路是在基本构建块中的两个 3×3 卷积层的基础上进行优化，将其替换为 1×1、3×3 和 1×1 的组合。这种改进通过 1×1 卷积来调整特征图的维度，从而使得中间的 3×3 卷积层可以在较小的维度上进行计算，减少计算量。

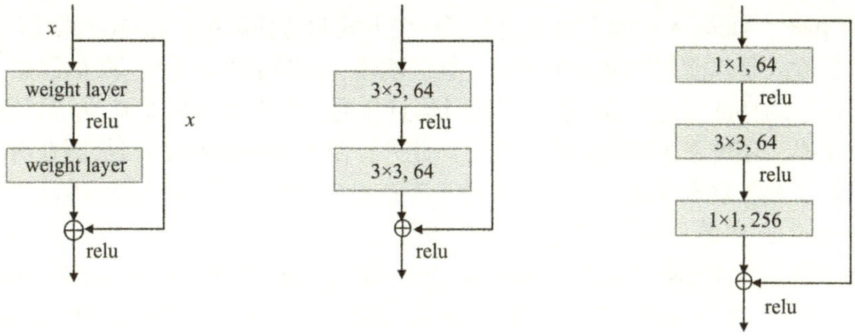

图 6-25　ResNet 结构

A. 残差学习块；B、C 为 ResNet 中两种不同的 ResNet 模块

图 6-25

由于 ResNet 引入了残差学习机制和快捷连接，有效解决了深层网络中的梯度消失和模型退化问题，使得极深的网络得以稳定训练并实现良好的性能。因此，ResNet 在 2015 年的 ImageNet 大规模视觉识别挑战赛（ImageNet large scale visual recognition challenge，ILSVRC）竞赛中获得了分类任务的冠军，将 ImageNet 测试集的前 5 错误率降低至 3.57%。这一成果充分展示了 ResNet 在深度神经网络中的优势和稳定性。通过合理设计的残差块和快捷连接，ResNet 显著提升了网络的学习能力和效率。ResNet50 网络的结构，如图 6-26 所示。

ResNet 系列提供了多种不同深度的网络结构，包括 ResNet18、ResNet34、ResNet50、ResNet101 和 ResNet152，以适应不同的任务需求和计算资源。不同的 ResNet 网络结构主要在于网络深度和残差模块的堆叠方式。ResNet18 和 ResNet34 采用相对简单的基础构建块结构，而 ResNet50、ResNet101 和 ResNet152 则采用更为复杂的瓶颈结构。

在图像领域，ResNet 极大推动了深度学习的进展，尤其在特征提取、分类和目标检测等任务中发挥了重要作用。对于医学图像分析，ResNet 的多层次特征提取能力为复杂病理图像的精准分类、分割和诊断提供了强有力的支持。其高效的模型架构和优越的性能不仅提升了自动化医疗影像分析的准确性，还为智能医疗系统的开发奠定了基础，在疾病筛查、手术规划等领域展现出广阔的应用前景。

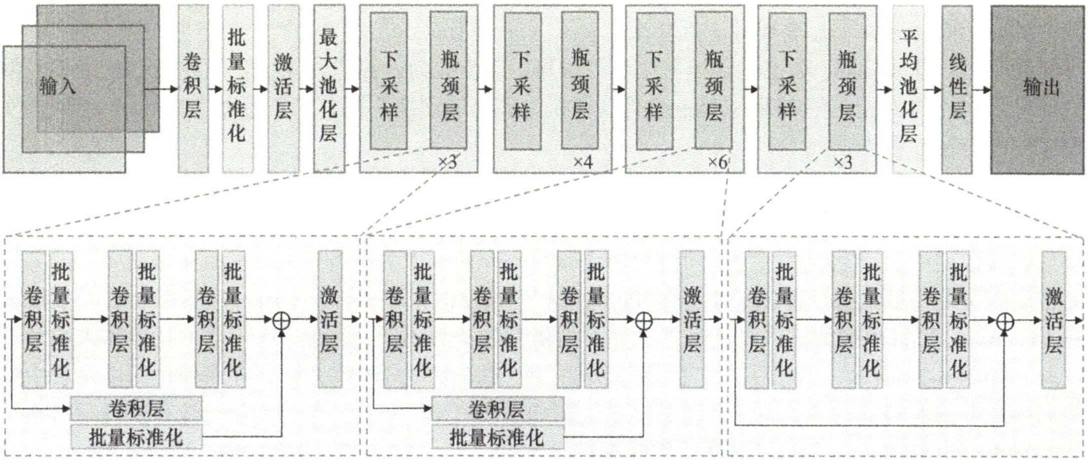

图 6-26　ResNet 50 网络架构图

图 6-26

2. DenseNet　稠密连接网络（DenseNet）在某种程度上可以被视为 ResNet 的逻辑扩展。DenseNet 主要由稠密块（denseblock）和过渡层（transition layer）构成。在每个稠密块中，采用了密集连接的策略，使得每一层的输入不仅来自当前层的前一层，还包括前面所有层的特征图。这种结构有效缓解了梯度消失的问题，增强了特征传播，鼓励了特征的重用，并显著减少了模型的参数量。

与 ResNet 相比，DenseNet 的主要区别在于连接方式和特征利用。ResNet 采用的是残差连接，即每个残差块的输入是当前层的输入加上前一层的输出，强调了“学习残差”的思想。而 DenseNet 则通过将所有前层的特征图连接到当前层，使得信息在网络中更加密集地流动。这种密集连接不仅提高了特征重用率，还增强了网络的表达能力。此外，由于 DenseNet 的特征图在网络中以更高的密度流动，因此在参数效率方面，DenseNet 通常能在更少的参数下实现与 ResNet 相似或更优的性能。这使得 DenseNet 在需要高效模型的场景中表现尤为突出。

DenseNet 系列包括 DenseNet121、DenseNet161、DenseNet169 和 DenseNet201 四种不同深度的网络结构（如图 6-27 为 DenseNet121 的网络结构示意图）。与 ResNet 相比，DenseNet 在设计上存在显著差异。首先，DenseNet 并没有在稠密块内部进行下采样操作，而是通过独立的过渡层来实现下采样。过渡层的核心是使用平均池化来减少特征图的尺寸，同时控制模型的复杂度。这种设计有效保持了 DenseNet 的密集连接优势，同时避免了特征图过度缩减的问题，使得特征信息能够更有效地流动和传播。

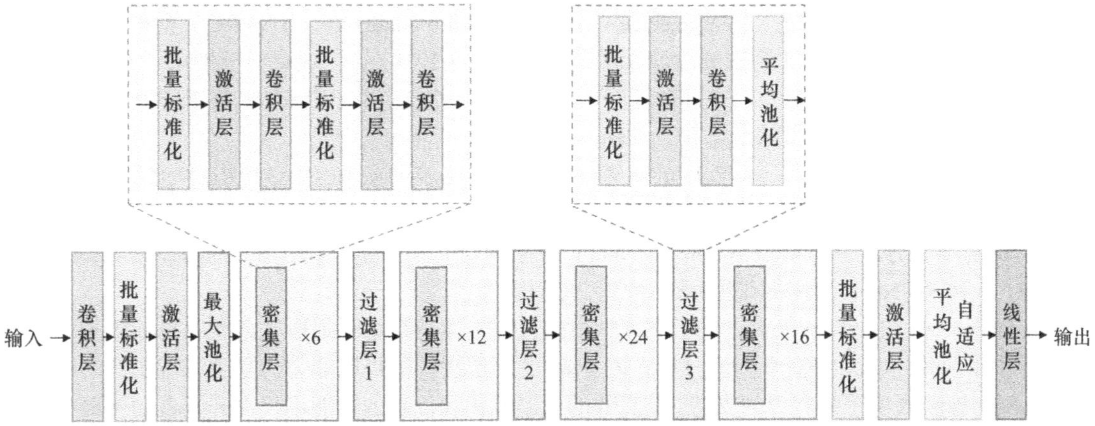

图 6-27

图 6-27　DenseNet121 的网络结构

3. Vision Transformer　Transformer 最初是应用于自然语言处理领域的，但它在计算机视觉领域中的应用同样取得了显著成效。近年来，针对 Vision Transformer（ViT）的改进不断涌现，涵盖了图像分类、目标检测、姿态估计等多个任务领域，逐步成为计算机视觉中广泛使用的深度神经网络架构之一。与 ResNet 和 DenseNet 这类以卷积为核心的网络不同，ViT 通过 Transformer 架构实现了新的特征提取方式。

ViT 的核心思想是将输入图像分割为若干固定大小的图像块（patches），并将这些图像块视为序列中的元素，再将图像块序列输入到 Transformer 中进行处理。Transformer 的通过自注意力机制有效建模序列中元素之间的关系，同时利用位置编码保留输入数据的位置信息，从而在序列处理任务中实现全局特征捕捉。ViT 系列包括不同深度和复杂度的模型，如 ViT-small、ViT-base、ViT-large 和 ViT-huge。每种模型的嵌入维度和多头注意力机制的个数不同，从而适应不同的任务需求和计算资源。如图 6-28 所示，展示了 ViT 的网络结构，它利用多头自注意力机制在序列化的图像块中捕捉局部和全局的特征信息，为图像任务提供了新的解决方案。ViT 的出现不仅为计算机视觉带来了新的思路，也推动了深度学习网络结构的进一步发展。

（三）分类评价指标

分类评价指标是衡量分类模型性能的重要工具，帮助我们理解模型的优缺点和实际应用效果。在本小节中，我们将介绍分类模型常用的评价指标，包括准确率、精确率、召回率、*F*1 分数、特异性、受试者操作特征（ROC）曲线与曲线下面积（area under curve，AUC）、精确率-召回率（precision-recall，PR）曲线等，详细解释这些指标的定义及计算方法。

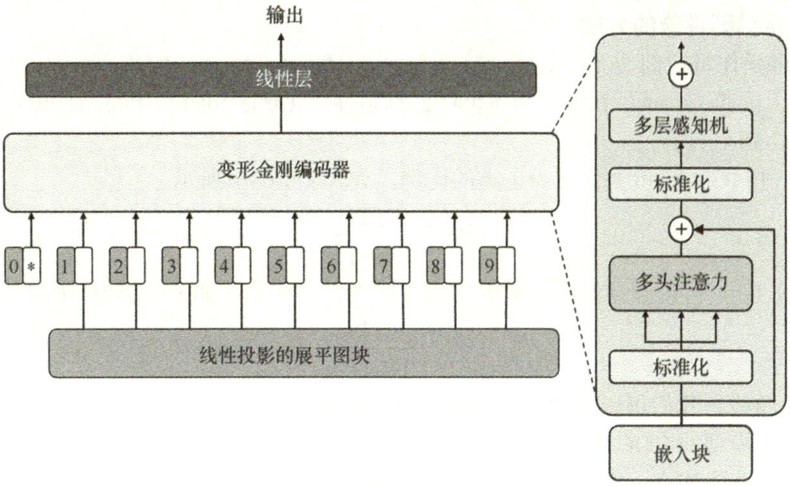

图 6-28　视觉转换器的网络结构

图 6-28

1. 混淆矩阵（confusion matrix） 是评估分类模型性能的工具之一。它以矩阵形式表示模型预测结果与实际结果的对比情况，特别适用于二分类和多分类问题。混淆矩阵的每一行代表数据的真实类别，每一行的总数代表该类别数据的总数；每一列代表预测类别，每一列的总数是预测为该类别的总数。通过混淆矩阵，我们可以更深入地了解模型在不同类别上的表现，识别出哪些类别容易被误分类，从而有针对性地改进模型。图 6-29 展示了一个二分类任务的混淆矩阵。

混淆矩阵	实际为正类的样本数	实际为负类的样本数
预测为正类的样本数	true positive (TP)	false positive (FP)
预测负类的样本数	false negative (FN)	true negative (TN)

图 6-29　混淆矩阵示意图

图 6-29

其中，TP 表示模型预测为阳性，真实标签也为阳性；FN 表示模型预测为阴性，真实标签为阳性；FP 表示模型预测为阳性，真实标签为阴性；TN 表示真实标签为阴性，预测也为阴性。

2. 基本评价指标

（1）准确率（accuracy）：表示有多少比例的样本预测正确，如式（6-63）所示。

$$\text{accuracy}=\frac{\text{TP}+\text{TN}}{\text{TP}+\text{TN}+\text{FP}+\text{FN}} \tag{式 6-63}$$

（2）精确率（precision）：预测为正类的样本中实际为正类的比例，如式（6-64）所示。

$$\text{precision}=\frac{\text{TP}}{\text{TP}+\text{FP}} \tag{式 6-64}$$

（3）召回率（recall）：实际为正类的样本中被正确预测为正类的比例，如式（6-65）所示。

$$\text{recall}=\frac{\text{TP}}{\text{TP}+\text{FN}} \tag{式 6-65}$$

（4）$F1$ 分数（$F1$ measure）：精确率和召回率的调和平均数，如式（6-66）所示。

$$F1=\frac{2\times\text{precision}\times\text{recall}}{\text{precision}+\text{recall}} \tag{式 6-66}$$

（5）特异性（specificity）：实际为负类的样本中被正确预测为负类的比例，如式（6-67）所示。

$$\text{specificity}=\frac{\text{TN}}{\text{TN}+\text{FP}} \tag{式 6-67}$$

3. 综合评价模型性能的方法

（1）受试者操作特征曲线（receiver operator characteristic curve，ROC curve）：ROC 曲线是以假阳性率（false positive rate，FPR）为横坐标，真阳性率（true positive rate，TPR）为纵坐标的二维图形，如图 6-30A 所示。

假阳性率（FPR）：将负类预测为正类的比例，如式（6-68）所示。

$$\mathrm{FPR}=\frac{\mathrm{FP}}{\mathrm{FP}+\mathrm{TN}} \quad \text{（式 6-68）}$$

真阳性率（TPR）：正确预测为正类的比例，等同于召回率，如式（6-69）所示。

$$\mathrm{TPR}=\frac{\mathrm{TP}}{\mathrm{TP}+\mathrm{FN}} \quad \text{（式 6-69）}$$

通过 ROC 曲线，我们可以对两个模型的性能进行比较：

1）如果一个模型的 ROC 曲线被另一个模型的 ROC 曲线“包住”，则后者的性能优于前者。

2）如果两个曲线相交，则需要比较它们的曲线下面积（AUC），AUC 的值越大，模型的性能越好。AUC 的取值范围为[0,1]，当 AUC 为 0.5 时表示模型表现与随机猜测相同，当 AUC 为 1 时表示模型具有完美的区分能力。

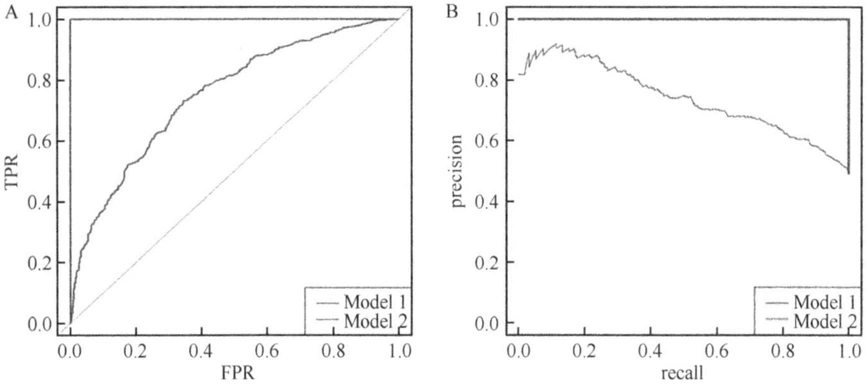

图 6-30

图 6-30 ROC 曲线和 PR 曲线示意图

A. ROC 曲线；B. PR 曲线

（2）PR 曲线（precision-recall curve，精确率-召回率曲线）：PR 曲线是一种用于评估分类模型性能的工具，尤其适用于处理不平衡数据集。PR 曲线通过绘制不同阈值下的精确率（precision）和召回率（recall）来展示分类模型的表现，如图 6-30B 所示。通过 PR 曲线，我们可以对两个模型的性能进行比较。

1）如果一个模型的 PR 曲线能被另一个模型的曲线“包住”，则后者的性能优于前者。

2）如果两个模型的 PR 曲线相互交叉，则可通过“平衡点”（break-event point，BEP）来评价模型的优劣，BEP 是“精确率=召回率”的数值。

二、目标检测方法

目标检测作为计算机视觉领域的一个重要研究方向，致力于从图像或视频中准确地检测和识别物体的位置和类别，目标检测算法多用于行人检测、人脸识别及病变检测等领域，图 6-31 展示了三张内窥镜图像中病变检测的结果。随着深度学习技术的发展，该方法经历了从传统的基于手工特征和分类器的算法，到基于深度神经网络的端到端学习模型的转变。本节将详细介绍目标检测算法的基本概念与任务，回顾其发展历程，并重点解析当前主流的深度学习目标检测算法。同时，我们还将讨论目标检测算法的评价指标，以便更好地理解和衡量不同算法的性能。通过对这些内容的深入探讨，为读者提供一个全面的目标检测技术概览，为后续学习和研究打下坚实的基础。

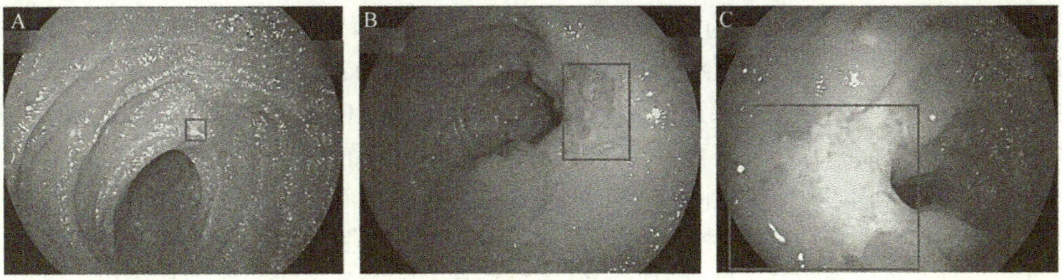

图 6-31　目标检测在疾病检测上的应用

A、B、C 中用黑色框表示不同的溃疡区域

图 6-31

（一）目标检测方法概述

目标检测是计算机视觉中的一个关键任务，涉及识别和定位图像或视频中的感兴趣目标，并对其进行分类识别。随着深度学习技术的发展，目标检测方法经历了显著的变革和进步，逐渐从传统的基于手工特征的方法演变为基于深度神经网络的方法。

目标检测与图像分类的不同在于，图像分类仅对整个图像进行标记，而目标检测则需要识别并定位图像中的多个对象。具体而言，目标检测可以分解为以下两个子任务：

1. 分类　确定每个目标所属的类别。分类的准确性直接影响到目标检测的整体性能。

2. 定位　确定目标在图像中的精确位置，通常使用边界框（bounding box）来表示。定位的关键是减少预测边界框与真实边界框之间的误差。

在早期，目标检测主要依赖于手工设计的特征和模型，如滑动窗口法和基于方向梯度直方图（histogram of oriented gradient，HOG）特征的检测方法。滑动窗口法是一种基础且广泛应用的目标检测方法，其核心思想是通过在图像上移动一个固定大小的窗口来扫描整个图像。每个窗口都被单独处理，用于确定其中是否包含目标物体；HOG 特征核心思想是通过计算图像中局部区域的梯度方向直方图来捕捉图像的边缘或纹理信息。滑动窗口法和 HOG 特征在目标检测的早期发展中取得了显著成果，它们的优势在于相对简单且易于实现，并且在当时计算资源有限的情况下表现良好。然而，这些方法也存在一些局限性，如计算量大、对复杂变化（如光照、姿态变化等）的鲁棒性差以及在处理大型数据集和复杂背景时的能力限制。这些问题为后来基于深度学习的方法提供了改进的空间和方向。

随着深度学习的兴起，基于卷积神经网络（CNN）的目标检测算法迅速成为主流，这些方法在准确性和效率上均取得了显著进步。总的来说，基于卷积神经网络目标检测方法可分为两大类：两阶段目标检测算法和一阶段目标检测算法。两阶段目标检测算法，如 R-CNN 系列，包括 R-CNN、Fast R-CNN 和 Faster R-CNN，它们首先生成候选区域，然后在这些区域内进行分类和回归操作。相比之下，一阶段目标检测算法，如 YOLO 系列（包括 YOLO、YOLOv2、YOLOv3 等），则直接在图像上进行目标分类和回归。

（二）常见的深度学习目标检测算法

基于手工提取特征的传统目标检测算法进展缓慢，对于复杂的场景很难实现较高精度。2012 年，卷积神经网络（convolutional neural network，CNN）的兴起使目标检测技术进入了一个全新的阶段。基于 CNN 的目标检测算法主要包括两阶段目标检测算法和一阶段目标检测算法。通常，两阶段目标检测算法一般比一阶段精度要高，但一阶段检测算法速度会更快。

自 R-CNN 提出以来，两阶段检测算法经过了持续改进，经历了 Fast R-CNN，最终提出了 Faster R-CNN。下面以 Faster R-CNN 为例，详细阐述其原理和优缺点。

Faster R-CNN 的网络结构如图 6-32 所示，它主要由特征提取器、区域建议网络（region proposal network，RPN）和感兴趣区域头（region of interest head，ROIhead）三部分组成。Faster R-CNN 是

一种基于卷积神经网络（CNN）的目标检测方法，它首先使用特征提取器（如 VGG、ResNet 等）提取输入图像的特征图,该特征图会用于后续的 RPN 层和 RoIhead 层。然后，RPN 对提取的卷积特征图进行处理，产生一定数量的感兴趣区（region of interest，ROI）。最后，将 RPN 找出的 ROI 和特征图输入到 RoIHead，判断它是否包含目标，并修正框的位置和坐标。

Faster R-CNN 利用 RPN 生成高质量的候选区域，结合 CNN 强大的特征提取能力，能够实现较高精度的目标检测。与 R-CNN 和 Fast R-CNN 相比，RPN 直接在特征图上生成候选区域，而不需要额外的计算，极大地提高了处理速度。但尽管 Faster R-CNN 在速度上有所优化，但相比于轻量级的检测器（如 YOLO、SSD），它的计算复杂度仍然较高，且在一些需要实时处理的应用场景中（如自动驾驶、实时监控），Faster R-CNN 的速度仍不足以达到实时检测的水平。

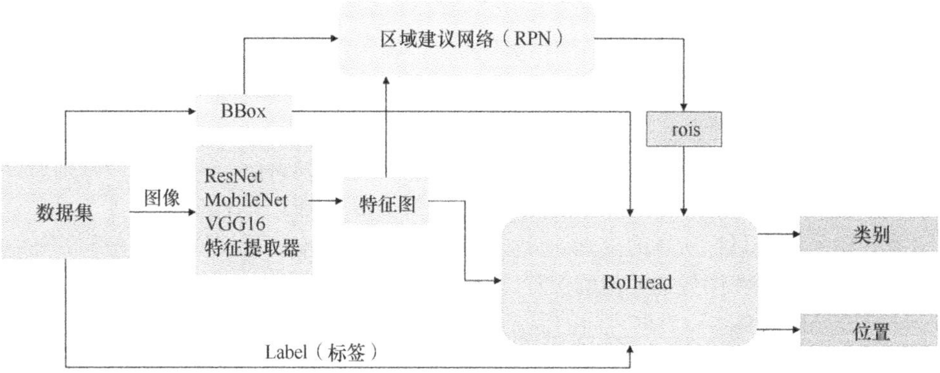

图 6-32

图 6-32　Faster R-CNN 结构图

相较于两阶段目标检测算法，一阶段目标检测算法将目标检测任务视为一个单阶段回归问题，直接从图像中预测目标的类别和边界框。典型代表是 YOLO（you only look once）系列算法，包括 YOLO、YOLOv2 和 YOLOv3 等。下面以 YOLOv3 为例，详细阐述其原理和优缺点。

YOLOv3 的网络结构，如图 6-33 所示，它主要由特征提取器、特征金字塔网络（feature pyramid network，FPN）和检测头三部分组成。首先，使用全卷积网络 DarkNet53 作为特征提取器来提取输入图像的空间特征，得到三种不同尺度的特征。然后，利用 FPN 将特征提取器提取的中间层、

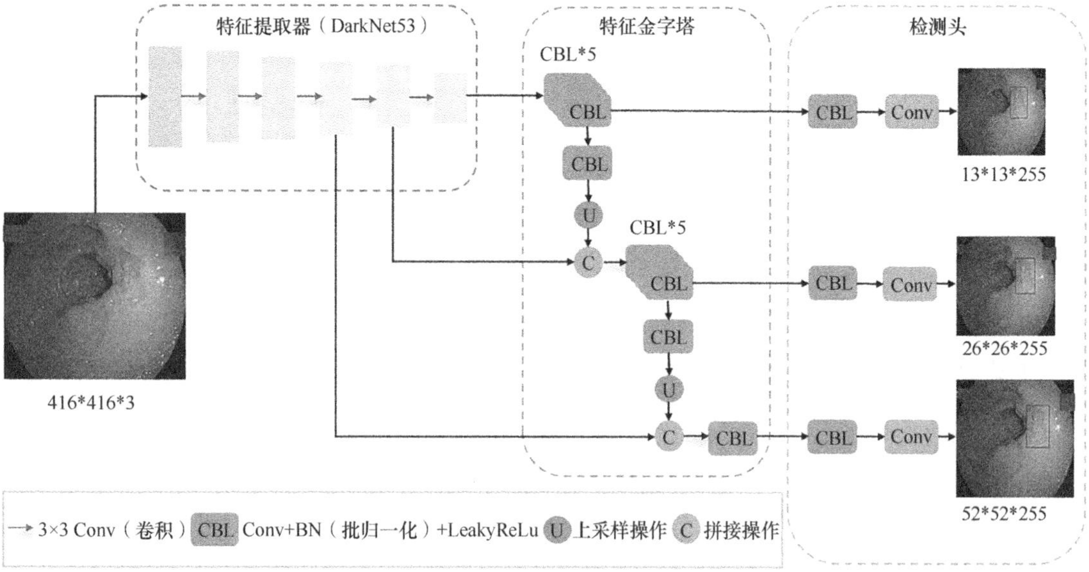

图 6-33

图 6-33　YOLOv3 结构图

中下层和底层三个不同尺度的特征进行融合分别得到三个不同大小的有效特征，这样既拥有了高层的语义信息，又拥有了底层的轮廓信息。最后，将上述三个不同的特征通过检测头预测边界框和类别概率，输出每个锚框的边界框参数、目标物体的置信度和类别概率。此外，它通过非极大值抑制方法去除多余的检测框，输出筛选后的边界框及其类别标签和置信度。

相较于两阶段目标检测算法，YOLO 系列算法以其极高的检测速度而著称，可以实现实时目标检测。其单阶段检测架构使得整个图像只通过一次神经网络，从而大大加快了检测速度，适用于实时应用场景。此外，它的模型结构相对简单，便于实现和部署。但是相较于两阶段目标检测算法，YOLO 系列算法的检测精度略低，尤其是在处理小目标和拥挤场景时效果不佳。

（三）目标检测评价指标

上面我们对常见的目标检测算法进行了详细的介绍，包括两阶段和一阶段的目标检测算法，了解了不同方法的原理、优点与缺点。为了更好地评估这些算法的性能，我们需要借助一系列的评价指标。这些指标不仅能够帮助我们量化算法的检测精度和效率，还能指导我们在实际应用中选择最适合的目标检测方法。接下来，我们将详细介绍这些评价指标。

1. 精确率（precision）　表示检测到的目标中有多少是正确的，衡量的是算法的查准能力，计算公式如式（6-64）所示。精确度高表示检测结果中错误的检测（误报）较少。

2. 召回率（recall）　表示所有实际存在的目标中有多少被正确检测出来，衡量的是算法的查全能力，计算公式如式（6-65）所示。召回率高表示漏检的目标较少。

3. *F1* 分数（*F1* measure）　表示精确率和召回率的调和均值，用于综合评估模型的性能。F1 指数在精确率和召回率之间找一个平衡点，是一个综合考虑精确率和召回率的指标。计算公式如式（6-66）所示。

4. 平均精确率（mean average precision，mAP）　是目标检测领域中最常用的综合评价指标，用于评估算法在整个数据集上的检测性能。mAP 是对每个类别计算的平均精确率（average precision，AP）的平均值。AP 是精确率-召回率曲线下的面积，通过在不同的召回率下计算精确率并求平均得到。计算公式如式（6-70）所示。

$$\mathrm{mAP} = \frac{1}{N}\sum_{i=1}^{N} AP_i \qquad (式\ 6\text{-}70)$$

其中 N 为类别的数量，AP_i 为第 i 个类别的平均精确率。

5. 交并比（intersection over union，IoU）　是用于衡量预测边界框和真实边界框重叠程度的指标。IoU 是预测边界框与真实边界框的交集面积与并集面积的比值。计算公式如式（6-71）所示。

$$\mathrm{IoU} = \frac{\mathrm{TP}}{\mathrm{FP} + \mathrm{FN} + \mathrm{TP}} \qquad (式\ 6\text{-}71)$$

IoU 的值介于 0～1 之间，值越高表示重叠程度越高。通常在评价目标检测算法时，会设置一个 IoU 阈值（如 0.5），超过该阈值的检测结果才被认为是正确的检测（TP）。

6. 帧率（frame per second，FPS）　表示模型每秒能够处理的图像帧数，是衡量模型速度和实时性的重要指标。帧率越高，模型处理速度越快，实时性越好。计算公式如式（6-72）所示。

$$\mathrm{FPS} = \frac{总处理的图片数量}{总耗时} \qquad (式\ 6\text{-}72)$$

通过以上这些评价指标，我们能够全面评估和比较不同目标检测算法的性能，从而选择出最适合具体应用需求的检测模型。这些指标不仅为我们提供了客观的衡量标准，也为进一步优化和改进目标检测算法指明了方向。在实际应用中，结合具体场景和需求选择合适的指标，可以有效提升目标检测系统的整体表现。

三、图像分割方法

图像分割是计算机视觉中的关键任务，广泛应用于医疗影像分析、自动驾驶和增强现实等多个领域。在医学图像处理中，图像分割具有重要意义，可为临床诊断、手术规划及治疗效果评估提供精准支持。通过对像素级别的精确识别，图像分割生成分割掩模，能够清晰地将目标对象从背景中分离出来，从而实现对场景更深入的解析。随着技术的不断进步，深度学习模型凭借强大的特征提取和表征能力，在图像分割任务中表现出远超传统机器学习方法的优势，已逐步成为主流的技术方案。下面将深入探讨图像分割技术的发展历程及典型模型的应用。

（一）图像分割方法概述

与目标检测不同，图像分割不仅需要识别图像中的目标对象，还需对每个像素进行精确分类，从而明确其所属的目标。这一过程强调了边缘信息在图像分割中的关键作用，因此，模型设计需着重于高效捕捉图像的细节和复杂特征，以实现更精细的目标分割效果。

在图像分割的早期阶段，主要依赖传统图像处理技术，衍生出多种经典方法。从全局或局部像素特征的角度出发，常见的技术包括阈值分割、区域分割和聚类分割等。阈值分割通过设定一个或多个阈值区间，将图像中的像素划分为不同类别。例如，在灰度图像中可以设置阈值范围$(T, T+n)$，将落在该范围内的像素标记为前景（目标），其余像素则划为背景。区域分割基于像素的连通性和相似性，将图像划分为若干区域，利用像素间的空间关系和相似度信息实现分割。聚类分割则依据像素的特征（如颜色、灰度、纹理等）进行聚类，将具有相似特征的像素归为同一类，以实现有效的分割。从识别和利用图像局部边界信息的角度来看，边缘检测是一种典型的方法。通过使用 Sobel 算子、Canny 算子和高斯拉普拉斯（Laplacian of Gaussian，LOG）算子等技术，边缘检测能够识别图像中灰度值的显著变化，这些变化通常对应于物体的边界。尽管这些传统方法在某些应用中表现出色且计算复杂度较低，但也存在明显的局限。例如，对光照变化和噪声十分敏感，难以应对边界模糊或对象重叠的场景。在复杂背景和多目标分割任务中，这些方法的表现往往力不从心，限制了其实际应用的广度和深度。

为了解决这些问题，图像分割的研究逐渐从传统的图像处理技术转向深度学习方法。早期的图像分割技术在捕捉复杂图像信息和适应不同场景时存在较大困难，且对参数调节要求较高。近年来，卷积神经网络（CNN）等深度学习方法在图像分割中取得了显著的突破，凭借其强大的自动特征学习能力、大规模数据处理能力以及端到端的训练过程，极大提升了分割精度和鲁棒性。

图像分割技术可分为语义分割和实例分割两类。语义分割主要为每个像素分配类别标签，但无法区分同一类别中的不同实例。与此不同，实例分割不仅进行像素级分类，还能区分同一类别内的不同实例。图 6-34 展示了这两种分割技术的效果对比。由于语义分割具有更广泛的应用场景，且技术实现相对基础，本书将重点讨论语义分割模型。

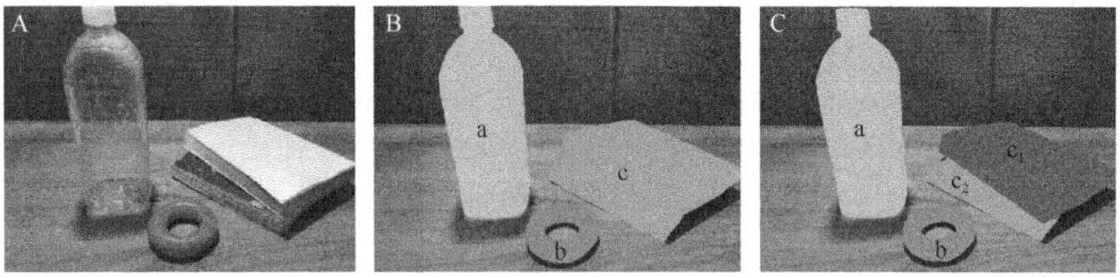

图6-34

图 6-34　语义分割和实例分割技术的效果对比

A. 原图；B. 语义分割后图像；C. 实例分割后图像

其中，c_1、c_2 分别为同一类别下的两个实例。

（二）深度学习目标分割算法

在目标分割领域，深度学习模型，尤其是卷积神经网络（CNN）及其变种，凭借其强大的特征学习能力和端到端优化的框架表现出了显著优势。本节将重点介绍两种经典的深度学习目标分割算法：全卷积网络和 U-Net，并探讨它们在语义分割中的应用和效果。通过这些方法，图像分割技术得以在医学影像分析等领域取得更好的应用效果。

1. 全卷积网络（fully convolutional network，FCN） 是一种专门为语义分割任务设计的神经网络架构。与之前的卷积神经网络不同，FCN 去除了前期网络中的全连接层，采用全卷积结构，使其能够处理任意尺寸的输入图像，并输出与输入图像相同尺寸的像素级分割结果。这一设计使得 FCN 在图像处理时，能够在提取丰富特征信息的同时，保持空间信息的完整性，从而实现高质量的图像分割。

FCN 的基本结构通常由多个卷积层和池化层组成，逐层提取图像的不同层次特征。通过上采样和卷积操作，FCN 能够将低分辨率的特征图恢复至输入图像的原始尺寸，确保分割结果具有高分辨率和精确度。这一创新的架构为细粒度像素分类提供了强有力的支持，并推动了语义分割领域的研究和应用。此外，FCN 引入了跳跃连接的概念，尤其是在 FCN-16s 和 FCN-8s 中应用了该技术，以增强分割结果的细节表现并提高整体精度。跳跃连接通过将浅层特征直接传递到较深层进行特征融合，从而保留了高层特征的语义信息，并补充了低层特征的空间细节。最终，借助跳跃连接，FCN 能够呈现更精细的边缘和结构。FCN 的多个变体，如经典的 FCN-8s，进一步推动了其在图像分割中的应用，其结构如图 6-35 所示。

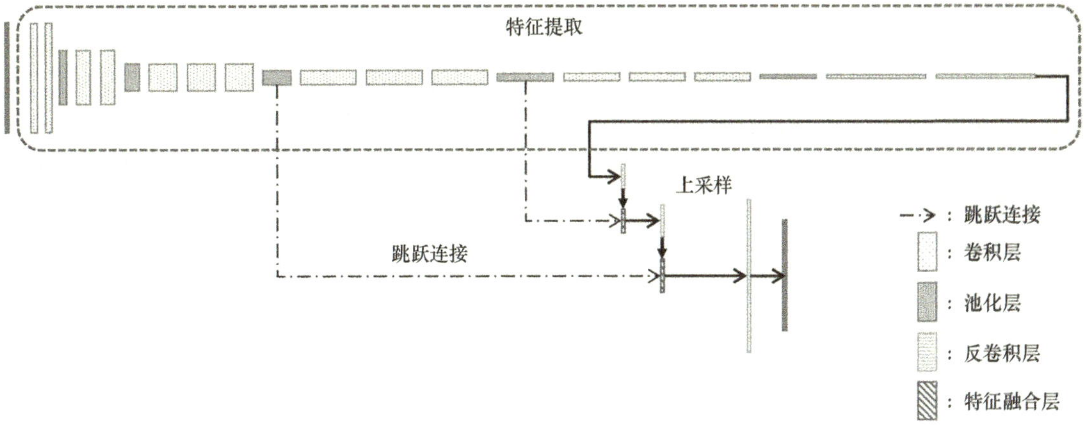

图 6-35 FCN-8s 网络结构图

图 6-35

在图 6-35 中，卷积层负责特征提取；池化层旨在减小特征图的空间大小，同时保留关键信息；特征融合层通过跳跃连接将较早阶段的特征图与经过上采样的特征图相结合，从而提高分割结果的准确性和清晰度；反卷积层负责恢复特征图的空间大小，以便进行像素级的分类预测。该结构通过融合来自不同层的特征，包括第三个和第四个池化层的特征以及最后一个卷积层的特征，并通过反卷积操作恢复空间分辨率，最终输出与输入图像尺寸一致的分割掩码，从而使每个像素点都被赋予一个类别标签。

FCN 结构虽然较为简洁，但仍然存在一些局限性，如对细节信息的捕捉能力不足；虽然通过跳跃连接增强了浅层和深层特征的融合，但这种融合方式缺乏全面的上下文信息整合，导致全局特征的捕捉能力有限。尽管如此，FCN 在语义分割领域仍然具有举足轻重的地位，作为该领域的开创性模型，它为后续的深度学习分割方法提供了重要的理论基础和技术借鉴。

2. U-Net 网络 U-Net 延续了全卷积网络的核心思想，采用全卷积结构，结合卷积层和反卷积层进行特征提取和上采样。与 FCN 相比，U-Net 的结构呈 U 形，具备对称的编码和解码路径。在解码过程中，U-Net 通过跳跃连接将编码阶段的特征图与解码阶段的特征图进行拼接，保留了更丰富的上下文信息，显著提升了细节恢复能力。这一特性使得 U-Net 在医学图像分割任务中表现出色，尤其在小样本数据集上，其分割精度和鲁棒性通常优于传统的全卷积网络。因此，U-Net 成为医学图像分割领域的一个重要工具，其结构如图 6-36 所示。

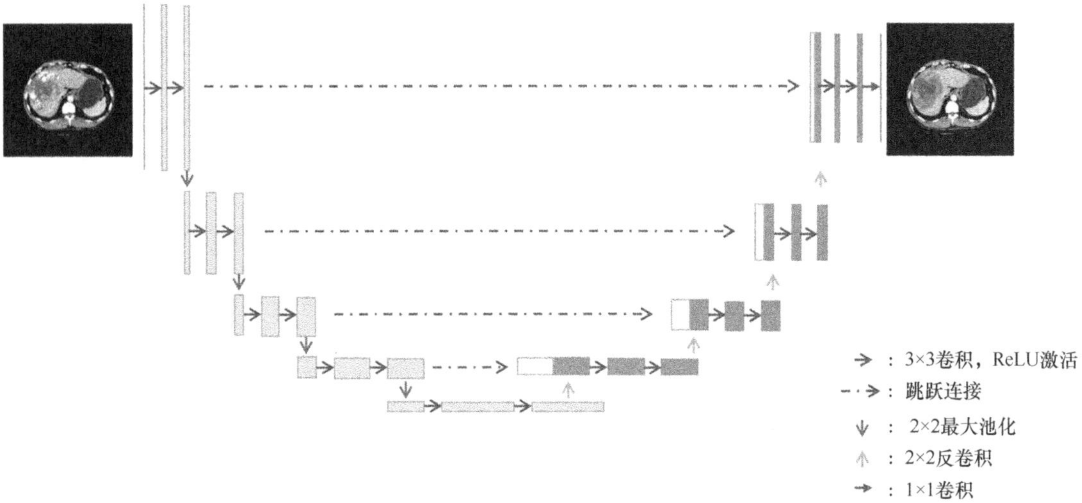

图 6-36

图 6-36　U-Net 网络架构

与 FCN 采用上采样和跳跃连接相结合的方式不同，U-Net 通过在通道维度上拼接编码器和解码器相应层的特征图来实现跳跃连接。这种拼接方式将低层的细节特征与高层的语义特征结合起来，确保了图像中所有关键信息的完整保留。U-Net 的 U 形结构使得特征图在解码过程中能够充分恢复细节，并通过多尺度特征融合增强了模型的表示能力。该设计最大化了特征的利用率，有效提升了图像分割的精度与鲁棒性。接下来将对 U-Net 结构进行详细分析。

（1）在编码（下采样）阶段，输入图像后，网络开始进行处理。图 6-36 中，使用 3×3 的卷积核和 ReLU 激活函数，随着网络层级的加深，每个阶段卷积层的输出通道数逐渐增加。↓表示最大池化操作，池化窗口为 2×2，每次池化操作都会将特征图的空间分辨率减半，从而提取更加抽象的特征，并减少计算量。

（2）在解码（上采样）阶段，↑表示反卷积操作，使用 2×2 的卷积核逐步增大特征图的空间分辨率。-·→表示跳跃连接，编码阶段中对应层的特征图通过“复制和裁剪”操作与解码阶段相应层的特征图进行拼接，以保留高分辨率的细节信息。白色方框表示已复制的特征图。在解码阶段，示 3×3 的卷积操作用于进一步处理拼接后的特征图，以融合更多信息并提高分割精度。最后，通过→表示的 1×1 卷积操作，将每个像素点的特征向量映射到所需的类别数，生成最终的分割结果。

图像分割技术在医学影像等领域具有重要应用，尤其是 FCN 和 U-Net 等深度学习方法，凭借其强大的特征学习能力和高精度，已成为医学图像分割的主流技术。然而，这些方法仍面临一些挑战，包括对大量标注数据的依赖、高计算资源需求，以及模型决策过程缺乏透明度，尤其在医学诊断中，这可能影响模型的可解释性。因此，在选择图像分割方法时，需要综合考虑任务需求、可用资源和性能要求，权衡传统方法与深度学习方法的优缺点。未来的研究有望着重于提升深度学习模型的可解释性、减少资源消耗，并增强其在实际医学应用中的鲁棒性。

第三节　深度学习模型的可解释性

通过以上章节的学习可知，影像技术已成为现代医学中诊断、治疗和监测疾病的重要工具。特别是随着深度学习的快速发展，卷积神经网络（CNN）等技术在医学图像处理中的应用也越来越广泛，从自动化诊断到病灶分割，深度学习都展现出了强大的潜力。然而，深度学习模型的复杂性使得它们往往被视为“黑箱”，医生难以理解模型的决策依据。这种不可解释性在医学领域特别令人担忧，因为临床决策需要高度透明和可信。因此，本节将详细介绍医学图像分析中模型的可解释性。

模型可解释性指的是理解和解释机器学习模型如何做出决策。在医学图像处理中，可解释性至关重要，它不仅帮助医生理解模型的诊断依据，还能揭示模型的潜在缺陷和偏差。为了实现这一目标，多种图像模型可解释性算法被开发出来，其中最具代表性的就是类激活映射（class activation mapping，CAM）技术及其改进版本梯度加权类激活映射（gradient-weighted class activation mapping，Grad-CAM）。

CAM 技术是一种常用于卷积神经网络（CNN）的可视化技术，通常用于识别和解释模型在进行图像分类任务时，哪些区域对最终分类决定起到了关键性作用。CAM 的基本原理是利用卷积层的空间信息来理解模型在做出分类决定时侧重的区域。如本章第二节所述，分类网络中除了卷积层、池化层和激活函数，通常还有几层全连接层用于得到最后的分类结果。在应用 CAM 技术进行可视化时，我们需要去掉这些全连接层，在最后一个卷积层之后增加一个全局平均池化层（global average pooling，GAP），目的是保留卷积层的空间布局信息，以便于将这些信息与分类决策直接关联起来，最终得到其相应的热力图可视化结果。然而，CAM 技术的一个主要缺点是它需要对原始模型进行修改，包括替换全连接层并可能需要重新训练模型，这在某些情况下可能并不实用。

为了克服 CAM 的这些限制，Grad-CAM 技术应运而生。它是 CAM 的改进版本，是一种基于梯度的类激活图方法，通过高亮显示图像中对于该类别预测有重要贡献的区域来解释卷积神经网络的决策。Grad-CAM 通过计算特定类的预测得分对最后一个卷积层输出的梯度，将这些梯度加权求和得到类激活图，从而突出模型在输入图像中关注的区域。具体实现步骤如下：

1. 前向传播　输入图像通过卷积神经网络，得到最后一个卷积层的特征图和最终预测得分。

2. 计算梯度　对特定类的预测得分计算相对于最后一个卷积层特征图的梯度。

3. 生成权重　对梯度进行全局平均池化，得到各特征图通道的权重。

4. 生成类激活图　将特征图与权重加权求和，得到类激活图，并对其进行 ReLU 操作以去除负值。

5. 可视化　将类激活图与原始图像叠加，生成直观的可视化图。

通过以上五个步骤可以得到模型的可视化热力图结果用于医学图像诊断的可解释性分析。例如，在先天性心脏病辅助诊断系统中，Grad-CAM 可以突出模型认为可能存在先天性心脏病的区域，寻找超声图像中提供先天性心脏病依据的重要位置，帮助医生更直观地理解模型的诊断依据。如图 6-37 所示，通过 Grad-CAM 生成的类激活图，可以看到模型主要关注超声图像中的某些高亮区域，这些区域是先天性心脏病的存在位置。

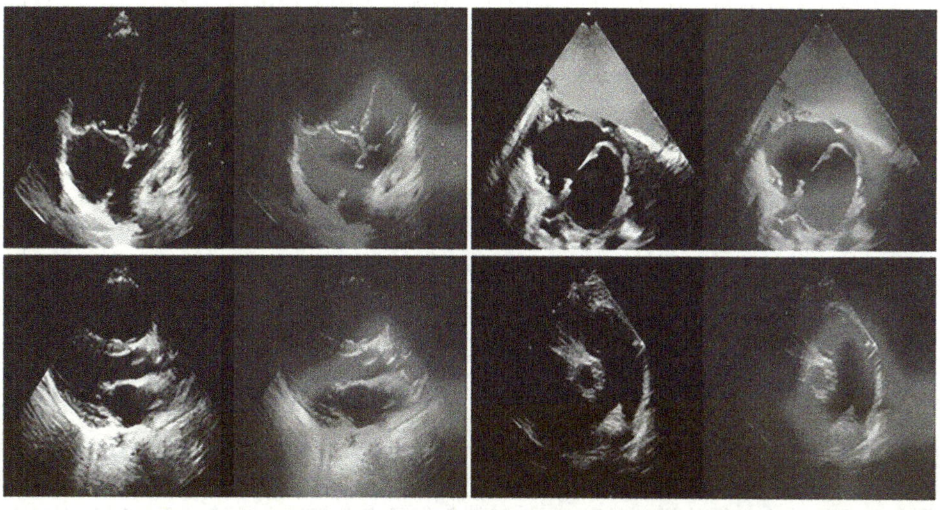

图 6-37　先天性心脏病识别 Grad-CAM 热力图可视化结果

图 6-37

Demo 1

第四节　实操案例：基于双气囊小肠镜的克罗恩病智能辅助诊断与评估

结合前文对医学图像分割与分析技术的讨论，本节将展示如何将深度学习方法应用于临床环境，以智能化手段提升图像处理效率和诊断准确性。具体而言，本节聚焦于双气囊小肠镜在克罗恩病诊断中的智能辅助作用，通过实际案例分析，揭示深度学习技术在医学影像分析中的操作流程与优势。旨在展示深度学习在复杂疾病诊断中的潜力，特别是在提高诊断速度和精确度方面，为临床实践提供切实支持。

一、案例背景

结合前文对医学图像分割与分析技术的讨论，本节将展示如何将深度学习方法应用于临床环境，以智能化手段提升图像处理效率和诊断准确性。具体而言，本节聚焦于双气囊小肠镜在克罗恩病诊断中的智能辅助作用，通过实际案例分析，揭示深度学习技术在医学影像分析中的操作流程与优势。旨在展示深度学习在复杂疾病诊断中的潜力，特别是在提高诊断速度和精确度方面，为临床实践提供切实支持。

克罗恩病（Crohn disease，CD）是一种机制尚不完全明确的肠道慢性非特异性炎性肉芽肿性疾病，具有不可治愈、易复发和可能导致残疾的特点，主要影响青壮年群体，严重影响患者的生活质量和社会功能。CD的病变可累及整个消化道，小肠为常见的受累部位，约70%的患者病变累及小肠。小肠的长度通常为4～6m，且其位于消化道深部，传统的结肠镜检查无法深入到小肠深部，导致早期诊断和病变评估存在显著困难。尽管影像学检查，如X射线钡剂造影、CT小肠成像、磁共振小肠成像等可提供一定的信息，但这些方法无法直接观察小肠黏膜，限制了对病变的全面评估。胶囊内镜虽然能直接观察小肠黏膜，但无法进行人为操作或活组织检查，因此不能提供病理诊断。相较之下，小肠内镜检查能够直接观察小肠的黏膜状态，并可通过活组织检查为病理诊断提供重要支持。这种检查手段在小肠CD的诊断和病变评估中至关重要，能够帮助医生更准确地判断病变的范围和严重程度，为后续的治疗决策提供依据。

CD的内镜诊断主要依靠观察内镜下的炎症和溃疡等形态特征。特别是溃疡的形态，是临床诊断的核心。然而，目前我国在CD诊断方面仍面临一定挑战，误诊率较高。其主要原因包括内镜医师经验不足以及病变表现的多样性，这导致对CD的解读存在差异。误诊不仅可能导致部分患者漏诊，从而错失最佳治疗时机，还可能出现假阳性，增加患者的治疗负担。此外，评估CD的严重程度和活动性对于治疗决策至关重要，而溃疡的大小形态和分布范围是关键的分期指标。临床中内镜下评分往往依赖内镜医师的主观经验，导致不同医生之间的评估结果存在差异。为了提高诊断的一致性和准确性，基于深度学习的自动化分析模型，能够为临床提供更加精确和客观的病变评估，具有重要的应用前景。

本案例针对双气囊小肠镜的数据，应用人工智能技术实现溃疡图像的智能识别，并通过对溃疡深浅的分类进行严重程度评估。通过这种方法，可以有效减少医生在诊断过程中的主观判断偏差，提高评估的一致性和准确性。基于人工智能模型的辅助系统有助于建立标准化的评估体系，促进对疾病的精准管理，也有助于跨机构间的评估一致性，为小肠CD的临床治疗决策提供有力的技术支持。

二、双气囊小肠镜数据处理

（一）数据收集

数据收集是构建人工智能模型的基础。本案例收集了安徽医科大学第一附属医院内镜中心提供的 CD 小肠镜图像，同时也包括同期的正常小肠及非 CD 病变图像。为确保数据质量，排除了肠道准备不足、图像模糊或散焦等影响诊断准确性的图像。最终，选取了经病理证实的 CD 图像和正常或非 CD 病变图像作为研究数据集。本案例共使用了 1000 张双气囊小肠镜图像，其中包括 500 张正常小肠图像和 500 张 CD 溃疡图像。在 CD 溃疡图像中，深溃疡为 242 张，浅表溃疡为 258 张。正常图像和溃疡图像的示例，见图 6-38。

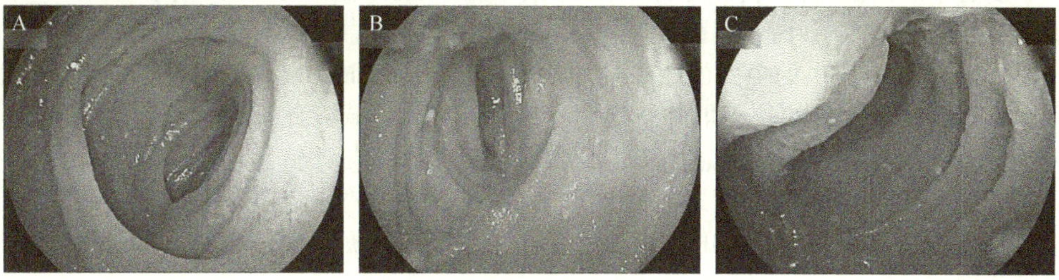

图 6-38　正常图像及深浅溃疡示例图

A. 正常图像；B. 浅表溃疡；C. 深度溃疡

图 6-38

（二）数据标注

数据标注是深度学习中至关重要的环节，准确的标签对于模型训练的效果和泛化能力至关重要。不准确的标注可能导致模型对数据中的噪声或错误标签产生过拟合，从而忽视关键特征，降低预测准确性。在本案例中，所有双气囊小肠镜图像均由三位胃肠病学专家独立标注，这些专家拥有超过 10 年的内镜检查经验，并每年执行超过 200 次肠道内镜检查。标注的最终确认需至少两位专家达成一致，以确保标签的准确性。标注内容包括正常黏膜图像与 CD 溃疡图像的分类标记，以及溃疡深浅程度的分级。当图像中存在 CD 溃疡时，标记为溃疡图像；否则标记为正常图像。如果同一张图像中同时出现深溃疡和浅表溃疡，则优先归类为深溃疡，以反映更严重的病变特征。

（三）数据集划分

完成数据收集与标签标注后，合理划分数据集是构建高质量人工智能模型的重要步骤。本案例将数据集划分为训练集（training set）、验证集（validation set）和测试集（test set），分别承担不同的功能。训练集用于模型参数的学习，通过反向传播算法不断调整模型参数以最小化损失函数，从而提升模型对数据的适应能力；验证集用于优化模型的超参数（如学习率、正则化参数），通过评估验证集的表现来防止模型过拟合，增强其泛化能力；测试集则用于最终评估模型性能，检验其在真实数据中的应用效果，包括预测准确率、精确率和召回率等关键指标。数据集划分的方式包括：①固定比例划分：根据预设比例随机划分数据集，如训练集、验证集和测试集分别占总数据集的 80%、10%和 10%。这种方法操作简单且适用性广。②K 折交叉验证：将数据集分为 K 个子集，依次将其中一个子集作为验证集，其余 K–1 个子集作为训练集，重复 K 次交叉验证并取平均性能作为模型评估指标，此方法有助于减小数据划分带来的随机性，更准确地评估模型的泛化能力。③分层划分：按照数据类别或标签比例进行分层，确保训练集、验证集和测试集中各类别样本的比例一致。此方法在正负样本比例失衡的数据集中尤为重要，可缓解不均衡对模型训练的影响。在本案例中，采用固定比例划分的方式，将数据集按 80%、10%、10%的比例分别划分为训练集、验证集和测试集。这种划分方式简单高效，能够满足模型训练与评估的需求。

三、克罗恩病溃疡智能筛查模型构建

在前文中，我们详细介绍了数据收集、标签标注与数据集划分，完成了深度学习模型所需的基础数据准备工作。下面将围绕 CD 溃疡智能筛查模型的训练，分别从数据读取、模型构建、超参数选取和模型训练四个方面进行探讨。

（一）数据读取

数据读取的设计和实现直接影响模型的性能和训练效率。数据读取的主要任务是从数据源中加载、处理和准备数据，以便为模型提供所需的训练和预测输入。数据读取的关键步骤包括：

1. 数据加载 是处理数据流程的起始步骤，负责从多种数据源（如文件、数据库或应用程序接口）读取原始数据并将其载入内存或分布式存储系统，为后续操作提供基础。在本案例中，数据加载的目标是双气囊小肠镜图像数据及其对应的标签信息。针对图像数据加载，常用的图像处理库，如 Python 提供的免费的图像处理工具包 PIL（Python image library）提供了高效的函数和方法，可将图像文件快速读取并转换为模型可处理的格式。此外，标签数据的加载同样重要。标签中包含的类别和属性信息用于监督学习模型的训练与评估。为便于模型识别，标签通常被转换为数字形式，如将正常图像标记为“0”，CD 溃疡图像标记为“1”。通过高效的数据加载策略，不仅能确保图像和标签的正确关联，还为后续的数据预处理、特征提取和模型训练奠定了坚实基础。

2. 数据增广 是数据处理过程中关键的一环，其核心目标是通过对现有数据样本的变换，提升模型的泛化能力和稳健性，同时降低因训练数据有限导致的过拟合风险。通过数据增广，能够以较低成本获得更丰富的训练样本，从而优化模型性能。常见的数据增广技术包括随机裁剪、旋转、缩放、翻转、颜色抖动、噪声添加等。然而，在本案例中，CD 溃疡区域通常只占图像的一部分，裁剪或旋转可能会导致溃疡区域丢失或畸变，从而影响模型学习关键特征。因此，我们采用更加保守的增广策略，仅对图像进行随机上下翻转和左右翻转，以确保溃疡区域的完整性。这种方法既能提高数据样本的多样性，又能有效保留医学图像中的重要诊断信息。

3. 数据批处理 是提升训练效率和性能的关键之一，通过将数据集划分为多个小批量，逐批输入模型进行训练。小批量输入数据可以减少模型训练时的内存占用，尤其在处理大规模数据集时，可以避免内存溢出的问题。此外，批处理有助于加速训练过程，因为模型不需要一次性处理整个数据集，而是分批次更新参数，从而提高了训练速度。批量大小的设置对模型训练也有显著影响。较小的批量大小有助于模型更快收敛，但可能带来训练过程中的噪声和不稳定性；较大的批量大小则提高计算效率，但可能对模型的泛化能力产生不利影响。因此，合理设置批量大小是模型训练中的重要考虑因素。

（二）模型构建

模型构建是决定深度学习系统性能的关键环节。在经典且易于学习的深度学习平台 PyTorch 中，提供了多种预置的经典模型（如 ResNet、MobileNet、InceptionNet 等），用户可以便捷地调用这些模型并快速开展实验。本案例以 PyTorch 为平台，以 ResNet 模型为例，详细说明其构建与应用的过程。

首先，需加载相关模块以构建和优化模型。在实际操作中，通过导入 PyTorch 及其子模块 torchvision，可以访问用于构建深度学习模型和加载预训练模型的功能。针对本案例的双气囊小肠镜图像溃疡筛选任务，需要对 ResNet 模型进行适配性调整，如修改全连接层的输出维度以实现二分类。这一过程通常包括将网络的最后一层全连接层替换为输出维度为 2 的结构，以区分图像中有无溃疡的情况。此外，在模型构建阶段，还可以选择使用预训练模型参数。预训练参数是指模型在大规模数据集（如 ImageNet）上完成初始训练后获得的权重和偏置信息。这些参数可以让模型具备较强的特征提取能力，能够在特定领域的任务中显著提升模型性能。加载预训练参数的主要优势包括加速训练过程、提高模型的初始表现以及降低数据规模较小时的过拟合风险。

利用 PyTorch 框架提供的丰富工具和模块，并结合适当的结构调整和预训练策略，本案例构建的模型在双气囊小肠镜溃疡检测中实现了高效性与针对性，提供了性能更优化的解决方案。

（三）超参数选取

在深度学习中，超参数是指需手动设置的参数，这些参数在模型训练之前就需要确定，并且不通过数据学习。超参数的设置对模型的性能有着重要影响，因此合理地配置是至关重要的。本案例中，关键的超参数包括学习率、批量大小、迭代次数等。首先，学习率决定了模型在每次迭代中对参数的更新幅度。在本案例中，学习率设置为 1e-4，以确保模型能够平稳收敛。其次，批量大小指每次训练时输入模型的样本数量，本案例将批量大小设置为 16，以兼顾计算效率与模型性能。迭代次数则指模型对训练数据集进行处理的次数，本案例设定为 100 次，以确保模型能够充分学习数据中的特征。合理配置这些超参数，可以有效提升模型训练的效率和性能，从而为 CD 溃疡的智能筛查任务提供更好的支持。

（四）模型训练

算法 1： 小肠 CD 溃疡分类算法

输入： 训练集 $D=\left\{\left(x^{(n)},y^{(n)}\right)\right\}_{n=1}^{N}$，验证集 V，损失函数 *Criterion*，最大迭代次数 *Epochs*，批量大小 *BS*

初始化：模型 *Model*，优化器 $Optim_{lr}$

Repeat

　　for n = 1 to N by step = BS **do**

　　　　训练集 D 中选取一组样本 $\left(x^{(n,\ n+BS)},y^{(n,\ n+BS)}\right)$

　　　　前向传播计算预测值 $p=Model\left(x^{(n,\ n+BS)}\right)$

　　　　计算损失函数 $\text{loss}=Criterion\left(p,y^{(n,\ n+BS)}\right)$

　　　　反向传播计算梯度

　　　　优化器更新 *Model* 参数

　　end

　　在验证集 V 上评估模型性能

Until 达到最大迭代次数

输出： 验证集表现最佳 *Model*

四、模型评估

模型评估是衡量深度学习模型性能的重要环节。本案例中，我们统计了模型在测试集上的预测结果（混淆矩阵如图 6-39 所示，左侧为溃疡图像分类结果，右侧为溃疡深浅分类结果），并使用敏感性、特异性、准确率、AUC 等分类指标进行性能评估。为增强模型可解释性，我们还使用 Grad-CAM 可视化模型关注的区域，相关图示见图 6-40。

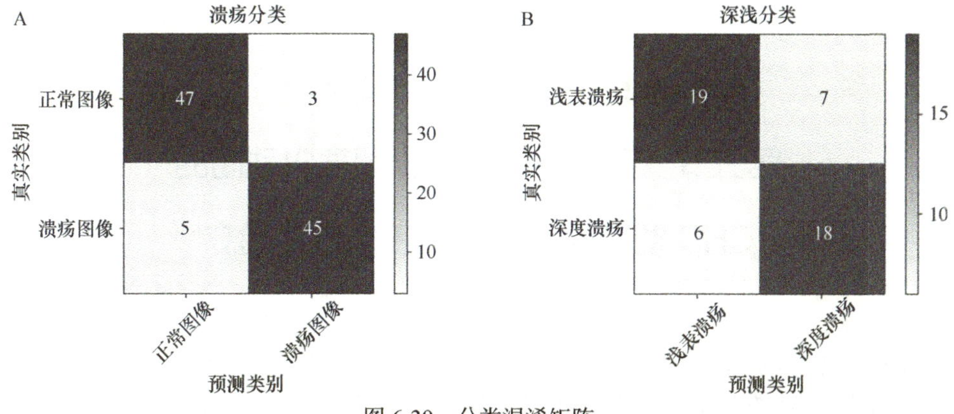

图 6-39　分类混淆矩阵

A. 溃疡分类混淆矩阵；B. 深浅溃疡分类混淆矩阵

图 6-39

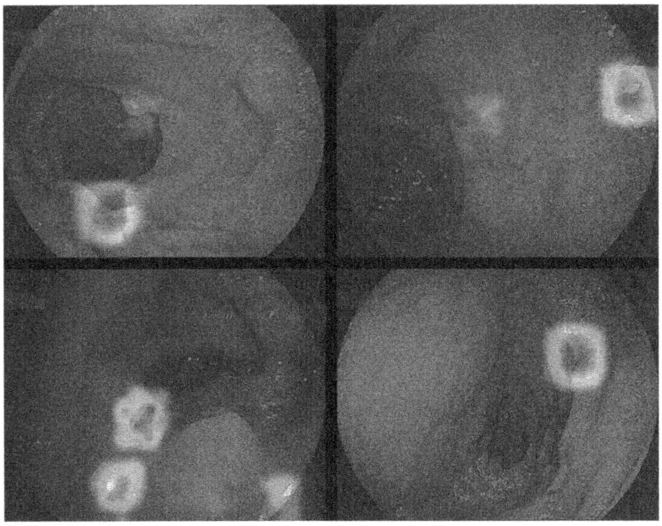

图 6-40

图 6-40　Grad-CAM 图

对于正常图像与溃疡图像的分类，模型的预测敏感性、特异性和准确率分别为 90.0%、94.0% 和 92.0%。敏感性反映了模型在溃疡图像中的正确预测比例，较高的敏感性意味着漏诊概率较低；特异性则表示在正常图像中的正确预测比例，较高的特异性意味着误诊概率较低。对于溃疡的深浅分类，模型的敏感性、特异性和准确率分别为 75.0%、73.1%和 74.0%。此外，本案例还绘制了模型的 ROC 曲线（图 6-41）并计算了 AUC 得分，AUC 值介于 0～1 之间，越接近 1 则模型性能越好。本案例中，图像分类与深浅分类的 AUC 分别为 0.95 和 0.77。

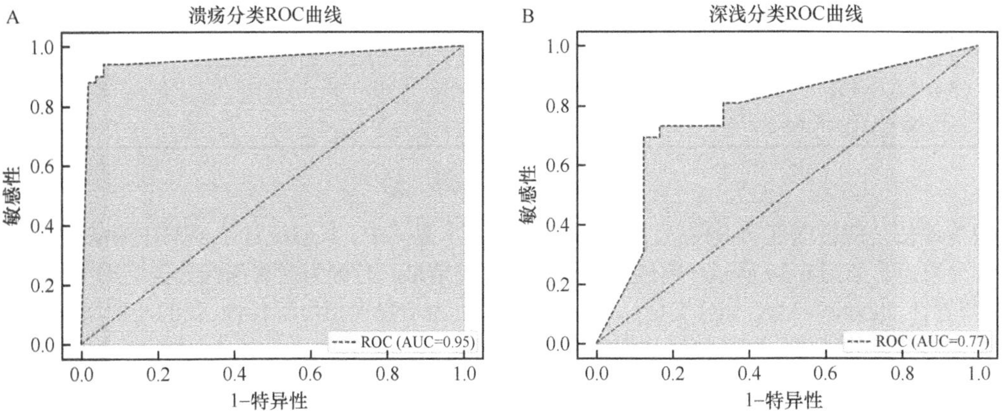

图 6-41

图 6-41　ROC 曲线

A. 溃疡分类 ROC 曲线；B. 深浅分类 ROC 曲线

第五节　实操案例：基于超声心动图的 CHD 智能辅助诊断与手术方案建立

Demo 2

一、案 例 背 景

先天性心脏病（congenital heart disease，CHD）是指在胚胎发育过程中，由于心脏和大血管畸形导致的结构性和功能性异常。根据疾病严重程度的不同，CHD 可分为简单病变（如房间隔缺损、室间隔缺损）、中度复杂病变（如法洛四联症、完全性肺静脉畸形引流）和复杂病变（如左心发育不良综合征、大动脉转位）等类型。CHD 可导致心血管功能不全、心力衰竭等严重后果，但随着医疗技术的进步，早期检测和干预显得尤为重要。

中国每年有 15 万～20 万名新生儿罹患 CHD，过去 30 年间，中国 CHD 救治能力和欧美发达国家之间的差距在不断缩小。然而，城乡医疗资源的不均衡，使许多患儿得不到及时诊治，导致病情恶化甚至夭折。根据 2018 年 *Lancet* 杂志发布的医疗服务可及性和质量指数(healthcare access and quality index，HAQ）研究，中国在 CHD 方面的 HAQ 仅为 36 分，明显低于欧美发达国家普遍在 60～100 分的 HAQ 水平。大量患儿由于没有得到及时正确诊断而延误病情。轻则预后不良影响生长发育；重则因此错过手术时机而危及生命。因此，如何提升 CHD 的早期诊断率和治疗效果，成为中国医疗体系亟待解决的问题之一。

心脏超声影像，即超声心动图（echocardiography）作为一种非侵入性、实时可视化的诊断工具，广泛应用于 CHD 的诊疗过程中。超声心动图可以帮助医生准确了解心脏的解剖结构和功能状态，从而为后续的治疗决策提供依据。在欧美发达国家，医生数量充足且分布平均、医院服务接诊能力相对较强，实施生后进行超声心动图检查的先心病筛查方案。但我国与欧美发达国家医疗资源差异显著，实际国情为平均每万名儿童只有 4 名儿科医生，整体缺口很大，且分布极不均衡。准确的 CHD 诊断建立在超声医生丰富的经验之上，专业的超声医生培训周期长，需要通过识别大量的 CHD 图像进行经验积累。因此，当前我国能够在临床工作中快速准确进行 CHD 诊断的医生缺口巨大，在很多地区无法支持大规模开展基于超声的 CHD 筛查。

二、心脏超声影像特点及切面选择

常见的心脏超声种类包括以下几种：

1. 经胸超声心动图（transthoracic echocardiography，TTE） 是目前最常用的心脏超声方法，在检查中，医生将探头放置在胸壁，通过发射和接收声波来获得心脏的图像和功能信息，适用于评估心脏腔室结构完整性，腔室大小、瓣膜功能和左心室功能等。

2. 经食管超声心动图（transesophageal echocardiography，TEE） TEE 探头通过食管靠近心脏产生更清晰的图像。对评估某些结构，如心瓣膜和左心房附壁血栓等，TEE 通常用于常规 TTE 未能提供清晰信息时。

3. 三维超声心动图 此外，通过捕捉三维图像也可提供全面的心脏结构和功能信息，在临床上有助于更好地评估某些复杂的心脏畸形和瓣膜病。

在上述的超声方法中，TTE 因为其无创性和有效性，成为儿童心脏超声的首选方式，也是先天性心脏病筛查诊断的最佳方式。

在实际的医疗操作中，根据探头位置，以及超声图像的主要显示结构，具有很多不同的角度和影像，成为不同“切面”，TTE 的常见切面如下：

1. 胸骨旁左室长轴切面，提供左心室、左心房、主动脉根部及二尖瓣的详细视图。

2. 胸骨旁大动脉短轴位，观察大动脉根部、右心室流出道及肺动脉瓣。

3. 心尖四腔心切面，可以显示四腔心，包括左心室、右心室、左心房及右心房，可以用于区分房间隔缺损，室间隔缺损等 CHD 亚型。

4. 剑突下双房切面，提供从下方观察四腔心，对于房间隔缺损的评估十分重要。

5. 胸骨上窝主动脉弓长轴切面，主要显示主动脉弓及其分支。

在深度学习模型进行医学相关的研究中，为了兼顾准确性和模型的复杂程度，选择固定角度的图像作为输入具有非常重要的意义，本章节提供的研究模型用于区分房间隔缺损及室间隔缺损，心尖四腔心切面图像（图 6-42）可以清晰地显示心脏四个腔室及间隔，是用于判定房间隔缺损及室间隔缺损的最常用切面，因此，本次实操案例的数据集图像将由健康人、房间隔缺损患者及室间隔缺损患者的心尖四腔心切面图像组成。

图 6-42

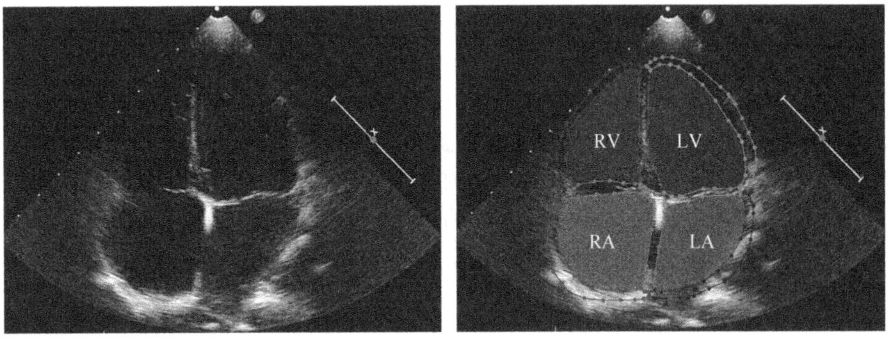

图 6-42　心尖四腔心切面图像

左：心尖四腔心 TTE 图像，右：心尖四腔心 TTE 图像显示主要心脏结构标注
（RV：右心室，LV：左心室，RA：右心房，LA：左心房）

心脏作为一个时刻跳动的运动器官，超声影像需要实时捕捉心脏的动态过程。这意味着图像质量可能受到多种因素的影响，动态影像分析的难度较高。因此，在本实操案例的数据集中，为了降低模型复杂程度，只涉及单中心同型设备的单切面静态图像，所有的静态图像均由高年资临床医生，通过手动提取心脏超声视频中心动周期等容舒张期图像，作为心脏超声视频中的关键帧（图 6-43），作为机器学习模型的输入端图像。

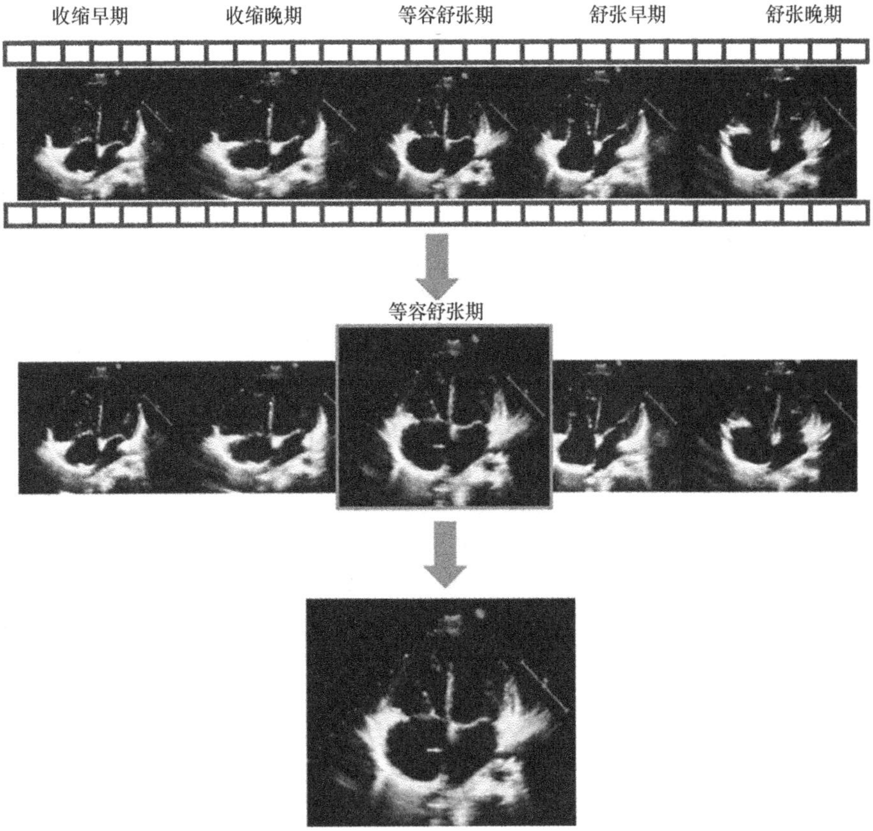

图 6-43

图 6-43　关键帧选取方案

三、心脏超声影像数据处理

（一）心脏超声影像数据采集

首先，受试者基本信息录入，包括基本信息，孕产期风险因素信息，家族史信息等，每名患者的临床诊断，均通过不少于 2 名超声影像专业医生的诊断分类。每例患者均采用仰卧位，采集切面黑白 2D 心脏超声数据，为临床人工智能辅助诊断提供足够的信息。心尖四腔心切面位置：探头置于左侧腋前线四五肋间心尖搏动处，示标指向左肩。该四腔心切面视图（图 6-44）为间隔缺损相关亚型的 CHD（如房间隔缺损，室间隔缺损等）的诊断提供了足够的信息，用于数据的收集、处理和分析。

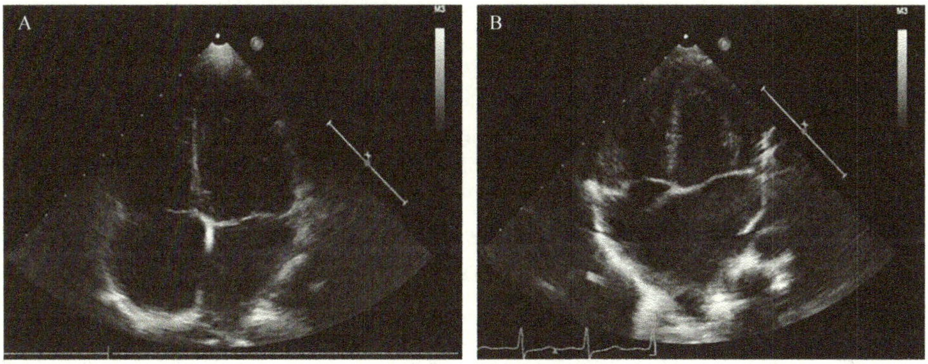

图 6-44　心尖四腔心切面心脏超声图像示例

A. 正常图像；B. 异常图像

图 6-44

（二）数据预处理

在进行任何机器学习任务之前，数据的预处理都是至关重要的一步。数据预处理的目标是提高模型的学习效率、准确性和泛化能力。心脏超声影像中，选择感兴趣区（region of interest，ROI）并对其进行适当处理是数据预处理的重要组成部分。在医疗影像数据中，通常包含有患者的敏感信息，如患者的名字、出生日期等。如果这些信息暴露在模型的输入中，不仅可能导致隐私泄露，还可能对模型训练造成影响。通过选择 ROI，我们可以去除图像上与诊断无关的部分，同时确保患者的敏感信息不会被输入到模型中。例如，在心尖四腔心切面中，通过遮蔽影像边缘区域，可以有效去除可能包含患者信息的部分，具体操作如下：

（1）ROI 选定：为了确保模型专注于最重要的解剖结构，我们需要选择对应的 ROI。由于超声影像通常呈扇形分布，因此矩形蒙板可能无法完全去除无关信息。为了更精确地选择 ROI 并去除无关部分，使用与超声图像形状匹配的扇形蒙板来描摹影像。这一操作不仅能够更加准确地选择感兴趣区，还可以有效去除图像上的标记、保护患者隐私信息或去除其他噪声。因此，本案例提供的数据为扇形去除后的信息。

（2）标准化处理和归一化：为了消除图像数据间强度尺度差异，通常需要对图像进行标准化处理。归一化步骤可以将图像像素值调整至同一范围，以提高模型的训练效果和稳定性。

通过上述步骤，确保每幅心脏超声影像在被输入模型前已经经过精细的预处理，能够提高模型的性能，减少数据处理中的隐私风险。

四、模型构建、训练与测试

在本章节中将提供一个全监督学习的案例，利用分类数据（正常及 CHD）直接构建一个深度学习模型。在这个模型中，我们用四腔心的心脏超声切面作为输入，通过给予模型数据分类结果作为监督信号。

五、模 型 评 估

在模型评估中，数据集的训练集、测试集划分比例为 80%及 20%。通过计算混淆矩阵（图 6-45）评估模型在测试集上的预测结果。

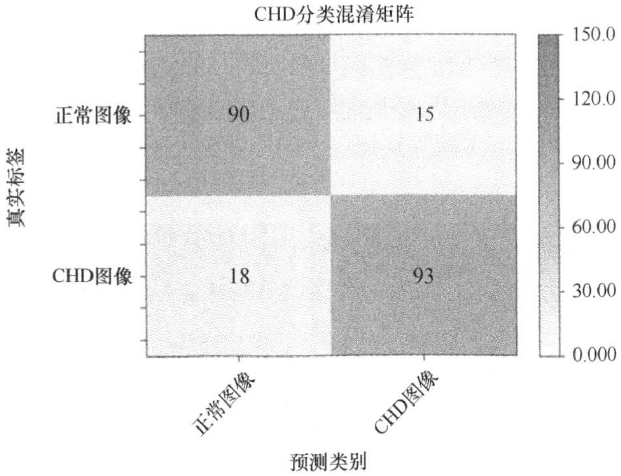

图 6-45

图 6-45　CHD 分类混淆矩阵

对于正常图像与 CHD 图像的分类，真阳性、假阳性、真阴性、假阴性个数分别为 93、15、90、18。模型敏感性、特异性及准确度分别为 83.8%，85.7%，84.7%，分类效果良好，仅通过单个切面图像的分类识别，即可在一定程度上降低临床漏诊率及误诊率。进而，通过绘制了模型的 ROC 曲线（图 6-46）并计算了 AUC 得分，在本案例中，模型对是否为 CHD 的 AUC 为 0.91。

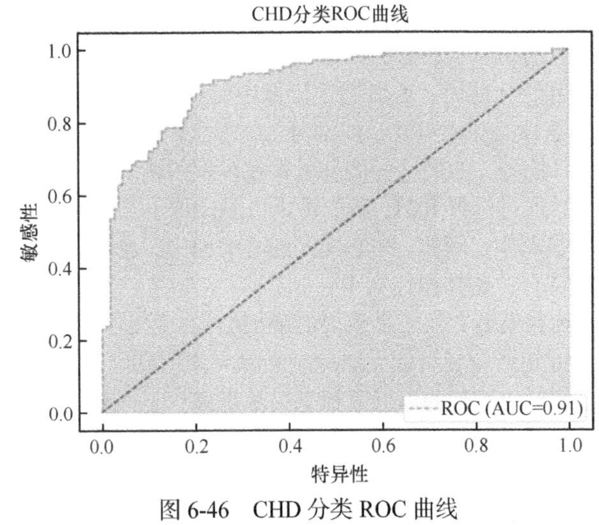

图 6-46

图 6-46　CHD 分类 ROC 曲线

六、临 床 意 义

本案例提供的人工智能辅助切面识别分类模型，有较强的临床意义，利用人工智能深度模型辅助，短时间的机器学习代替临床医生长期的经验积累，可以在更短时间内完成大量影像数据的分析，从而提高疾病的诊断效率和准确率，有助于及时发现和治疗 CHD，能够显著改善患者的预后。

第七章 多模态医学数据分析

PPT

多模态医学数据（multi modality medical data，MMMD）是指来自不同医学影像、生理信号以及其他医学检测手段的多种数据类型的集合。这些数据包括但不限于 CT 扫描、MRI 图像、生物标记、基因组学数据、心电图和其他临床测量数据。多模态医学数据的研究和分析为了解和诊断疾病、评估治疗方案的有效性以及预测患者结果提供了丰富的信息。随着医学技术的不断发展和数据采集方法的改进，多模态医学数据在临床实践和医学研究中的应用日益广泛，成为提高诊断准确性、个体化治疗以及促进健康管理的重要工具。

在临床实践中，医生通常依赖多种类型的数据进行疾病诊断。例如，在诊断精神类疾病时，医生需要综合患者的心理评估数据（如问卷、评估量表等）、患者的影像数据（如图片、视频等）、患者的语义信息（如语音、语言文本信息等）以及生理参数数据（如脑电图、大脑计算机断层扫描图、核磁共振成像图）等。而在诊断心脏相关疾病时，则需要依赖患者心脏影像数据（如心脏超声心动图、心脏核磁共振成像等）、医学相关检验数据（如血液、肌红蛋白相关指标等）以及生理参数数据（如心电图）等。这些数据通常来自不同的传感器、设备或信息源，具有不同的表征方式和数据结构（图 7-1），通常可以用“模态”来指代这些不同的数据类型。上述这些与疾病诊断相关的多模态医学数据，可为医生提供全面、综合的患者信息，而对多模态医学数据进行分析，有助于医生更准确地做出诊断和治疗计划，提高诊断的准确性和可靠性。目前，多模态医学数据分析是智能医学领域的研究热点之一，其技术通常指将各种模态的数据进行处理、融合、映射与关联，从而提取有效的信息和特征。通过多模态分析技术，可以实现对多模态医学数据的综合分析和有效利用，为医疗健康决策提供更全面的信息。在本章中，我们将探讨多模态医学数据分析的相关内容，包括多模态医学数据预处理技术、多模态医学数据融合方法、多模态医学数据临床真实应用案例和多模态医学数据分析未来发展方向。

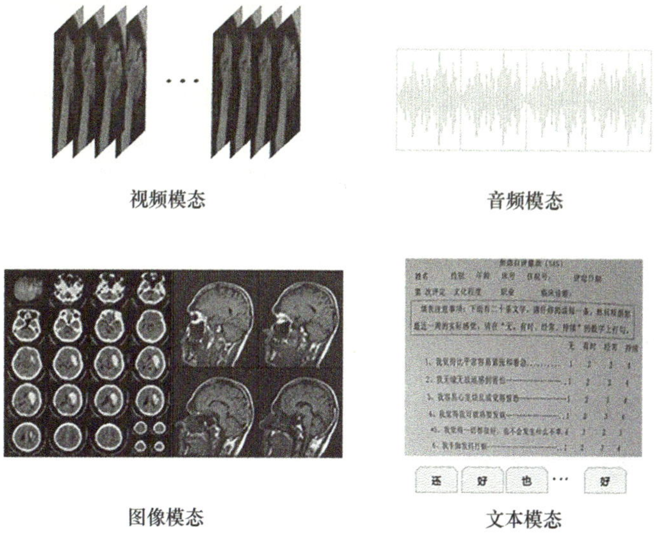

图 7-1 多模态医学数据

图 7-1

第一节 多模态医学数据预处理

多模态医学数据处理是指针对来自不同医学影像、生理信号以及其他医学检测手段的多种数据类型进行分析和整合的过程。随着医学技术的迅速发展，医学数据的多样性和复杂性不断增加，从而促使了对这些数据进行更加综合和精细化的处理和分析。多模态医学数据处理的目标是从这些数据中提取有用的信息，并为医学诊断、治疗和研究提供支持。通过将不同数据源的信息相结合，多模态医学数据处理可以提供更全面的健康状况评估，帮助医生做出更准确的诊断和治疗决策，同时也为医学研究提供了丰富的资源和工具，推动了医学领域的进步和创新。

多模态医学数据预处理是进行多模态医学数据处理中不可缺少的一个重要环节，是指针对来自不同医学影像、生理信号以及其他医学检测手段的多种数据类型进行的一系列处理步骤，旨在清洗、转换和标准化数据，以便更好地应用于医学诊断、治疗和研究。随着医学数据的不断增加和多样化，以及数据质量和一致性的挑战，预处理成为多模态医学数据分析的关键步骤。有效的预处理算法能够提高数据质量，减少数据噪声和不一致性，同时也有助于减少后续分析过程中的错误和偏差。因此，多模态医学数据预处理算法在促进医学研究和临床实践中发挥着重要作用，为研究人员和临床医生提供了更准确和可靠的数据基础。

多模态医学数据通常由多种数据类型构成，常见的有图像、音频、文本等数据类型。不同的数据类型通常有着其独特的预处理方法。接下来，本节将分别基于图像、音频及文本医学数据介绍多模态医学数据预处理基本流程及常用算法。

一、医学图像数据预处理

针对医学图像数据，一般的预处理流程为图像去噪、图像增强及图像标准化。由于临床直接获取的医学图像可能受到各种因素的干扰和噪声，如传感器噪声、运动模糊、电子噪声等，图像去噪可以减少这些噪声，提高图像的清晰度和对比度，使图像更易于观察和分析；图像增强通过调整图像的亮度、对比度和锐度等参数，突出图像中的特征和细节，使图像更具有可视性和识别性；图像标准化通过将图像的尺寸、分辨率、亮度范围等调整为统一的标准，可以消除不同图像之间的差异性，使它们在相同的尺度下进行比较或集成，方便后续的分析和处理；综合而言，图像去噪、图像增强及图像标准化共同作用于医学图像数据，可以提高医学图像质量、准确性和可用性，为后续的分析和应用奠定基础。上述图像预处理算法的详细介绍见第六章第一节，本节不再赘述。接下来，本节将重点介绍音频数据和文本数据预处理算法。

二、医学音频数据预处理

针对医学音频数据，一般的预处理流程为音频滤波、音频增强、音频分割及音频标准化。临床采集的医学音频数据易受到来自环境或录制设备的噪声干扰，影响了信号的质量和模型的训练效果。通过噪声降低处理，如使用滤波器和降噪算法，可以减少这些干扰，提高音频数据的清晰度和可用性。音频数据的时长可能各不相同，这会导致在模型输入时的不一致性。通过对音频数据进行统一的裁剪或填充处理，可以确保它们具有相同的长度，使得模型能够更有效地处理这些数据。音频数据的频谱特性对于提取关键信息至关重要，不同频段的特征可能对模型性能产生影响。预处理方法可以有选择性地突出或平滑特定频段，以改善信噪比，使得目标信号更加突出，从而有利于后续的特征提取和模型训练。总体而言，音频数据预处理能够有效地处理音频数据的多样性和特点，提高数据的质量和适用性，从而为后续的模型训练和应用奠定良好的基础。

（一）音频滤波

音频滤波用于修改音频信号的频谱特性，以实现特定的音频处理目的，比如去除噪声、增强特定频率的成分等。常见的音频滤波算法包括低通滤波、高通滤波、带通滤波和带阻滤波等。

低通滤波（low-pass filtering）：低通滤波器允许低于某个截止频率的信号通过，并抑制高于该频率的信号。其数学表示为

$$H(\omega)=\begin{cases}1,\text{如果}|\omega|\leqslant\omega_c\\0,\text{如果}|\omega|>\omega_c\end{cases}\tag{式 7-1}$$

式中，$H(\omega)$ 是频率响应，ω_c 是截止频率。

高通滤波（high-pass filtering）：高通滤波器允许高于某个截止频率的信号通过，并抑制低于该频率的信号。其数学表示为

$$H(\omega)=\begin{cases}1,\text{如果}|\omega|>\omega_c\\0,\text{如果}|\omega|<\omega_c\end{cases}\tag{式 7-2}$$

式中，$H(\omega)$是频率响应，ω_c 是截止频率。

带通滤波（band-pass filtering）：带通滤波器允许某个频率范围内的信号通过，并抑制其他频率范围的信号。其数学表示为

$$H(\omega)=\begin{cases}1,\text{如果}\omega_1<|\omega|<\omega_2\\0,\text{其他情况}\end{cases}\tag{式 7-3}$$

式中，$H(\omega)$是频率响应，ω_1 和 ω_2 是带通滤波器的上下截止频率。

带阻滤波（band-stop filtering）：带阻滤波器抑制某个频率范围内的信号，并允许其他频率范围的信号通过。其数学表示为

$$H(\omega)=\begin{cases}0,\text{如果}\omega_1\leqslant|\omega|\leqslant\omega_2\\1,\text{其他情况}\end{cases}\tag{式 7-4}$$

式中，$H(\omega)$是频率响应，ω_1 和 ω_2 是带阻滤波器的上下截止频率。

上述滤波器通常可以通过有限脉冲响应（finite impulse response，FIR）滤波器算法与无限脉冲响应（infinite impulse response，IIR）滤波器算法实现。

FIR 滤波器是一种离散时间系统，其输出仅对有限数量的输入样本响应。FIR 滤波器的输出是输入信号与滤波器的系数之间的线性卷积。IIR 滤波器是一种包含反馈的滤波器，其输出取决于过去的输出以及当前和过去的输入。IIR 滤波器通常具有更低的计算复杂度，但可能导致稳定性和相位失真的问题。图 7-2 展示了不同音频进行低通、带通、高通滤波后的效果。

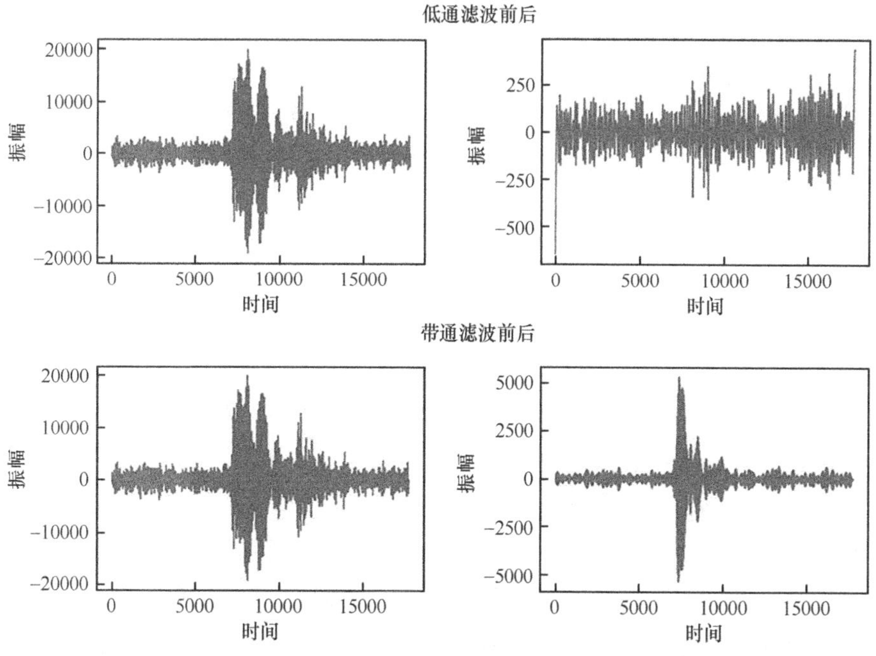

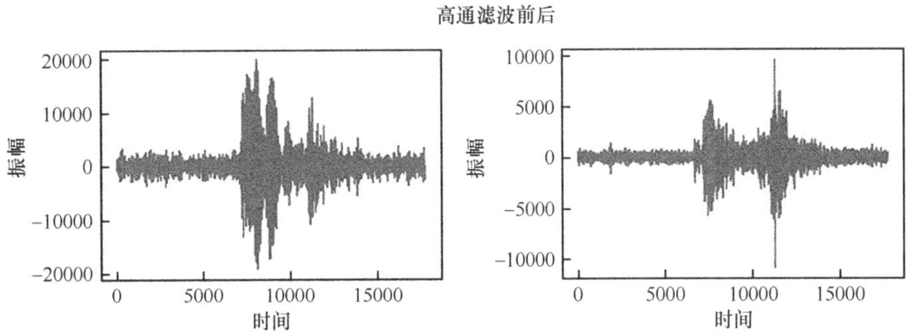

图 7-2

图 7-2　不同音频滤波后的效果对比图

（二）音频增强

音频增强即通过修改音频信号的频率响应、振幅与响度等多种特性，以提高音频信号的清晰度和可懂度，减少噪声和干扰对语音信号的影响，从而特定提取出所需要的音频成分。常见的音频增强算法包括谱减法、最小均方自适应滤波算法和维纳滤波算法等，接下来将具体介绍上述常见的音频增强算法。

1. 谱减法　通过减去带噪音频的幅度谱来增强纯音频的幅度谱。其数学表示为：

$$|\hat{X}_i(k)|^2=\left[|X_i(k)|^2-a\times D(k)\right]\times b \qquad (式 7\text{-}5)$$

式中，$|X_i(k)|$代表第 i 帧音频信号做快速傅里叶变换（fast Fourier transform，FFT）后结果的模，$D(k)$表示噪声段的平均能量，a 和 b 分别为过减因子和增益补偿因子。

2. 最小均方自适应滤波算法　以已知期望响应和滤波器输出信号之间误差的最小均方值为准，依据输入信号在迭代过程中估计梯度矢量，并更新权系数以达到最优的自适应迭代算法。其算法实现具体过程如下：

设计一个 N 阶滤波器，若滤波器的参数为$W(n)$，输入为$X(n)$，则输出为

$$y(n)=\sum_{i}^{N-1}W_i(n)X(n-i)=W^T(n)X(n) \qquad (式 7\text{-}6)$$

若期望输出为$d(n)$，则误差信号可以定义为

$$e(n)=d(n)-y(n) \qquad (式 7\text{-}7)$$

目标即最小化误差$e(n)$，依据最小均方误差准则，目标函数可设置为

$$J(w)=E\left\{|e(n)|^2\right\} \qquad (式 7\text{-}8)$$

最小化目标函数，计算目标函数$J(w)$对 w 的导数有

$$\nabla J(w)=\frac{\partial|e(n)|^2}{\partial W(n)}=-2e(n)X(n) \qquad (式 7\text{-}9)$$

即滤波器系数的更新公式为

$$W(n+1)=W(n)-\frac{1}{2}\mu(-\nabla J(w))=W(n)-\mu e(n)X(n) \qquad (式 7\text{-}10)$$

式中，$y(n)$为输出，$\mu>0$ 为步长因子。

3. 维纳滤波算法　核心在于设计一个滤波器，该滤波器的单位样本响应能够最小化带噪信号与原始信号之间的均方误差，实质为求解维纳–霍普夫积分方程，维纳–霍普夫积分方程数学表示为

$$R_{xs}(j)=\sum_{m=0}^{+\infty}h_{opt}(m)R_{xx}(j-m)j\geqslant 0 \qquad (式 7\text{-}11)$$

式中，$R_{xs}(j)$是噪声信号与输入信号的互相关函数，$R_{xx}(j-m)$为输入信号的自相关函数，解此方程即可求得维纳滤波器最小均方误差下的冲击响应$h_{opt}(m)$。

图 7-3 分别展示了谱减法、最小均方自适应滤波算法和维纳滤波算法进行音频增强的效果。

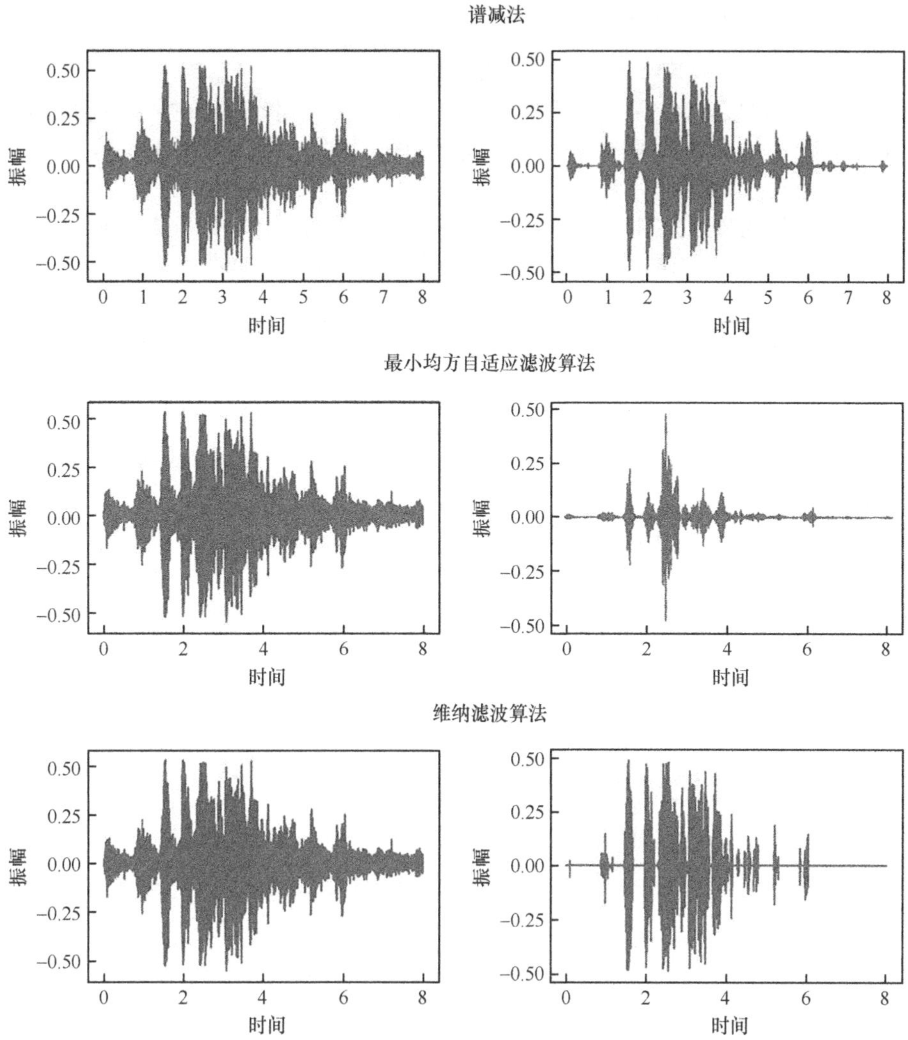

图 7-3　不同方法进行音频增强后效果对比图

图 7-3

（三）音频分割

音频分割用于将连续的音频信号划分为有意义的、更小的、独立的片段或段。常见的音频分割包括基于能量阈值、基于静音检测以及基于频谱特征的音频分割等。

1. 基于能量阈值的音频分割　通过计算音频信号的短时能量，并设定一个或多个能量阈值来实现音频分割。当音频信号的短时能量超过或低于这些阈值时，即视为音频的一个新片段的开始或结束。其数学表示为

$$E[n]=\sum|x[m]|^2 \ for\ m\ in\left[n*W,(n+1)*W-1\right] \quad （式 7-12）$$

式中，$x[m]$是音频信号的第 m 个样本值，W 是帧长（窗口大小），Σ 表示求和。设 $E[n]$ 为音频信号在第 n 帧的短时能量。T 为能量阈值，如果 $E[n]>T$，则将该帧或连续超过阈值的帧视为一个音频片段，即当 $E[n]>T$ 时，启动一个新的音频片段；当 $E[n]\leqslant T$ 持续一段时间后，结束当前音频片段。

2. 基于静音检测的音频分割　通过检测音频中的静音部分来实现音频分割。静音部分通常被定义为音频信号中能量较低或波动较小的部分。其数学表示与基于能量阈值的分割类似，但通常还

会考虑音频信号的其他特征，如过零率等。当音频信号的能量和其他相关特征持续低于某一阈值时，判定为静音，并进行分割。其数学表示为

$$E_i = \sum_{n=iL}^{(i+1)L-1} \left| x[n] \right|^2 \quad \text{（式 7-13）}$$

式中，音频信号 $x[n]$ 可以被视为一个离散时间信号，其中 n 是样本索引，E_i 为当前帧的能量，L 是帧的长度（样本数），通常根据采样率和所需的频率分辨率选择。设定一个静音能量阈值 θ，如果某一帧的能量 $E_i < \theta$，则认为这一帧代表静音。

3. 基于频谱特征的音频分割 通过对音频信号进行频域分析，提取频谱特征（如峰值、频率变化等）来实现音频分割。当频谱特征发生显著变化时，即视为音频的一个新片段的开始或结束。首先，将音频信号分成较短的帧。然后，对每一帧进行短时傅里叶变换（short-time Fourier transform，STFT），STFT 的数学表示为

$$X[k,n] = \sum x[m] * \mathrm{e}^{\left(-\mathrm{j}*2*\pi*k*\frac{m}{N}\right)} \ \ for\ m\ in \left[n*W, (n+1)*W-1\right] \quad \text{（式 7-14）}$$

式中，$X[k,n]$ 是第 n 帧和频率 k 处的 STFT 值，N 是进行 FFT 时使用的点数（通常是 2 的幂），j 是虚数单位。

对音频信号进行 STFT 或其他频域分析，得到频谱图。通过分析频谱图中的特征（如峰值、频率变化等）来进行分割。通过分析 $X[k,n]$ 的变化（如峰值出现、频率跳变等）来判定音频片段的边界。

图 7-4 分别展示了基于能量阈值、静音检测、频谱特征的音频分割结果。

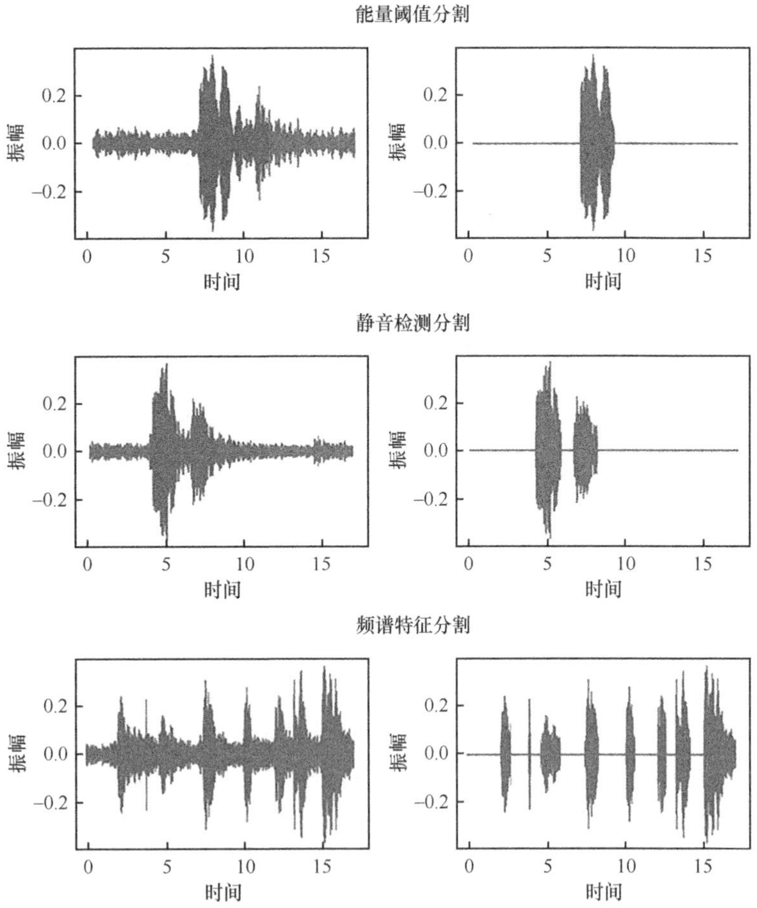

图 7-4

图 7-4 不同方法进行音频分割后效果对比图

（四）音频标准化

音频标准化通过修改音频信号的振幅或增益，旨在均衡不同音频内容的播放音量，确保它们在各种播放环境下具有一致的听感体验。音频标准化的核心在于调整音频的响度，使其符合特定的响度标准，如 EBU R128、ITU-R BS.1770 或 ATSC A/85 等。常见的音频标准化主要分为峰值标准化和响度标准化。

1. 峰值标准化 将音频中最大振幅（峰值）调整到某一预定水平，通常是 0 dBFS（数字全尺度），然后按比例调整其余部分的音量。其数学表示

$$y[n]=x[n]\cdot G=x[n]\cdot \min\left(1,\frac{P_{\text{max}}}{P_{\text{target}}}\right) \quad （式 7-15）$$

式中，$y[n]$ 为标准化后的信号，$x[n]$ 为原始信号，G 为增益因子，P_{max} 为原始信号的峰值电平，P_{target} 为目标峰值电平。

2. 响度标准化 基于音频的平均响度水平进行调整，目的是让不同音频内容在感知上具有相同的响度，即使它们原始的峰值电平不同。其数学表示

$$y[n]=x[n]\cdot G_{\text{loudness}} \quad （式 7-16）$$

$$G_{\text{loudness}}=10^{\frac{L_{\text{target}}-L_{\text{orig}}}{20}} \quad （式 7-17）$$

式中，$x[n]$ 为原始音频信号的时间序列，$y[n]$ 为经过响度标准化处理后的信号，G_{loudness} 为响度增益，L_{orig} 为原始音频的响度，L_{target} 为目标响度。

图 7-5 分别展示了峰值标准化和响度标准化的音频标准化结果。

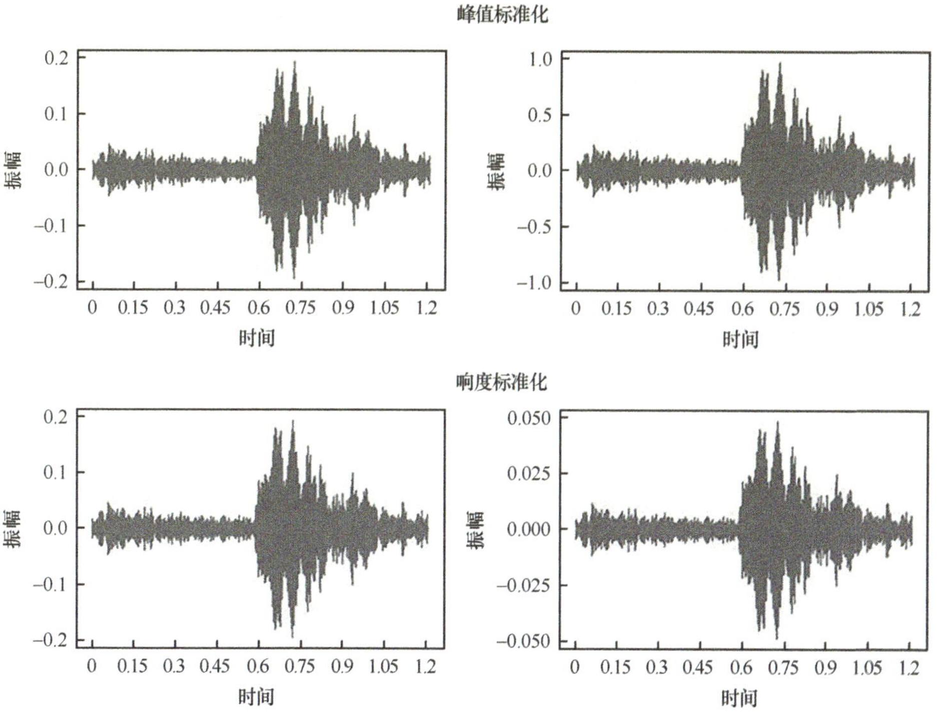

图 7-5 不同标准化方法后的效果对比图

图 7-5

综上所述，医学音频预处理的完整流程包括音频滤波、音频增强和音频分割三个关键步骤，具体流程图及结果如图 7-6 所示。

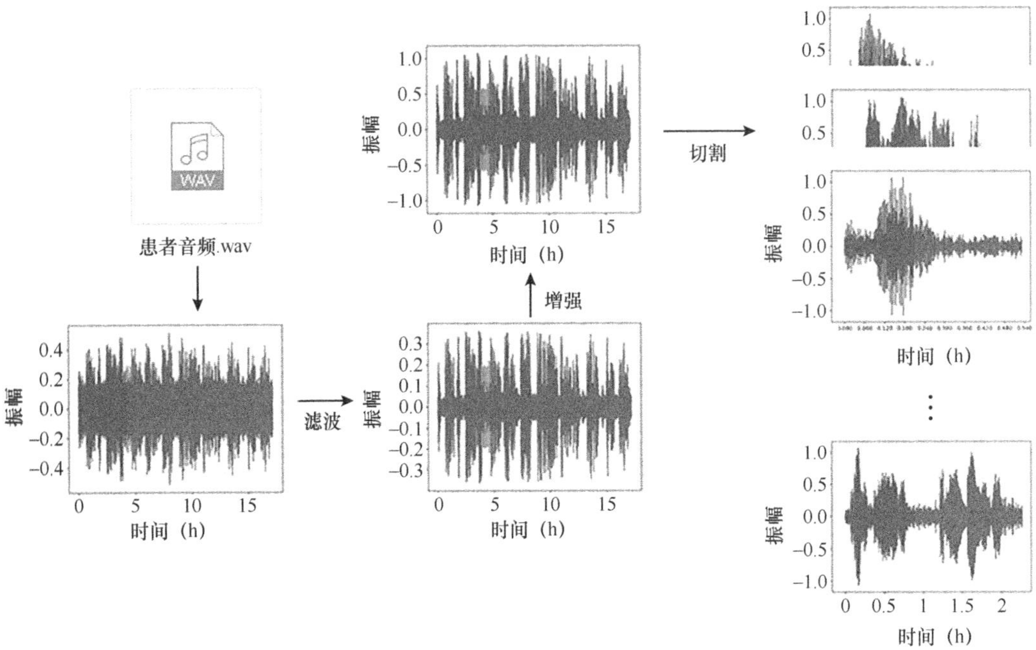

图 7-6

图 7-6　医学音频数据预处理流程及结果图

三、医学文本数据预处理

针对医学文本数据，典型的预处理步骤包括文本清洗、分词、文本向量化。文本清洗是将文本数据中频繁出现但没有实际分析价值的词语去除，如连接词、代词等，使文本数据的主要含义更加突出，这将有助于提高后续文本模型分析效率与准确性。文本分词即将文本数据分割成以字词为单位的序列并使用文本相关的编码器进行转换，生成对应的文本向量，以方便后续的模型输入与分析处理。

文本数据与音频数据类似，文本数据同样需要确保每份数据长度的一致性，以满足模型的输入要求。对此可以进行文本数据的填充或截断，使所有文本的长度相同，并且在文本数据维度过大的情况下，还可以对文本数据进行降维处理，以减少输入的数据量。接下来，本节将对几种典型的医学文本预处理步骤进行介绍。

（一）文本清洗

文本清洗即通过消除原始文本数据中的无关信息、错误和不一致性，使文本更适合进一步的分析或机器学习模型处理。常见的文本清洗方法包括去除 HTML 标签、去除特殊字符、去除空格和去除停用词。

（1）去除 HTML 标签：使用正则表达式或 HTML 解析器移除 HTML 标签。

（2）去除特殊字符：使用正则表达式移除特殊字符。

（3）去除空格：使用正则表达式或字符串操作函数移除多余的空格。

（4）去除停用词：停用词是指在文本中出现频率很高的词汇，如“是”“和”等。去除停用词可以减少特征的纠结，提高模型性能。

（二）分词

分词的作用是将医学文本数据中连续的自然语言文本切分成具有语义含义的最小单位——词或短语，比如识别疾病，处理电子病例等，常用的分词方法主要有基于字符串匹配的方法、基于规则的方法等。

1. 基于字符串匹配的方法　主要依据词典的信息，而不使用规则知识和统计信息，按照一定的策略将待切分的汉字串与词典中的词条逐一匹配，若在词典中找到该词条，则匹配成功，否则做其他相应的处理。具体的匹配方法有正向最大匹配、逆向最大匹配、双向最大匹配以及最少切分等。其中，最常用的是基于正向最大匹配分词算法，其算法流程如图 7-7 所示。

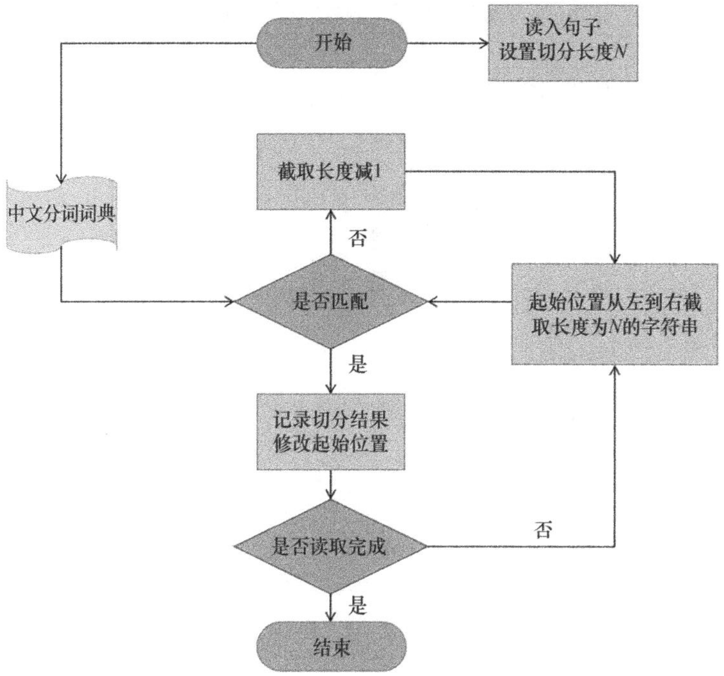

图 7-7　正向最大匹配流程图

图 7-7

2. 基于统计的方法　通过计算上下文中相邻的字联合出现概率，可以判断字成词的概率。基于统计的分词方法采用的原理有互信息、*N* 元统计模型以及其他的统计模型如隐马尔可夫模型、条件随机场模型、神经网络模型及最大熵模型等。本节主要介绍最常用的基于互信息原理的统计方法。具体而言，互信息的数学表示为

$$P(x,y)=\log_2\frac{p(x,y)}{p(x)p(y)} \qquad \text{（式 7-18）}$$

式中，$P(x,y)$ 为字符串 x 和 y 共现的频率，$p(x)$ 和 $p(y)$ 分别是字符串 x 和 y 出现的频率。当 $P(x,y)>0$ 时，表示 x 和 y 之间具有较高的相关关系，并且互信息值 $P(x,y)$ 越大，相关性就越强。当其值超过某一预设的阈值时可以判定为一个词。当 $(x,y)=0$ 时，表示 x 和 y 之间的关系不明确。当 $P(x,y)<0$ 时，表示 x 与 y 负相关，基本不会组成一个词。

（三）文本向量化

文本向量化是一种将文本信息表示成能够表达文本语义的向量的方法，即用数值向量来表示文本的语义。常见的文本向量化方法包括词嵌入、独热编码、词袋模型（bag-of-word model，BoW model）、词频-逆文档频率模型（term frequency-inverse document frequency model，TF-IDF model）和 *N* 元模型。下面将逐一介绍这些文本向量化的基础方法。

1. 词嵌入（word embedding）　一种将文本中的词转换成数字向量的方法，常用的词嵌入技术包括 Word2Vec、GloVe 和 FastText 等，这些方法通过训练得到高维空间中的词向量，即每个词被映射到一个固定长度的向量中，这些向量能够捕捉词之间的语义和上下文关系。Word2Vec 能够将词语映射到一个连续的向量空间中，使得语义上相似的词在向量空间中的距离也相近。Word2Vec

模型基于两种主要的架构：连续词袋模型（continuous bag of word model，CBOW model）和跳字模型（skip-gram model）。这两种架构都是浅层的神经网络模型，通过在大型语料库上训练来学习词向量。CBOW 模型试图根据上下文中的词语预测当前词语。例如，给定上下文词语“Context: The cat sits on the”，CBOW 模型尝试预测目标词语“Target: mat”，其具体结构，如图 7-8 所示。

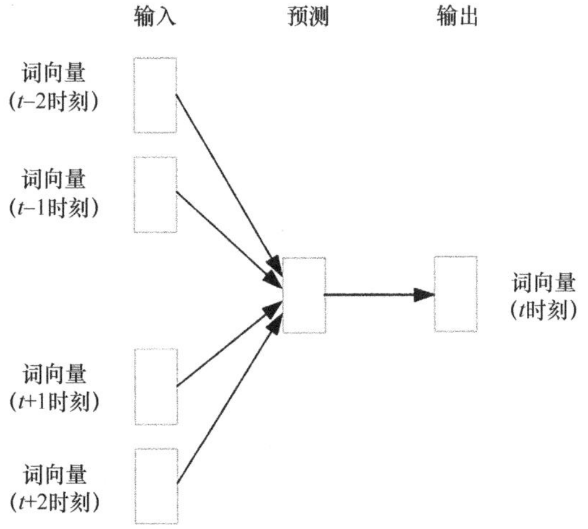

图 7-8 CBOW 模型

模型训练完成之后，模型可以针对词语和向量建立映射关系，因此，该模型可用来表示词语跟词语之间的关系。Skip-gram 模型与 CBOW 相反，它尝试根据当前词语预测上下文中的词语。例如，给定目标词语“Target: sits”，Skip-gram 模型尝试预测其周围的上下文词语“Context: The cat on the”。

与 Word2Vec 类似，GloVe 也能够将词语映射到一个连续的向量空间中，以捕捉词语的语义信息和语境关系。GloVe 模型的核心思想是通过全局的词-词共现统计信息来学习词向量，而不是像 Word2Vec 那样通过局部上下文信息。它利用整个语料库中的全局统计信息来建模词语之间的关系。FastText 方法在 Word2Vec 的基础上进行了改进，主要用于处理词汇中的字词信息，其核心思想是将单词表示为字符级别的 N-Gram，并通过使用局部上下文信息来捕捉单词的语义。

2. 独热编码（One-hot） One-hot 编码采用 N 位状态寄存器来对 N 个状态进行编码，是分类变量作为二进制向量的表述。如表 7-1 所示，首先根据提供的文本构建词典，其中的数字可以视作对应词语的标签信息或者事物的分类信息，然后基于独热编码表达法，构造一个 N 维向量，该向量的维度与词典的长度一致，对于给定词语进行向量表达时，其在词典中出现的响应位置的寄存器赋值为 1，其余为 0。

表 7-1 独热编码

	伤心	愉快	绝望	词语向量
伤心	1	0	0	[1, 0, 0]
愉快	0	1	0	[0, 1, 0]
绝望	0	0	1	[0, 0, 1]

3. 词袋模型 假定对于给定文本，忽略单词出现的顺序和语法等因素，将其视为词汇的简单集合，文档中每个单词的出现属于独立关系，不依赖于其他单词。如表 7-2 所示，先将句子向量化，句子维度和字典维度一致，第 i 维上的数字代表 ID 为 i 的词语在该句子里出现的频率。

表 7-2　词袋模型

	伤心	愉快	绝望	文本向量
心情挺愉快的	0	1	0	[0, 1, 0]
感觉很伤心很绝望	1	0	1	[1, 0, 1]

4. 词频-逆文档频率模型　在词袋模型的基础上，TF-IDF 通过调整每个词的权重来反映其在文本中的重要程度。词频（term frequency，TF）表示一个词在文本中出现的次数，逆向文档频率（inverse document frequency，IDF）则衡量一个词的罕见程度。一个词在文档中出现越频繁且在其他文档中越罕见，其 TF-IDF 值越高。具体的数学表达如下

$$\text{TF}-\text{IDF}(w,d)=\text{TF}(w,d)\text{IDF}(w) \qquad \text{（式 7-19）}$$

$$\text{TF}=\frac{\text{出现在文档}\,d\,\text{中的次数}}{\text{文档}\,d\,\text{的总词数}} \qquad \text{（式 7-20）}$$

$$\text{IDF}(w)=\log\frac{\text{语料库中的文档总数}}{\text{包含词语}\,w\,\text{的文档数}+1} \qquad \text{（式 7-21）}$$

式中，w 是要评估的词语，d 代表当前文档。

5. *N* 元模型　N-Gram 是一种基于统计语言模型的算法，其基本思想是将文本内容按照字节进行大小为 N 的滑动窗口操作，形成长度为 N 的字节片段序列。其中，每一个节片段称为 Gram。对所有 Gram 的出现频度进行统计，并且按照事先设定好的阈值进行过滤，形成关键 Gram 列表，也即文本的向量特征空间。具体的实现步骤如下：

（1）生成 N-Gram 特征：提取文本中所有长度为 N 的连续词语序列。

（2）统计特征权重：对每个 N-Gram 特征应用适当的权重（如 TF-IDF），生成文本的向量表示。

综合上述文本数据预处理方法，本节以抑郁症文本数据为例，展示文本数据预处理的基本流程，具体流程如图 7-9 所示。

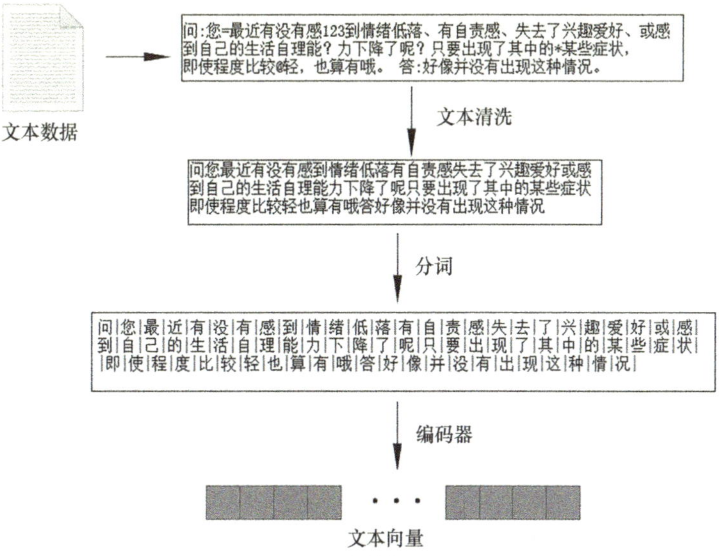

图 7-9　医学文本数据预处理流程

图 7-9

上述内容对多模态医学数据中图像数据、音频数据、文本数据的常用预处理方法分别进行了讨论，然而，多模态的医学数据分析通常依赖上述各种模态数据之间的共同作用。在对多模态医学数据进行预处理时，还需考虑模态数据标签错误、个别模态数据缺失及模态数据不平衡等问题。

1. 模态数据标签错误问题　多模态医学数据因其涵盖的数据类型广泛且复杂，在数据采集阶

段面临的挑战远大于单模态数据。这导致收集到的多模态原始数据中可能存在标签错误等问题。因此，对这些原始数据进行彻底的清洗和校正是至关重要的一步。具体来说，我们需要剔除那些存在错误或质量不达标的数据，确保每个模态的数据在内容、格式和标签上都准确无误。这样做不仅有助于后续的多模态数据标准化处理，而且还能预防因单个模态数据的误差而对整个模型训练过程造成负面影响。

2. 个别模态数据缺失问题 采集多模态医学数据时，若某个模态的数据有缺失通常会导致其对应的模态信息不完整，从而无法对该模态的特征进行完整地提取，影响后续多模态数据融合的整体性能。针对个别模态数据缺失的问题，可采用数据填充和数据重构等策略来补充缺失的模态数据。

在数据填充方面，针对数值型数据，如患者病历数据和医学统计数据，常用的数据填充方法包括基于统计学的方法（均值填充、中位数填充、众数填充、多重插值填充等）和基于回归模型的方法（如随机森林等机器学习方法）。针对具有时间序列特性的医学数据，如心率和血压变化数据，可以采用时序模型进行预测填充。

在数据重构方面，通常采用生成对抗网络（generative adversarial network，GAN）等生成式模型来学习原始数据的特征，并生成缺失的模态数据，以实现数据补充。以医学影像数据为例，严重病变的图像数量较少，这可能导致在建模分析时该类别的特征学习不充分，影响最终的预测效果。通过使用生成式模型，可以在原有图像数据的基础上生成更多相似的图像，从而扩大训练集，改善模型的学习效果。

在实施数据填充或重构之前，需要对数据的性质、分布和缺失模式进行深入分析，以确保所选方法能够有效地补充数据，并且不会引入额外的偏差或噪声，从而保证多模态数据融合的性能和最终模型的准确性。但无论采用何种方法，都需要根据具体采集的数据特点来选择合适的数据补充方法。

3. 模态数据不平衡问题 模态数据不平衡在模型训练中可能导致模型过分关注样本量较大的类别，忽视样本量较少的类别，从而使得模型倾向于预测数量较多的类别，并在预测数量较少的类别时表现不佳，这种偏差会影响模型训练结果的准确性。

针对模态数据不平衡问题，可以采取以下措施：首先，对数据量较少的样本或模态进行数据增强和扩充，以增加样本的数量和多样性。其次，根据数据的实际情况，可以采用重采样技术对数据的数量进行调整，如对数据量较多的模态进行欠采样以减少其数据量，对数据量较少的模态进行过采样以增加其数据量，以实现多模态数据间的平衡。此外，还可以采用自适应加权或自适应学习率等技术，根据不同模态数据的分布情况智能调整模型学习的过程，提高模型对数据不平衡问题的适应能力。通过这些策略，可以有效地应对多模态数据中的不平衡问题，提升模型的泛化能力和预测性能。

第二节　多模态医学数据特征提取

上一节介绍了多模态医学数据预处理方法，对收集到的多模态数据进行充分的数据预处理后，通常需要进行多模态数据的特征提取，这对于后续的多模态数据特征融合与建模分析而言至关重要。

在多模态医学数据中，原始数据往往维度很高，直接处理这些数据可能会引发维度灾难、增加计算负担、降低特征学习效率。特征提取作为解决这些问题的关键步骤，能够将高维原始数据压缩成低维特征，简化后续数据处理流程，同时提升特征学习的速度和效率。此外，并非所有原始数据中的信息都与研究目标直接相关，可能包含冗余或无关的信息。通过特征提取，可以剔除这些干扰因素，增强各模态数据的特征表达力和质量，使模型能够更专注于对特定任务有贡献、更具鲁棒性的特征，从而增强模型的判别力和抗干扰能力。与单模态数据不同，多模态数据通常包含不同数据类型的信息，多种不同的数据类型通常无法直接输入到后续的分析模型中。特征提取可以将不同模态的、不同类型的多模态数据转换为相同的特征表示形式，有利于后续分析模型输入形式的统一、多模态特征的融合以及模态间的关联分析。

综上所述，特征提取在多模态数据处理中扮演重要角色，能够提炼、抽象和转换原始数据的信息，更好地利用多模态数据的信息，提高数据处理效率和质量，并适应后续的建模、分析和任务决策。接下来，本节将讨论多模态医学数据特征提取的方法。

一、医学图像数据特征提取

对于医学图像数据，特征提取方法可以分为基于传统数字图像处理的方法和基于深度学习的方法两类。传统数字图像处理的方法主要用于提取医学图像的视觉属性特征，包括颜色特征、纹理特征、边缘信息特征、形状特征、角点特征和尺度不变特征等。基于深度学习的特征提取主要用于提取图像深层次特征。接下来将针对不同的图像特征类型介绍特征提取方法。

（一）传统的视觉属性特征提取方法

图像的视觉属性特征是最为直观的特征类别，它们直接反映了图像的基本视觉信息。例如，颜色特征用于捕捉和描述图像的色彩分布，其提取方法包括但不限于颜色直方图、颜色矩和颜色梯度图等，这些方法能有效概括图像的颜色属性；纹理特征则关注图像中纹理的统计特性，通过灰度共生矩阵和灰度差异矩阵等方法，可以量化图像纹理的规律性和复杂性，这些特征对于识别图像中的结构和模式至关重要；形状特征描述了图像中对象的几何形态，边界描述和轮廓描述等子方法被广泛用于提取这些特征，它们能够帮助我们理解对象的外形轮廓和空间结构；边缘信息特征揭示了图像中对象的边界，Canny 边缘检测算法是提取这些特征的常用工具，它能有效识别图像中的边缘信息，为后续的图像分析提供关键线索；角点特征则用于识别图像中的关键点，Harris 角点检测器和 Shi-Tomasi 角点检测器是两种流行的角点特征提取方法，它们能够检测图像中的角点，这些角点在图像匹配和对象识别中扮演着重要角色；尺度不变特征描述图像中具有尺度不变性和旋转不变性的局部特征，常用的提取方法为尺度不变特征提取（scale-invariant feature transform，SIFT）算法，它能够有效地从图像中提取出这些关键特征，即使在图像缩放或旋转的情况下也能保持特征的一致性。

（二）基于深度学习的图像深层次特征提取方法

与传统方法相比，基于深度学习的特征提取方法能够挖掘更为丰富和深层的特征信息，并且能够更加智能地识别图像特征，显著减少人工参与，提高处理效率。目前，根据网络结构的不同，基于深度学习的特征提取方法主要分为以下几种：①基于卷积神经网络（convolutional neural network，CNN）的特征提取方法，即利用 CNN 提取具有更高层次的语义信息，通常在训练好的 CNN 网络中利用全连接层之前的特征作为深层次特征。②基于自编码器（autoencoder）的特征提取方法，通过自编码器网络学习图像数据的压缩表示，中间的编码层可以被用作图像的深层次特征表示。③基于迁移学习（transfer learning）的特征提取方法，利用预训练的深度学习模型，如在大规模图像数据集上训练好的模型，将其特征提取部分迁移到医学图像任务中进行深层次特征提取。④基于 GAN 的特征提取方法，通过 GAN 生成图像的过程中，提取中间层的特征表示作为深层次特征。

视频数据可以看作是图像数据的一种特殊形式，其特征不仅包含静态的视觉信息，还蕴含着动态的变化。因此，在提取视频特征时，需要考虑到其时间维度的变化（动态特性）。一种常见的处理方法是将视频分解为一系列的帧，然后对每一帧应用图像特征提取技术。接着，通过分析这些帧随时间的变化，捕捉到视频在色彩、形状和纹理等方面的动态特征。另一种方法是利用视频的运动特性，通过分析相邻帧之间像素点的运动来提取光流信息，这种光流信息能够描述视频内容随时间的动态变化，是视频分析中的关键特征之一。

除了传统的图像处理方法，基于深度学习的技术也被广泛应用于视频特征提取。由于标准的二维卷积神经网络无法充分利用视频数据中的时间信息，因此在视频分析中，更倾向于使用递归神经网络（recurrent neural network，RNN）和三维卷积神经网络（three-dimensional convolutional neural network，3D CNN）。RNN 特别擅长于处理时间序列数据，能够捕捉视频帧之间的时序关系，这对于提取视频的整体内容特征至关重要。在医学领域，如脑肿瘤检测，RNN 已被用于分析核磁共振成像视频，实现基于视频的智能脑肿瘤分类。3D CNN 则能够同时提取视频的空间和时间特征，全面利用视频数据的时空特性。在医学视频分析中，3D CNN 已被用于提取面部视频的动态全局特征，如在焦虑症识别研究中，通过 3D CNN 分析患者面部视频，实现了基于视频数据的智能焦虑症检测。

二、医学音频数据特征提取

在医学领域，音频数据的特征提取扮演着至关重要的角色，它在心音信号分析、呼吸音识别等多个关键应用中发挥着核心作用。音频数据特征提取是将音频信号转换为可用于分析和处理的数字特征的过程。接下来，本节将介绍一些常用的医学音频数据特征提取方法。

（一）时域特征提取方法

时域特征是描述音频信号在时间域内的变化的特征，常用的时域特征包括时域波形图、能量及过零率。音频数据的时域波形图描述音频信号的振幅随时间的变化，直观展现了信号的波形特征。能量是音频信号在每个时间窗口内的总能量，反映了信号的强度。过零率是每个时间窗口内信号穿过零的次数，反映了信号的变化率和波形的复杂程度。

（二）频域特征提取方法

频域特征提取是将音频信号从时域转换到频域，并提取频域上的特征来描述信号的频率成分。常用的频域特征提取方法包括傅里叶变换（Fourier transform, FT）、功率谱密度（power spectral density,PSD）及梅尔频率倒谱系数（Mel-frequency cepstral coefficient，MFCC）。接下来，将介绍上述三种频域特征提取方法。

1. 傅里叶变换 FT 是一种将信号从时域转换到频域的方法，它将信号分解为不同频率的正弦和余弦成分。对于离散时间信号，可以使用离散傅里叶变换（discrete Fourier transform,DFT）或 FFT 来计算。傅里叶变换公式如下

$$X(f)=\int_{-\infty}^{\infty} x(t)\mathrm{e}^{-\mathrm{i}2\pi ft}\mathrm{d}t \tag{式 7-22}$$

式中，$X(f)$是信号的频域表示，$x(t)$是时域信号。

具体的 DFT 及 FFT 方法介绍见第五章第二节，本节不再赘述。

2. 功率谱密度 PSD 是频域特征的一种表示形式，它描述了信号在不同频率上的能量分布。对于医学音频数据，PSD 可以帮助分析信号的频域特性，识别潜在的生理变化或病理特征。它可以通过对信号的傅里叶变换取模的平方来计算。

功率谱密度公式如下

$$S_{xx}(f)=\left|X(f)\right|^2 \tag{式 7-23}$$

式中，$S_{xx}(f)$是信号的功率谱密度，$X(f)$是信号的频域表示。得到的音频数据 PSD 结果如图 7-10 所示。

3. 梅尔频率倒谱系数 MFCC 是一种常用于音频信号处理和语音识别的特征表示方法，它模拟了人类听觉系统对声音的感知。在医学音频数据中，MFCC 可以帮助提取声音的语音特征，用于诊断和监测。

MFCC 的具体计算步骤如图 7-11 所示，主要包括分帧（frame）、加窗（windowing）、FFT、梅尔滤波器组（Mel filter bank）、对数运算、离散余弦变换（discrete cosine transform，DCT）。下面

对每一个步骤进行具体介绍。

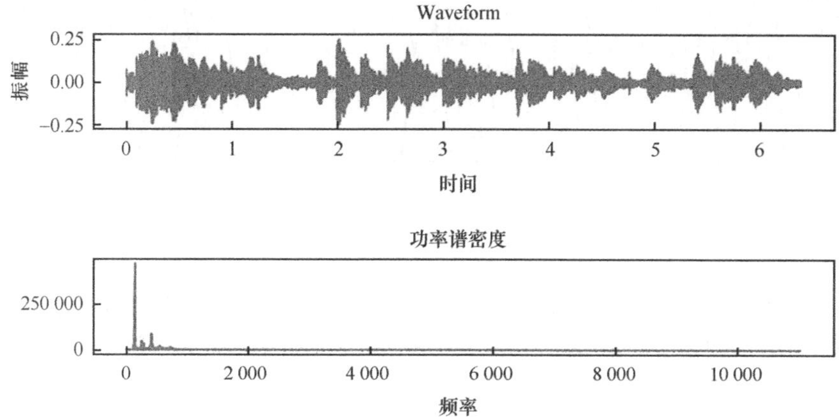

图 7-10　音频信号功率谱密度图

图 7-10

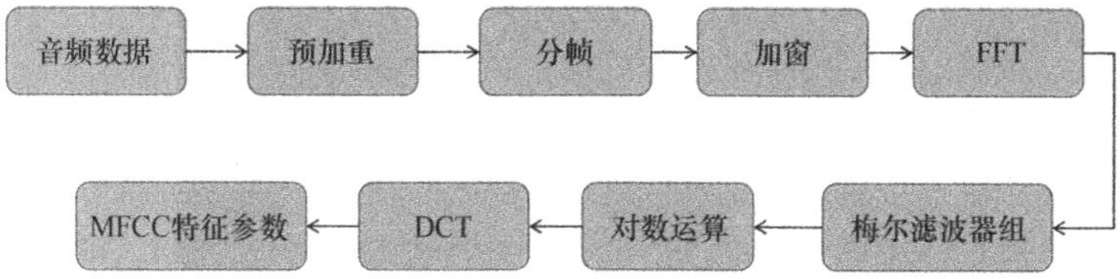

图 7-11　MFCC 步骤

图 7-11

（1）分帧（frame）：将音频信号分成短时段的帧。通常采用帧长为 20～40ms 的窗口，相邻帧之间存在重叠（图 7-12）。

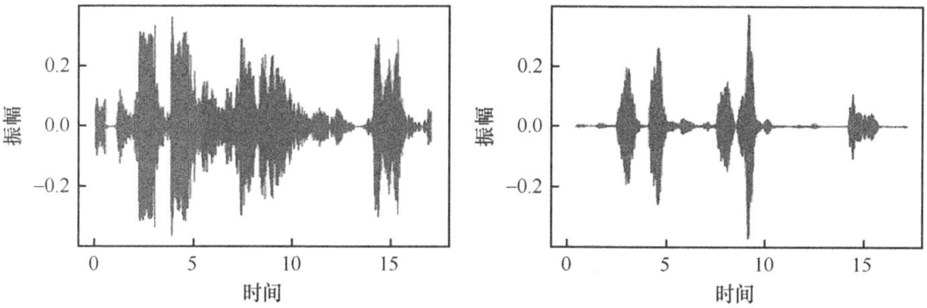

图 7-12　预加重及分帧效果图

图 7-12

（2）加窗（windowing）：对每个帧应用窗函数，常见的窗函数包括汉明窗（Hamming window）、海宁窗（Hanning window）等。

（3）FFT：对每个窗口的信号进行傅里叶变换，将时域信号转换为频域信号。

（4）梅尔滤波器组（Mel filter bank）：将频谱映射到梅尔频率域。梅尔频率是一种模拟人类听觉系统的感知方式，通常与频率的对数关系更接近。梅尔滤波器组通常由一组三角形滤波器构成，每个滤波器对应于梅尔频率轴上的一个频带（图 7-13）。

（5）对数运算：取对数得到能量谱，以减小幅度的动态范围。

（6）DCT：对能量谱进行离散余弦变换，得到 MFCC 系数。通常只取前几个系数作为 MFCC 的特征表示。MFCC 效果图，见图 7-14。

MFCC 的公式如下

$$\mathrm{MFCC}_i = \sum_{j=0}^{N-1} \log\left(\sum_{k=0}^{M-1} \left|X_k(j)\right|^2 H_m(k) \cos\left[\frac{\pi i}{M}\left(k+\frac{1}{2}\right)\right]\right) \qquad \text{（式 7-24）}$$

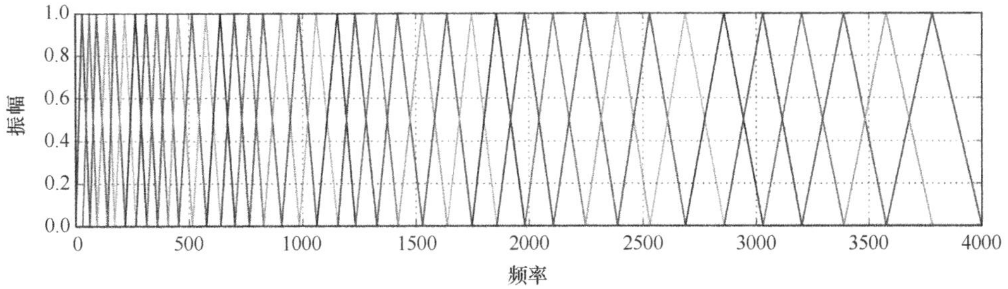

图 7-13

图 7-13　滤波器组图

式中，MFCC_i 是第 i 个 MFCC 系数，$X_k(j)$ 是第 j 帧第 k 个频率分量的幅度，$H_m(k)$ 是第 m 个梅尔滤波器在频率轴上的响应（通常是三角形滤波器），M 是梅尔滤波器的数量。

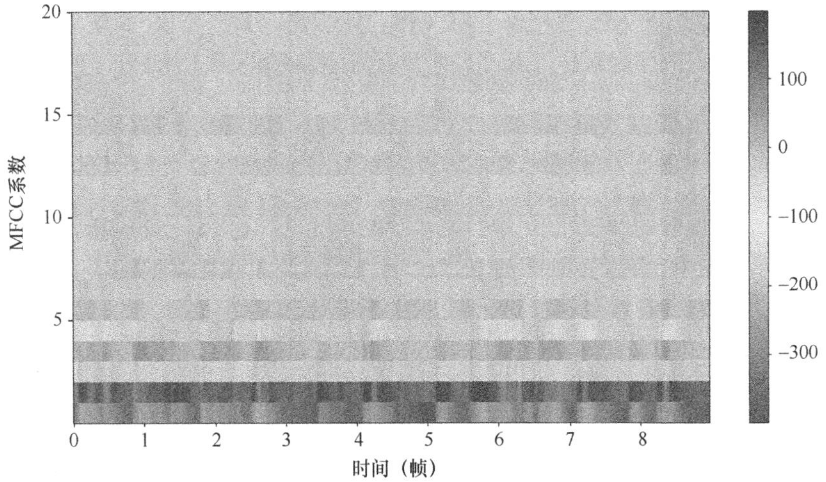

图 7-14

图 7-14　MFCC 效果图

（三）声学特征提取方法

由于音频数据通常还具有节奏与调性等声学属性，除了上述时域和频域特征外，还可以提取声学特征属性特征用于进一步分析音频数据的节奏和韵律特性，如节拍、速度、节奏变化、音高、和谐性、音调等。若收集的音频数据是人声语音数据，则可以提取音素、共振峰、语速等与人声相关的语音数据特征。

上述介绍的音频特征包含了音频数据中比较基础的一些手工特征以及相关分析特征。这类特征的优点在于其易于理解、可解释性强、计算成本较低，但也存在一定的局限性。例如，上述方法得到的音频特征维度较高，其中可能包含了很多冗余信息。另外，这种特征提取方式也需要大量的专业相关知识，并且需要较高程度的人工干预，不适用于大规模数据。

（四）基于深度学习的音频深层次特征提取方法

与传统的音频特征提取方法相比，使用深度学习方法提取音频数据中的抽象特征能够有效降低特征提取的难度，同时也能挖掘音频数据中更深层次的特征。由于音频可以通过频域相关分析变换生成可视化的频谱图，因此，在图像数据上广泛使用的卷积神经网络也能运用于音频数据的深度特征提取。一般而言，首先将音频数据转换为 MFCC 图或梅尔频谱图等可视化特征图，然后将特征图输入卷积神经网络中，进行深度特征的提取，最后经过全连接层，得到音频数据的深度特征。

图 7-15 展示了在抑郁症诊断研究中，基于深度学习的患者音频数据特征提取过程。如图所示，首先将采集的人声语音数据进行 MFCC 图生成，然后结合 CNN 进行深度特征的提取与学习，最终

实现抑郁症智能诊断。

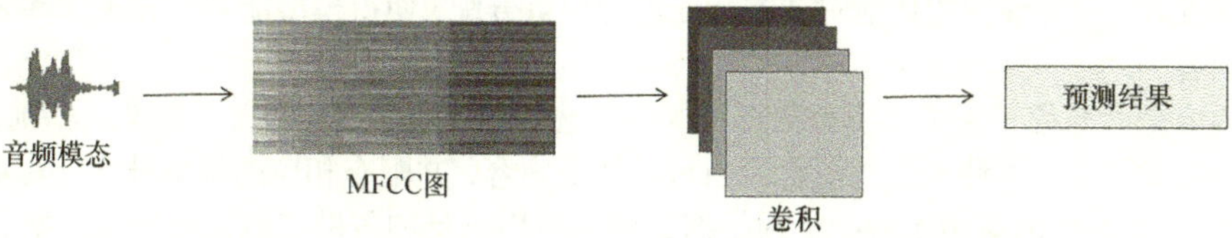

图 7-15　基于 CNN 的抑郁症患者音频数据特征提取过程

图 7-15

除了音频的频谱图，音频原始的波形图也可以输入卷积网络进行音频深度特征的提取，其主要目的在于对音频的振幅、时长等信息进行深度分析。此外，由于音频数据同样具有时序特征，还可以利用 RNN 去捕捉音频数据中频率与振幅的时序变化特征。

三、医学文本数据特征提取

除了图像、视频和音频数据之外，医学文本数据也是医学多模态数据中一种常见且关键的数据类型。特别是在精神疾病的研究领域，如抑郁症和焦虑症等，患者的文本数据通常是患者与医生沟通的记录，对于疾病的诊断具有重要的参考价值。这些文本数据不仅记录了患者的症状描述和情感表达，还能提供对患者心理状态的洞察，从而为相关疾病的诊断提供有力的支持。对于文本数据而言，其主要特征一般包括文本长度、词频、文本情感倾向、上下文关联等。下面将具体介绍几种典型的文本特征提取方法。

（一）基于词袋模型的文本特征提取方法

词袋模型是一种基本的文本表示方法，它将文本表示为一个词汇表中单词的计数或出现频率。该模型忽略了单词在文本中的顺序，只考虑单词的出现情况。

给定一个文档集合 D，词袋模型将每个文档 d_i 表示为一个向量 V_i，其中每个元素 v_{ij} 表示词汇表中第 j 个单词的出现次数或频率

$$V_i = [v_{i1}, v_{i2}, \cdots, v_{im}] \qquad (式 7\text{-}25)$$

式中，m 是词汇表的大小。

（二）基于 TF-IDF 的文本特征提取方法

TF-IDF 是一种常用于文本挖掘的加权技术，它结合了词频和逆文档频率，用于衡量单词在文档集合中的重要性。具体的 TF-IDF 算法见上述本章第一节。

（三）基于词嵌入的特征提取方法

词嵌入是一种将单词映射到低维空间的技术，它能够捕捉单词之间的语义信息。Word2Vec 和 GloVe 是两种常用的词嵌入模型。Word2Vec 模型的目标是最大化给定上下文的条件下预测目标词的概率。GloVe 模型通过最小化预测词之间的点积和实际点积之间的差异来学习单词的嵌入。Word2Vec 和 GloVe 模型的介绍见本章第一节，本节不再赘述。

（四）基于深度学习的医学文本深层次特征提取方法

除了上述传统的文本特征提取方法，目前使用更加广泛的是基于深度学习的医学文本数据特征提取方法。与传统的文本特征提取方法相比，基于深度学习的文本提取方法能提取到更抽象、更语义化的特征表示，且无须提前人工构建特征提取规则。在基于深度学习的文本特征提取方法中，词嵌入技术被广泛运用以捕捉单词间的语义联系，进而将文本数据转换为能够代表其语义信息的特征向量。将文本数据转换为文本特征向量后，便可以利用 CNN 进一步提取文本的局部或全局特征。由于文本数据同样是一种时间序列，具有一定的时序特征，因此还可以使用 RNN 学习文本数据中

的上下文关系，提取其文本时序特征。除此之外，深度学习中的自注意力机制（attention）也被用于文本数据处理，它能够智能化地对文本特征进行权重分配，使得模型能够优先关注和表达更为重要的特征内容。

以上内容全面介绍了医学多模态数据中的特征选择与提取方法，涵盖了图像、视频、音频和文本等多种模态的数据。每种模态都蕴含着独特地特征内容，并配有相应的提取技术，其基本流程可参考图 7-16。在具体的应用实践中，须根据具体的应用场景和各模态数据的特性，精心选择适宜的特征和方法进行提取，为后续的多模态数据融合提供条件。

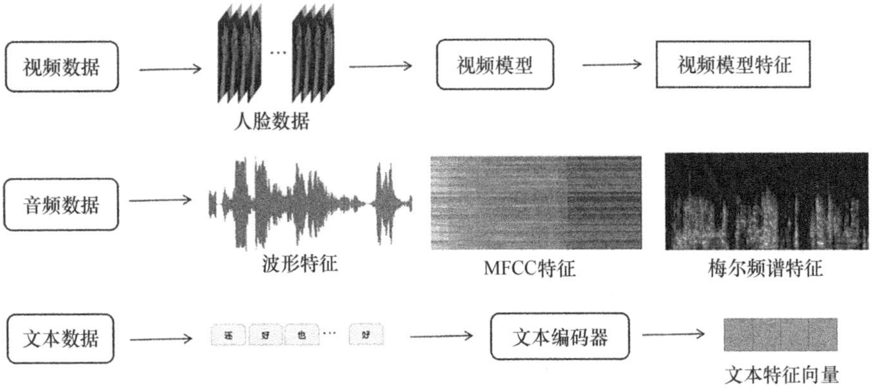

图 7-16

图 7-16　基于抑郁症智能诊断的多模态医学数据特征提取

第三节　多模态医学数据融合方法

多模态医学数据融合是将来自不同医学影像、生理信号、临床数据等多种模态的信息进行整合与分析，以提高医学诊断、治疗和研究的效率与准确性。这些数据可能来自于不同的设备、不同的时间点或者不同的患者，融合这些数据能够提供更全面、更准确的信息，帮助医生做出更好的决策。相较于单模态医学数据研究，多模态医学数据的融合研究可以提供更多维度和角度的信息，具有更高的信息丰富度，有助于全面了解所研究的问题或对象。多模态数据融合方法按照融合的阶段划分通常可以分为数据级融合、特征级融合、决策级融合以及混合融合。接下来，将具体介绍这些多模态医学数据融合方法。

一、数据级融合方法

数据级融合方法旨在将来自不同传感器或数据源的原始信息整合在一起，以获得更全面、更准确的信息。常用的数据级融合方法包括拼接、加权、特征交叉、独立特征分析、矩阵分解、核方法以及数据对齐等。接下来，将对这些数据级融合方法进行具体介绍。

（一）拼接

拼接方法是指将来自不同模态的数据直接拼接在一起作为融合后的特征，这种方法简单直接，适用于模态之间没有明显相关性的情况。常见的拼接方法有纵向拼接、横向拼接、基于索引的拼接。其中，纵向拼接也称为行拼接，是将两个或多个数据按照行的方向进行简单拼接，即把数据的记录（行）堆叠在一起。横向拼接也称为列拼接，是将两个数据按照列的方向进行拼接，即数据的字段（列）并排合并。基于索引的拼接是根据数据的索引来进行数据的拼接。

（二）加权

加权方法即对不同模态的特征进行加权求和，以考虑它们在最终融合中的重要性。可以根据任务需求或者特征的质量来确定权重。

假设有两个模态的特征表示为 X_1 和 X_2，它们的融合方式可以简单地表示为加权求和

$$X_{\text{fused}}=\alpha\cdot X_1+(1-\alpha)\cdot X_2 \tag{式 7-26}$$

式中，α 是融合权重，表示了每个模态对于最终融合特征的贡献程度。这个权重可以根据具体任务或者数据性质进行调整。

对于多种模态的特征表示，上述表达式可调整为

$$X_{\text{fused}}=\sum\nolimits_{i=1}^{n}\alpha_i\cdot X_i \tag{式 7-27}$$

式中，α_i 是第 i 个模态的权重。

（三）特征交叉

特征交叉方法将来自不同模态的特征进行交叉组合，以生成新的特征。可以使用元素级乘法加法等操作进行交叉，常见方法包括按位与、乘法交叉、指数交叉和高阶交叉等。

假设特征 A 的值为 a_1，a_2，…，a_n，特征 B 的值为 b_1，b_2，…，b_n，则按位与交叉特征 C 的值为

$$\mathrm{C}=A\cdot B=(a_1\cdot b_1),(a_2\cdot b_2),\cdots,(a_n\cdot b_n) \tag{式 7-28}$$

乘法交叉特征 D 的值为

$$\mathrm{D}=\mathrm{A}\times\mathrm{B}=(a_1\times b_1),(a_2\times b_2),\cdots,(a_n\times b_n) \tag{式 7-29}$$

指数交叉特征 E 的值为

$$\mathrm{E}=\mathrm{A}^{\mathrm{B}}=\left({a_1}^{b_1}\right),\left({a_2}^{b_2}\right),\cdots,\left({a_n}^{b_n}\right) \tag{式 7-30}$$

高阶交叉特征 F 的值可以表示为

$$\mathrm{F}=(a_1\times a_2\times a_3\times\cdots\times a_n)^k \tag{式 7-31}$$

式中，k 是一个常数，可以调整以控制特征交叉的复杂程度。

（四）独立特征分析

独立特征分析方法是指将来自不同模态的数据投影到一个共同的空间中，以找到它们之间的共享结构。这可以通过线性投影或者非线性投影实现。

假设有两个模态的特征向量 X_1 和 X_2，它们的维度分别为 d_1 和 d_2。线性投影的目标是找到一个投影矩阵 W，使得投影后的特征向量 Y_1 和 Y_2 在共同空间中的距离最小。该过程可以表示为

$$Y_1=X_1\times W_1 \tag{式 7-32}$$

$$Y_2=X_2\times W_2 \tag{式 7-33}$$

式中，Y_1 和 Y_2 分别是模态 1 和模态 2 在共同特征空间中的投影，W_1 和 W_2 是投影矩阵，它们的维度分别为 $d_1\times d$ 和 $d_2\times d$，d 是共同特征空间的维度。

非线性投影通常使用核技巧来实现。假设有两个模态的特征向量 X_1 和 X_2，它们的维度分别为 d_1 和 d_2。非线性投影的目标是找到一个核函数 K，使得核函数计算出的特征向量 Y_1 和 Y_2 在共同空间中的距离最小。该过程可以表示为

$$Y_1=K(X_1,X_1') \tag{式 7-34}$$

$$Y_2=K(X_2,X_2') \tag{式 7-35}$$

式中，K 是核函数，X_1' 和 X_2' 是 X_1 和 X_2 的非线性映射后的特征向量。

（五）矩阵分解

矩阵分解方法首先将不同模态的数据表示为矩阵，然后将原始数据表示为低维稠密矩阵的乘积形式，从而实现数据的降维和特征的提取。常用的矩阵分解方法有奇异值分解和非负矩阵分解。

（六）核方法

核方法通常用于处理非线性关系和高维特征空间的数据，该方法通过引入核技巧，将原始特征空间中的数据映射到一个更高维的特征空间，从而使得原始数据在新的空间中可以更容易地进行线性分离或者拟合。其核心思想是利用一个核函数计算原始特征之间的相似度或者内积，进而将数据转换到一个更适合分析的空间中。常见的核函数包括线性核、多项式核、径向基函数核等。目前，常用的基于核方法的融合方法主要包括支持向量机（SVM）、核岭回归（kernel ridge regression，KRR）以及核主成分分析（kernel principal component analysis，kernel PCA）等。

SVM 是一种经典的基于核方法的监督学习算法，其通过最大化两类数据之间的间隔，将数据映射到高维特征空间中，并在新的空间中寻找最优的超平面来进行分类或回归。SVM 可以使用不同的核函数来适应不同的数据特性，如线性核、多项式核、径向基函数核等；KRR 方法使用核技巧来扩展传统的岭回归方法，以处理非线性关系和高维特征空间的数据；kernel PCA 利用核技巧进行特征映射，提取数据中的非线性特征。

核方法在处理非线性关系和高维特征空间的数据时具有很高的灵活性和表现力。因此，其在数据级融合中得到了广泛的应用。通过合理选择核函数和调整核参数，可以使核方法适应不同的数据特性，并获得更好的建模效果。图 7-17 展示了核方法的基本流程。

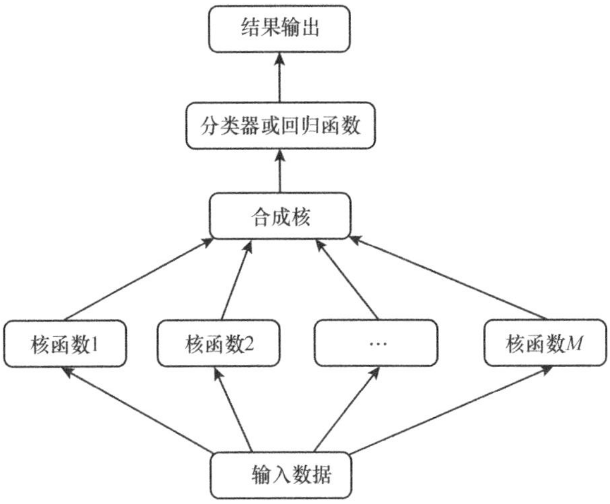

图 7-17　多核学习流程图

（七）数据对齐方法

多模态数据对齐是将来自不同传感器的不同模态的数据进行有效的整合和对齐，以确定多种模态数据或元素之间的联系、相互间的对应关系以及其交互作用。多模态数据通常由不同的采集设备与方法进行采集，包含着多种不同的数据类型，这些不同模态的原始数据之间可能还存在着时间、空间以及特征上的差异，而多模态对齐相关技术可以尽可能地消除多模态数据之间的不一致性，使多模态数据能够在不同维度上保持一致，有助于提高后续多模态数据分析的准确性、全面性和智能性。目前在多模态数据对齐的相关方法中，主要可以分为显式对齐方法和隐式对齐方法。

1. 显式对齐方法　主要通过明确地建立不同模态数据之间的对应关系来实现多模态信息的对齐。在显式对齐方法中，通常需要外部的一些对齐指导或者相关的标签信息，以明确不同模态数据之间的对应关系。根据数据标签信息的有无可以将显示对齐方法分为有监督显式对齐方法和无监督显式对齐方法。

有监督显式对齐方法依据多模态标签信息，如图像和文本之间的描述标签以及视频和音频之间的时间戳标签等，可以设计特定的对齐损失函数以帮助模型更好地衡量并调整不同模态之间的数据对齐，进而增强模型对多模态信息的对齐监督能力。

由于不同模态的实例通常缺乏足够的标签信息来进行充分的模态对齐，因此需要借助无监督显式对齐方法进行模态对齐。目前较为常用的无监督显式对齐方法为动态时间扭曲方法（dynamic time warping，DTW）。该方法能够通过度量多种模态数据之间的相似性，并对不同模态的数据进行相互的匹配度评估，最后实现时序上的模态对齐。无监督显式对齐方法无须大量完整地标注数据，可以节省数据标注的成本，但该方法通常对多模态数据的采集规范性和内容的一致性要求较高。

2. 隐式对齐方法 即在多模态模型训练的过程中，让模型自行地去学习不同模态数据之间的对应关系，而无须外部的数据对齐相关指导信息。隐式对齐方法的核心思想是通过将不同模态的数据映射到一个共享的表示空间来实现数据对齐，这种共享的表示空间通常是一种高维的向量空间，其能够捕获各模态数据的语义信息，并使得不同模态的数据之间可以进行相互比较和融合。

隐式对齐方法通常利用联合训练的方式进行多模态数据的隐式对齐。联合训练即利用多个模型同时处理不同模态的数据，在模型训练中通过共享学习多个模型内部的参数来实现多模态数据之间的隐式对齐。若联合训练的模型采用神经网络模型，还可以在其模型训练期间引入注意力机制，通过注意力机制使模型自适应地关注不同模态数据中的重要部分，以有效地实现多模态之间的对齐和融合。隐式对齐方法主要通过模型自动地学习不同模态数据之间的对应关系，有助于进行更充分的多模态数据融合，同时这类方法通常也更加灵活，能够处理未标注的数据，对于无监督的多模态数据融合具有重要的意义。

上述数据级融合方法的优点在于其能够保持原始数据的完整性和真实性，从而使得融合后的数据能更加准确和全面地表示原始研究对象。并且，数据级融合方法的运算量相对较小，有利于提高系统的实时性。然而，数据级融合方法也存在着一些局限性。例如，当收集到的原始数据具有一定的不确定性和不稳定性时，可能会增加数据处理的难度，进而会对数据级融合的效果产生不利影响。此外，如果不同来源的数据之间存在较大的差异，往往还需要进行较复杂的数据预处理工作，这不仅需要更多的专业知识，还可能涉及较多的人工干预，从而影响处理效率。

二、特征级融合方法

特征级融合是指将来自不同数据源、不同特征提取方法或不同表示学习技术得到的特征进行整合和组合的过程。其目的是提取出更具有代表性和信息丰富度的特征，以提高模型的性能和泛化能力。模型无关的特征级融合可以通过拼接、加权、交叉、选择与变换等方法进行，其中拼接、加权、交叉方法与上述数据级融合中的拼接、加权、特征交叉方法一致，操作目标由原始数据变成特征。模型相关的特征级融合方法通常随着深度学习的发展更新。本节具体介绍特征选择方法、特征变换方法以及基于深度学习的特征融合方法。

（一）特征选择方法

特征选择即使用算法或领域知识选择最相关或最具信息量的特征子集，以提高模型的效率和泛化能力。常见的特征选择方法包括过滤法、包装法和嵌入法等，这些方法的选择应基于数据的特性和模型的需求，以确保选取的特征能够有效支持模型训练和预测任务。

（二）特征变换方法

特征变换是一种通过对特征进行数学处理来优化其分布和尺度的方法。这种方法能够改善特征的数值特性，使其更加适合模型训练。常见的特征变换技术包括 Z-分数标准化、Min-Max 归一化和对数变换等。选择合适的变换方式取决于数据的具体特性和模型的特定需求。通过精确的特征变换，可以确保数据在模型训练过程中的表现达到最佳，从而提升模型的预测准确性和泛化能力。

（三）基于深度学习的特征融合方法

基于深度学习的特征融合方法充分利用了神经网络在表征学习方面的强大能力，将来自不同数据源或不同模态的特征进行有效整合。在特征融合的具体流程中，首先，使用神经网络从单模态数据中提取特征。随后，这些单模态特征被聚合以实现多模态特征融合。鉴于神经网络能够产生多种形式的特征输出，选择恰当的输出特征作为各模态的代表显得尤为关键。一种普遍采取的策略是将网络最后一层的输出视为该模态的最终特征。

完成各模态特征提取后，下一步进行多模态特征融合。最简单的融合方法是通过拼接操作，将不同模态的特征向量或特征图组合成更大的多模态融合特征表示。这通常要求对不同模态的特征向量进行维度对齐，确保它们的维度和大小一致，以便正确地进行拼接。之后，对各模态输出的特征向量进行展平操作，并按一定顺序将它们串联起来，形成多模态融合的特征向量。另一种常用的拼接方法为基于注意力机制的特征向量拼接方法，该方法利用注意力机制动态地学习每种模态特征的重要性，并根据这些重要性对各模态特征进行加权融合。

在拼接的具体形式上，除了直接串联首尾的方法外，还可以采用基于多头注意力机制的模块来学习不同模态特征向量间的信息，并进行混合式拼接。基于多头注意力机制的方法可以将各模态的特征向量拆分成较小的片段，然后进行交叉混合，形成一个新的特征融合向量。通过注意力机制，不同模态的特征之间可以相互交互并竞争，使得后续模型能够更有效地捕捉不同模态特征之间的关联性和互补性，从而提升特征融合的效果。此外，基于注意力的特征向量拼接还可以促进不同模态之间的联合学习，使得模态间的交互作用和权衡关系也能被后续模型所利用，为多模态研究任务提供更优的特征表示。

相较于数据级融合，特征级融合的优点在于其减少了对原始数据的处理工作，能够更加充分地利用多个模态之间的相关性，且具有更好的泛化能力。然而，特征级融合也存在以下局限性：①在特征融合过程中可能会丢失部分原始数据的信息，从而一定程度上影响多模态系统整体的精确度和鲁棒性；②特征提取的方法需要根据具体的应用场景来确定，这会增加系统的复杂度和处理难度；③无论是多模态特征级还是数据级融合，都可能导致冗余特征的输入。

三、决策级融合方法

决策级融合是在不同模态的数据上独立进行决策，然后将这些决策整合成一个最终的综合决策。对每个模态的数据进行分类或回归，然后将它们的输出整合到一个综合的最优决策中，具体流程如图 7-18 所示。

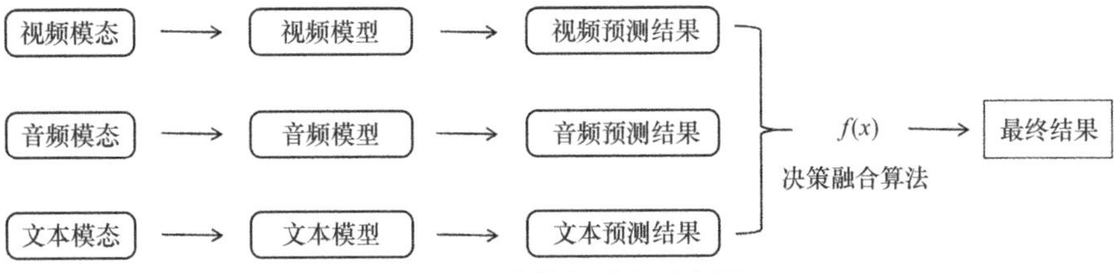

图 7-18　决策级融合示意图

实现决策级融合方法需要采用一些特定的算法或规则，以确定不同模态的输出结果之间要如何进行融合。在决策级融合中存在着很多规则融合算法，如最大值融合、均值融合、加权平均融合、贝叶斯规则融合以及集成学习融合等方法。

（一）最大值融合方法

基于每种模态所输出的概率或置信度分数，选择具有最大概率或置信度的类别或决策结果作为最终的多模态融合结果。其数学表示为

$$F(i,j)=\max\left[I_1(i,j),I_2(i,j),\cdots,I_n(i,j)\right]$$ （式 7-36）

式中，n 为图像个数，i 和 j 是像素的行和列坐标，每个图像在相同位置 (i,j) 或对于同一个数据样本点的值分别为 $I_1(i,j),I_2(i,j),\cdots,I_n(i,j)$，那么最大值融合的结果 $F(i,j)$ 在该位置的值就是这些值中的最大值。

（二）均值融合方法

当多个模态输出的结果是数值型结果（如得分和评分）时，则可以将这些数值型结果进行平均处理，得到一个综合的均值作为最终的融合结果。其数学表示为

$$F(i,j)=\frac{1}{n}\sum\nolimits_{k=1}^{n}I_k(i,j)$$ （式 7-37）

式中，$\sum\nolimits_{k=1}^{n}I_k(i,j)$ 表示所有 n 个数据在位置 (i,j) 的值之和，而 $\frac{1}{n}$ 是用来求平均的系数。

（三）加权平均融合方法

由于均值融合方法难以考虑不同模态中的权重差异，有忽略重要信息的风险，而使用加权融合方法则可以解决这个问题。通过对各模态输出的最终决策结果进行权重分配，随后将这些带有权重的决策结果进行组合以生成最终的多模态决策结果。其数学表示为

$$F(x,y)=\omega_a\cdot A(x,y)+\omega_b\cdot B(x,y)$$ （式 7-38）

式中，ω_a、ω_b 是加权系数，$\omega_a+\omega_b=1$，若 $\omega_a=\omega_b=0.5$，即为像素平均法融合。

（四）贝叶斯规则融合方法

贝叶斯规则融合是一种基于贝叶斯定理的统计方法，用于整合多个决策结果。这种方法主要依赖于先验概率和后验概率的概念来融合不同来源的数据。先验概率代表了在获得新实验数据之前对某一事件发生概率的初步估计，它基于以往的经验、专家知识或其他可获取的信息。而后验概率则是在新实验数据的基础上，结合先验概率对事件概率分布进行更新后的结果。结合先验概率和后验概率来计算最终的融合结果，即得到一个综合的置信度或概率分布，从而实现更综合、更准确的决策结果。其数学表示为

$$P(A|B)=\frac{P(B|A)P(A)}{P(B)}$$ （式 7-39）

式中，$P(A|B)$是在 B 发生的情况下 A 发生的概率，$P(A)$是 A 的先验概率或边缘概率，$P(B|A)$是已知 A 发生后 B 的条件概率，也由于得自 A 的取值而被称作 B 的后验概率，$P(B)$是 B 发生的总概率。

（五）集成学习融合方法

集成学习融合方法通常会使用多个模型的独立预测结果。在面对多模态数据时，通常会将多模态数据按其模态划分为多个不同模态的数据集，并利用这些多模态数据子集训练出多个模型；然后，利用如随机森林、支持向量机、K 近邻算法等方法对所有模型的预测结果进行学习；最后，对多个模型的预测结果进行权重的分配或投票，得到最终的预测结果，具体实现示意图如图 7-19 所示。

四、混合融合方法

混合融合是将数据级融合、特征级融合和决策级融合结合起来，以利用它们各自的优势。多模态的混合融合方法通常可以分为两个阶段：在第一阶段中，运用各种数据级或特征级的融合方法，例如直接拼接特征向量、基于注意力机制的特征向量融合等，来整合来自不同源头和类型的模态数据。在第二阶段中，采用决策级融合方法，对早期融合所输出的预测结果进一步整合，以产生最终的多模态决策或预测结果。

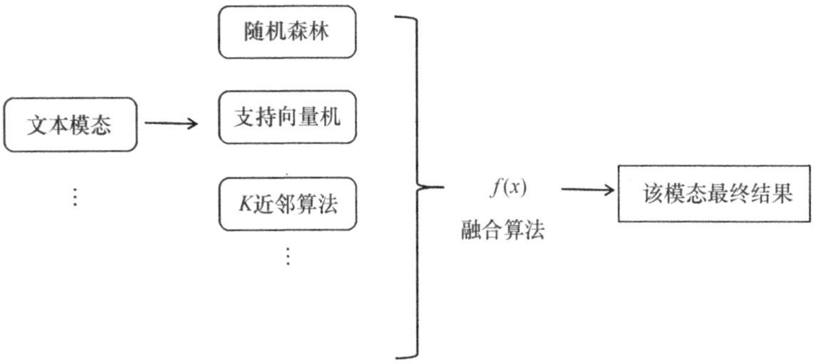

图 7-19　集成学习方法示意图

混合融合方法结合了数据级融合、特征级融合以及决策级融合的优点。具体而言，数据级融合与特征级融合提升了多模态特征融合的鲁棒性并降低了各原始数据之间的不确定性和不一致性；决策级融合充分利用了多模态数据之间的互补性，提高了模型的决策准确率。混合融合方法可以充分利用数据级融合和特征级融合的信息整合能力以及决策级融合的决策整合能力，从而全面提高多模态数据融合的处理效果和性能。

在多模态医学数据分析领域，混合融合方法的应用正变得越来越广泛。例如，在情绪检测的研究中，研究者收集了受试者的实时脑电信号、心电图数据以及面部表情影像数据，并采用混合融合方法进行深入分析。在具体的融合流程中，该研究首先对各模态数据进行预处理和特征提取，并为每种模态数据构建了独立的模型。接着，将各模态数据输入长短期记忆递归神经网络（long short-term memory recurrent neural network，LSTM-RNN）进行特征提取，并对提取的特征进行特征级融合，最终将这些融合结果作为决策级融合阶段的附加输入。通过这种相对简单的混合融合方法，该研究实现了高准确率的多模态实时情绪检测，展现了混合融合方法在处理复杂医学数据时的有效性和实用性。

除了先进行特征提取、再进行决策融合的混合融合方法外，还有一种先提取单模态特征并进行融合（如特征向量的拼接、相乘融合等），再将得到的多模态混合特征向量额外输入进一个新的深度学习模型的混合融合方法。这种混合融合方法增加了学习多模态联合表征的流程，使模型能够更加充分地学习多模态组合后的特征，更容易学习到各模态之间的互补特征，并且提高模型的泛化能力。

综上所述，混合融合方法通常能够更全面、充分地捕捉多模态特征之间的关系。然而，相对于单独使用融合方法，混合融合方法将会增加模型的整体结构的复杂度，且模型的训练难度、计算成本等也会相应的增加，需要根据实际的情况合理地使用混合融合方法。

五、其他典型的基于神经网络模型的融合方法

基于模型的融合方法从模型实现技术和角度出发，致力于解决多模态融合的挑战，这类方法呈现出多样化的实现形式。其中，基于神经网络的方法因其广泛的应用而脱颖而出。与单模态神经网络方法不同，多模态神经网络方法通常集成了多个神经网络结构，这些结构能够接纳多种不同模态的数据输入，并智能化地处理与融合这些不同类型的数据，实现多模态数据融合的目标。常见的基于神经网络的多模态融合方法包括多模态卷积神经网络（multi-modal convolutional neural network，MCNN）、多模态递归神经网络（multi-modal recurrent neural network，MRNN）和多模态注意力网络（multi-modal attention network，MAN）。

MCNN（图 7-20）一般设有多个输入层，每个输入层针对不同数据模态设计特定的输入节点，用以接收来自不同数据源的信息。模型接收多模态数据输入后，进入各自模态专用的处理层，这些层负责处理和提取每个模态的特征。具体而言，对于图像数据，其模态层通常由卷积神经网络构成；而对于音频和文本数据，则通常由 RNN 来处理。提取出的模态特征随后进入模型的融合层，在该

层完成特征的整合与融合。为了更有效地整合和共享来自不同模态的信息，融合层之后通常会设计一个共享层，该层致力于学习多模态数据特征的联合高级表达。最终，模型通过输出层给出多模态预测结果。

MRNN 和 MAN 通常是在标准多模态神经网络的基础上，通过层的调整来实现更多元的功能。例如，在 MRNN 中，模态专用层后往往会增加上下文集成层、时序整合层等，使网络能够处理时序特征的提取。在 MAN 中，模态专用层和融合层通常会融入注意力机制模块，以实现对不同模态权重的学习和选择，进一步提升模型的性能和适应性。

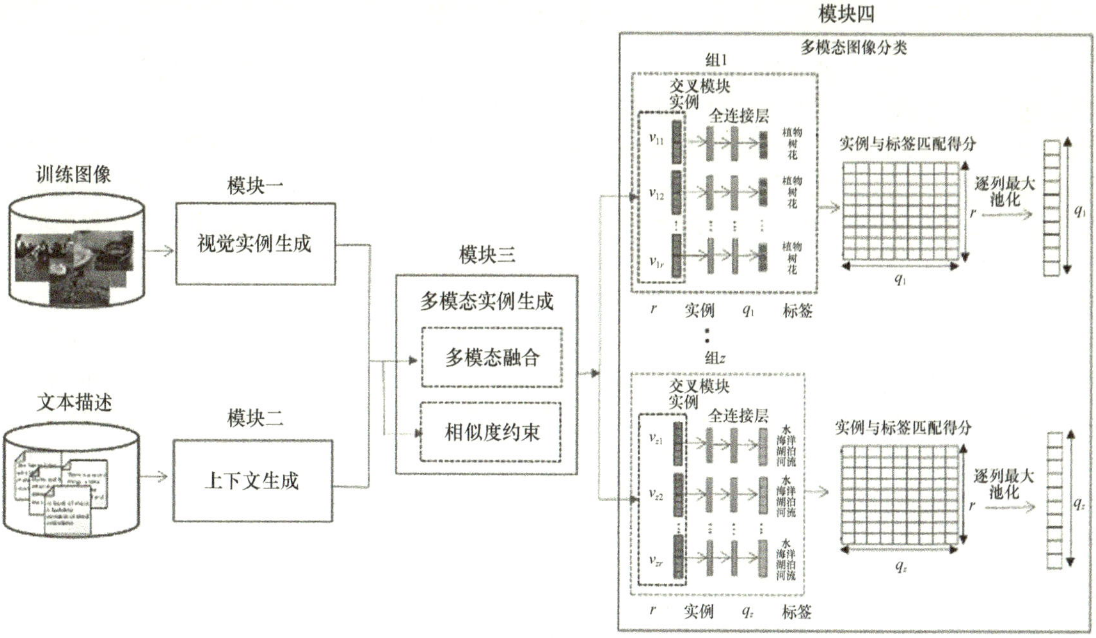

图 7-20　多模态卷积神经网络

图 7-20

基于神经网络的多模态融合方法具有诸多优点：①具有较高的集成度，能够对多种模态数据进行智能化、自动化的数据输入，能够大幅减少前期的数据预处理工作；②能够根据最终的输出结果反向调整多个模态的特征提取内容，这与一次性提取完模态特征后，再选取特定网络在固定的特征上学习不同，能够提取到更精确、更合适的各模态特征；③在模态的融合上更加智能化，无须太繁杂的专业知识和人工干预，且这类模型整体的学习能力以及其模型性能通常也将会更加优秀；④可以根据需求灵活地修改网络中的层，实现更个性化的功能。但基于神经网络的多模态融合方法也有一定的局限性，由于集成了多种网络结构以处理多模态数据，整体网络结构通常会比较复杂。此外，神经网络一般会有较大的计算量，而集成多个神经网络结构通常会使得计算量更加巨大，对硬件的要求将会比较高，且通常训练的时间也比较长。

总而言之，进行多模态数据融合的主要目标是尽量缩小不同模态之间的异质性差异，同时保持各模态所含语义的完整性，并在之后的模型处理之中取得较优的性能。在实际进行多模态数据融合时，可以根据具体情况选择合适的融合策略。

第四节　实操案例：基于多模态数据的抑郁症智能评估

Demo

多模态医学数据能够提供丰富的信息，有助于全面、多角度地了解患者的状态。在传统的疾病诊断方法中，通常依赖于单一数据源或少量数据进行分析，存在信息不足和诊断准确性不高的问题。而基于多模态数据的诊断方法能够综合利用多种数据，从而更全面地评估疾病患者的状态，提高诊断的准确性和精度。基于此，研究者们利用先进的机器学习和深度学习技术，将不同模态的数据进行融合和分析，尝试构建多模态诊断模型。这些模型能够从多个角度捕捉疾病患者的特征，例如图像中的病灶、语音中的语调变化、生理信号的异常等，从而实现更准确地诊断和评估。基于多模态数据进行疾病诊断的研究，不仅可以应用于各种常见疾病，如癌症、心血管疾病等，还可以用于罕见病和精神疾病等领域。这种方法有望为疾病的早期诊断、个性化治疗以及预后评估等提供更有效的手段，对促进健康医疗的发展具有重要意义。

本节将基于抑郁症诊断评估临床实际案例进一步阐述多模态医学数据分析方法的应用与实现。

一、案 例 背 景

抑郁症是一种常见的精神疾病，其特点是持续存在、对日常功能以及长期健康后果产生重大影响。据调研，全球大约4.7%的世界人口在过去任何12个月内有过抑郁症发作，平均发作持续时间为6个月。在28个国家进行的社区流行病学调查中回顾性地报告了抑郁症的终身患病率，各国平均值为10.6%；重度抑郁症患者中，终身患病率高达30%～40%。在传统的临床诊断中，抑郁症的诊断通常依赖专家经验。具体的诊断与评估过程为临床专家对受试者进行访谈，在访谈过程中填写抑郁症评估相关的量表，抑郁量表中包含与抑郁症状相关的问题，临床专家通过受试者对量表中问题的回答情况，对受试者是否抑郁进行诊断以及严重程度的评估。常见的抑郁量表包括汉密尔顿抑郁量表（Hamilton depression scale，HAMD）、PHQ-8抑郁量表（patient health questionnaire，PHQ）、贝克抑郁问卷（Beck depression inventory，BDI）以及抑郁症16项快速量表（16-item quick inventory of depressive symptomatology，QIDS）等。这些抑郁量表内包含的抑郁症状数量、抑郁严重程度评分范围以及所需的访谈时间长度等有所差异。上述基于抑郁量表的访谈是目前抑郁症临床诊断的主要方式。然而，受试者在回答抑郁量表上的问题时，存在个体差异，会在一定程度上影响临床医生的判断，而且医生的个人经验和专业水平不同，抑郁诊断结果也相应不同，这种主观性和不稳定性，可能会影响诊断结果的准确性。

随着人工智能技术的迅速发展，研究者们开始探索更加智能化的抑郁症诊断方法。这些方法利用了机器学习、深度学习和自然语言处理等技术，能够更精准地分析抑郁症患者的多种信息，从而提供更准确、个性化的诊断和治疗方案。现有方法根据使用的数据模态可以分为单模态方法和多模态方法。许多研究发现将不同的模态进行融合后会起到特征信息相互补充的作用。与单模态方法相比，多模态方法在智能诊断上具有更高的准确性。因此，越来越多的研究者开始探索利用多模态数据分析方法智能诊断抑郁症等精神疾病。例如，Wei等人使用了注意力机制与卷积双向长短期记忆递归神经网络，将多模态数据中的各种异构信息联系了起来，充分地融合了音频、视觉和文本数据，最终实现了智能抑郁检测。Shao 等人提出了一个与抑郁症相关的主要特征集用来描述抑郁症的相关特点，构建了一种基于长短期记忆递归神经网络的多模态融合模型，并利用特征级融合的方法融合了抑郁人脸图像数据的前视图和侧视图，搭配决策级融合方法，融合了不同模态的分类结果，最终实现了多模态的智能抑郁检测。这些多模态方法旨在融合来自不同模态的数据来分析并智能诊断评估抑郁症，展现了多样化的多模态融合思路与方法，也显示出了多模态方法的巨大潜力。

综上所述，基于多模态数据的抑郁症智能评估具有重要意义。本节的重点在于构建一个基于多模态数据的抑郁症智能评估模型，并进行训练与测试，最终实现准确的抑郁症评估。下面将依据多模态抑郁评估数据集构建、多模态抑郁评估数据预处理、多模态抑郁评估数据特征提取、多模态抑郁评估数据融合以及基于多模态数据的智能抑郁评估模型构建、训练与测试几个方面具体介绍。

二、多模态抑郁评估数据集构建

抑郁症是一种复杂的精神疾病且可以在一定程度上影响个人的行为。例如，能够影响患者的情绪、面部表情、言语和更多的视听相关行为。在抑郁症智能诊断与评估过程中，视频、音频和文本数据较为常用，这些数据格式能够有效地捕捉个人情绪，有助于抑郁症诊断。此外，视频、音频以及文本数据这三个模态在数据内容上具有更高的同步性和一致性，在多模态融合中可行性更强。因此，在此实操案例介绍中，将基于视频、音频以及文本这三种模态数据构建多模态抑郁诊断评估数据集。

多模态抑郁诊断评估数据集构建是智能化精准诊断抑郁症的基础。该数据集的质量在很大程度上决定了后续各模态数据的特征提取、多模态特征融合以及最终抑郁诊断评估的效果。目前，多模态抑郁诊断评估数据集的选择主要分为两大类：一类是自主收集抑郁症相关数据；另一类是公开的抑郁症相关数据集。

自主收集抑郁症相关数据时，应遵循以下规则：①尽可能地收集多种模态、多种类型的数据，从而多角度且充分地提供抑郁特征信息。②收集多模态的抑郁相关数据的标签信息要尽可能地丰富，如个体是否抑郁、严重程度分级、具体抑郁评分等。详细的标签信息有助于后续模型准确地学习数据的规律和特征，提高模型的性能和预测能力。③抑郁或非抑郁的样本总体数量要尽可能地多。进行抑郁诊断评估通常需要很大的数据量才能使模型学习到抑郁症的普遍特征，达到较高的准确率和泛化能力。④抑郁与非抑郁样本的数量要尽可能地平衡，避免出现正负样本数量差异过大的情况，过大的正负样本比例通常将导致模型学习的效果出现偏移，进而产生决策偏差。⑤数据收集过程需要专业医生的配合，以确保收集到的数据符合临床标准且数据标签准确。在本实例中，将使用与医院合作自主收集的临床多模态抑郁数据集作为实例数据集。

本案例自主收集的数据集如图 7-21 所示，数据集是 2020 年 7 月至 2022 年 7 月在广东医科大学附属医院的 100 名受试者的抑郁诊断流程数据，其中包含视频、音频以及文本这三种模态数据，每一个受试者的视频、音频以及文本文件一一对应。

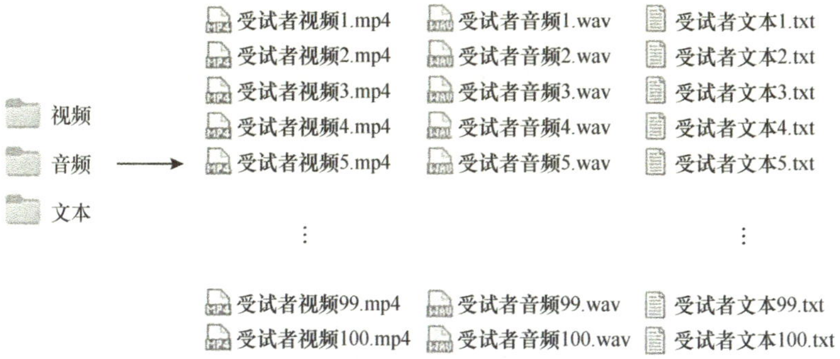

图 7-21　自主收集的多模态抑郁评估数据集

图 7-21

案例数据集的具体采集流程如下：每位受试者都会在医院的特定诊断场所中与专业医生进行面对面一对一的临床汉密尔顿抑郁量表抑郁访谈，由医生对受试者进行提问，受试者需要根据医生的问题进行相应回答，其间将会采集受试者的抑郁诊断视频数据，视频数据的主要内容是受访者进行临床汉密尔顿抑郁量表抑郁访谈的全程录像。视频采集的具体形式为使用摄像机正对受访者，录入其面部影像资料。除了视频数据，访谈期间的音频数据也会由专业音频设备进行与视频数据同步进行录制，本案例数据集中的音频数据均为临床汉密尔顿抑郁量表抑郁访谈过程中分离出来的受试者的录音文件，其数据格式为 wav 格式，采样率为 16kHz。在完成视频与音频文本数据的采集之后，使用专业的文本转录技术，将受试者的音频数据转录成文本数据，该文本数据为临床专业医生与受试者的问答情况记录文件，具体形式如图 7-22 所示。

上述多模态数据在采集之后，均由专业的医生根据受试者的综合情况进行打分。具体而言，专业医生对每一位受试者都进行了一次汉密尔顿抑郁量表抑郁分数的评估，每位受试者都将获得（0～45）以内的一个分数标签，这个分数标签将其作为抑郁评估模型训练与验证的输入标签，具体形式如图 7-23 所示。

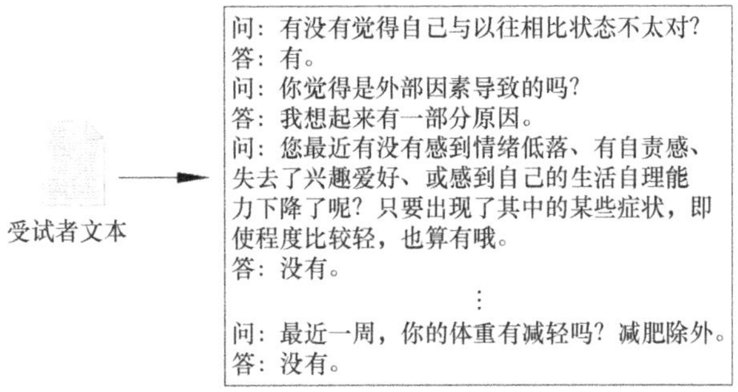

图 7-22　文本数据具体内容

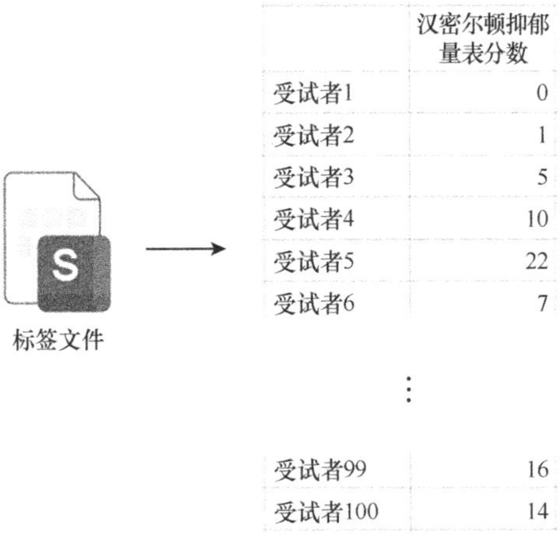

图 7-23

图 7-23　汉密尔顿抑郁量表得分

根据汉密尔顿抑郁量表的评分标准，可以将受试者的评分划分为四个分段，具体为 0～7 分正常、8～19 分较轻抑郁、20～34 分中等抑郁、35 分以上严重抑郁。本案例将每个分段人数的 80%作为案例模型的训练集，每个分段人数的 20%作为验证集供模型验证，训练集合与验证集的具体划分情况如表 7-3 所示。

表 7-3　数据集划分情况

汉密尔顿抑郁量表分数	0～7 分	8～19 分	20～34 分	35 分以上	总计
训练集	24 人	32 人	18 人	5 人	79 人
验证集	6 人	8 人	5 人	2 人	21 人
总计	30 人	40 人	23 人	7 人	100 人

三、多模态抑郁评估数据预处理

不同数据类型的数据预处理方法以及特征提取方法不同，接下来将逐一介绍每种模态数据的预处理方法。

（一）抑郁评估视频数据预处理

在自主收集的多模态抑郁数据集中，对原始视频数据进行预处理主要包含两部分，一是对原始视频数据进行裁剪操作，二是对视频数据进行人脸提取，三是使视频输入保持维度统一。

1. 视频裁剪　原始视频中并非所有的片段都能提取出有价值的抑郁特征，如受试者的手遮挡住了面部，这类视频片段通常需要裁剪。具体的剪裁方式是基于汉密尔顿抑郁量表的问题或话题，将受访者对每一个问题的回答片段单独裁剪出来，并按照顺序进行拼接（图 7-24）。

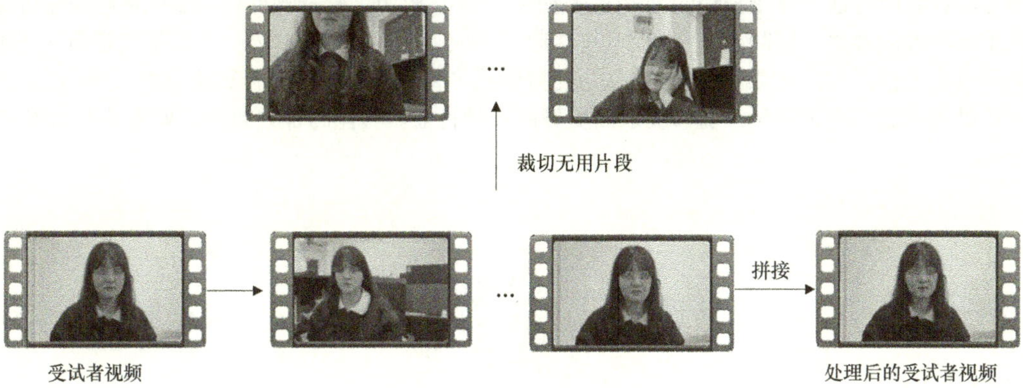

图 7-24　视频的裁剪和拼接

图 7-24

2. 视频人脸提取　视频数据的主要用途是为了提取人脸的相关抑郁动态特征，人脸提取操作能够充分排除视频画面中与面部抑郁特征不相关的内容（如受访者头部以下的身体部分以及周围环境背景等干扰），使后续的特征提取和模型学习能够更专注于人脸。本案例采用基于 VGG-Face 网络预训练模型的人脸提取方法。具体而言，首先，设置提取人脸的间隔及提取后的人脸图像尺寸大小。提取帧数间隔若较小，可能会导致每帧之间的人脸动态变化极小且输出帧数总量较大，导致后续的模型训练效率较低且对硬件要求较高；若帧数间隔设置过大，则会将关键的特征信息遗漏，对后续特征学习造成不良影响。在目前抑郁视频数据的相关研究中，通常将帧数间隔设置在 10～20 之间。本实例中人脸提取模型的参数设置为等间隔提取，每一位受试者的视频总共提取 16 张人脸，每张人脸图片的像素大小为 112×112。然后，加载 VGG-Face 模型预训练权重文件，提取出高质量的人脸数据，提取结果，如图 7-25 所示。

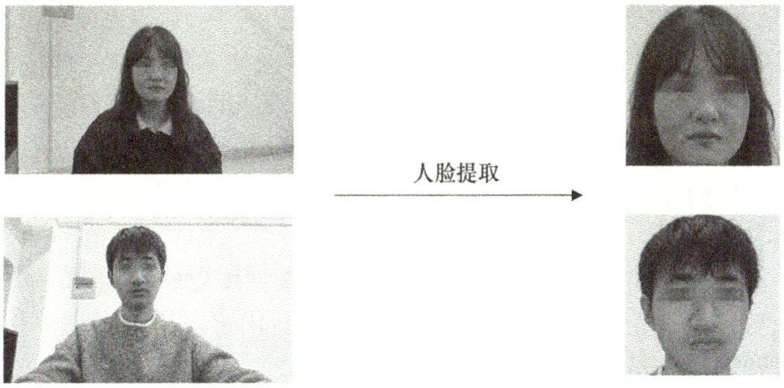

图 7-25　人脸提取结果

图 7-25

3. 视频维度统一　由于不同受访者的访谈时长存在差异，经过裁剪和人脸提取后，每个样本输出的帧总数可能会有所不同。为了确保后续模型训练过程中每组样本的输入维度保持一致，需要对这些样本进行适当的处理。具体来说，对于帧数较少的样本，可以通过循环重复的方式增加帧数，以匹配所需的输入维度；而对于帧数过多的样本，则可以通过重采样的方法减少帧数，以确保输入的一致性。

（二）抑郁评估音频数据预处理

音频数据预处理包含音频数据的切割、增强与去噪。原始的音频数据中通常包含了一些与抑郁特征无关信息，如采访者对受访者进行提问的音频片段以及采访之前的一些与汉密尔顿抑郁量表无关的话题。因此，在预处理阶段，需要对音频数据进行切割，以进一步提高音频数据中与抑郁相关内容的密度，帮助后续更好地进行音频数据的特征提取与模型学习。具体切割方法为：首先，将低相关性的音频内容通过音频裁切的方式进行去除，然后，依照汉密尔顿抑郁量表的话题顺序将受访者的重要回答内容逐一切割出来，最后，拼接起来形成新的音频数据样本。若采集的音频数据集出现噪声过大的情况，需使用音频降噪算法进行降噪或者使用一些人声增强算法突出人声。以上音频数据预处理方法将有助于后续能够提取出更好的音频特征。具体的音频数据预处理结果如图 7-26 所示。

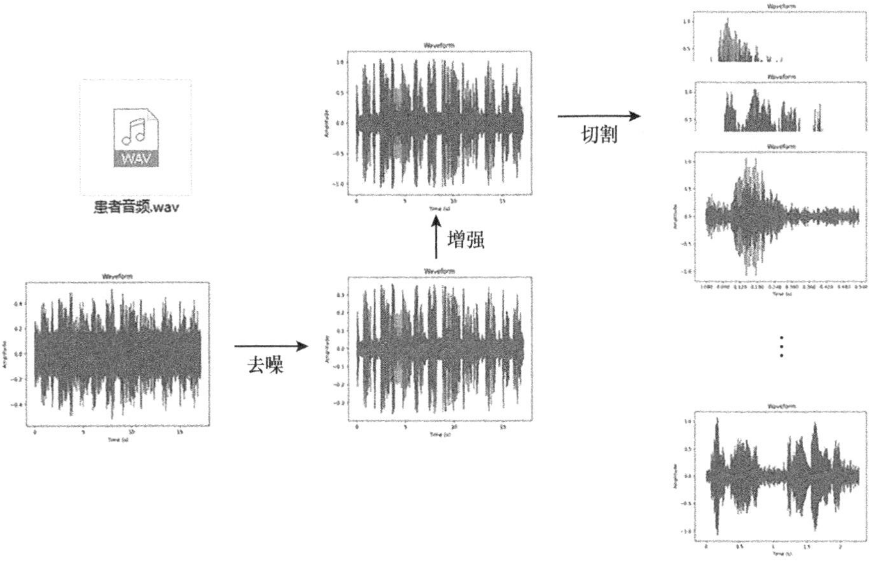

图 7-26

图 7-26　音频数据的切割、增强与去噪

（三）抑郁评估文本数据预处理

文本数据由每一位受访者样本的音频转录输出得到。对文本数据预处理包含文本数据的清洗、内容提取及标准化。具体过程为：首先，对文本数据的清洗，即一般保留受访者的回答内容，同时清除采访者的无关内容；然后，对文本数据进行主要内容的提取，将分析价值较低的内容去除，如一些连接词、冠词、代词等，使文本数据的主要含义更加突出；最后，减小文本数据整体的大小，对文本数据进行标准化处理。

在本实例中，首先，下载公开的停用词词库或自定义词库以确定需要清除的停用词范围；然后，根据需要确定好停用词范围，对原始的文本数据进行内容遍历，发现停用词后即将其删除；最后，由于文本模型的输入是有大小限制的，通过文本截断的方式，将每个人的文本字数限制为 100 以内。文本清洗之后的结果如图 7-27 所示。上述预处理操作有助于提高后续文本特征提取的效率和准确性。

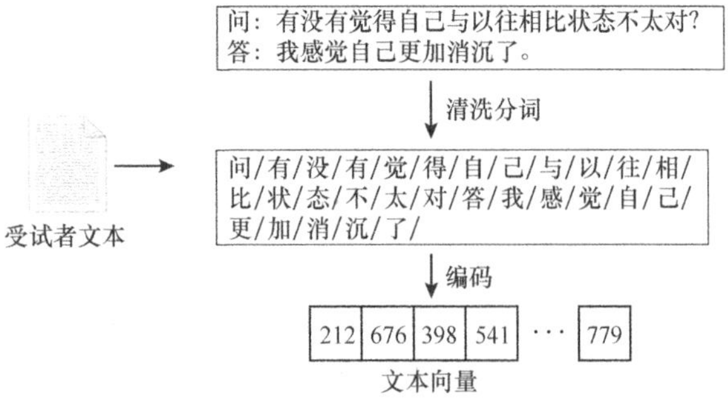

图 7-27　文本向量特征提取图

四、多模态抑郁评估数据特征提取

原始多模态数据经过预处理后得到了更加规范化且便于模型处理的基础数据，接下来将在此基础上提取视频、音频、文本模态的抑郁评估相关特征。

（一）抑郁评估视频数据特征提取

视频数据经过预处理后得到了视频人脸数据，接下来将提取抑郁评估人脸相关特征。由于 3D CNN 可以直接从视频序列中提取其空间和时间维度上的特征信息，通常更适合处理视频数据，因此，本实例采用用 3D CNN 进行视频数据的抑郁深度特征提取。本案例采用了一种基于残差模块的 3D CNN 模型（R3D），该网络借鉴了二维卷积网络 ResNet 中的残差连接结构并在三维卷积神经网络中引入了相似的三维残差结构，能够将原始输入内容与经过模块内部处理后的输出内容相加，实现残差学习。R3D 网络通过残差结构，增加了网络深度的同时提高了三维特征的传播效率，实现对视频特征更好地提取。R3D 网络使用的残差结构以及其具体结构，如图 7-28 所示。

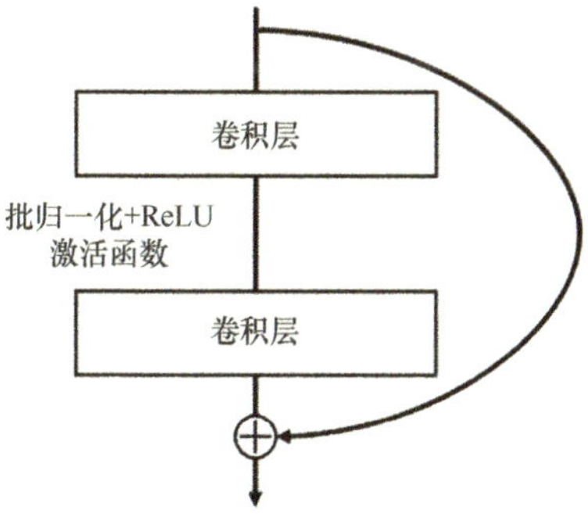

网络层名称	网络结构	
	18层	34层
conv1	7 ×7 ×7, 64, 步长1 (T), 2 (XY)	
conv2_x	3×3×3 最大池化层　步长 2	
	[3 × 3 × 3, 64; 3 × 3 × 3, 64] × 2	[3 × 3 × 3, 64; 3 × 3 × 3, 64] × 3
conv3_x	[3 × 3 × 3, 128; 3 × 3 × 3, 128] × 2	[3 × 3 × 3, 128; 3 × 3 × 3, 128] × 4
conv4_x	[3 × 3 × 3, 256; 3 × 3 × 3, 256] × 2	[3 × 3 × 3, 256; 3 × 3 × 3, 256] × 6
conv5_x	[3 × 3 × 3, 512; 3 × 3 × 3, 512] × 2	[3 × 3 × 3, 512; 3 × 3 × 3, 512] × 3
平均池化层，400-d全连接层，归一化指数函数（softmax）		

图 7-28　R3D 网络的结构

人脸数据输入模型后，每层三维卷积都将提取人脸特征，图 7-29 展示了 R3D 模型第三层卷积后的特征图热力图，模型会关注特征图中高亮的部分。

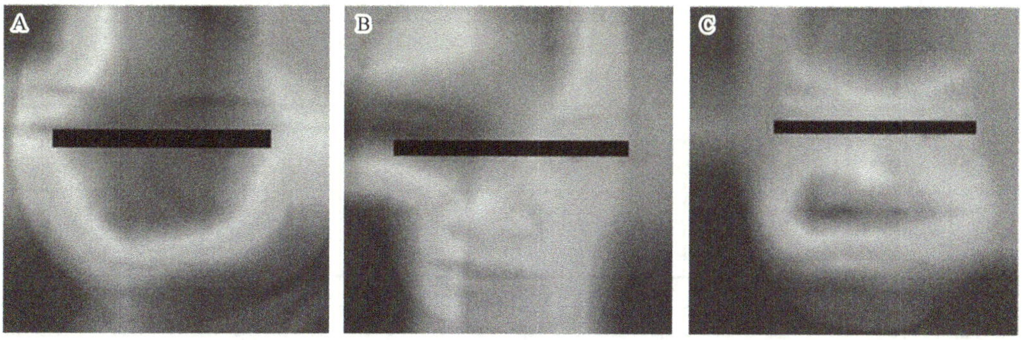

图 7-29　R3D 的视频数据特征热力图

A. 特征图 1 热力图；B. 特征图 2 热力图；C. 特征图 3 热力图

图 7-29

（二）抑郁评估音频数据特征提取

音频数据特征根据其提取方法和提取内容的不同，通常可以分为低级音频手工特征和高级音频特征。低级音频手工特征包括音频韵律特征、共振峰特征、光谱特征、频谱系数特征等。高级音频特征是指经过神经网络提取的深度特征。本实例首先使用相关工具生成音频的波形图和梅尔频谱图等低级音频手工特征，然后使用卷积神经网络提取高级音频特征。

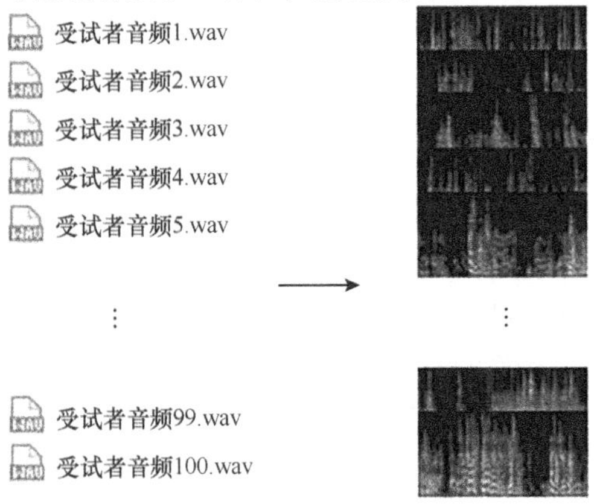

图 7-30

图 7-30　音频数据的梅尔频谱图

1. 低级音频手工特征提取　本案例主要提取音频数据的梅尔频谱图特征。具体实现为：首先，导入 librosa 库，音频的读取将使用到 librosa.load()函数，传入音频的地址进入函数，即可完成读取；然后，调用 librosa.feature.melspectrogram()函数提取音频数据的梅尔频谱，在频谱提取参数中，FFT 窗的长度设置 2048，连续帧之间的样本数(hop_length)设置为 1024，且每位受试者的音频采样率都设置为 16kHz；最后，调用 librosa.display.specshow()函数将音频的频谱特征进行可视化。本实例将对每位受试者的一条音频数据提取一张梅尔频谱图，具体结果如图 7-30 所示。

2. 高级音频特征提取　本实例使用的深度卷积神经网络为 Resnet50，它是微软(Microsoft)在 2015 年提出的 ResNet 系列网络中的模型。Resnet50 包括多个残差块，其中包括一系列的卷积层、批量归一化层和激活函数，以及短接连接等。该网络使用的残差结构以及网络的具体结构参数如图 7-31 所示。

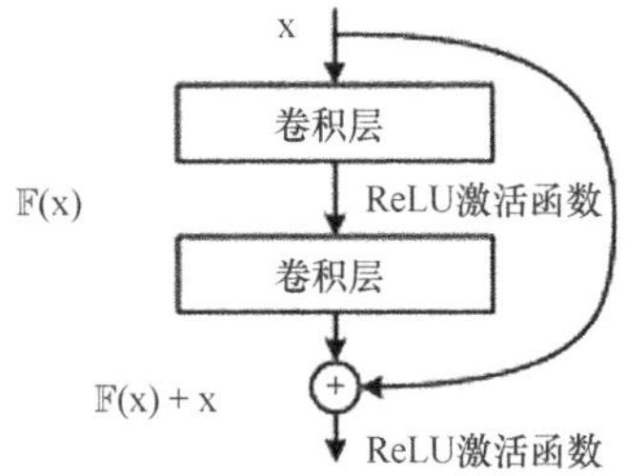

网络层名称	输出大小	18层	34层	50层	101层	152层
conv1	112×112	7×7, 64, 步长 2				
conv2_x	56×56	3×3 最大池化层 步长 2				
		$\begin{bmatrix}3\times3, 64\\3\times3, 64\end{bmatrix}\times2$	$\begin{bmatrix}3\times3, 64\\3\times3, 64\end{bmatrix}\times3$	$\begin{bmatrix}1\times1, 64\\3\times3, 64\\1\times1, 256\end{bmatrix}\times3$	$\begin{bmatrix}1\times1, 64\\3\times3, 64\\1\times1, 256\end{bmatrix}\times3$	$\begin{bmatrix}1\times1, 64\\3\times3, 64\\1\times1, 256\end{bmatrix}\times3$
conv3_x	28×28	$\begin{bmatrix}3\times3, 128\\3\times3, 128\end{bmatrix}\times2$	$\begin{bmatrix}3\times3, 128\\3\times3, 128\end{bmatrix}\times4$	$\begin{bmatrix}1\times1, 128\\3\times3, 128\\1\times1, 512\end{bmatrix}\times4$	$\begin{bmatrix}1\times1, 128\\3\times3, 128\\1\times1, 512\end{bmatrix}\times4$	$\begin{bmatrix}1\times1, 128\\3\times3, 128\\1\times1, 512\end{bmatrix}\times8$
conv4_x	14×14	$\begin{bmatrix}3\times3, 256\\3\times3, 256\end{bmatrix}\times2$	$\begin{bmatrix}3\times3, 256\\3\times3, 256\end{bmatrix}\times6$	$\begin{bmatrix}1\times1, 256\\3\times3, 256\\1\times1, 1024\end{bmatrix}\times6$	$\begin{bmatrix}1\times1, 256\\3\times3, 256\\1\times1, 1024\end{bmatrix}\times23$	$\begin{bmatrix}1\times1, 256\\3\times3, 256\\1\times1, 1024\end{bmatrix}\times36$
conv5_x	7×7	$\begin{bmatrix}3\times3, 512\\3\times3, 512\end{bmatrix}\times2$	$\begin{bmatrix}3\times3, 512\\3\times3, 512\end{bmatrix}\times3$	$\begin{bmatrix}1\times1, 512\\3\times3, 512\\1\times1, 2048\end{bmatrix}\times3$	$\begin{bmatrix}1\times1, 512\\3\times3, 512\\1\times1, 2048\end{bmatrix}\times3$	$\begin{bmatrix}1\times1, 512\\3\times3, 512\\1\times1, 2048\end{bmatrix}\times3$
	1×1	平均池化层，1000-d全连接层，归一化指数函数 (softmax)				
FLOPs		1.8×10^9	3.6×10^9	3.8×10^9	7.6×10^9	11.3×10^9

图 7-31　Resnet50 网络的结构

高级音频特征的提取结果如图 7-32 所示，将模型的第 1 层卷积后的特征图进行了热力图可视化，模型会较多关注特征图中高亮的部分。

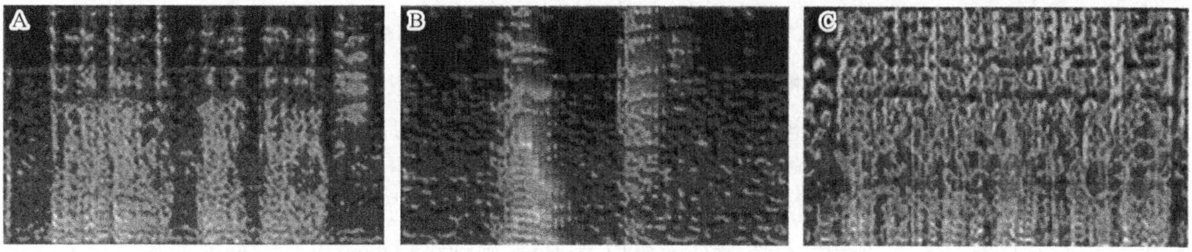

图 7-32 基于 Resnet50 的特征热力图

A. 特征图 1 热力图；B. 特征图 2 热力图；C. 特征图 3 热力图

图 7-32

（三）抑郁评估文本数据特征提取

完成文本清洗以及字数统一预处理之后，接下来需要对文本数据进行编码以进一步提取文本特征，使其能输入后续的模型。在本实例中，将使用 Bert 中文模型进行文本编码。Bert 模型在自然语言处理方面也有着广泛的应用，该模型是由谷歌（Google）开发的一种文本预训练模型，其架构采用了双向的 Transformer 编码器来学习句子级别的双向表示。相比于传统的单向语言模型，如连续词袋模型等，Bert 模型能够更好地利用上下文信息，从而更有助于理解文本中的语义和语法结构。此外，Bert 模型还能够使用基于大规模文本语料数据集的预训练权重，模型具有卓越的性能、鲁棒性以及出色的泛化能力。因此，也可以使用 Bert 预训练模型提取抑郁文本数据的特征。Bert 模型配备有中文词汇库文件，即 bert-base-chinese 下的 vocab.txt 文件，包含了 21 128 个字符可供编码。将抑郁文本数据输入进 Bert 模型后，模型会对文本数据进行编码，将单词转换为相应的词嵌入向量。完成编码后，文本向量将会被输入进多层的 Transformer 模型中进行学习训练，最后在全连接层前可以得到最终输出的文本特征向量。Bert 网络的具体结构，如图 7-33 所示。

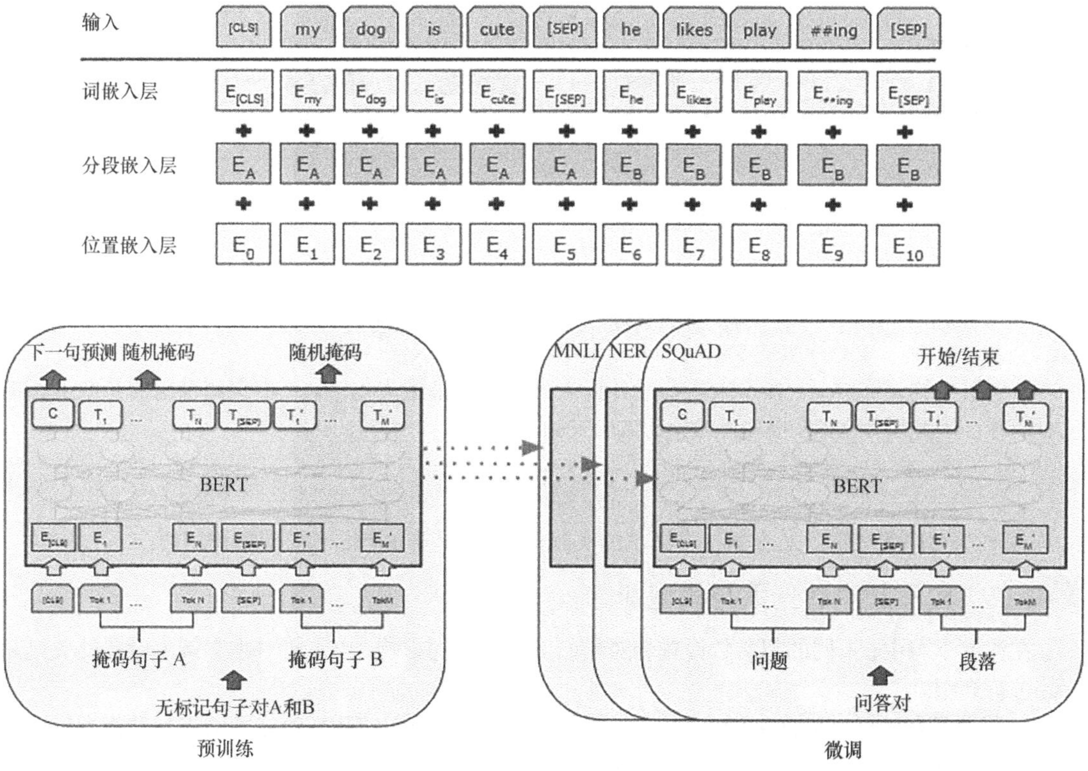

图 7-33 Bert 网络的结构

图 7-33

五、多模态抑郁评估数据融合

视频、音频以及文本抑郁数据在经过各自模态的数据预处理以及特征提取后，即可获得对应的多个单模态特征向量。下一步则进行模态间特征融合。比较常用的方法是早期融合中的特征级融合方法，该融合方法比较简单且能够最直接地学习不同模态特征向量间的关系，且能便捷地展现出多模态融合后的效果。因此，本实例将使用该方法进行不同模态间的特征融合。具体做法为将抑郁视频的最终特征向量、抑郁音频的最终特征向量以及 Bert 预训练模型输出后的抑郁文本模态最终特征向量进行首尾拼接后以得到一个混合了三个模态特征信息的多模态特征向量。

六、基于多模态数据的智能抑郁评估模型构建、训练与测试

（一）多模态智能抑郁评估模型构建

本实例构建的多模态智能抑郁评估模型如图 7-34 所示，给定输入视频人脸数据 fi、音频数据 wi 以及文本数据 ti。fi 经过人脸特征提取模型 R3D 得到视频数据高级特征向量；wi 经过音频特征提取得到音频梅尔频谱图，之后输入 ResNet50 预训练模型得到音频深度特征向量；ti 经文本清洗后输入 Bert 模型中得到文本特征向量。完成了视频、音频以及文本模态的单模态特征向量的提取后，选择特征级融合方法中的合并方法进行多模态特征融合，即将多个向量首尾相连进行拼接。拼接完成后，使用一个最终的输出维度为 1 的全连接层对融合后的多模态特征进行处理，以输出最终的回归结果，即抑郁评估的汉密尔顿抑郁量表分数。

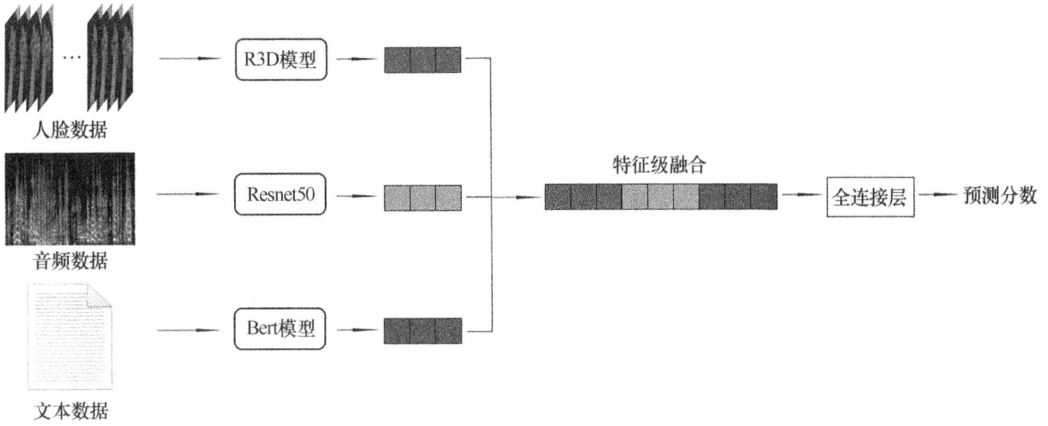

图 7-34

图 7-34　多模态智能抑郁评估模型架构

模型框架构建完成后，接下来需要设计损失函数进行模型优化。由于本实例采用的是数值型的回归标签，因此采用 MSE 损失函数，具体形式如下

$$\mathrm{MSE}=\frac{1}{n}\sum_{i=1}^{n}\left(X_i-\overline{X_i}\right)^2 \quad （式 7-40）$$

式中，n 是样本的数量，X_i 是第 i 个样本的实际值，$\overline{X_i}$ 是第 i 个样本的模型预测值。

（二）模型超参数选取与模型训练

在深度学习中，不同的超参数设置会对模型产生不同的影响。以下将对本案例中设置的关键超参数进行介绍。

1. 损失函数（loss function）　用于衡量模型的预测输出与实际标签之间的差异并指导模型参数优化。在本案例中将使用 MSE 损失函数用于模型训练。

2. 学习率（learning rate）　用于控制模型参数在每次迭代中的更新幅度。在本案例中学习率设置为10^{-5}。

3. 批量大小（batch size） 指每次送入模型进行训练的样本数量。在本案例中批量大小设置为 4。

4. 迭代次数（epoch） 指整个训练数据集在模型上反复训练的次数。在本案例中迭代次数设置为 100。

5. 优化器选择及优化器参数 优化器负责根据损失函数的梯度来更新模型参数。本案例中使用的优化器为 Adam 优化器。超参数选择完成后，可进行模型训练，具体训练流程如下表所示：

算法 1： 多模态融合抑郁分数预测算法

输入：训练集 $T=\left[\left(V^n,A^n,T^n\right),y^n\right]_{n=1}^{N}$，其中 V 代表视频数据，A 代表音频数据，T 代表文本数据，验证集 E，损失函数 *Criterion*，迭代次数 *Epochs*。初始化：视频模态模型 V_{model}，音频模型 A_{model}，文本模型 T_{model}，预测模型 *DNN*，优化器 $Optim_{lr}$，特征级融合 $f(x)$

Repeat

　for $n=1\ \cdots N$ **do**

　　训练集 T 中选取一个样本$\left[\left(V^n,A^n,T^n\right),y^n\right]$

　　获取视频特征 $V_f=V_{model}\left(V^n\right)$，获取音频特征 $A_f=A_{model}\left(A^n\right)$，获取文本特征 $T_f=T_{model}\left(T^n\right)$

　　多模态融合特征 $All_f=f\left(V^n,A^n,T^n\right)$

　　前向传播计算预测值 $p=DNN\left(All_f\right)$

　　计算损失函数 $\text{loss}=Criterion\left(p,y^n\right)$

　　反向传播计算梯度

　　优化器更新 *model* 参数

　end

　　在验证集 E 上评估模型性能

Until 达到最大迭代次数

输出： 预测值

（三）模型评估与结果分析

模型的最终评估方法使用均方根误差（root mean squared error，RMSE）和平均绝对误差（mean absolute error，MAE）。这些指标的具体计算公式分别如下。

$$\text{RMSE}=\sqrt{\frac{1}{n}\sum_{i=1}^{n}\left(X_i-\overline{X_i}\right)^2}\tag{式 7-41}$$

$$\text{MAE}=\frac{1}{n}\sum_{i=1}^{n}\left|X_i-\overline{X_i}\right|\tag{式 7-42}$$

式中，n 表示样本数量，X_i 表示样本标签实际值，$\overline{X_i}$ 表示样本的预测值。上述评估指标通常用于回归预测相关的任务。

完成了多模态的训练后，多模态模型的训练过程如图 7-35 所示。其中，多模态数据在训练集上的回归 RMSE 值由起始值约 9 降至约 0.1，这说明了相比于单模态数据，多模态数据能够获得更多的信息，使得模型能够其特征进行更深度的学习。在验证集上，模型的回归 RMSE 值也下降到了 6.30。

为了比较多模态与单模态的性能，本案例分别进行了单模态的回归预测与多模态的回归预测。模型的训练过程对比如图 7-36 所示，从图中可以看出：视频模态在训练集上的回归 RMSE 值由约 16 降至 4，验证集上则由 13 降至 8.87；音频模态在训练集上的回归 RMSE 值由约 18 降至 4，验证集上则由 17 降至 7.03；文本模态在训练集上的回归 RMSE 值由约 18 降至 4，验证集上则由 17 降至 6.85。其中，由于文本的信息密度较高且特征明显，该模态获得了最好的结果，而视频模态的结果在三种模态之中最低，这可能是由于所采集的受试者群体普遍人脸表情的变化较少所导致的，这

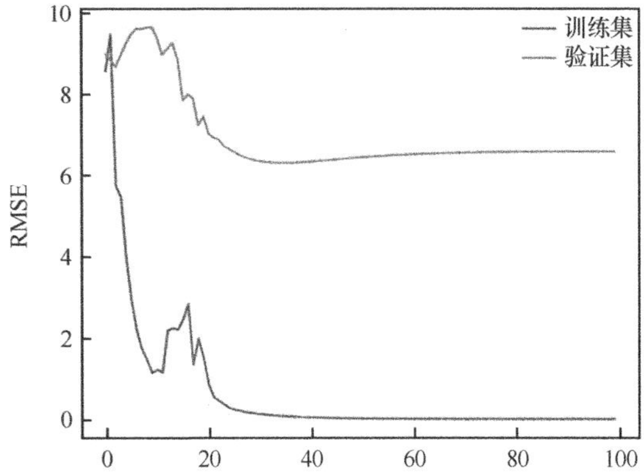

图 7-35　模型训练结果

图 7-35

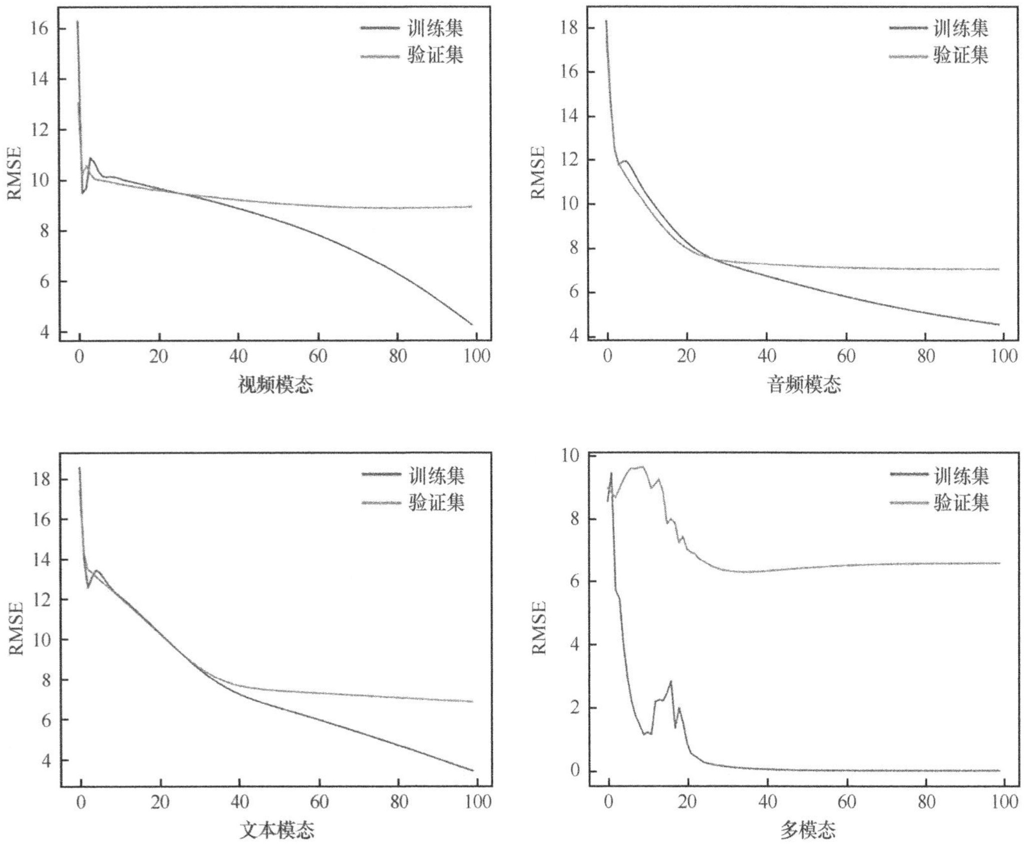

图 7-36　单模态与多模态的模型训练结果

图 7-36

同样也是抑郁症视频模态预测的难点之一。

模型训练定量结果如表 7-4 所示，从表中可以看出，完成了各单模态和多模态的训练后，得到了其最终的 MAE 平均绝对误差与 RMSE 均方根误差模型指标结果，视频模态的最优 MAE 为 7.75，RMSE 为 8.87；音频模态的最优 MAE 为 6.21，RMSE 为 7.03；文本模态的最优 MAE 为 6.02，RMSE 为 6.85。与单模态相比，多模态融合后，其最优 MAE 为 5.79，RMSE 为 6.30。由上述结果可知，多模态的 MAE 和 RMSE 显著低于单一模态的最佳表现，证明了多模态数据融合在提升性能方面的显著效果。

表 7-4 模型训练结果定量比较

	MAE	RMSE
视频模态	7.75	8.87
音频模态	6.21	7.03
文本模态	6.02	6.85
多模态	**5.79**	**6.30**

PPT

第八章 智能医学与制药

随着人工智能、大数据、物联网等先进技术的不断涌现，智能医学为疾病的诊断、治疗和预防带来了前所未有的机遇与挑战。而在制药领域，智能技术同样发挥着至关重要的作用。从药物研发的加速到生产过程的智能化监控，从药品质量的精准把控到供应链的高效管理，智能制药为保障全球药品供应、推动医药产业创新发展注入了强大动力。

本章将深入探讨智能医学与制药的融合发展，剖析其关键技术、应用场景以及未来趋势，带你领略这一充满无限可能的新兴领域的独特魅力。

第一节 药学数据分析和应用

药学数据库在医药领域扮演着不可或缺的角色，是医药科学与临床医学的基石。其建设与维护关系到人类的健康、医疗安全及可持续发展，被视为国家重要战略资源。通过这些数据库，医学研究者能够迅速获取大量医药数据，进行分析、挖掘和再加工，以更好地理解医药学现象和医学机制。举例来说，通过研究药物数据库，可以深入了解不同药物的化学结构、作用机制及副作用，从而指导药物研发和合理应用。

目前，尽管我国已经建立了一些药学数据库，但与国际水平相比，在基础设施、数据管理、搜索比对等方面仍存在差距。因此，我们呼吁加大医药信息学的建设和人才培养力度，加快完善国内医药数据资源的汇总、存储、共享和保障机制，提高药学数据库在科学研究和临床实践中的权威性、完整性和可用性，最大限度发挥药学数据库的价值，促进药学进步和人类健康。下面介绍一些常用的药学数据库。

一、基因数据库

（一）GenBank 数据库

GenBank 数据库是全球最大的核酸序列数据库之一，由美国国家生物技术信息中心（National Center for Biotechnology Information，NCBI）管理，它收集并储存来自不同生物体的 DNA、RNA 和蛋白质序列数据。研究人员可以通过该数据库免费获取高质量的核酸序列信息，支持基因识别、物种鉴定、演化分析等多个领域的研究工作。如图 8-1 所示，GenBank 的数据来源包括实验室生成的序列数据、文献报道中的信息以及 NCBI 自身进行的序列测定项目产生的数据，为科学研究和生物信息学领域的发展提供了重要资源。

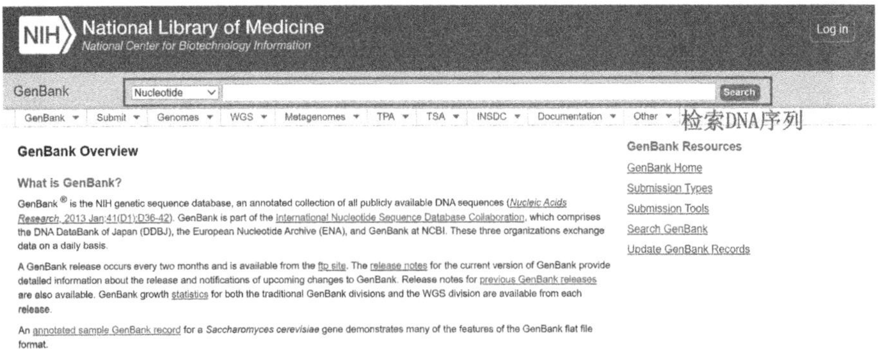

图 8-1

图 8-1 GenBank 数据库简介

（二）Ensembl 数据库

如图 8-2 所示，Ensembl 数据库提供了综合性的基因组信息，涵盖多种生物物种的基因组序列、基因结构、蛋白质信息等数据。由欧洲生物信息研究所（European Molecular Biology Laboratory's European Bioinformatics Institute，EMBL-EBI）和英国赫瑞瓦特医学研究所合作维护，Ensembl 数据库致力于整合不同来源的基因组数据，并提供高质量的基因注释和图谱信息。通过 Ensembl 数据库可以获取全面而可靠的基因组数据，支持基因功能预测、进化比较、基因表达分析等各种生物信息学研究。

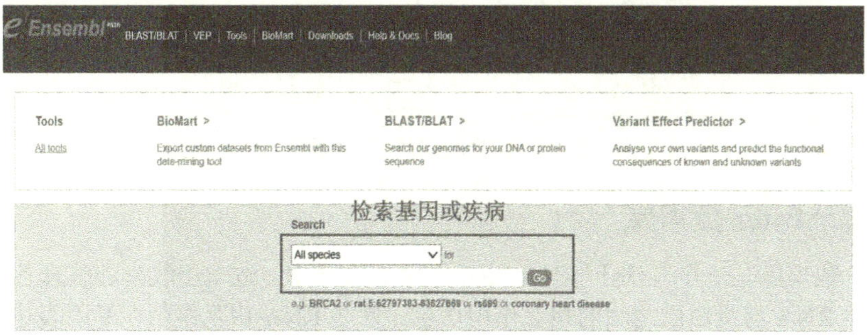

图 8-2　Ensembl 数据库简介

图 8-2

（三）RefSeq 数据库

如图 8-3 所示，RefSeq 数据库是由 NCBI 维护的一个广泛应用的核酸序列数据库，包含了多种生物物种的基因组、转录本和蛋白质序列数据。作为全球最重要的参考序列数据库之一，RefSeq 致力于提供高质量、准确注释的核酸序列信息，支持基因识别、功能预测、医学研究等多个领域的研究工作。

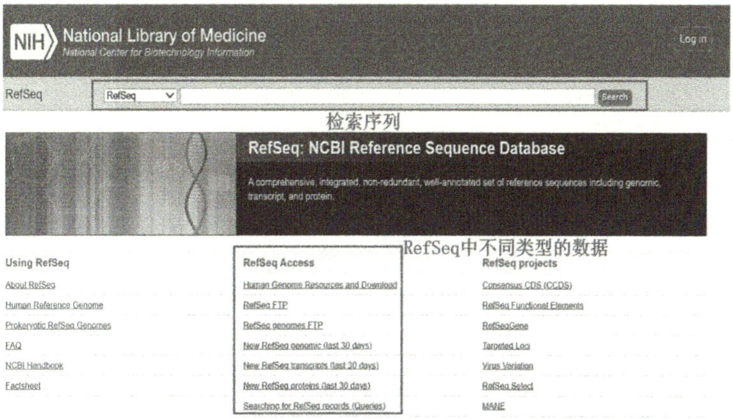

图 8-3　RefSeq 数据库简介

图 8-3

二、RNA 数据库

（一）NONCODE 数据库

如图 8-4 所示，NONCODE 数据库是专注于非编码 RNA（non-coding RNA，ncRNA）的数据库，致力于收集整理各种生物物种中非编码 RNA 的信息。ncRNA 在基因表达调控、细胞信号转导和许多其他生物学过程中发挥重要作用。NONCODE 数据库涵盖了广泛的 ncRNA 注释和功能预测信息，帮助研究人员深入了解 ncRNA 的生物学功能和意义。

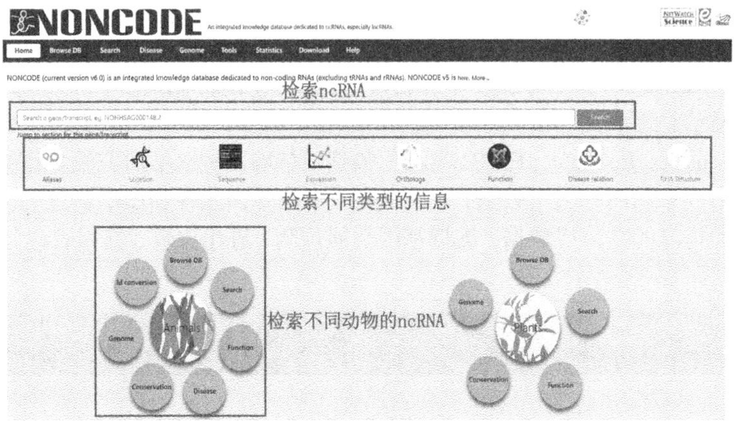

图 8-4

图 8-4　NONCODE 数据库简介

（二）RNAInter 数据库

RNAInter 数据库是一个专注于 RNA 相互作用的数据库，致力于收集和整理各种生物物种中 RNA 与 RNA、RNA 与蛋白质之间的相互作用信息。这些 RNA 相互作用在基因表达调控、细胞信号转导、疾病发生等生物学过程中具有重要作用。如图 8-5 所示，RNAInter 数据库提供了大量的 RNA 相互作用数据，包括实验验证和预测推断的信息，帮助我们深入了解 RNA 相互作用的机制和功能。

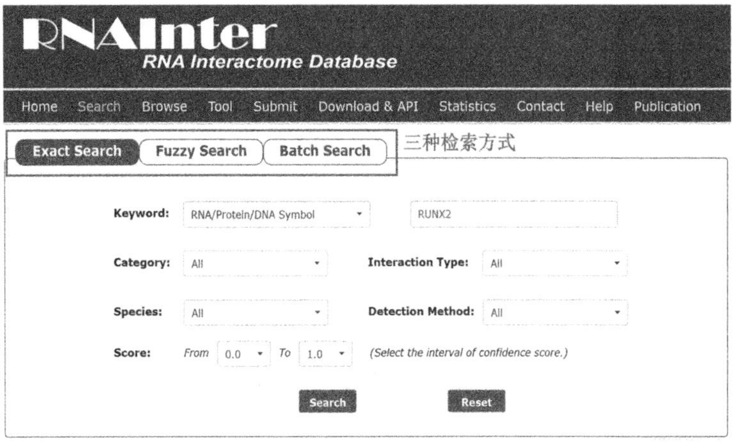

图 8-5

图 8-5　RNAInter 数据库简介

三、蛋白质数据库

（一）UniProt 数据库

如图 8-6 所示，UniProt 数据库提供了综合性的蛋白质序列和功能信息，整合了来自不同来源的蛋白质序列数据，并提供详细的蛋白质注释、功能信息和相互作用数据。作为全球最大、最权威的蛋白质数据库之一，UniProt 能够支持基因功能预测、药物设计等领域的研究工作。

（二）PDB 数据库

蛋白质结构数据库（Protein Data Bank，PDB）是一个存储生物大分子结构数据的公共资源。它主要收集了蛋白质、核酸和复合物的三维结构数据，包括 X 射线衍射、核磁共振和电子显微镜等技术得到的结构数据。如图 8-7 所示，PDB 数据库提供了解生物分子功能和相互作用的关键信息，对于生物学、生物医学和药物研发等领域具有重要意义。

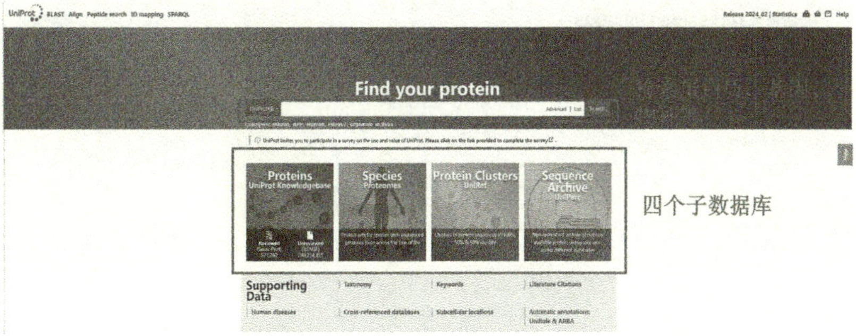

图 8-6　UniProt 数据库简介

图 8-6

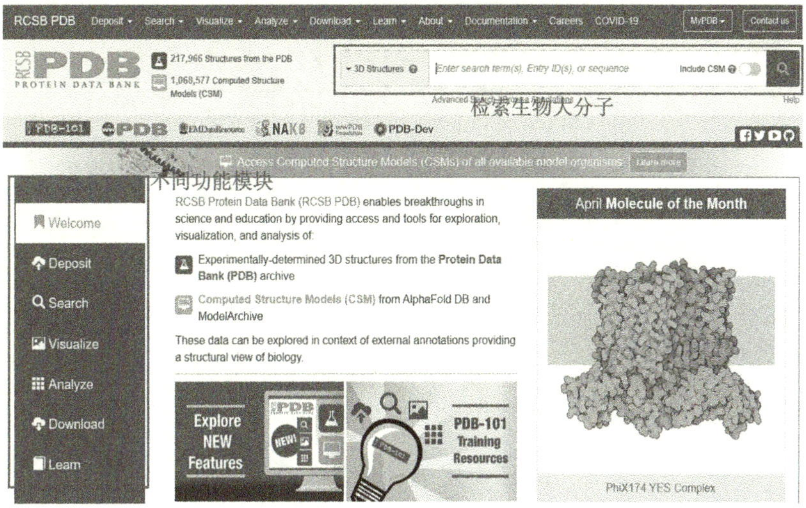

图 8-7　PDB 数据库简介

图 8-7

四、组学数据库

（一）GEO 数据库

GEO（Gene Expression Omnibus）数据库目前已收集了来自全球各国研究机构的基因表达数据，涵盖肿瘤、非肿瘤、芯片、二代测序、差异分析和分子验证等多个领域。这些公开免费的数据包括许多已发表的论文中的基因表达检测数据，并涉及基因表达、转录组、miRNA 表达、药物敏感性等多种类型，存储形式有两种：GEO DataSets（以数据集为单位）和 GEO Profiles（以基因为单位），如图 8-8 所示。

（二）PRIDE 数据库

PRIDE（Proteomics Identification Database）数据库是 ProteomeXchange 联盟的成员数据库之一，也是全球最大的蛋白质组学数据库之一。如图 8-9 所示，它提供了一个中心化的平台，用于存储、检索和分析质谱数据，包括蛋白质和肽段的鉴定结果、质谱图谱以及相关元数据。截至 2024 年，PRIDE 数据库涵盖了来自全球各地研究机构提交的大量质谱数据，涵盖了广泛的生物学领域和样本类型。最新的数据统计显示，PRIDE 数据库中包含了数百万个蛋白质和肽段的鉴定结果，涉及成千上万个实验样本和质谱数据集。

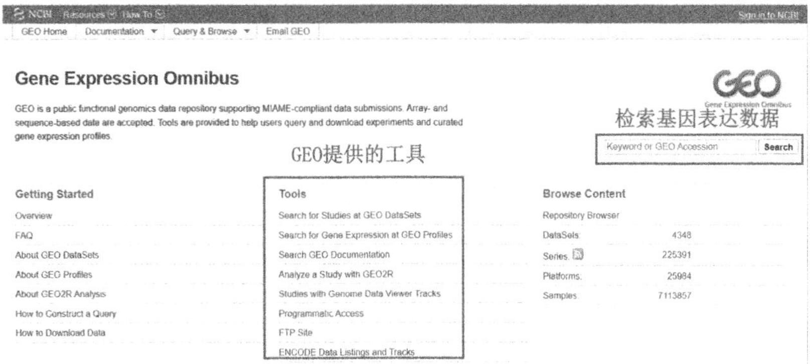

图 8-8 GEO 数据库简介

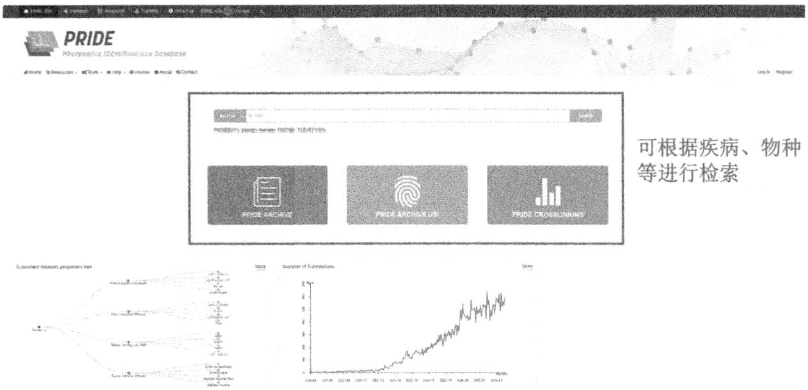

图 8-9 PRIDE 数据库简介

五、化合物数据库

（一）PubChem 数据库

PubChem 数据库是一个由美国国立卫生研究院（National Institutes of Health，NIH）维护的免费公共化学数据库。如图 8-10 所示，它收集了全球范围内的化合物信息，包括其结构、性质、生物活性等数据。PubChem 数据库的目标是为化学领域的科学家、研究人员和学生提供广泛的化学信息资源，以促进药物发现、环境科学、材料科学等领域的研究和发展。

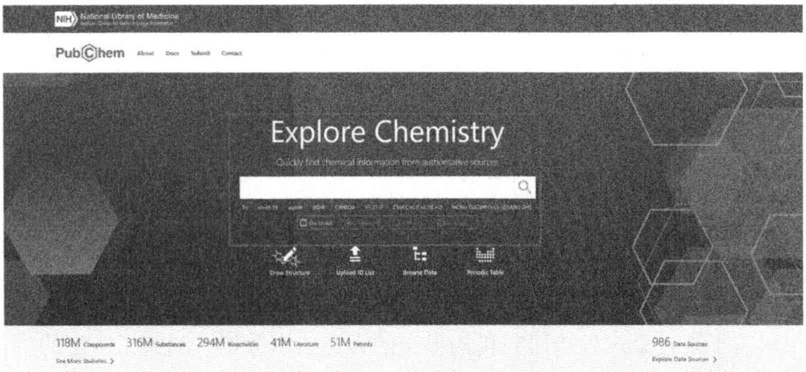

图 8-10 PubChem 数据库简介

图 8-8
图 8-9
图 8-10

（二）ChEMBL 数据库

ChEMBL 数据库是一个面向药物化学和药物研发的公共资源，由 EMBL-EBI 维护。如图 8-11 所示，该数据库汇集了大量的生物活性数据和药物化合物信息，旨在支持药物研发和药物化学领域的研究。ChEMBL 数据库的主要内容包括药物化合物的结构、活性信息（如抑制剂或激动剂活性）、药物靶标信息以及与药物相关的药理学数据。这些数据来自文献报道、专利信息和药物化学实验室的研究成果等多个来源。ChEMBL 数据库提供的分子生物活性定量数据主要来源于权威药物化学期刊的文章，涵盖了已获批准的药物及临床开发中的候选药物。

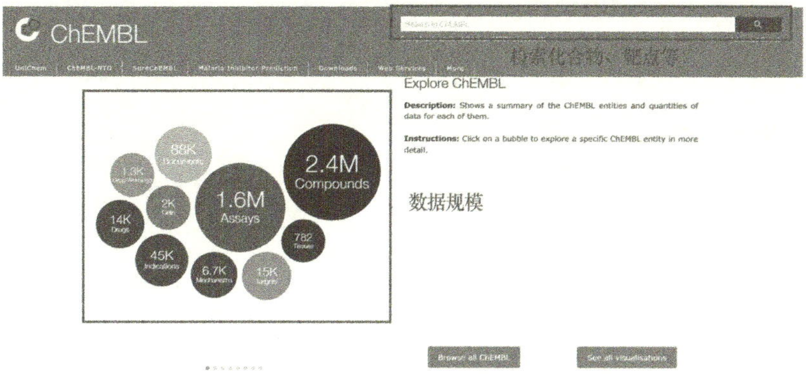

图 8-11　ChEMBL 数据库简介

图 8-11

六、药物及药物靶标数据库

（一）DrugBank 数据库

DrugBank 数据库由阿尔伯塔大学提供，整合了广泛的药物数据和详细的药物靶标信息。如图 8-12 所示，最新版本包含超过 50 000 个药物相关条目，包括 2723 种小分子药物、1540 种生物技术药物、131 种营养品、6451 种实验药物以及 5236 个与药物条目相关联的非冗余蛋白序列。每个 DrugCard 条目包含 200 多个数据字段，覆盖药物、化学信息及药物靶标、蛋白质数据。

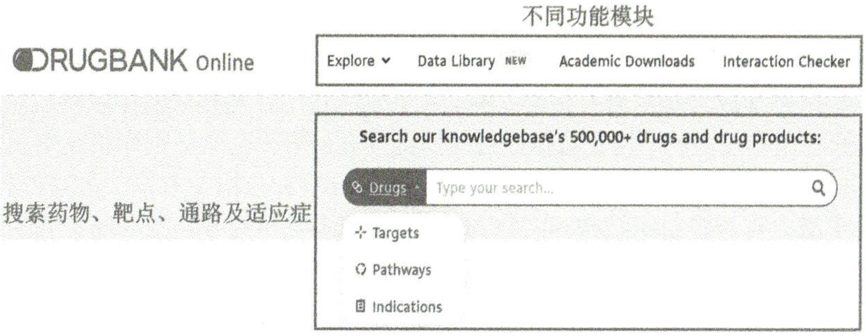

图 8-12　DrugBank 数据库简介

图 8-12

（二）TTD 数据库

疗效靶标数据库（therapeutic target database，TTD）是一个关于治疗靶标的数据库，它致力于收集和整理与药物治疗相关的信息。如图 8-13 所示，这些信息包括已知的、正在研究的以及潜在的治疗靶标，以及与这些靶标相关的药物、化合物、蛋白质序列、基因信息等。TTD 数据库的目的是为药物研发人员、医学科学家和学术界提供一个可靠的资源，以帮助他们更好地理解疾病和药物的相互作用，加速新药物的发现和开发过程。

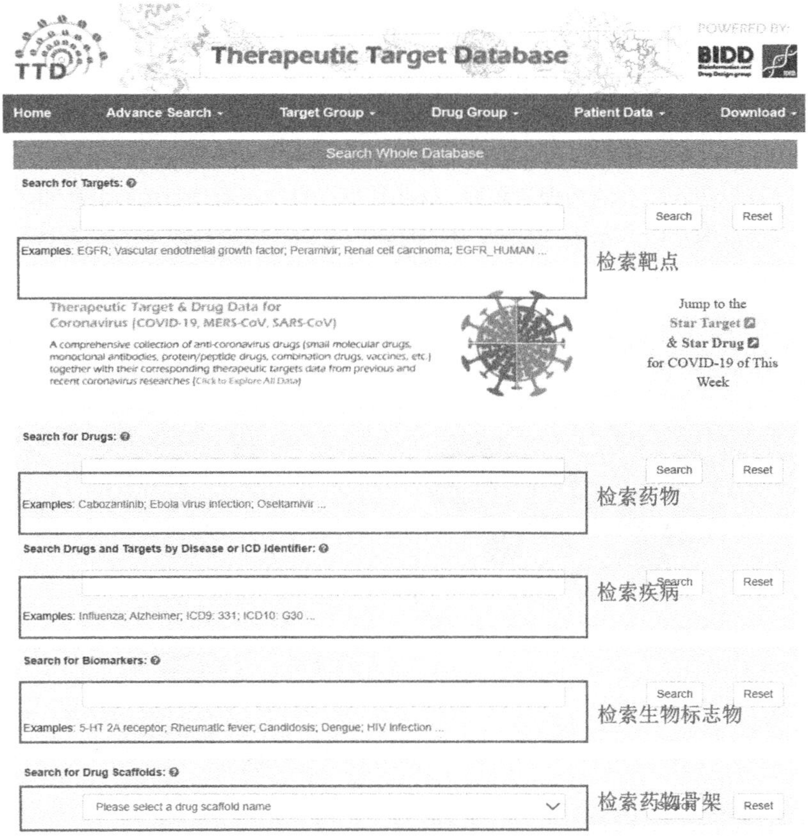

图 8-13

图 8-13　TTD 数据库简介

七、数据科学在药物研发中的应用

在制药行业中，数据科学是统计学、计算机科学与药物发现的交叉学科。数据科学家利用传统药物发现研究并从数据中提取知识以获取竞争优势。数据发现团队包括临床统计学家等，早在数据科学一词普及前就为药物发现和开发作贡献。随着数据增加，方法论进步推动统计建模、机器学习和人工智能重新发展，机器学习工程师和专业数据科学家加入数据科学团队。数据、计算能力和高级分析结合使数据科学成为药物研究核心学科。人工智能技术在药物研发中取得成功，但医药数据规模小、质量低限制其发展，结构化数据库可缓解此问题。未来药学数据库将注重质量可靠、加强整合共享，促进数据驱动的医学研究和个性化医疗。数据分析和挖掘技术将深化对药学数据的理解。要发挥数据科学潜力需调整组织结构和文化，制药行业已有转变迹象。在发现变革性药物更具挑战的时代，为推动数字文化转变和数据科学转型的人提供战略建议。

第二节　药物靶标的识别和预测

药物靶标可分为两类：已知药物靶标和新型药物靶标。已知药物靶标具有强有力的科学证据和充分实验数据支持，说明了靶标在正常生理学中的功能以及其在人类病理学中的作用，并且已有针对这些靶标的药物。然而，新型药物靶标是那些功能尚未完全了解且没有针对其他已知药物的生物分子。这些靶标值得更多关注，因为它们可能开辟全新的治疗途径，图 8-14 总结了药物靶标识别研究史上的关键技术进展。

常见的药物靶标有蛋白酶、激酶、核激素受体和 G 蛋白偶联受体（GPCR）。根据作用机制，靶标可分为酶、底物、代谢物、蛋白质、受体、离子通道、转运蛋白、DNA、RNA、核糖体和单克隆抗体等靶标。尽管蛋白质长期以来一直是临床上有用的药物的主要靶标，但核酸、调控性 DNA

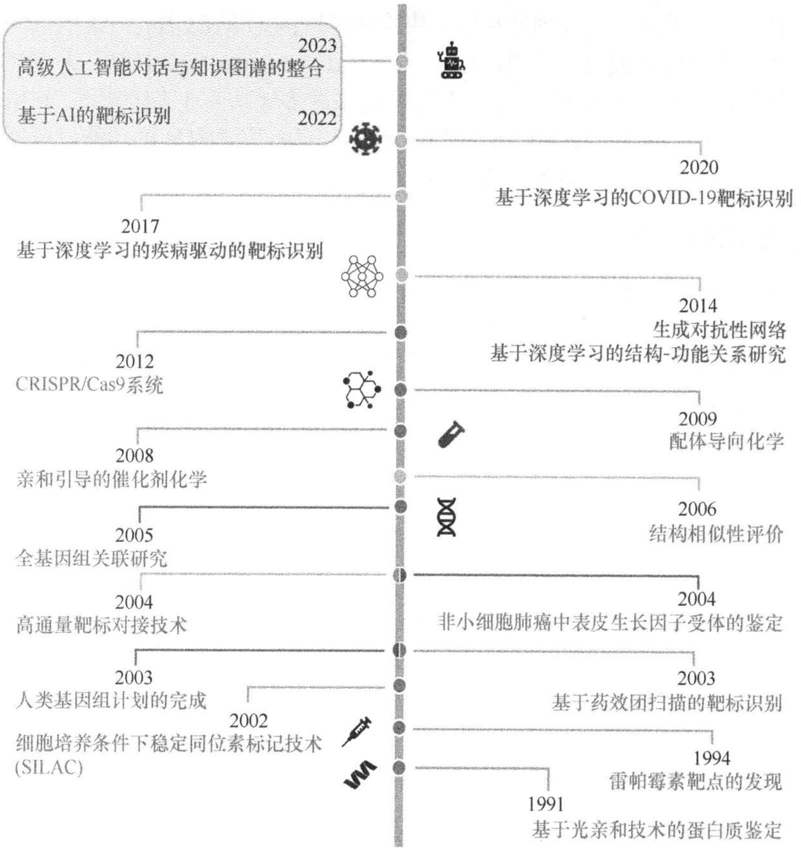

图 8-14　药物靶标识别研究史上的关键技术进展

图 8-14

元件和 ncRNA 等新兴药物靶标正日益受到关注，它们在药物开发和精准医疗领域的重要性正在迅速增长。实际上，已经开发出针对核酸的药物，尤其是在抗菌和抗癌治疗领域。

药物靶标在药物研发中意义重大。例如，了解靶标可助设计精准药物，研究结合方式能优化药物分子结构，评估药物生物活性、作用机制、疗效及潜在毒性，选择有潜力候选物，提升亲和力与选择性，降低失败风险，进一步加速新药筛选、设计与开发。了解靶标生理功能和相关通路能助力理解疾病发病机制，选择合适靶标与策略，实现个性化医学目标。根据个体基因型、表型和疾病特征来选择最适合个体的治疗方案，可以在提高治疗效果的同时减少副作用。所以，药物化学家需要明确人体或病原体内存在的靶标在疾病发生过程中的作用，据此设计出可以调控靶标生理功能的药物，以实现治疗疾病的目的，因此，识别和确证关键的靶标对于药物设计至关重要，本节还将讨论新技术在药物靶标发现中的应用，为药物研发提供明确的方向。

一、靶标的识别和确证

自人类基因组计划的实施和测序完成以来，生命科学研究进入了后基因组时代。综合分析基因组学、化学基因组学、功能基因组学和蛋白质组学等多个层面的数据已成为揭示生物体内复杂分子机制和相互作用关系的重要手段，也是解析与疾病相关的关键基因的方法，这为新药研究提供了更多的靶标和生物学信息。目前已构建了许多多组学整合分析相关重大疾病、药物靶标、基因组学和网络数据库，加速了组学助力靶标识别和确证的进展。

（一）基因组学

基因组学方法通过比较正常和病变组织，可以识别基因表达水平上的新疾病靶标。对于这些研究，含有寡核苷酸集合的基因微阵列芯片用于快速和平行测定 RNA 样品中信使 RNA 的表达。尽管可以通过参考基因组序列或表达序列标签（expressed sequence tag，EST）来生产个体阵列，但由于质量和选择的提高以及成本的降低，这些阵列越来越多地从商业来源获得。利用基因组学可以揭示基因型和表型之间的关联，识别患者分层的生物标志物，预测基因的功能以及绘制生物化学活性基因组区域（如转录增强子）的图表等。

（二）化学基因组学

化学基因组学这个跨学科领域将化学生物学、基因组学和药物研发相结合，旨在利用化学工具和技术解决与药物研发相关的生物学问题。化学基因组学研究旨在将候选化合物的化学空间与基因组空间联系起来，通过成像探针和药物线索等手段，识别具有潜力的药物分子。化学基因组学方法通常分为基于靶标的、基于配体的以及靶标-配体结合的三种方法，这些方法都基于相似性原则。这一领域的研究不仅有助于理解基因和蛋白质在细胞中的功能和调控网络，还为药物发现提供了重要信息和途径。

（三）功能基因组学

功能基因组学又称为后基因组学，是研究基因组信息与生物功能之间关系的学科，旨在理解基因在细胞和生物体内部的功能及其相互作用。它涵盖了基因表达调控、蛋白质相互作用、细胞信号转导和代谢途径等多个方面，通过基因敲除、基因芯片、蛋白质组学和生物信息学分析等方法和技术来揭示基因与功能之间的关联。功能基因组学综合分析了生物信息学、基因组学和分子生物学，旨在揭示基因的功能以及基因与环境之间的相互作用。通过研究基因组中基因的功能和调控机制，功能基因组学有助于深入理解生物体内基因与生物过程之间的关系，为疾病研究、药物开发和个性化医学提供重要支持。

（四）蛋白质组学

蛋白质组学是分析特定条件下细胞、组织或生物体全部蛋白质的学科，蛋白质在生物体内有着关键功能与调控作用。随着技术发展，其有多种分析方法，质谱（mass spectrometry，MS）是首选工具，在蛋白质组学中应用广泛，可对蛋白质表达分类、定义相互作用及识别修饰位点。它借助高通量技术与生物信息学方法，系统研究分析生物体内所有蛋白质，以全面理解功能和调控机制。总体定量蛋白质组学方法不断完善，使其数据更稳健、可重复且标准化，通过对健康和疾病状态下蛋白质动态变化定量分析，能深入了解疾病发生机制。蛋白质组学实验在基础科学、临床及健康科学等多方面均有重要应用，比如生物标志物发现和药物靶标识别，在药物发现中可从表型检测里识别蛋白质靶标，为寻找潜在治疗化合物提供关键信息。

组学研究可用于评估调节（靶标在疾病修饰和/或病理生理学中有证实功能）、组织特异性（靶标表达全身不均匀分布）、成药性（靶标可被药物调节）等方面。但与安全性相关的药物副作用是治疗靶标开发的重大挑战，也是药物开发失败的主要原因。靶标调控引发的关键安全问题可通过组学研究评估，像利用转录组学、基因组学和蛋白质组学预测靶向、脱靶和毒性通路以及药物与靶标相互作用导致的有害或不良临床事件。而且，通过组学对药物靶标安全性广泛研究，能积累数据以开发强大计算机模拟方法来预测推定药物靶标的安全性，助力研究人员确定设计安全的药物，图 8-15 展示了基于多组学人工智能在药物研发中的应用。

二、药物靶标的确证

在药物发现和化学遗传学中，确认药物靶标是至关重要的一步。这需要通过一系列实验和分析方法，验证某个蛋白质或生物分子是否适合作为药物的靶标，即能够在疾病治疗中被药物选择性地调控以产生治疗效果。这一过程通常包括以下几个步骤：

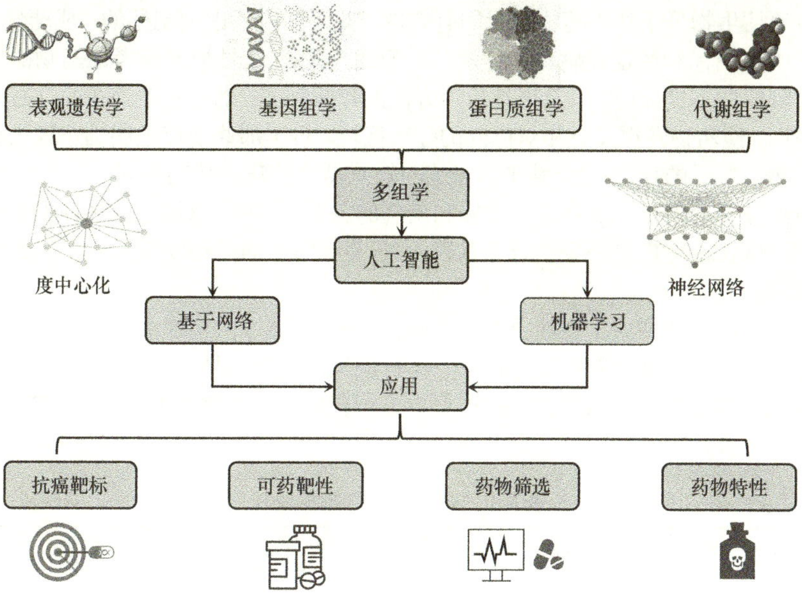

图 8-15　基于多组学人工智能在药物研发中的应用

图 8-15

（1）生物信息学筛选：首先利用生物信息学方法筛选潜在的药物靶标，通过基因组学、蛋白质组学、代谢组学等数据分析，确定可能与特定疾病相关的靶标。

（2）靶标验证：接着使用体外实验验证潜在靶标与候选药物之间的相互作用，确认靶标在生物体内的存在和功能，如蛋白质结合实验、酶活性测定等。

（3）细胞实验：然后利用细胞系或动物细胞模型，验证潜在靶标对细胞功能和调控对疾病模型的影响。

（4）药效学研究：经过药物靶标的验证，评估潜在药物对靶标的选择性和亲和性，确定药物对靶标的调控效果及治疗潜力。

（5）临床试验：最终将已知药物用于临床试验，观察其对患者病情的影响和治疗效果，验证药物是否通过作用于潜在靶标来发挥治疗作用。

可见，靶标的确证是一个繁重的工作，但在药物靶标的发现过程中至关重要，直接影响靶标在药物研究中的命运。完成靶标识别后，可以通过上述方法进行确证，并最终将其应用于药物设计。

（一）疾病关联

如图 8-16 所示，药物靶标为干预特定疾病或疾病状态的生物通路的关键分子，这些靶标在其位置和功能上与同一生物通路中的其他生物分子存在差异。一个理想的药物靶标应该与特定疾病相关，这意味着其与其他疾病的联系应该较小。然而，人类疾病通常非常复杂，涉及多个相互关联的通路，这可能导致识别到不同的分子靶标。人们常常发现疾病状态是由多个分子特征之间复杂相互作用的结果，而不是单个分子的作用。因此，了解多种药物靶标与疾病之间的关联通常至关重要。在新药研发过程中，筛选出适合的药物靶标是靶向药物研发的起点，也是新药发现的关键突破口。当前，寻找有效的药物靶标是加速新药开发、延缓药物耐药性、加速新药物靶标的临床发现速度等方面的重要因素。

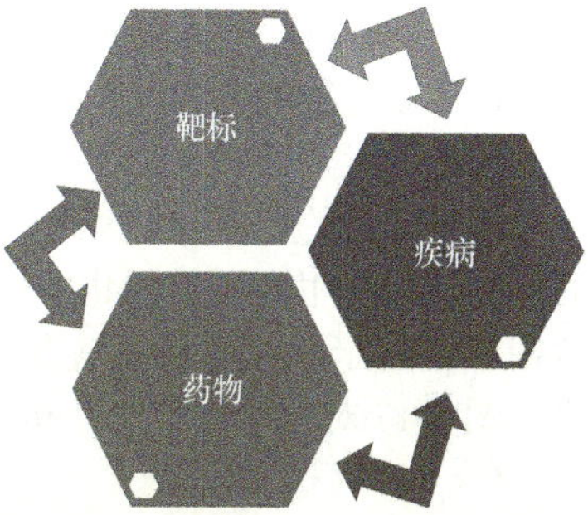

图 8-16　药物、靶标与疾病的关系

图 8-16

通常，临床前药物发现计划的目标是提供药物靶标生物分子（如 DNA、RNA、蛋白质和肽）的排名列表，包括已知靶标和新靶标。候选药物靶标应该具有良好的疗效和安全性之间的平衡。

疗效评估旨在评估生物分子作为药物靶标的有效性，此评估应考虑到靶标的“成药性”，并且应有充分的证据表明该靶标对特定疾病具有疗效。平衡的疗效-安全性概况将考虑药物的预期用途（如适应证和治疗阶段的不良反应）以及现有治疗方法的疗效和安全性。一个潜在的良好药物靶标将具有轻微的副作用，使药物发现具有相对广泛的疗效区域。对于那些治疗进展迅速且死亡率高的疾病的上市首创药物，接受的疗效-安全性平衡可能与针对良性疾病的药物不同。

临床靶标确证平台整合了潜在药物靶标和疾病的关系，其中心思想是从多种类型数据发掘靶标和疾病的关联。DisGeNET 是一个整合了基因-疾病关系信息的药物发现平台，其数据来源是开源的数据库和文献。

随着精准医疗的发展和人工智能技术的突破，TTD 数据库的构建部分满足了相关人工智能研究的数据需求，为药物设计与新药发现提供了不可或缺的重要支持。TTD 整合了潜在药物靶标和疾病之间的关系，核心理念是从多种数据类型中挖掘靶标和疾病之间的联系。TTD 数据库历年数据统计如表 8-1 所示。

表 8-1　TTD 数据库数据统计

	2024 年	2022 年	2020 年	2018 年	2016 年	2014 年	2012 年	2010 年
靶标总数	3 730	3 578	3 419	3 101	2 589	2 369	2 025	1 894
成功靶标	532	498	461	445	397	388	364	348
临床试验靶标	1 442	1 342	1 191	1 121	723	461	286	296
临床前/潜在靶标	239	185	155	0	0	0	0	0
实验靶标	1 517	1 553	1 612	1 535	1 469	1 467	1 331	1 254
药物总数	39 862	38 760	37 102	34 019	31 614	2 067	17 816	5 028
批准药物	2 895	2 797	2 649	2 544	2 071	2 003	1 540	1 514
临床试验药物	11 796	10 831	9 465	8 103	7 291	3 147	1 423	1 212
临床前/潜在靶标	5 041	5 009	4 845	0	0	0	0	0
实验靶标	20 130	20 123	20 143	18 923	17 803	14 856	14 853	2 302

（二）化学探针

化学探针是一类设计用来探究生物系统中特定分子功能、作用机制和相互作用的小分子化合物，具有高度选择性和亲和性。在药物研发和生物学研究中，化学探针被广泛应用于探索潜在药物靶标的生物学功能，深入理解靶标的作用机制，并评估靶标在疾病发展中的重要性。

化学探针在靶标研究中有着重要的作用，主要体现在下列方面：首先，通过与靶标特异性结合调控其活性，验证靶标在生物体内的生物学功能和作用机制，确认其在特定疾病中的作用。其次，化学探针有助于研究靶标所在的信号传导通路，揭示靶标与其他蛋白质或分子之间的相互作用关系，促进对疾病发生机制的理解。通过评估化学探针的反馈效果和生物活性，科学家们可以为药物研发提供候选物筛选和优化线索，加速新药物的发现和开发。此外，化学探针还有助于评估靶标在生物体内的可达性和可靶性，为后续药物研发提供重要参考。

值得注意的是，化学探针不同于潜在的候选药物，其最关键特点在于对专利化合物及其代谢物的选择性。选用高质量的化学探针在靶标确证过程中至关重要，以避免产生误导性结果。虽然化学探针常用于提供靶标效应和临床治疗效应的证据，但其对解除靶标潜在毒性风险同样至关重要，图 8-17 对比了化学探针和药物的不同要求。

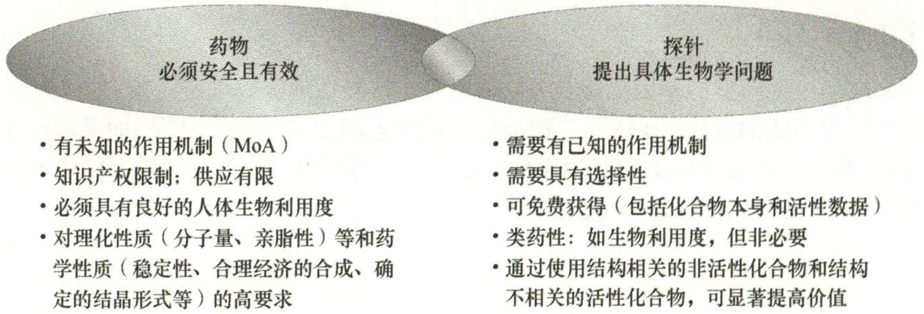

图 8-17 对比化学探针和药物的不同要求

图 8-17

（三）基因敲除

基因敲除是一种通过基因编辑技术有意地使特定基因在生物体中失活或无法表达的方法，常使用 CRISPR/Cas9 等工具实现，图 8-18 介绍了 CRISPR/Cas9 系统。在药物靶标的发现中，基因敲除起着关键作用。通过观察敲除特定基因后生物体内的表型变化，可以确定该基因在生物体内的功能，评估其是否适合作为药物靶标。进行基因敲除实验还可以发现之前未知的与疾病发生相关的基因，为药物新靶标的发现提供线索。此外，基因敲除还有助于筛选药物靶标，通过观察细胞或动物模型的反应，评估这些基因作为药物靶标的潜在价值，为药物设计和开发提供指导。

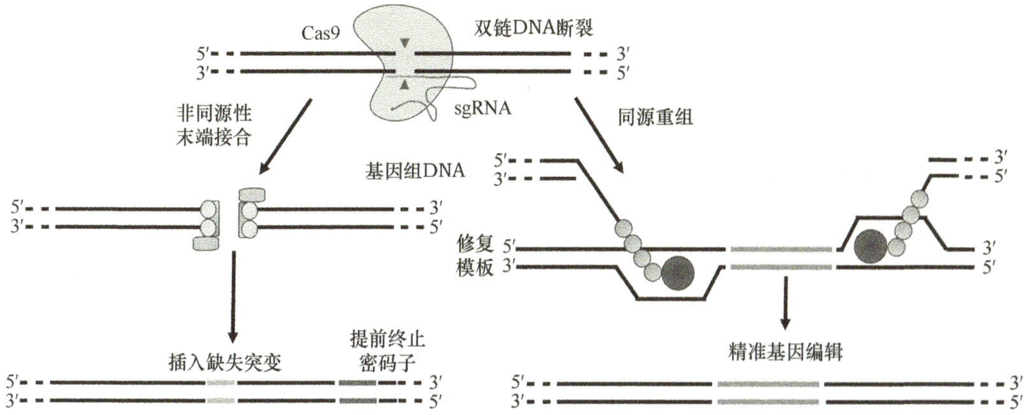

图 8-18 CRISPR/Cas9 系统介绍

图 8-18

许多研究已经验证，基因敲除技术能够使特定靶标在动物体内失活，揭示其重要的生理作用和可能产生的副作用。这些工作有助于深入了解靶标的作用机制，为相关领域的研究提供重要支持。

（四）小分子干扰 RNA（siRNA）

siRNA 是一种小 RNA 分子，在 RNA 干扰途径中起关键作用，能够通过与特定的 mRNA 结合并引导其降解，从而抑制特定基因的表达。如图 8-19 所示，siRNA 与 RISC（RNA 诱导沉默复合体）结合后，会对靶标 mRNA 进行识别，若未匹配到互补靶点，则不发生断裂；若识别到互补的靶 mRNA，RISC 复合体可借助 siRNA 的引导定位至靶标位置，完成对靶 mRNA 的识别及断裂，进而实现基因表达沉默的调控功能。

siRNA 通过干扰特定 RNA 分子，可以筛选验证潜在药物靶标，评估其在细胞功能和疾病相关通路中的作用，以确定其是否适合作为药物靶标。此外，siRNA 还有助于揭示基因的功能和作用机制，深入了解靶标在生物体内的生物学功能，并能评估潜在药物靶标的可行性和潜在价值，确定最具前景的靶标，为药物研发提供指导，加速新药物的发现和开发过程。

（五）Trim-Away

Trim-Away 是一种新型的基因敲除技术，利用抗体特异性地降解细胞内蛋白质。这种技术是另一种消耗内源性蛋白质的方法，在哺乳动物细胞中能够急剧降解内源蛋白质，而无须事先对基因组或 mRNA 进行修饰。Trim-Away 能够利用细胞蛋白质的降解机制，能够快速去除未修饰的天然蛋白质。图 8-20 为 Trim-Away 原理示意图。

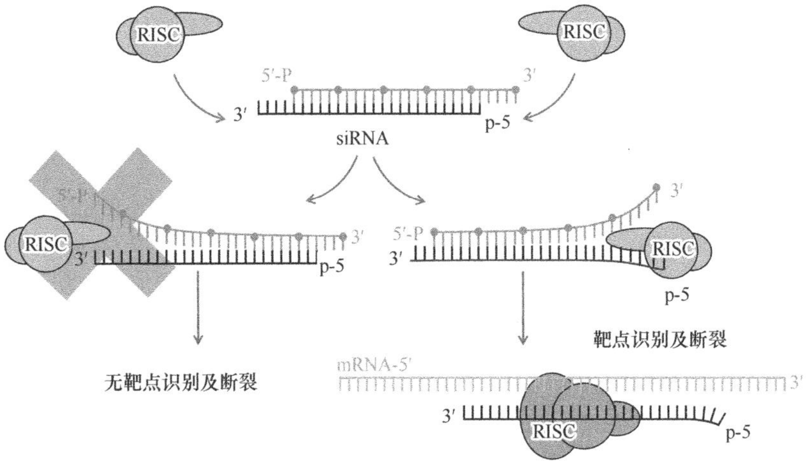

图 8-19

图 8-19 siRNA 的作用原理

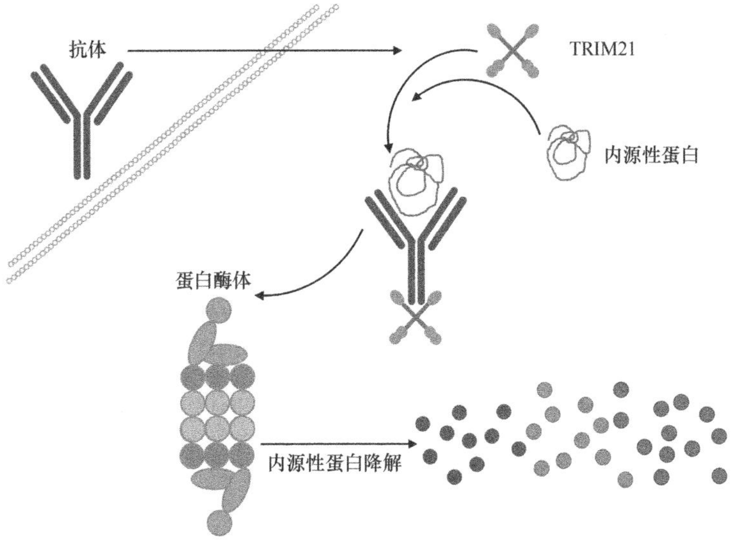

图 8-20

图 8-20 Trim-Away 原理示意图

Trim-Away 技术能够快速验证靶标、研究基因功能，并评估药物靶标的可行性，加速靶标筛选过程，揭示靶标作用机制，为药物研发提供重要支持。其速度和可逆性使其成为推动新药物的发现和开发的有效工具。

三、新技术在药物靶标发现中的应用

（一）基于结构的药物靶标预测

1. 基于蛋白质的药物靶标预测 寻找新的药物靶标是一项至关重要的任务，在新药开发项目的早期阶段，选择不当的靶标往往是失败的主要原因之一。尽管目前已知的蛋白质三维结构数量已超过数十万个，但作为人类药物靶标的实际数量却非常有限。据估计，整个人类基因组中约有10%参与疾病的发生或进展，从而产生约 3000 个适合治疗干预的潜在药物靶标。大概只有数十万个潜在靶标可用于药物治疗和改善疾病。药物的可靶性，即其成药性，用于描述那些可以通过类药化合物调节其活性的蛋白质，在细胞通路中扮演关键角色，包括参与靶向疾病的系统生物学过程。

药物靶标的预测方法包括实验方法和计算方法，其中计算方法包括机器学习和系统生物学方法等。评估蛋白质潜在的药物作用的第一步是确定蛋白质表面上所有可能的结合位点，下一步是评估该结合位点是否能与高亲和力和特异性的小分子药物结合。实验方法大体上可以分为基于几何和基于能量的方法。随着可公开访问的生物和化学数据急剧增加，已经开发出许多统计学药物靶标预测方法。这些机器学习方法通常在由某些物理化学特征和几何描述符构成的训练集上进行训练，并建立优化的统计模型来预测蛋白质口袋的成药性。表 8-2 总结了预测成药性的基于机器学习或者虚拟筛选的方法。

预测药物靶标面临的主要挑战之一是需要使用特定的口袋估计方法（pocket estimation method，PEM）作为初始步骤。尽管已经发展了多种不同的方法，但选择最佳方法仍然十分复杂。因此，科研人员正在不断探索新的 PEM，比如计算空腔、通道、孔隙和口袋来专注于估测隐藏的空腔、通道和口袋，或者像 SOM-BSfinder 算法一样通过对接和自组织图来识别口袋，从而提供有价值的生化活性特征信息。不同的药物靶标预测方法通常依赖于不同的口袋估计方法来执行，这直接影响口袋的属性。使用不同的口袋估计方法进行估计时可能会导致流程中断，使得不同预测方法之间的性能比较变得困难，因为无法确定是口袋估计方法还是模型本身导致了预测差异。

表 8-2 基于机器学习或虚拟筛选方法预测成药性的方法概述

模型	核心技术	数据集	描述符
MAPPOD	基于 MOE SiteFinder alpha 球体的估计	Alan C Cheng 的数据集：17 个药物口袋，10 个非药物口袋	曲率和亲脂性表面积（生物物理模型，估计的自由能）
DrugPred	探针映射	Krasowski 集（NRDLD）：71D，44ND，包括 NRDD 集	探针与蛋白质的接触面积、疏水面积、极性表面、出现的极性氨基酸、疏水指数（偏最小二乘回归）
Volsite	Volsite，探针映射	Krasowski 集（NRDLD）：71D，44ND，包括 NRDD 集	药效团腔：H-键受体、H-键供体、H-键受体和供体、可负离子、可正离子、疏水、芳香（支持向量机）
DoGSiteScorer	DoGSite	Schmidtke'sset：45 个药物口袋，20 个非药物口袋	一组 17 个描述符，包括深度、非极性氨基酸的相对数量、极性、位置和负值、体积、形状、表面亲脂性和溶剂暴露（支持向量机）
FTMap for druggability	FTMap	结合 Hajduk 和 Alan C Cheng 的集合来验证他们的分数	热点几何属性，如尺寸、探针数量、探针簇大小

此外，小分子结合时的构象变化会影响结合位点的形状和可能的特性，这种灵活性增加了对口袋估计的复杂性。因此，结合药物靶标预测与分子动力学可以分析蛋白质的灵活性及其对成药性的影响。

与实验方法相比，计算药物靶标预测方法通常速度更快，成本更低，并且只需要蛋白质的 3D 结构和（或）序列，显示出更高的优越性。据报道，将机器学习方法与系统生物学方法相结合用于 PEM 可以通过提升信息获取维度来增强准确性，利用网络和图论有助于增强靶标选择效果。

2. 反向分子对接（reverse molecular docking） 分子对接是一种用于搜索给定配体中可能的蛋白质结合方式的计算方法，并可以计算结合亲和力。通过发现那些无法与先导化合物或现有药物结合的靶标，可以尝试采取恰当的措施以减少或消除不良反应；或通过药物重新定位来扩大药物的适应证。在这个驱动下，越来越多研究人员将目光投向了反向分子对接方法。

反向分子对接是一种用于确定给定配体在大量受体中的靶标的方法，相较于传统的分子对接，其具有更为广泛的应用场景。该方法可用于发现新药物和天然化合物的靶标、解析药物的分子作用机制、重新评估药物用途，以及评估药物的不良反应和毒性。在进行反向对接的过程中，关键步骤类似于正向分子对接方法：准备靶标数据集、寻找配体姿势、评分和排序复杂结构。然而，由于高昂的计算成本和蛋白质间评分偏差等问题，使得反向对接变得相当复杂。

要提高反向分子对接在靶标预测任务中的准确性，主要取决于以下因素：

（1）靶标数据库的准备：包括靶标库的完整性、药物结合位点附近蛋白质侧链的模型精度，以及小分子结合构象预测的适应性。

（2）分子对接策略的全局能力：即是否能够准确找到最佳的配体–受体结合模式，并且评分函数能够有效区分不同蛋白质与小分子之间的亲和性。图 8-21 展示了分子对接和反向分子对接的区别。

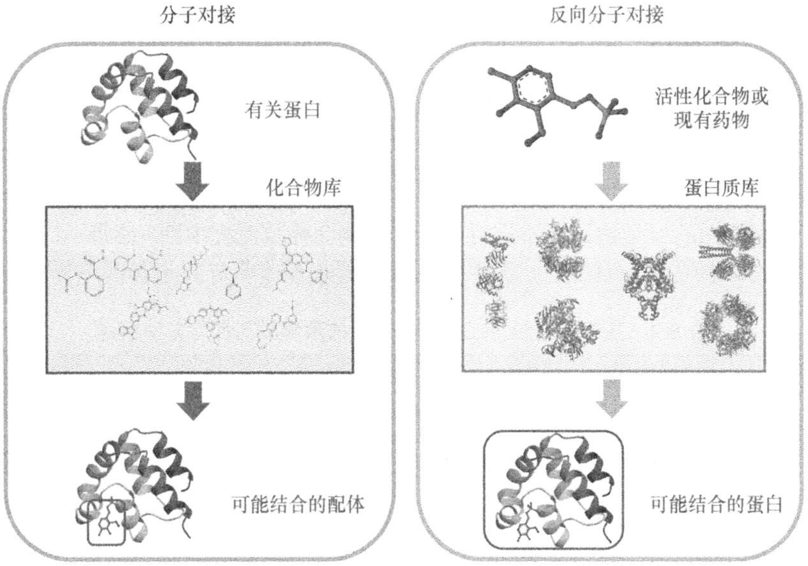

图 8-21

图 8-21　分子对接和反向分子对接

为了执行反向分子对接，首先需要建立包含潜在配体结合区域信息的靶标数据库。正确构建这样的数据库是提高反向对接准确性和适用性的关键步骤。定义适当的结合位点对于计算效率和对接结果的准确性至关重要。结合口袋是受体的特定区域，与配体形成相互作用。预定义的结合口袋可以帮助减少搜索合适对接区域的时间。获得结合口袋的方法主要有两种：一种是从蛋白质结构数据库（PDB）复杂结构中检索，另一种是使用结合口袋搜索程序。自动定义结合位点的过程是理想的，因为在反向分子对接中需要处理大量的靶标信息。表 8-3 总结了常用的提供靶标结构的数据库。

表 8-3　提供靶标结构的数据库

信息类型	数据库名称	内容	网址状态	数据量
蛋白质	PDB	蛋白质结构	可用	107 667 个蛋白质结构
	UniProt	蛋白质的交叉参照	可用	SWISS-Prot 子库中 550 552 个蛋白质，TrEMBL 子库中 60 971 489 个蛋白质
靶标蛋白	TTD	治疗靶标相关的疾病、通路、药物	可用	2025 个靶标，17 816 个药物
	sc-PDB	蛋白质、配体、活性位点的联合数据	可用	3678 个蛋白，5608 个配体的 9283 个结合位点

续表

信息类型	数据库名称	内容	网址状态	数据量
靶标蛋白	PDTD	结合化学结构、相关疾病、生物作用、通路相关	可用	1207 个结合结构，841 个靶标蛋白
	TargetDB	TTD，PDTD，DrugBank，PDB 的融合数据库	可用	6920 个蛋白入口
	DART	药物不良反应相关的靶标	可用	618 个蛋白 529 个配体
	DITOP	药物毒性的靶标	可用	236 个蛋白 1327 个配体
	CSD	剑桥结构数据库	可用	>800 000 个蛋白入口
	DrugBank	药物与药物靶标	可用	7677 个药物
	PubChem	化学物质的活性和结构	可用	5200 万个化学物质
	ChEMBL	类药生物活性化合物的结构	可用	240 万个生物测定
	ZINC	化学化合物	可用	>3500 万个化合物
蛋白-配体复合物	Astex diverse set	蛋白与类药配体结合前后的结构	可用	85 个蛋白-配体复合物

反向分子对接过程中使用的分子对接程序与常规的对接方法相似。科学家已经开发了许多对接程序，如 GOLD，DOCK，AutoDock 或 Glide，并在他们的基础上进行了一些修改，使整个过程在计算上更加高效和准确。与常规对接方法相比，反向对接过程在计算上要求很高，因为它必须处理大量的蛋白质靶标，对接分数的噪声在靶标确证中会产生假阳性。与正向分子对接相比，对接分数的靶标依赖性在反向分子对接中更为关键。自 INVDOCK 首次推出以来，已经开发出各种用于反向分子对接的工具和服务器。表 8-4 总结了广泛使用的反向分子对接工具和服务器。

反向分子对接法被认为是可达到理论上极限的一种方法，与其他方法相比，反向分子对接具有一个直接的优势，即通过结合模式的产生，为先导化合物的优化提供了有用的信息来源。然而，在“全局”（单一小分子在蛋白质表面的结合构象搜索及打分排序）和“反向”（药物小分子结合口袋的结构数据库，包括蛋白质建模、小分子结合口袋识别、药物小分子结合口袋优化）两个方面，受到了较大的限制，这主要受限于分子对接方法的发展。

表 8-4 常用反向分子对接工具和服务器

项目	靶标数据库	结合腔	计分功能	网址
INVDOCK	内部数据库	蛋白质表面大部分被球体探针覆盖	简化 DOCK 而不对配体进行姿态优化	不可用
TarFisDock	PDTD	距离结合配体 Å 范围内的残基	DOCK 4.0	可用
idTarget	几乎 PDB 中所有的蛋白结构	详解分治的对接方法	MEDock	可用
AMIDE	无	任意切割法和口袋搜索法	AutoDock	不可用
VTS	1451 具有个广泛代表性的蛋白质	用户界定	Glide 分数的玻尔兹曼加权平均值	不可用
iRAISE	内部数据库	参考配体周围的半径为 6.5Å	使用 Glide 和对接结构进行级联计分	不可用
ACTP	推定的自噬蛋白结构	覆盖活性位点的氨基酸基团	Libdock	可用

尽管存在一些限制，由于理论上反向分子对接方法可以无限接近药物靶标空间的上限，反向分子对接方法仍然是非常受欢迎的靶标预测方法。在靶标结构库完善的情况下，反向分子对接能够找到药物小分子所有可能的靶标，而不受已知生物活性信息的限制。然而，在反向分子对接的实现过程中，仍然面临着靶标结构数据集的构建、高昂的计算成本以及蛋白质间对接分数的偏差等挑战。

3. 反向药效团匹配 反向药效团匹配（reverse pharmacophore mapping）是一种药物设计方法，通过将给定的小分子与多个药效团模型进行匹配，然后根据匹配程度确定其潜在靶标的预测方法，有助于揭示药物分子与蛋白质靶标之间的关键相互作用。反向药效团匹配的基本思路为先确定基于三维结构的靶标结合口袋，建立高质量的药效团数据库，接着以配体为基础生成药效团模型，最后按照匹配程度进行打分排序。

表 8-5 总结了常用的反向药效团匹配工具。这种方法依赖于靶标的三维结构，故无法解决那些缺乏已知配体和三维结构信息的靶标预测问题。反向药效团匹配可快速筛选化合物库，辨识符合药效团特征的化合物，并能够根据不同药效团进行匹配，有助于发现具有多种活性的化合物。然而，由于仅基于药效团信息进行匹配，未考虑结构的灵活性和动态性，可能出现假阳性的情况，即匹配了药效团但实际生物活性较弱，因此需进行实验验证以确认候选分子的真实活性。

表 8-5 常用的反向药效团匹配工具

工具名称	功能简介	描述
Pharmit	具有药理和分子形状配体相似性搜索功能的数据库	内置库包含 347 839 756 种化合物的 1 652 702 330 个构象，以及 2 399 个可公开访问的用户贡献库，包含 120 296 658 种化合物的 730 357 590 个构象
PharmaGist	基于配体检测药效团的服务器	使用的是基于配体的方法，因此具有灵活性。除此之外，其也是一个高效工具
LigandScout	基于 3D-药效团模型的虚拟筛选集成平台	提供高性能构象搜索、虚拟筛选、分子对接、基于结构的药效团识别、基于配体的药效团识别、分子动力学模拟轨迹分析等药物设计功能
ROCS（Rapid Overlay of Chemical Structures）	基于性状的分子指纹	如果分子的体积重叠良好，则分子具有相似的性状，任何体积不匹配都是不相似的度量
Discovery Studio	蛋白质模建及模拟模块	可用于建模、预测和分析

（二）基于配体的药物靶标预测

基于配体的靶标预测方法是以相似性原理为原则，核心概念是化学上相似的化合物通常会展现出相似的生物活性。因此，这些方法利用指纹算法提取分子的化学特征，以比较查询化合物与已知活性配体之间的相似性。这些方法简单易行，并且在了解配体及其靶标的情况下，它们既有效又迅速。然而，这些方法的应用受限于当前可获得的化学和生物数据。不仅如此，确定化学相似性测量的关键值并不简单，因为这些值很大程度上取决于所选择的指纹和研究化合物的类别。通常情况下，开发可靠的基于配体的方法需要以下两个先决条件。

（1）具有已知化合物-靶标相互作用注释的高质量化学基因组学库。

（2）用于将查询分子与生物活性数据库中小分子相关联的统计或机器学习算法，以确定匹配的靶标。

许多公开可获取的生物活性数据库已被运用于开发基于配体的靶标预测方法。例如，收集化合物-靶标相互作用的数据库（如 ChEMBL 和 PubChem Bioassay），包含 FDA 批准药物或候选药物及相关靶标信息的数据库（如 DrugBank 和 TTD），以及含有配体-靶标结合亲和力信息的数据库（如 BindingDB）。

基于配体的方法主要可分为相似性搜索和机器学习。

1）相似性搜索：化学相似性搜索被认为是最简单且有效的靶标预测方法之一。在进行查询分子的预测时，首要步骤是建立一个参考库，其中的分子应具备标准的化学结构、清晰的靶标注释，以及高生物活性或强结合亲和力（通常为 IC50 或者 Ki ≤10μm）。接着，参考库中的分子将根据它们与查询分子的相似性进行评分。最终，通过以下三种方式（图 8-22）可以推断查询分子的潜在靶标。

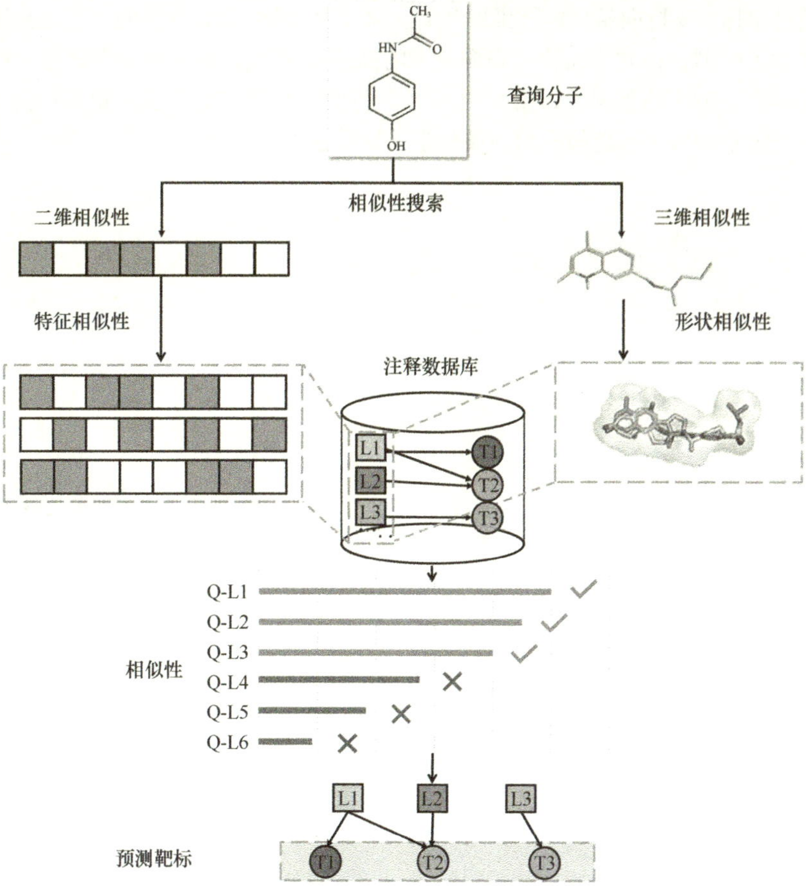

图 8-22　相似性搜索

图 8-22

针对与查询分子相似性最高的前 *K* 个命中分子相关的靶标进行预测；对于参考库中的靶标，按照查询分子与每个靶标最多 *K* 个相似分子之间的平均相似度得分进行排序，然后将列表顶部的候选靶标确定为潜在靶标；将查询分子与每个靶标相关的分子间的相似性分数转换为统计上的显著性分数，如表示随机关联概率的 *p* 值或 *E* 值，然后将排名靠前的候选靶标预测为潜在靶标。

在相似性搜索中，分子结构需要转化为计算机可读语言，即分子描述符。这些描述符用多维特征向量表示某些相关的分子特性，如分子片段、理化特性、拓扑结构和药理作用。常用描述符包括从分子图提取的二维（2D）指纹，比如 MACCS 和 ECFPs 指纹。此外，还有表征形状（如 ElectroShape）和药效团（如 CATS）的三维（3D）描述符。

根据任意两个分子的指纹和（或）描述符，可以使用距离或相似性度量来量化它们的相似性，如 Tanimoto 系数（Tc）或 city block distance（CBD）。除了通过比特计算相似性，还可以利用 ROCS（rapid overlay of chemical structures）、LigandScout 或 Schrodinger 中实现的方法，比如计算任意两个分子的形状或药效团体积之间的重叠度，作为相似性指标。

然而，基于形状或药理的匹配可能会相对耗时，因为这种方法需要生成多个构象进行计算，尤其是对于大型化学库而言。

2）机器学习（machine learning，ML）：ML 方法在已知靶标标签的样本上进行训练，然后学习一个或多个将分子描述符映射到靶标标签的预测模型。这些方法通过将单个描述符与配体的生物活性相关联来权衡它们的相关性，并忽略活性和非活性分子共有的无信息位。因此，与利用整个位描述符而不进行特征选择的相似性搜索方法相比，ML 方法具有更好的外推能力来识别新分子的靶标。基于化学基因组学数据库的相互作用数据，已经使用各种 ML 算法来开发用于目标预测的分类模型，如随机森林、支持向量机、朴素贝叶斯、深度学习等。ML 方法的优点是预测相对快速和准确。一旦建立了模型，预测只需输入查询分子的描述符/指纹，就可自动筛选出一些具有已知标签的分子，从而产生最终的预测。如图 8-23 所示，目前，基于 ML 算法的靶标预测方法大致可分为两类：传统的定量构效关系建模和蛋白质化学计量学建模。

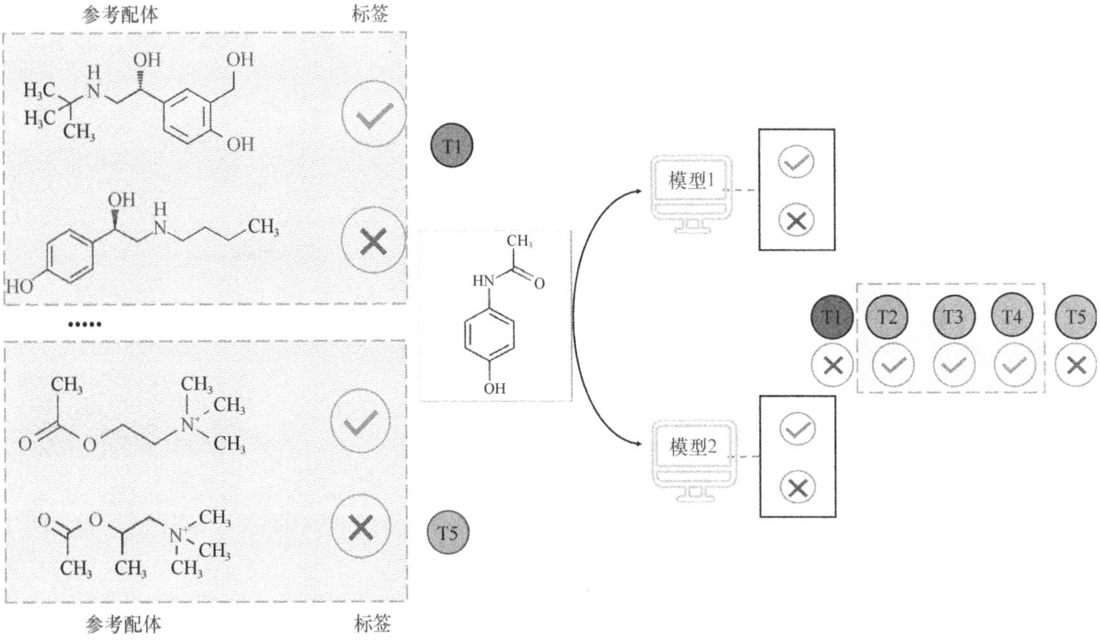

图 8-23

图 8-23　机器学习

定量构效关系（quantitative structure activity relationship，QSAR）：研究人员收集分子结构及对应生物活性数据（可源于文献、实验或模拟），选择合适的描述符（如大小、形状等）表示分子结构特征后构建模型，常用算法有多元线性回归、支持向量机、人工神经网络等。然后用独立测试集验证模型、评估预测性能（常用交叉验证、留一法验证），分析描述符与生物活性关系以解释模型，揭示分子结构与活性定量关系，助理解二者关系及加速药物设计发现。

蛋白质化学计量学建模（protein chemical modelling，PCM）：传统 QSAR 方法可用于含蛋白质信息的复杂系统，PCM 考虑配体和靶标空间，弥补关键信息，是 QSAR 建模延伸。收集蛋白质结构及对应功能数据（来自实验技术如 X 射线晶体学、核磁共振或计算模拟），选合适描述符（如二级结构等）构建模型，常用算法有分子力场、量子力场、机器学习方法等。采用独立测试集验证模型、评估预测性能（常用交叉验证、留一法验证），解释模型并分析描述符与蛋白质功能关系，揭示二者定量关系，帮助科学家了解关联，为药物设计、蛋白质工程等提供指导支持。

（三）基于网络的药物靶标预测

基于网络的药物靶标预测方法无须靶标的三维空间结构，只需已知化合物与靶标的相互作用信息即可进行预测连接关系。如图 8-24 所示，常见的方法包括基于网络推理、随机游走和基因表达等。通过构建系统网络，个体间的相互作用可简化为节点与节点之间的边，生成可视化的生物网络。当利用实验数据和计算方法时，我们可以推断药物-靶标二分网格的拓扑和因果关系结构，预测并验证疾病的蛋白质或基因网络，发现新的药物靶标或预测全新的药物-靶标相互作用关系。举例来说，我们可以通过系统网络展现药物-靶标的相互作用，节点代表药物或靶标，边代表它们之间的关联。这种分析不仅清晰展示了药物-靶标的互动，也有助于揭示药物的多向药理学特性，推动深入研究药物-靶标网络的分析与预测模型的建立。

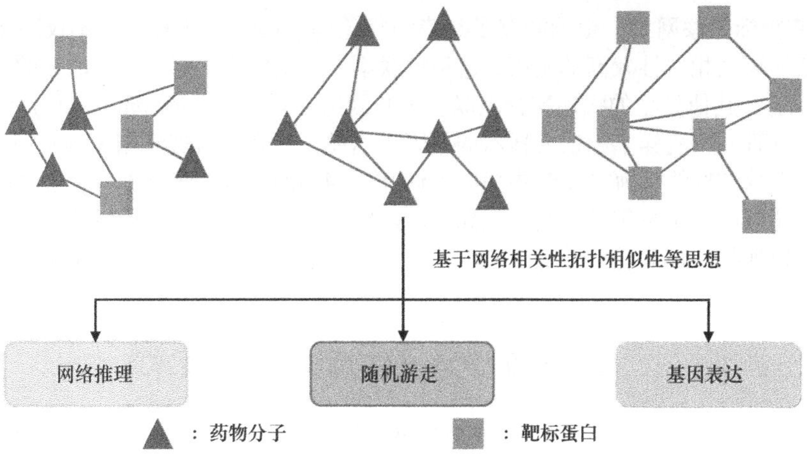

图 8-24　基于网络的药物靶标预测

图 8-24

1. 基因通路网络（gene regulatory network，GRN）　GRN 是细胞内的一个重要机制，通过调控分子或元件在 mRNA 或蛋白质水平上调节基因表达，进而影响细胞功能。根据分子生物学的中心法则，基因表达涵盖了转录和翻译两个主要过程。首先，DNA 经过多种酶的作用被转录成 mRNA，随后经过剪切和修饰形成成熟的 mRNA。其次，成熟的 mRNA 经核糖体翻译为多肽链，然后折叠成具有特定结构的蛋白质。这些过程涉及许多调控因子，它们通过与 DNA 上特定序列结合，调节 RNA 聚合酶与 DNA 转录起始位点的结合，从而控制相邻基因的转录速率。基因调控网络以有向图的形式呈现，其中节点包括调控因子和被调控基因，边表示调控关系，由调控因子指向被调控基因。

2. 代谢通路网络　在代谢通路网络中，相互作用发生在催化连续反应的酶之间（称为反应图谱或以酶为中心的网络）或代谢物（底物和产物；称为以化合物为中心的图谱）。基因组测序项目推动了多个物种代谢网络的完善。大肠埃希菌、酵母和人类的详细代谢网络已在全基因组范围内构建。

3. 蛋白质-蛋白质相互作用（protein-protein interaction，PPI）网络　蛋白质不是孤立自然起作用的，而是与介导代谢和信号转导通路、细胞过程以及其他生物体系统分子（如 DNA、RNA）相互作用。因此，对 PPI 的研究对于理解它们在细胞中的功能至关重要。这种相互作用包括瞬时和稳定的复合体，以及物理和功能性交互。PPI 数据可用于更大规模地绘制相互作用网络，具体取决于其物理或功能关联。

PPI 网络提供了抽象的基础知识，是改进生物和生物医学应用的实用工具。尽管这些网络可能不完整且容易出错，但系统研究它们已被证实对于理解网络结构与功能之间的关系、发现新的蛋白功能、识别功能连贯模块和保守的分子相互作用模式特别重要。

疾病通常是由影响结合界面的突变或导致蛋白质的生化功能失调变构变化引起的。因此，可以通过 PPI 网络来启发疾病的分子基础，从而评估预防、诊断和治疗方法。通常，传统分析利用单变量方法来研究基因表达，并识别在目标表型中有意义的个体差异表达的基因。然而，由多种遗传和环境因素相互作用引起的复杂疾病的潜在机制无法用这种单变量方法解释，因此，生物信息学的重心已从理解由模式物种编码的网络转向了解人类疾病的潜在网络。

4. 药物靶标相互作用网络　在药物研究中，药物靶标相互作用指的是药物小分子与靶标分子之间的相互作用。这种作用类似于小分子蛋白质相互作用（compound-protein interaction，CPI），包括氢键相互作用、疏水相互作用和静电相互作用等。药物靶标相互作用直接描述了药物与靶标之间的关系，通常用于药物筛选和药物靶标预测。药物靶标相互作用网络采用无向图表示，其中节点代表药物或靶标，边连接药物和靶标节点，表示它们之间存在相互作用。

5. 疾病靶标关联网络 靶标涵盖了与疾病相关的基因，而这种关联不仅限于疾病本身的靶标，还包括与疾病相关性较高的基因，这种关联不一定是因果关系。除了已知的疾病和致病基因的关联外，还有其他类型的疾病靶标关联。全基因组关联分析（genome-wide association study，GWAS）通过研究疾病样本和正常样本的基因表达差异，确定与疾病相关的基因，从而建立基因疾病关联。文献挖掘能从海量文献中提取疾病和基因间的关联。靶标不仅代表基因和蛋白质等生物大分子，还可以表示特定的生物学通路。疾病靶标关联网络采用无向图表示，其中节点代表疾病或靶标，边连接疾病和靶标节点，表示它们之间存在某种关联。边的权重可用于表示疾病和靶标间的关联程度。

第三节　分子生成与设计技术

随着科学技术的日新月异，对疾病机制的深入理解以及对药物作用靶点的精准把握，使得分子生成与设计技术成为医药领域的焦点。这一技术不再仅仅依赖于传统的随机筛选和试错方法，而是借助先进的计算科学、人工智能和大数据分析，以更加高效、精准的方式创造出具有特定活性和功能的分子。

从新型药物的研发到个性化医疗的实现，分子生成与设计技术为我们带来了前所未有的机遇。它不仅能够大大缩短药物研发的周期，降低研发成本，还能针对特定的疾病和患者群体定制出最优化的治疗方案。

在接下来的内容中，我们将深入探讨分子数据的表征方法及其在智能医学与制药中的广泛应用。

一、分子数据的表征

分子表征是描述和呈现分子结构与性质的过程。在化学和生物领域，研究人员需要了解分子的特征、结构、功能等，以深入理解其在化学反应、生物活动等方面的作用机制。分子表征涉及多种方法和技术，包括实验性方法和计算模拟方法。

（1）实验性方法：通过实验手段获取分子结构和性质信息。常用技术包括核磁共振（NMR）、质谱（MS）、X 射线衍射（XRD）等。这些方法提供分子的准确结构、成分、功能团等信息，帮助科研人员准确表征和描述分子。

（2）计算模拟方法：随着深度学习的兴起，计算机辅助药物设计迎来了新的机遇。计算机快速发展促使设计出大量分子表征法，其中被化学家广泛接受的计算模拟方法成为重要手段之一。通过计算化学方法，可以预测分子的结构、电荷分布、能量等性质，揭示分子的内在特征和行为。常用的计算方法包括分子力场、量子化学计算、分子动力学模拟等，有助于深入理解分子的结构与功能关系。

（3）新分子设计中的常用表征方法：在新分子设计中，两种常用的表征方法包括：①SMILES 表征：一种用于表示化学分子结构的字符串标记法；②图表征：通过图形表示来描述分子结构与性质。这些方法在新分子设计中起着关键作用，为科学家们提供了有效的工具来探索和设计新的分子结构。

（一）简化分子线性输入规范表征

简化分子线性输入规范（simplified molecular input line entry system，SMILES）表征采用线性字符串来描述化合物，易于计算机系统记忆和处理。最初由美国环保局的大卫·韦宁格（David Weininger）于 1980 年提出，并得到吉尔曼·维思（Gilman Veith）等人的支持。Daylight 公司编程和运营维护该系统，至今仍然是最广泛使用的线性表示法之一。

一维线性表示法目前主要包括 SMILES 和国际化学标识符（International Chemical identifier，InCHI）。SMILES 是利用分子图到文本的映射算法的美国信息交换标准代码（American Standard Code for Information Interchange，ASCII）字符串，通过严格的语法简化化学结构。将分子结构转换成 SMILES 文本后，可轻松用于计算机处理，并作为机器学习模型的训练数据。在自动分子设计中，一种常见策略是使用基于 SMILES 的深层生成模型，并将其表示转换为独热向量。

1. SMILES 的基本规则

（1）在 SMILES 中，原子通常以大写元素符号表示，氢原子通常是隐藏的（不直接写出来）。原子由括在“[]”中的原子符号表示，如金原子的表示方法为[Au]。而芳香结构原子则以小写表示，如苯 C_6H_6 则被表示为“c1ccccc1”或者“c: 1: c: c: c: c: c1”。

（2）原子之间通过化学键相连。共价键的类型有单、双、三、四键与芳香键，在 SMILES 中，分别用“-”“=”“#”“$”“: ”表示。在实际应用中，单键可以省略，芳香键通常也是。除非另有规定，否则脂肪族原子之间的键假定为单键，并由 SMILES 中的邻接关系表示，如乙炔（C_2H_2）表示为 C#C。

（3）分支部分放在括号“()”内，环被打开，并赋予断开键两端原子以相同的数值。如 CCC（=O）O 表示丙酸，其中（=O）与 O 都与左数的第三个碳原子相连。

（4）SMILES 也可以对立体异构体进行表示：双键的顺反性质一般在双键两边用“/”和“\”来指定双键周围的键如何取向，来显示和双键相邻的定向单键。如图 8-25 所示，Cl/C=C/Cl（C）是反-1,2-二氯丙烯的其中一种表示方法，氯原子位于双键的对侧，而 Cl\C=C/Cl（C）是顺-1,2-二氯丙烯的另一种表示方法，而氯位于双键的同侧。反-1,2-二氯丙烯与顺-1,2-二氯丙烯的 SMILES 表达式如图；手性中心的旋光异构体，则根据手性中心所连接的原子或基团的排列方式，分别用@（逆时针）或@@（顺时针）来表示。考虑四个键的顺序，它们以 SMILES 的形式出现，从左到右。从第一个键的角度来看中心碳，中心碳所连接的其他三个基团按照“顺序规则”进行排序，为顺时针方向或者逆时针方向，可以分别用@@和@表示（@符号本身表示一个逆时针螺旋）。

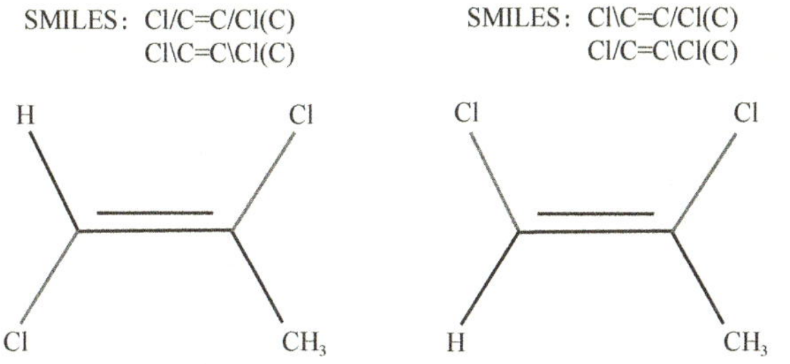

图 8-25　反-1,2-二氯丙烯与顺-1,2-二氯丙烯的 SMILES 表达式

图 8-25

2. 智能子结构搜索和反应描述

（1）SMARTS（SMILES arbitrary target specification）：是 SMILES 的改进版，由美国的 David Weininger 开发，用于说明分子中的子结构模式。SMARTS 可用于智能子结构搜索，允许在诸如 PubChem 等数据库中搜索通用结构。除了 SMILES 的符号和属性外，SMARTS 还包括逻辑运算符和分子描述符。

（2）SMIRKS（SMILES reaction kinetic sequences）：是 SMILES 的衍生，用于表示一般反应的线性符号。它描述一组经历相同原子和键变化的反应。SMILES 和 SMARTS 不仅用于描述化合物结构，还用于表示化学反应。在化学反应表示中，使用“＞”符号连接反应物、试剂和产物。反应字符串的典型格式为反应物＞试剂＞产物；如果没有反应试剂，则格式变为反应物≫产物。

3. SMILES 表征的局限性

（1）非开源性：SMILES 的规范化算法最早在 20 多年前提出，然而在立体化学方面存在一些不足之处。为弥补这一缺陷，其他商业和开源软件都开发了自己的规范化算法，用于生成标准的 SMILES 表示形式。然而，这些算法各有不同，并未统一发布，导致缺乏一个被广泛采用的标准，这本身就是一个问题。

SMILES 是私有的而非开源项目，不同化学软件开发者采用不同的 SMILES 生成算法，可能导致同一化合物的 SMILES 字符串存在差异。因此，从不同数据库或研究小组获取的 SMILES 字符串可能无法互相转换，除非它们使用相同的软件生成。为了解决 SMILES 可互换性的问题，启动了一个名为 OpenSMILES 的开源项目，旨在开发一个标准的、开放的 SMILES 语言版本。自 2007 年开始开发，OpenSMILES 提供了一个标准的 SMILES 表示形式，并澄清了 Daylight SMILES 系统中一些容易引起混淆的地方。

（2）非唯一性：SMILES 字符串并非唯一的，同一个分子可以有多个不同的 SMILES 表示方式。SMILES 是通过对分子连通性图进行深度优先搜索算法生成的，该算法会穷尽图中的每个分支，将遍历结果输出为一维字符串。由于遍历结果取决于起始原子，同一个分子可能具有多个有效的 SMILES 表示形式，且这些表示形式与分子之间的映射并非唯一。

规范 SMILES 的概念旨在避免简并现象（即多个 SMILES 对应同一个分子），以确保为每个分子生成唯一的表示形式。不同化学信息工具包在生成规范 SMILES 时可能存在一定差异，但在同一个工具包中生成的 SMILES 表示是唯一的。相比之下，InChI 能够为每个分子提供唯一的表示结果。

尽管 SMILES 存在简并特性，但在需要扩充数据时仍然具有益处。据报道，通过采用多个不同的 SMILES 表示来增强策略，成功地提高了模型在图表征方面的性能。

（二）图表征

1. 图的抽象 图是一种抽象数据结构，在数学和计算机科学领域被广泛使用，用于表示对象之间的关系。它由节点（或称为顶点）和边组成，其中节点代表对象，而边表示节点之间的连接或关系。

2. 图的组成 节点和边：节点代表对象，边表示节点之间的关系或连接。有向图和无向图：有向图中，边有方向，表示单向关系；无向图中，边没有方向，表示双向关系。权重：用于表示边的属性或关联强度。

3. 图的形式化定义 如图 8-26 所示，形式上，图可以表示为一个元组 G=（V，E），其中：V 代表一组节点。E 代表一组边，每一条边 e 属于 E 集合，将 V 中的两个不同的节点连接起来。这样的定义确保了图可以清晰地描述各种复杂系统中的元素及其相互作用。

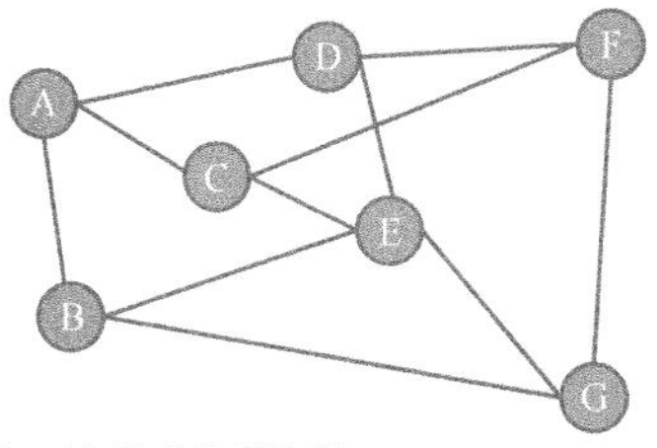

A：{A,B,C,D,E,F,G}
E：{AB,AC,AD,BE,BG,CF,CE,DE,DF,FG}

图 8-26 由节点集 V 与边集 E 所组成的图 G

图 8-26

在图研究领域，基于图的深度分子生成模型一直备受关注。尽管计算机更擅长处理数字而非图像，但图表征更适合展现动态的关系与交互，比如社交网络中用户之间的关注关系、化学分子中原子之间的化学键等，相较于基于字符串的分子表征，它提供了更丰富的结构信息。通过构建分子图，我们可以运用图论和图神经网络等技术进行分析和建模，实现诸如分子性质预测、分子指纹生成、药物发现等功能。

目前，我们需要解决的核心问题是如何将小分子图中的信息转换为计算机易处理的格式。矩阵在此方面提供了强大的工具，能将图形转录成更友好的数据集。近年来，基于分子图生成的研究取得了许多成功案例。考虑到 SMILES 上的变分自编码器（variational autoencoder，VAE）模型的成功，后续出现了基于 VAE 的分子图设计架构。戈麦斯·博姆巴雷利（Gómez-Bombarelli）等人主张进一步探索基于图的表示方法。此外，随着图神经网络的普及，基于图的模型也在新的分子设计中发挥着主导作用。

二、分子指纹和描述符

（一）分子指纹

药物化学的一个核心前提是结构相似的分子表现出相似的生物活性。分子指纹是一种用于描述分子结构的编码方式，常用于药物设计、化合物筛选和 QSAR 建模等领域。它将分子的结构信息转化为一组数值或二进制编码，以便于计算机处理和分析。

分子指纹在预测建模中被大量用作描述符。尤其在结构上可解释的描述符是首选，因为它们允许生成结构上可解释的规则。分子指纹通常作为预测建模和机器学习工作流程的描述符，允许通过使用定量结构-活性模型来预测与药物开发相关的生物活性和化合物特性。目前已经设计了一系列二维和三维分子指纹图谱，将小分子的相关结构特性编码到比特串中，从而便于对分子对进行比较和定量相似性评估。在过去几年中，分子指纹的使用得到了广泛的应用。

分子指纹的类型包括结构指纹、拓扑或路径指纹、圆形指纹、药效团指纹、混合指纹和其他指纹。表 8-6 总结了八种常用的分子指纹，这些指纹的选择取决于具体的研究目的和应用场景，通过分子指纹，研究人员可以将复杂的分子结构信息转化为计算机可处理的形式，从而进行高效的药物设计和分子性质预测。

表 8-6　八种常用的分子指纹

指纹名称	指纹类型	指纹位数	说明
MACCSFP	基于子结构的指纹	166	—
PubChemFP	基于子结构的指纹	881	—
RDKitFP（DaylightFP）	基于拓扑或路径的指纹	2048	最短长度=1，最长长度=7
AtomPairFP	基于拓扑或路径的指纹	2048	最少键数=1，最多键数=7
ECFP（MorganFP）	圆形指纹	2048	半径=2
MHFP	圆形指纹	2048	半径=3
ErGFP	基于药效团的指纹	441	—
PharmacoPFP	基于药效团的指纹	300	—

1. 基于子结构指纹　通常根据指纹对应的结构集中某些子结构在分子中的存在与否生成位向量。因此，当分子的子结构在指纹对应的结构集中出现得越多时，指纹对分子的描述就越全面，也越有效。当分子的子结构在指纹对应的结构集中出现较少时，该指纹就不是很有用，因为分子的许多特征将不被表示。分子指纹的长度由其对应的结构集中的总结构数确定，向量中的每个元素表示分子中单个特征的存在或不存在。

2. 基于拓扑指纹　捕获分子特征（通常是原子）的路径，线性地达到给定数量的连接键，将这些路径转换为位串模式有时会导致位冲突，但也可以保证两个不同分子中存在的子结构始终导致在指纹中设置相同的位。这一事实使拓扑指纹图谱对于将化合物聚集在一起特别有用，类似于药物化学家将化合物划分为结构相关的组的方式。

3. 圆形指纹　记录每个原子的径向环境连接，并增加原子连接的壳层。拓扑指纹和圆形指纹不赋予单个位特定含义。

4. 基于药效团指纹　图谱将药效团特征分配给单个原子或一组原子（例如，苯基环作为芳香族特征），并记录六胞胎（三个特征，三个距离）或十重奏（四个特征，六个距离）模式中的特征和距离（二维拓扑，三维中的欧几里得）的所有组合，然后分配给特定位。因此，三维药效团指纹图谱可以很长，包含数千个比特。还有其他小分子的二维和三维表示，最突出的是基于图论，尽管它们具有许多特征，如拓扑连通性测量和药效团着色，但通常不包括在指纹类别中。

（二）分子描述符

分子描述符是一种数学表征方法，用于描绘和描述分子的特性。通过将分子的结构或性质转换为数字或字符串形式，分子描述符可用于衡量分子之间的相似性、反映其物理化学性质以及进行QSAR分析等。设计分子描述符需要具备唯一性、信息丰富性、数学表征和相关性等特点，以确保其能准确捕捉分子的特性并与实验结果相关联。在药物设计、毒理学研究、环境化学和生物信息学等领域被广泛应用，为科学研究和药物开发提供重要支持。

有多种不同类型的分子描述符，它们从多个角度对分子特性进行描述，如图8-27所示。

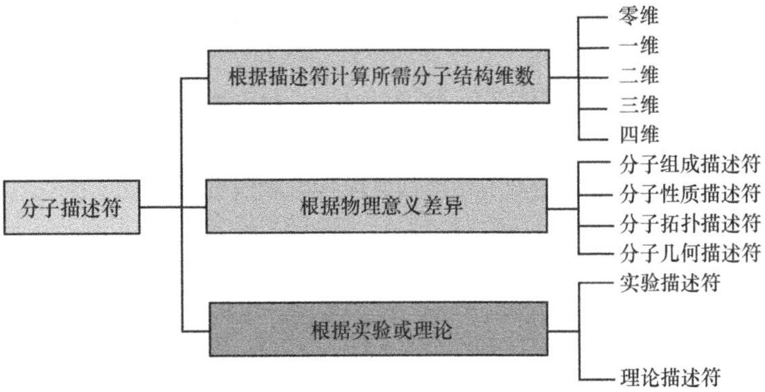

图 8-27

图8-27　分子描述符的分类方式

1. 计算方法和工具　在化学和生物信息学领域中，广泛使用的软件或工具用于计算分子描述符和指纹，以提取分子结构的数值特征，支持结构-活性关系研究、药物设计和化合物筛选等任务。这些工具通过计算分子的拓扑、结构、理化性质等特征，将其转化为可供计算机处理的数值形式，便于进一步地分析和建模。其中，一些专业工具包括：PaDEL-Descriptor软件和ChemDes在线工具专门用于计算分子指纹和分子描述符；OpenBabel和RDKit等工具提供了计算分子指纹和描述符的部分功能，同时支持其他化学数据处理任务；商业用途的工具如Dragon和alvaDesc提供了分子描述符和指纹的计算功能；DKDescriptorGenerator基于开源化学信息学工具CDK（chemistry development kit）开发，能生成各种类型的分子描述符；PubChemFP可用于生成分子指纹；RDKit是一个开源的化学信息软件包，提供了丰富的工具和算法，包括分子描述符的计算、指纹生成、化学反应预测等功能。详细功能和操作方式可参考RDKit官网。

2. 分子相似性比较　分子相似性指两个或多个分子在结构、性质或功能上的相似程度。通过比较分子的结构、物理化学性质、反应活性等特征，可评估它们之间的相似性。结构相似意味着分子具有相似的生物活性或理化性质，因此研究人员发展了分子相似性计算方法。比较两个位向量的相似性较为容易，谷本系数（Tanimoto coefficient）或称Jaccard系数是分子指纹比较中最常用的方法。表8-7总结了常见的位向量相似性计算方法。

表8-7　位向量相似性计算方法

方法	取值范围	计算公式
谷本系数	[0,1]	$\frac{c}{A+B-c}$
余弦相似性	[0,1]	$\frac{c}{\sqrt{AB}}$

续表

方法	取值范围	计算公式
Dice 系数	[0,1]	$\frac{2c}{A+B-c}$
欧氏距离	[0,+∞]	$\sqrt{A+B-2c}$
曼哈顿距离	[0,+∞]	$A+B-2c$
Russell-RAO 系数	[0,1]	$\frac{c}{N}$
Kulczynski 系数	[0,1]	$\frac{c}{2}\times\left(\frac{1}{A}+\frac{1}{B}\right)$
Soergel 距离	[0,1]	$1-\frac{c}{A+B-c}$
费伯（Forbes）系数	[0,+∞]	$\frac{cN}{AB}$

在小分子药物研发中，研究人员常需从大量化合物库中挑选出与已知小分子结构相似的化合物。此时，可利用分子指纹的相似性计算方法快速筛选相似化合物。具体操作步骤如下：

（1）获取分子输入格式：通常使用 SDF、MOL、SMILE 等格式。可从 PubChem 获取化合物的 SDF 格式文件。

（2）计算分子指纹：使用列举的工具（如 PaDEL-Descriptor 软件、ChemDes 在线工具等）计算分子指纹。

（3）计算化合物相似性：利用相似性计算方法，对化合物进行两两相似性计算。

（4）筛选相似化合物：根据相似性系数的高低对化合物进行排序，从化合物库中找出与目标分子相似度最高的分子。

三、分子结构预测和优化方法

强大的深度学习技术推动了生成模型的发展。这些生成模型经过对真实数据的训练后，能够生成与给定样本相似的新合成数据。在深度生成模型中，一个核心问题是如何捕获未知数据分布并揭示内部隐藏结构。其中一种解决方法是学习数据的表示，这有助于轻松建模。在从头分子设计领域，一个良好的表示也能够便捷地转换回分子。考虑到 SMILES 的简单特性，它已被证明更容易应用于深度学习。

基于序列的方法可以分为基于变分自编码器（variational autoencoder，VAE）、基于生成对抗网络（generative adversarial network，GAN）和基于递归神经网络（recurrent neural network，RNN）的模型。基于图的深度分子生成模型一直也是图研究中的一个热点，在药物发现方面有着广阔的前景。在过去的 3 年中，分子图生成领域取得了许多成功。考虑到 SMILES 上的 VAE 模型的成功，后来又开发了基于 VAE 的分子图设计架构。Gómez-Bombarelli 等人认为应进一步探索基于图的表示方法。此外，随着图神经网络的普及，基于图的模型也在新的分子设计中起到了主导作用。

（一）基于 VAE 的分子生成模型

2016 年首次提出基 VAE 的分子生成模型，它将分子的 SMILES 字符串嵌入到连续的潜在空间中。通常，VAE 包含编码器和解码器两部分，编码器将离散数据映射到连续的潜在空间。解码器则负责将潜在向量重建为具有化学有效性的 SMILES，以实现对特定属性的无约束优化。这些基于 VAE 的模型旨在最大化相对熵下的证据下界（evidence lower bound，ELBO）。不容忽视的是，VAE 所用的分子生成潜在空间具有操作性，如能够控制特定属性，且其训练过程是稳定的。但由于重建训练集的限制，探索未知化学空间的能力受到了限制。

Gómez-Bombarelli 等人提出了字符 VAE，它由编码器、解码器和预测器组成。他们首先利用核密度估计学习捕捉分子相关特征，然后在潜在空间上学习连续特性，以优化分子的特定属性，从而有效地引导搜索过程。通过联合训练多层感知器和编码器任务，确保了对分子特性的准确预测。通过使用高斯过程实现具有目标属性的点，这种方法探索了一种新的分子空间探索方式，无须先验知识手动构建化合物库。该模型成功捕捉到分子的特征，并展现出良好的预测性能。然而，考虑到SMILES的非唯一性，不是所有生成的分子都可以转回原始空间。为解决这一问题，一种方法是明确限制模型如何生成有效分子，如将SMILES语法生成规则纳入模型中，通过按顺序学习规则来生成有效输出。有研究者认为VAE缺乏语义和结构信息，因此建议在属性语法中引入随机惰性链接，以实现动态生成指导的语法和语义检查，确保生成的环键接近。添加额外的结构约束可能会导致不必要的计算和时间浪费。受属性语法启发，将随机惰性链接引入属性语法中，可以实现动态生成指导的语法和语义检查。

（二）基于GAN的分子生成模型

GAN是一种机器学习框架，由生成器和判别器组成。生成器试图生成看起来与真实数据相似的数据样本，而判别器则试图区分真实数据样本和生成器生成的数据样本。两者通过对抗训练的方式不断提升自己的能力，最终达到一个动态平衡，生成器可以生成逼真的数据样本，而判别器则很难区分真实数据和生成数据。GAN在图像生成、数据增强和无监督学习等领域有广泛的应用。

在过去的5年中，使用GAN生成具有特定期望特性的新分子已取得了里程碑式的进展，尤其是与强化学习相结合的GAN。GAN的目标是让生成器学习训练集的分布，以生成与真实实例相似的新样本。由于GAN的训练不稳定，通常需要采用一些额外的模块或GAN的变体，以生成有偏差的样本分布。根据诺埃尔·布朗（Noel Brown）等人提出的分类方法，我们将基于GAN的分子生成模型归为两类：基于目标导向的模型和学习概率分布的模型。前者旨在生成具有特定性质的分子，而后者则仅学习已知分子样本的分布。表8-8总结了基于GAN的分子生成模型。

表8-8 基于GAN的分子生成模型

类型	模型名称	分子表示方法	结构	描述
基于目标导向	ORGAN	SMILES	SeqGAN+RL	将目标添加到奖励函数中
	ORGANIC	SMILES	ORGAN	将ORGAN应用于逆向设计化学
	RANC	SMILES	ORGAN+DNC	使用DNC作为生成器
	ATNC	SMILES	RANC+AT	通过AT筛选生成的样本
	MolGAN	图（graph）	GAN+RL	直接生成分子图
	GA-GAN	图（graph）	MolGAN+GA	使用遗传算法训练MolGAN
	DiPol-GAN	图（graph）	MolGAN+DIFFPOOL	使用可微池化改进鉴别器
学习概率分布	LatentGAN	SMILES	GAN+AE	在潜在空间而不是数据空间上进行对抗训练
	Hong等人的模型	SMILES	ARAE	最小化潜在向量和条件之间的互信息
	Bian等人的模型	原子对（AtomPair）	DgGAN	将深度卷积GAN引入分子生成领域
	Kadurin等人的模型	MACCS	AAE	第一个将AAE模型用作分子生成
	DruGAN	MACCS	AAE	使用鉴别器功率来平衡G和D的训练
	ECAAE	SMILES	SAAE	使用解纠缠方法进行条件生成
	BiAAE	SMILES	AAE	学习联合分布而不是条件分布
	CCM-AAE	图（graph）	AAE	强制潜在空间分布在恒定曲率流形上
	Mol-CycleGAN	图（graph）	CycleGAN	使用CycleGAN模型进行分子优化

续表

类型	模型名称	分子表示方法	结构	描述
学习概率分布	SMILES-MaskGAN	SMILES	GAN+RL	在分子生成和优化中引入掩码语言任务
	Gene-cGAN	MACCS	Conditional GAN	将 2 个条件 GAN 与基因表达信息相结合
	ASYNT-GAN	3D point cloud	GAN+AT	利用 3D 几何信息生成分子
	QGAN-HG	图（graph）	MolGAN+quantum circuit	首次使用量子模型进行分子生成

（三）基于 RNN 的分子生成模型

RNN 在处理具有序列特性的数据方面具有显著优势，在医药领域尤为突出。许多数据可以通过序列表示，如小分子可用 SMILES 表示，蛋白质可用氨基酸序列表示，RNA 可用核苷酸序列表示。因此，在医药领域中，RNN 得到广泛应用。

在深度生成模型中，RNN 发挥着关键作用。研究人员利用 RNN 将序列中每个时刻的输入信息存储在“记忆”中，从而开发出一种生成序列的方法。这种方法最初应用于图像生成领域，如像素递归神经网络（PixelRNN）。

PixelRNN 通过在未标记的图像上训练，逐步生成像素，生成顺序按照特定箭头指示的方向进行。每个新生成的像素与已存在像素的依赖关系通过 RNN 建模。尽管数据没有标签，但将每个像素视为一个样本，下一个像素可被视为虚拟标签，使得这种训练过程可以看作是一种监督学习方式，使得监督学习与非监督学习之间的界限变得模糊。然而，PixelRNN 的缺点在于生成序列的时间成本较高，因为必须按顺序逐个生成像素，当序列很长时，生成序列将需要大量时间。

基于 PixelRNN 的思路，研究人员也将 RNN 引入分子生成领域。类似于生成像素的原理，可以使用某一类分子数据来训练 RNN 模型，模拟该类分子的数据分布。给定一个分子片段时，经过训练的 RNN 模型能够在该片段基础上逐步连接新原子或片段，最终生成该类分子的新结构，PixelRNN 原理如图 8-28 所示。

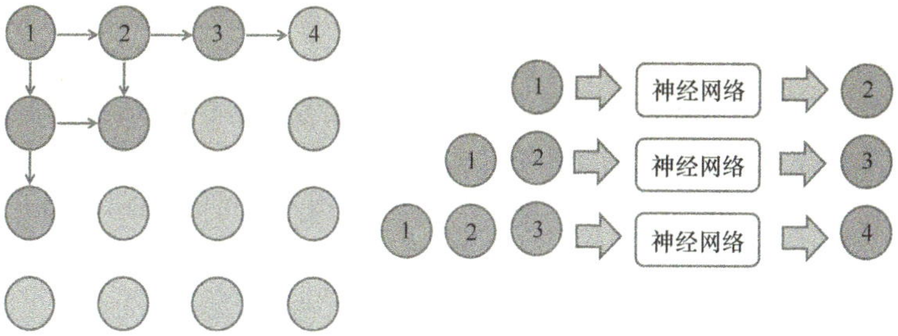

图 8-28　PixelRNN 的原理示意图

图 8-28

基于 RNN 的生成模型能够创造出具备类似生物活性但拥有全新骨架结构的化合物。模型首先通过大型化学数据库的训练学习正确生成化学结构，随后通过强化学习算法微调参数，确保生成的结构与指定的化学空间相匹配，从而创造出具备多样药学性质的新分子。然而，单一奖励机制通常导致生成的结构过于简单，因此需要多角度的奖励函数来指导分子生成。

在药物设计中，基于 RNN 的生成模型有多种应用方式，其中之一是优化先导化合物。这个过程通常需要对分子结构施加骨架约束，以确保生成的分子符合特定的结构要求。为了克服这一挑战，研究人员提出了基于骨架约束的分子生成算法，利用改进的采样程序生成符合约束的分子。该方法采用基于策略的强化学习算法，优化模型探索相关的化学空间，并生成具有特定性质的分子。多个案例验证了该模型在骨架约束生成方面的能力。

基于片段的分子生成是另一种常见的分子设计手段。这些方法充分展示了基于 RNN 的生成模型在药物设计中的多样性和灵活性，为药物发现领域带来了新的可能性和机遇。

四、计算化学在药物设计中的应用

（一）药物晶型预测

药物制剂主要以固体形式存在，大多数上市药品由分子晶体组成。固体物质根据其分子或原子排列状态，可以分为结晶固体和非晶体（无定形）固体，晶体内部分子或原子的排列在空间上具有周期性，而非晶体内部结构缺乏周期性。晶体中分子的排列决定了固体药物的各种性质，对于药物的加工、配方、溶解度和稳定性等关键特征具有极大的影响。所以，透彻了解药物固体的物理结构和特性之间的关系对于选择最合适的活性药物成分形式以开发成药物非常重要。

药物晶体可以作为单分子实体存在，也可以作为分子化合物存在。作为单分子实体，有机固体可以表现出多态性，这通常被定义为物质作为两个或多个结晶相存在的能力，这些结晶相在晶格中具有不同的分子排列和（或）构象。

晶体结构预测（crystal structure prediction，CSP），是根据给定的二维结构通过计算来预测可能的晶体结构，在药物开发过程中可以降低一定程度的风险并提升开发效率。CSP 的计算在传统上是通过密度泛函理论来计算晶格能量。从热力学角度来说，对于给定温度、压强和化学组成，最稳定的晶体结构具有最低的吉布斯自由能，而其他亚稳态晶体结构对应于自由能面上的局部最小值。虽然这种方法通常能成功地预测低能量结构，但它忽略了热效应对晶体稳定性的作用。现已有研究可以开展预测不同温度下的相对稳定性，以及相对/绝对自由能的计算。

自 1999 年以来，剑桥晶体数据中心（Cambridge Crystallographic Data Centre，CCDC）每隔几年举行一次的 CSP 盲测中，预测的成功率持续增加，已经从小的刚性分子发展到具有构象灵活性和（或）无序性的较大药物分子中，从单组分晶体发展到多组分水合物、溶剂化物、共晶体和盐。随着时间的推移，“成功晶体结构预测”的定义也变得越来越严格。

由于这一进展，制药行业正在迅速采用 CSP 来帮助降低新晶型意外出现的风险，或缩小要通过实验筛选的晶体共形成物的搜索空间。CSP 已经从纯粹的学术努力扩展到与多家私营公司合作开发软件，创建新算法并提供合同 CSP 服务。一些大型制药公司也有自己的内部 CSP 团队。除了制药，CSP 还被用于了解或发现新的功能性有机材料。在所有这些应用领域中，CSP 正在帮助解决困难的晶体结构，预测新的晶体形式，指导实验研究人员发现这些形式，并实现合理的材料设计。图 8-29 展示了工业结晶和智能制造的深度结合。

晶体结构预测一般包括搜索晶体结构的参数空间，获得各种可能的晶体结构；计算晶体结构的晶格能，确定晶格能相对较低的局部最小值这两个步骤。

1. 晶体结构搜索算法

（1）随机搜索：首先随机产生结构，然后进行结构弛豫（局域结构优化），最后比较结构的能量找出最小值点。这种方法很简单但是非常有效，已经成功预测出了许多新结构。最重要的一个限制条件是晶体的对称性。绝大多数已知的晶体都有较高的对称性，统计显示，空间群为 P1 的无机晶体占比小于 1%，因此采用随机搜索会做大量无用的工作。

（2）模拟退火：是一种基于蒙特卡罗方法的全局优化算法，灵感来源于材料的退火过程。在高温下，自由能面比势能面更平坦，因此高温下的动力学模拟更容易跨越不同极小值之间的势垒。随着温度降低，自由能面的能垒开始升高，动力学轨迹的分布范围变小，最后在零温时，系统收敛到基态。在自由能面上随机行走可以使用蒙特卡罗中的梅特罗波利斯（Metropolis）算法。进阶的通过不同方式寻找势能面的极小值点又进化出一些算法，如盆地跳跃、极小点跳跃等方法。

（3）进化算法：是一种常用的启发式算法，它借鉴了自然界生物进化机制，进行高效的全局搜索。在进化算法中，每个解被视为一个个体，解集则是一个种群，目标函数值则对应个体的适应度。

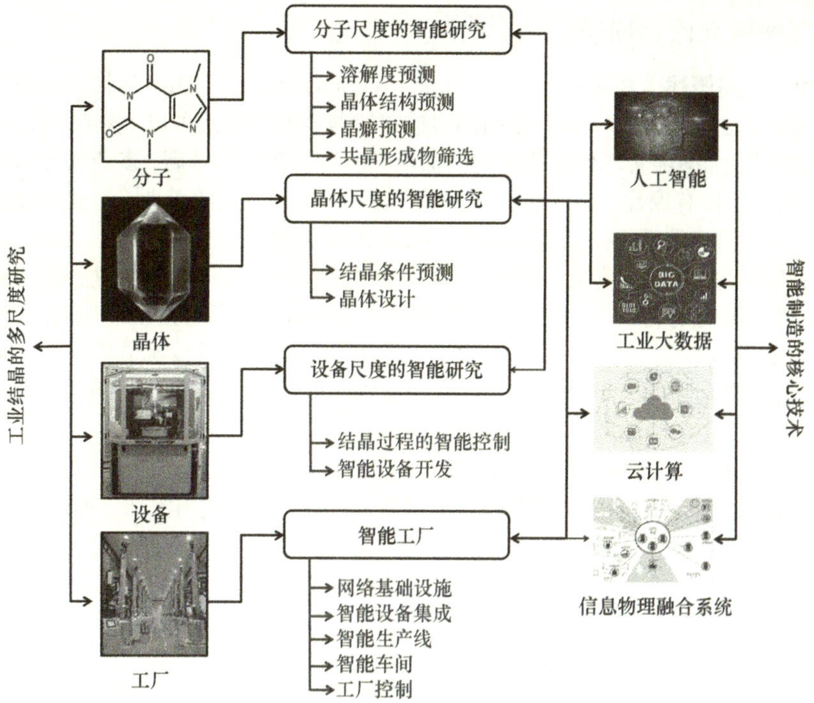

图 8-29　工业结晶和智能制造的深度结合

图 8-29

进化算法中的交叉操作促进个体间信息交流，变异操作探索未知的解空间，从优秀个体出发产生高质量的新个体。进化算法一方面通过交叉和变异操作产生新的解，另一方面通过“优胜劣汰”，去除适应度低的个体，保留优秀个体，使得整个种群向最优解靠拢。进化算法只需要计算目标函数值，不需要计算导数，可以用来解决许多目标函数不光滑的优化问题。进化算法首先随机生成初始的晶体结构；进行结构弛豫；从优化好的结构中选择焓值较低的结构作为父代个体，通过交叉和变异产生下一代结构；然后再进行结构弛豫。如此迭代演化，寻找势能面上的最小值点。

（4）粒子群优化算法（particle swarm optimization，PSO）：借鉴了鸟类觅食的机制，通过共享信息更新个体的认知，最终找到距离食物最近的点。它把每个潜在的解视为搜索空间中的一个粒子，粒子的适应度通过目标函数进行计算，粒子的飞行过程就是解的优化过程。

2. 晶格能计算方法　晶格能可以采用力场模型（force field model）或电子结构方法（electronic structure method）来计算。常用于评估晶格能模型的实验值，包括晶体的几何结构、两个晶型的能量差异和晶格能（如升华能）。表 8-9 总结了常用的晶格能计算方法。

表 8-9　常用的晶格能计算方法

方法	描述
密度泛函理论（DFT）	基于量子力学原理，DFT 通过求解电子的波函数来计算晶体的总能量，包括原子核间相互作用和电子间相互作用，是一种精确且广泛应用的方法
经典力场方法	经典力场模型通过建立原子之间的势能函数来描述晶格能，常用于大型系统和长时间尺度的模拟，但精度相对较低
蒙特卡罗（Monte Carlo）模拟	通过随机抽样和统计分析来模拟晶格的热力学性质，适用于研究温度和压力等条件下的晶体行为
分子动力学模拟	考虑原子之间的运动和相互作用，通过数值积分求解牛顿运动方程来模拟晶格的结构和性质
格点动力学方法	将晶体建模为离散点阵，并考虑原子之间的位移和振动，以模拟晶格的动力学行为
微观-宏观方法	这种方法结合了微观和宏观尺度的描述，通过建立原子之间的物理模型和连续介质力学来计算晶格能

（二）药物相互作用研究

1. 药物相互作用概述 药物相互作用（drug-drug interaction，DDI）是临床合理用药和上市后药物警戒中最重要的问题之一。DDI 是指同时或连续服用两种或两种以上药物时，其他药物的存在可能改变药物的活性。随着现代疾病谱的增加以及患者耐药性的升高，多药处方已成为常见的治疗选择，特别是对于伴有癌症、糖尿病、心血管疾病等多种慢性病的患者。这往往会增加临床相关 DDI 的风险，并对治疗管理提出了新的挑战。DDI 的发生通常会引发意想不到的药理作用：在少数情况下是有益的，能够提高效能、降低毒性或最小化耐药性。例如，β-内酰胺类和克拉维酸的组合；然而大多数 DDI 是有害的，会使患者面临副作用和毒性的风险，甚至使他们的身体状况恶化。据报道，约 30%的药物不良反应与 DDI 相关，这导致住院和急诊就诊次数增加。一项统计分析显示，约 15%服用多种药物的老年人可能面临严重的 DDI 的风险。为了降低 DDI 的潜在危害，医生需要在开具处方时避免危险的药物组合。

2. 人工智能在预测 DDI 中的作用 在人类和实验室环境中对 DDI 进行实验测试，能帮助科学家与制药组织准确识别有害的 DDI，助力开发建模方法以进一步找出潜在 DDI，不过实验室研究方法往往成本高昂，某些情况下甚至无法开展，所以利用计算机和机器学习方法来建模、加快检测 DDI 的进程是重要趋势，有助于降低相关社会、财务和健康成本。随着 DDI 相关文献的增多，包含药物和疾病信息的网站及数据库也不断发展，这为研究人员提供了从这些来源收集药物数据的机会，加速了用于预测 DDI 的计算建模方法的开发。

生物医学数据库有着大量与药物相关的信息，对研究人员极具价值，借助这些信息，研究人员可利用计算机建模依据现有数据预测未检测到的 DDI，推测同时使用多种药物引发的潜在不良药物相互作用，最终避免医疗错误，使用机器学习方法从生物医学文献中提取 DDI 信息，极大扩充了当前生物医学数据库的数据量，利用这些信息，计算机建模技术可用于根据已知关联预测未知的相互作用，形成正反馈循环，随着更多药物相互作用被发现，数据库规模也随之扩大，进一步推动了更准确的 DDI 预测模型出现。

随着越来越多基于机器学习的方法被提出用于预测 DDI 并实现高预测结果，多数聚焦于预测两种药物之间是否存在相互作用，这属于二元问题，然而现实中药物使用顺序会影响 DDI 的发生，使其成为定向（非对称药物相互作用）链接预测问题，多数早期模型只关注是否存在药物相互作用，未关注 DDI 可能导致的具体不良后果或事件。三种类型的 DDI 预测任务涉及药物的数据挖掘，虽有一定相似性，但方法各异，当一种药物影响另一种药物的效果时会发生药物相互作用，不对称的药物相互作用预测不仅考虑相互作用的存在，还考虑给药顺序，相较于无向预测更综合考虑其他因素，DDI 事件预测更侧重联合药物的疗效，这些药物可能有不同效果，有好有坏，所以预测 DDI 的类型很有必要，目的是确定具体的相互作用类型。

目前 DDI 事件的研究正在兴起，值得深入探究，鼓励研究人员开发能预测人体体内 DDI 的模型，若能进一步推测特定人群给药后体内可能存在的药物相互作用，将大幅减少临床医生的工作量和开发新药的时间，也是药物再利用领域的一个发展方向。

第四节　智能药物设计与优化

借助先进的计算机技术、人工智能算法和大数据分析，能够从海量的化学结构和生物信息中挖掘出有价值的线索，快速准确地预测药物的活性、毒性和药代动力学性质。它可以在虚拟环境中对药物分子进行设计、筛选和优化，大大减少了实验的工作量和成本，提高了药物研发的效率和成功率。

智能药物设计与优化还能够实现个性化医疗，根据患者的基因特征、疾病状态和生理环境等因素，为其量身定制最适合的药物治疗方案。这不仅可以提高治疗效果，还能降低药物的不良反应，为患者带来更好的治疗体验。因此，智能药物设计与优化作为药物研发领域的一次重大创新，它将为人类的健康事业带来新的希望和突破。本节将探讨人工智能在药物研发中的重要作用。

一、AI在药物研发中的角色

AI一词由约翰·麦卡锡（John McCarthy）于1956年提出，如图8-30所示，AI涉及多个方法领域，如推理、知识表征、解决方案搜索，以及机器学习（ML）这一基本范式。ML 使用的算法可以识别一组数据中的模式，并对其进行进一步分类。深度学习（deep learning，DL）为ML的一个子领域，主要涉及人工神经网络（artificial neural network，ANN）。ANN由一组相互连接的复杂计算元件组成，可以模仿人脑中的电脉冲传输，类似于人类生物神经元的“感知器”。AI网络由一组节点组成，每个节点接收单独的输入，最终将其转换为输出，利用算法单链或多链解决问题。自动识别网络有多种类型，如多层感知器网络（multi-layer perceptron network，MLP）、卷积神经网络（CNN）和递归神经网络（RNN），它们均采用有监督或无监督的训练程序。

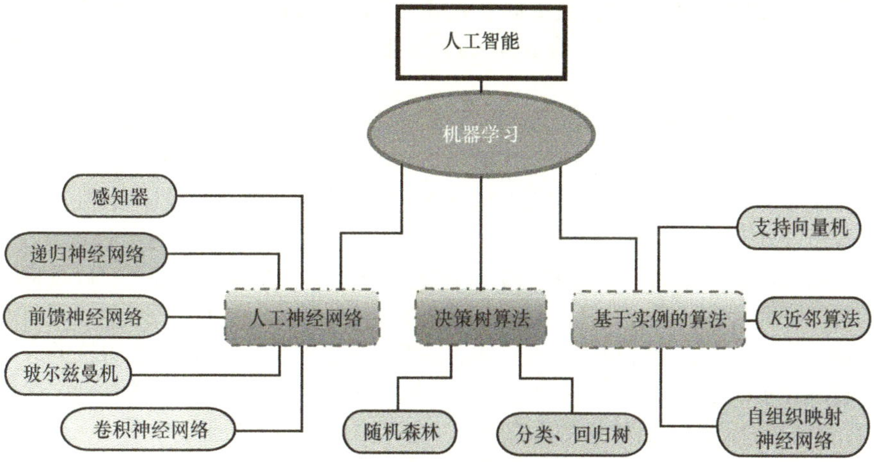

图8-30 人工智能的方法领域

图8-30

MLP 的应用领域包括模式识别、优化辅助、过程识别和控制，通常只通过单向操作的监督训练程序进行训练，可用作通用模式分类器。RNN是具有闭环的网络，具有记忆和存储信息的能力，如玻尔兹曼常数和霍普菲尔德神经网络。CNN 是一系列具有局部连接的动态系统，以拓扑结构为特征，可用于图像和视频处理、生物系统建模、复杂脑功能处理、模式识别和复杂信号处理。

AI 可以帮助合理设计药物、协助决策、确定适合患者的疗法，包括个性化药物、管理生成的临床数据并将其用于未来的药物开发等。图8-31总结了 AI 在药学中的应用。

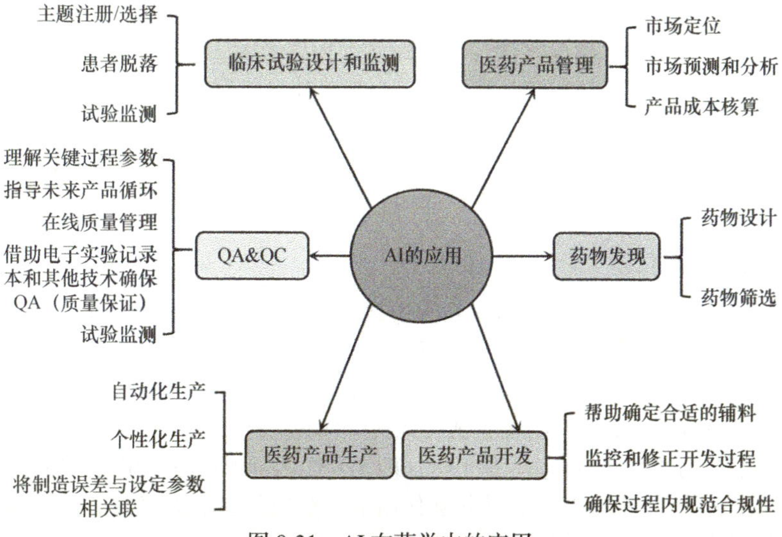

图8-31 AI在药学中的应用

图8-31

二、智能算法在药物设计与优化中的应用

目前，药物化学方法在很大程度上依赖于“一击即中”的方法和大规模测试技术。这些技术涉及对大量潜在药物化合物进行检测，以确定那些具有所需特性的化合物。然而，这些方法速度慢、成本高，得出的结果往往准确性低。此外，这些方法还受限于是否有合适的试验化合物以及准确预测这些化合物在体内的行为的难度。

基于 AI 的不同算法对大量数据的分析，可以通过不同的方式加以利用。例如，使用这些方法可以预测新药物化合物的疗效和毒性，其准确性和效率比使用传统方法更高。此外，基于 AI 的算法还可用于确定药物开发的新靶标，如疾病涉及的特定蛋白质或遗传途径。这可以扩大药物发现的范围，超越更多传统方法的限制，最终可能开发出更有效的新型药物。因此，虽然传统的药物研究方法在过去取得了相对成功，但由于其依赖于试错实验，无法准确预测新的潜在生物活性化合物的行为，因此受到了限制。另一方面，基于 AI 的方法能够提高药物发现过程的效率和准确性，从而开发出更有效的药物。

药物发现、设计和临床前优化的重点是：①确定对特定临床病症（有时是特定患者群体）负责的可靶向过程或分子；②确定、设计和临床前优化药物，以调节这种改变了的生理学。AI 方法正被应用于这两个步骤，开发用于靶标识别的机器学习方法在前述章节已经详细探讨。

药物选择可能涉及全新设计、筛选对接分子以获得命中药物或对现有分子进行改良、从命中药物到命中药物的临床前参数优化（如 PK/PD，包括小分子和多肽/蛋白质等），以及将现有分子重新用于新的适应证和潜在的联合疗法。药物选择既要关注疗效，也要关注安全性，因此需要考虑潜在的药物间相互作用、不良事件风险以及不同患者群体的潜在反应差异。AI 方法的应用为潜在候选药物的计算筛选提供了更多机会，因为它可以大大增加用于定义纳入或排除的特定属性的特征空间。ML 方法有可能从现有化合物库的现有数据（包括高通量筛选结果）中学习，帮助确定这两类化合物的关键特征，并利用这些特征对大型化合物数据库进行持续、快速地计算筛选。此类分析还可以“推断”出潜在的特征，以便通过药物化学方法进一步进行分子改造。对现有化合物库的不断筛选，为将化合物重新用于新的适应证和（或）开发可弥补潜在副作用或建立多靶标治疗的组合疗法提供了机会。值得注意的是，AI 方法在药物发现领域的首批应用之一，主要是对现有专利进行逆向工程，并生成新的合成途径，其中一家 AI 公司 Exscientia 宣布，首个 AI 设计的免疫肿瘤药物进入临床试验阶段。

（一）理化性质预测

药物的溶解度、分配系数（logP）、电离度和内在渗透性等理化性质会间接影响药物的药代动力学性质及其靶受体家族，因此在设计新药时必须加以考虑。为预测这些性质，开发了多种基于 AI 的工具，如分子指纹、SMILES 格式、库仑矩阵和势能测量，均可应用于人工神经网络的训练阶段。已开发出不同的人工智能工具可用于预测理化性质，如 ChemMapper 及相似集合方法。此外，还构建了几种基于 ML 和 DL 的理化性质预测模型，如 PADME、KronRLS、DeepDTA 和 SimBoost 等。

（二）生物活性预测

药物分子的疗效取决于其与靶蛋白或受体的结合亲和力。如果药物分子无法与靶标蛋白质结合，就不能产生治疗效果。但开发的药物分子很可能与非预期的靶点产生相互作用，这就会导致药物不良反应的发生。因此，预测药物与靶标的相互作用时，考虑药物靶标结合亲和力（drug-target binding affinity，DTBA）至关重要。基于 AI 方法，可以通过考虑药物及其靶标的在结构等方面相似性或特征来评估药物的结合亲和力。基于特征的相互作用可识别药物和靶标的化学分子，从而确定特征向量。相比之下，在基于相似性的相互作用中，考虑的是药物和靶标之间的相似性，并假设相似的药物会与相同的靶标发生相互作用。

与 ML 相比，DL 方法的性能有所提高，因为它们采用基于网络的方法，而不依赖于三维蛋白质结构的可用性。DeepDTA、PADME、WideDTA 和 DeepAffinity 是一些用于测量 DTBA 的 DL 方法。

（三）毒性预测

预测药物分子的毒性对于药物开发至关重要。传统来说，研究药物分子毒性主要是基于细胞的体外试验作为初步研究，然后通过动物实验来确定化合物的毒性，这会增加药物发现的成本。基于 AI 的先进方法可以根据输入特征寻找化合物之间的相似性或预测化合物的毒性。由美国国立卫生研究院、环境保护局（Environmental Protection Agency，EPA）和美国食品药品监督管理局（Food and Drug Administration，FDA）组织的“Tox21 数据挑战赛”是一项评估多种计算技术的活动，旨在预测 12 707 种环境化合物和药物的毒性。一种名为 DeepTox 的 ML 算法通过识别分子化学描述符，如分子量（MW）和范德华体积中的静态和动态特征，表现优于所有方法，并能根据预定义的 2500 个毒孔特征有效预测分子的毒性。

SEA 被用于评估 656 种已上市药物的安全性靶标预测，并与可能产生不良反应的 73 个非预期靶标进行对比。使用基于 ML 的方法开发的 eToxPred 被用于估算有机小分子的毒性和合成可行性，准确率高达 72%。同样，TargeTox 和 PrOCTOR 等开源工具也被用于毒性预测。TargeTox 是一种基于生物网络靶标的药物毒性风险预测方法，它采用“因关联而有罪”（guilty-by-association）原理，即具有相似功能特性的实体在生物网络中具有相似性。它可以生成蛋白质网络数据，并将药理学和功能特性结合到一个多级分类器中来预测药物毒性。

三、智能药物筛选与虚拟筛选技术

药物发现是一个脉络清晰、流水线式的过程，包括通过病理研究确定一个明确的生物靶标；从超大型虚拟库中找出针对该生物靶标的新药或先导物；利用各种化学或生物技术对新药或先导物进行优化；将先导物开发成候选药物（采用严格的体外测试和体内验证）；随后进行动物和人体试验，直至将特定药物商业化。此外，由类药物分子组成的化学宇宙正呈指数级增长，据估计目前的规模约为 1060 个。化学宇宙是无穷无尽的，在药物发现过程中，采用传统方法在这片无边无际的海洋中寻找新药是不切实际的，也是复杂的。

过去，为了帮助寻找合适的命中或先导的实验和艰苦工作，高通量筛选（high throughput screening，HTS）技术是替代方案，然而，HTS 的限制很快体现出来，如需要进行大量体外活性测试，命中率低（0.01%～0.001%），假阴性高，需要先有大量化合物等。随着时间的推移，技术、方法和计算资源的进步提供了质量严格的蛋白质三维（3D）结构、海量类药物分子库或数据库和各种算法来处理海量数据。与 HTS 相比，虚拟筛选采用计算机模拟分析，避免了体外活性测试，具有较高的命中率（2%～24%），且仅需要测试少量的化合物。因此，计算机虚拟筛选（virtual screening，VS）逐渐取代了 HTS，计算机模拟药物发现过程如图 8-32 所示。

VS 是药物发现框架中一个不可或缺且不断发展的领域。迄今为止，鉴于其预测配体-靶标相互作用的能力，它已成为药物虚拟筛选的核心工具。分子对接包括两个主要任务。首先，采样算法预测配体在感兴趣的口袋内可以假设的许多构象（称为姿势）。然后，评分函数预测每个姿势的配体和受体之间的结合亲和力。然后根据其结合亲和力分数对生成的结合姿势进行排名。虚拟筛选包括基于配体的虚拟筛选（ligand-based virtual screening，LBVS）和基于结构的虚拟筛选（structure-based virtual screening，SBVS）两种方法。VS 一般流程如图 8-33 所示。LBVS 通过分析化合物的结构特征，以识别可能具有生物活性的化合物。LBVS 方法通常使用已知的活性化合物作为起始点，然后通过计算相似性或结构特征来筛选化合物库，以寻找潜在的活性化合物。SBVS 用于筛选化合物库以寻找具有特定生物活性的化合物。与 LBVS 不同，SBVS 不依赖于已知的活性化合物，而是通过分析目标蛋白的结构和配体相互作用，来预测化合物的生物活性，最终挑选出结合模式合理、得分高的化合物进行后续生物活性测试。SBVS 通常使用分子对接和虚拟筛选技术来寻找潜在的药物候选物。

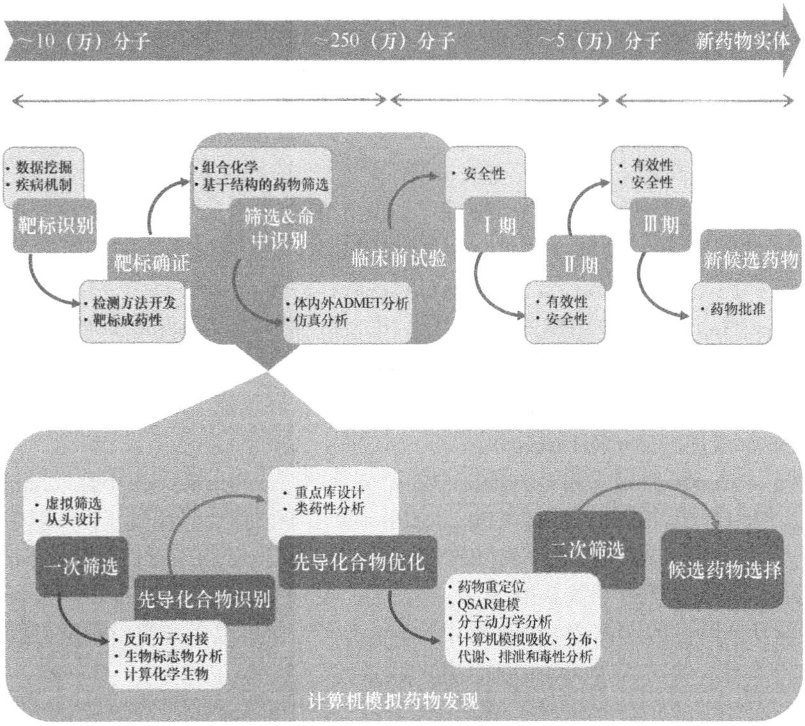

图 8-32

图 8-32 计算机模拟药物发现过程

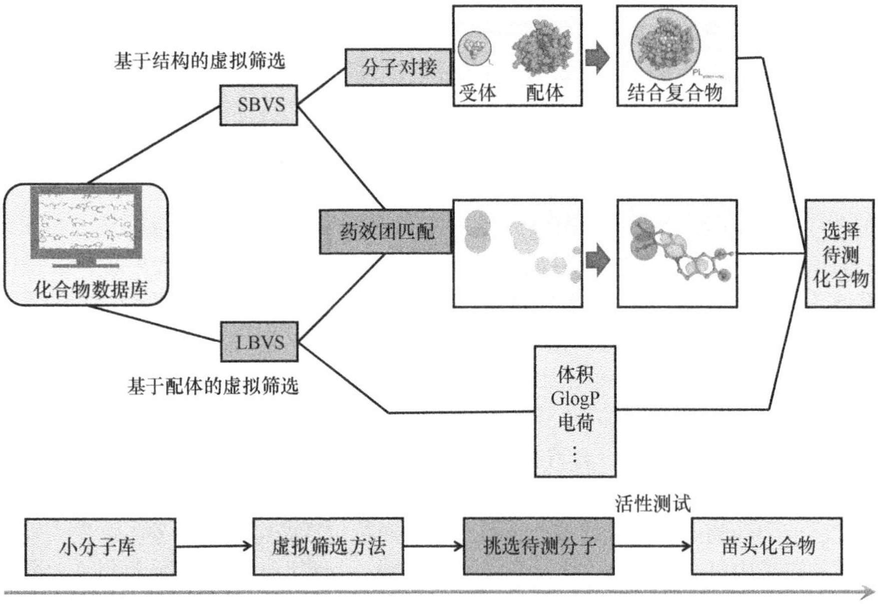

图 8-33

图 8-33 虚拟筛选的一般流程

化学和生物数据呈指数级增长，因为公共领域的“大数据”需要现代和先进的机器智能驱动的 VS 方法来筛选超大型 VS 库中的命中分子。VS 已经从单独的方法（LBVS 和 SBVS）发展到集成的 LBVS 和 SBVS 技术，以探索各种配体和靶蛋白方面，以提高适当命中分子预测的速率。当前趋势需要先进的智能解决方案来处理药物发现领域的大量数据，以筛选和优化命中或先导化合物，从而减少或没有假阳性命中。

目前，许多算法和软件能够实现基于计算的原理模拟化合物的构效关系，预测化合物的活性，并根据化合物的可药性筛选出潜在药物的化合物，不需要耗费大量的人力物力做实验筛选，从而节约了挖掘药物的资源。本节将重点讨论 AI 方法驱动的基于配体的虚拟筛选和 AI 辅助的基于结构的虚拟筛选。

（一）人工智能辅助基于配体的虚拟筛选

1. 定量构效关系模型　定量构效关系（QSAR）是药物计算设计中一种重要的化学计量学工具，是 LBVS 的一种常见做法。QSAR 的研究提供了结构相似分子与其生物活性相关的结构特征和（或）物理化学性质的信息。QSAR 是化学结构与生物活性之间的数学关系。SAR 假设的基础是结构相似的分子具有相似的功能（活性），而 QSAR 则假设不同分子的生物活性（活性相似）可以根据其结构组分的特征进行定量比较。QSAR 分析涉及的步骤包括数据库准备、结构优化、分子描述符的计算和选择、相关模型的建立、模型的评估和验证以及最后的解释和应用。当缺乏足够的实验数据和设施时，QSAR 等建模研究是进行复合预测的最有效方法之一。为了进行 QSAR 研究，需要三种类型的信息：①具有共同作用机制的不同化合物的分子结构；②研究中包含的每个配体的生物活性数据；③物理化学性质，由一组数值变量描述，从计算技术虚拟生成的分子结构中获得。QSAR 分析涉及的步骤如图 8-34 所示。

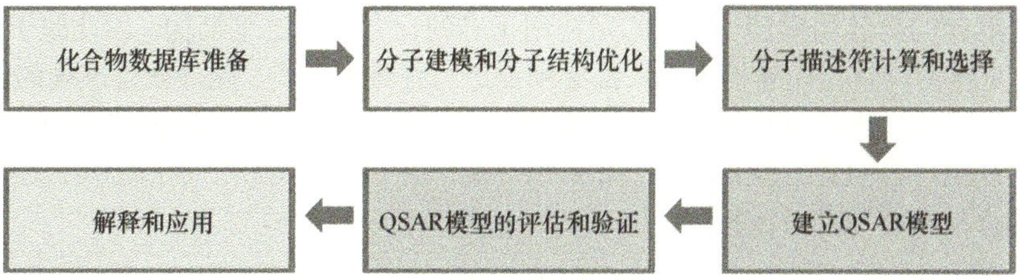

图 8-34　QSAR 分析涉及的步骤

图 8-34

QSAR 包括 2D-QSAR 和 3D-QSAR 两种常用方法。2D-QSAR 是一种用于分析分子结构与其生物活性之间关系的计算化学方法。它基于分子的二维结构描述符（如化学键类型、官能团等）和生物活性数据，通过建立数学模型来预测分子的活性。2D-QSAR 常用于药物设计和环境毒理学领域，能够快速筛选潜在的活性分子，并指导合理的结构修饰。2D-QSAR 研究的重点集中在两个方面：改良结构数据和优化统计方法。表 8-10 总结了常用的 2D-QSAR 方法。

表 8-10　2D-QSAR 方法

自由能模型	数学模型	统计学方法	其他方法
Hansch 分析（线性自由能关系）	弗里-威尔逊（Free Wilson）分析 Fujita-Ban 修正	线性回归分析： 多元线性回归（MLR） 偏最小二乘法（PLS） 判别分析（DA） 主成分分析（PCA） 主成分回归（PCR） 遗传功能近似（GFA） 遗传偏最小二乘法（G/PLS）	模式识别： 聚类分析（CA） 人工神经网络（ANN） *K* 近邻算法（kNN） 拓扑方法 量子力学方法

3D-QSAR 是一种用于研究分子结构与其生物活性之间关系的计算化学方法。相比于 2D-QSAR，3D-QSAR 考虑了分子的三维结构信息，通过描述分子的空间构型和相互作用能力来建立模型。这种方法更加精细地捕捉了分子的立体特征，因此在药物设计和环境毒理学研究中具有重要意义，因此逐渐取代了 2D-QSAR，成为基于机理的合理药物设计的主要方法之一。表 8-11 总结了常用 3D-QSAR 方法。

表 8-11 3D-QSAR 方法

线性 3D-QSAR	非线性 3D-QSAR
比较分子场分析（CoMFA） 比较分子相似性指数分析（COMSIA） 比较分子运动分析（COMMA） 分子比较领域的适应（AFMoC） 主成分回归（PCR） 基因进化的受体模型（GERM） 自组织分子场分析（SoMFA）	COMPASS COMFA-PLS（QPLS）

2. 药效团模型 是一种用于预测分子与蛋白质相互作用的计算方法。它基于药物分子中的功能基团和蛋白质靶标之间的相互作用。这种模型可以帮助药物设计师理解分子之间的相互作用，并预测候选药物的活性和选择性。在计算机辅助药物设计领域，药效团模型能够揭示药物分子的显著药物效应特征，建立准确的构效关系。药效团可用于靶标预测和预测化合物的药理学作用谱。使用药效团模型，有可能在药物开发早期预测先导化合物的不良反应，从而降低药物研发失败的风险。药效团方法已被广泛应用于虚拟筛选、从头设计、先导化合物优化及多靶标药物设计等领域。

为了获得准确的药效团模型，首先必须使用正确的化合物的三维结构。因此原子价、键级、质子化状态、互变异构以及立体异构等因素都必须要进行仔细的检查。此外获得准确的药效团模型的另一个前提是，用于构建模型的化合物具有相似的结合模式。构建药效团的流程为：①挑选一组对特定靶标中相同结合位点有活性的配体。②对所有配体进行构象分析。③指定药效团特征。④对配体构象进行叠合从而获得药效团模型。

（二）人工智能辅助基于结构的虚拟筛选

分子对接作为 SBVS 的核心技术，旨在预测小分子和蛋白质靶标之间形成的分子间复合物的结构。对接协议可视为两个互补组件的组合：搜索算法和评分函数。

搜索算法在系统性、随机性和确定性方面考虑配体的灵活性。它们通过平移和旋转自由度来探索配体在活性结合位点的不同位置。柔性对接增加了配体的构象自由度，使得搜索算法需要采用各种技术，如检查原子的化学和几何形状、遗传算法和增量构建等。

评分函数是分子对接软件的关键组成部分，用数学方法估计配体和分子靶标之间的非共价相互作用力。评分函数决定了预测靶标与配体候选物之间结合亲和力的准确性，直接影响对接工具的成功与否。

自 20 世纪 80 年代初分子对接的开创性工作以来，出现了多种对接工具，如 DOCK、AutoDock、AutoDock Vina、Glide 和 GOLD。尽管这些工具技术先进，但对接面临的挑战在于无法持续准确预测出生物活性化合物，这也引起了对虚拟筛选潜力的质疑。图 8-35 简要示意了分子对接的原理。

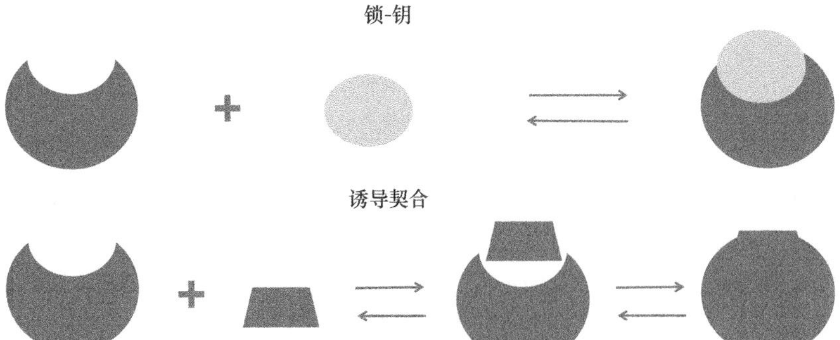

图 8-35

图 8-35 分子对接原理简化示意图

受体的三维结构通常从蛋白质结构数据库（PDB）中获取，该数据库是通过 X 射线晶体学或核磁共振光谱测定的蛋白质和核酸等大型生物分子的结构数据库。过去 10 年中，结构生物学和结构基因组学的进步产生了大量生物相关大分子的三维结构，包括潜在的治疗靶标，为基于结构的虚拟筛选和药物发现提供了无与伦比的机会。目前，PDB 中已有超过 114 000 种生物大分子结构，而且每年还在不断增加。

化合物数据库是用于 SBVS 的化合物集合。目前，有许多公共和商业化学数据库可供使用，如 PubChem、ChEMBL、ZINC、ChemSpider、ChemBridge。这些资源大大降低了学术界研究人员和小型生物技术公司进入药物开发领域的门槛。

SBVS 的典型工作流程通常从受体结构和化学库的制备开始，然后在分子对接步骤中进行合并。通过对接，每个化合物将获得一个对接得分，表明其对受体的潜在活性。根据对接得分对所有化合物进行排序，一小部分得分较高的化合物将保留下来，以便进行进一步的实验评估。该工作流程可根据具体要求设计不同的变体，通过加入额外的过滤器来提高成功率，如在对接后加入共识评分，在化学库准备过程中加入药物相似性过滤器等。

在 AI 辅助的基于结构的虚拟筛选中，我们已知靶蛋白的三维结构，目标是从候选数据库中识别出与其结合亲和力更高的配体。这种筛选常采用分子对接技术，计算配体在三维空间中的移动，以最大化评分函数来确定最有可能的配位方式。根据评分函数的结果，数据库中的配体会按照分数进行排序，最高分的配体将被优先考虑，并可进一步研究其相互作用模式和类型。表 8-12 对虚拟筛选技术根据所采用的算法进行分类，包括但不限于以下几种。

表 8-12 用于虚拟筛选的算法分类

分类	算法
基于机器学习的算法	人工神经网络（ANN） 支持向量机 朴素贝叶斯 决策树 *K* 近邻算法 Kohonen 的 SOM 和反传播 ANNs 基于机器学习的集成方法
进化算法	差分进化、Gold、Surflex、FlexX 蚁群优化 塔布搜索 粒子群优化、PSOVina
本地搜索	Autodock Vina、SwissDock/EADock、GlamDock
详尽搜索	eHiTS
线性规划方法	单纯形法
增量构建	FlexX、Surflex、Sybyl-X
统计方法	蒙特卡罗 模拟退火（SA） 构象空间退火（CSA）
基于相似性的算法	基于子结构 药理化学 重叠体积 分子相互作用场（MIFs） 混合方法

为了验证对接方法的质量，评估生成的复合物，以及验证对接产生的蛋白质是否可以重现配体-受体复合物的实验数据结果。最常见的评估方法有均方根偏差（RMSD）、受试者操作特征（ROC）

曲线、曲线下面积（AUC）、富集因子（EF）和玻尔兹曼增强的 ROC 辨别（BEDROC）等。

在过去的几年里，制药行业的数据数字化取得了巨大的增长，但这也带来了一系列挑战，其中一个主要挑战是如何有效利用这些数据解决复杂的临床问题。这促进了 AI 的广泛运用，因为它可以通过增强的自动化处理大规模数据来应对这些挑战。AI 是一种以技术为基础的系统，包括各种先进的工具和网络，可以模仿人类的智能。它利用能够解释和学习输入数据的系统和软件，以达成特定目标并做出独立决策。在医药领域，AI 的应用正在不断扩展。

在大数据时代，AI 平台的发展使得虚拟计算能够基于基因和疾病的关联机制建立数据模型，从而更高效地寻找新药靶标、设计和合成有生物活性的分子，以及预测药物发现和开发过程中的药效、药代动力学、毒性、稳定性等。这大幅降低了研发成本，提升了创新药研发的整体效率和成功率，从而受益于全球病患。

第九章 智能医学与中医

PPT

中医学是中国传统医学理论与实践的集大成者，凝聚了中华民族数千年来与疾病做斗争的宝贵经验。在计算机科学、大数据、认知科学等新技术的驱动下，AI 技术迅猛发展颠覆了传统的医学诊疗模式，为中医学的发展提供了技术支撑。AI 与中医学结合，使中医学由经验医学向智能医学转变，中医学在 AI 技术高速发展的时代，迎来了前所未有的挑战和契机。AI 与中医的融合为解决中医药现代化和科学化问题提供了新的途径，为中医疗效优势的客观呈现和中医精准诊疗提供了新思路。我国最早将 AI 技术应用医疗领域的研究可追溯至 20 世纪 70 年代，经过半个多世纪的发展，中医与 AI 技术的融合逐步深入，取得了一定的应用成果。本章将从智能中医药学的发展历史与现状、中医诊疗数据的来源与特点、智能中医诊断技术与方法、中医智能辅助治疗技术等四个方面进行介绍，辅以智能面诊检测、中医智能体质辨识系统的实操案例和人工智能技术用于中药及复方研究的实例。

第一节 智能中医药学的发展历史与现状

智能中医药学是以中医理论与诊疗实践为基础，融合计算机信息技术、AI 方法，探索人的生命健康和疾病现象的本质及其规律，通过人机协同，推进中医临床辅助病证诊断及治疗决策的一门新兴交叉学科。其核心内涵在于将复杂多维的“望、闻、问、切”四诊数据进行信息化和标准化处理，融合 AI 技术构建中医辅助诊断模型和治疗方案，用于防治疾病。

传统中医术语的模糊性、理论知识的难以理解性、治疗思维的抽象性以及中医医案的繁杂性对中医现代化发展带来了极大的挑战。AI 技术与中医结合取得的应用成果主要体现在中医药信息化数据库、辅助诊断、决策治疗、专家系统、健康管理以及中药基础研究等方面，不仅提高了临床诊疗效率，推进了临床信息规范化、客观化，更为中医药后续发展提供无限可能。本节主要从中医药数据智能分析、中医智能辅助决策系统发展现状、AI 与中医健康管理、AI 与中药基础研究四个方面进行阐述。

一、中医药数据智能分析

20世纪70年代以来，中医药领域逐步建立了中医药期刊文献数据库、疾病诊疗数据库、方剂数据库、民族医药数据库、药品企业数据库和各类中药数据库在内的众多中医药学数据库，涵盖数据总量120万条以上，在一定程度上促进了中医药标准化体系的形成。未来，随着中医基础共性标准化数据库的建立，运用ML等AI技术对中医文献、病案进行特征信息提取和分析，从中挖掘出一些疾病与处方之间的隐藏规律，为自动化生成中医诊疗方案奠定基础。此外，通用性中医临床诊疗平台的建立也为中医智能化提供了保障，通用性诊疗平台以患者为中心，全面、规范、快捷、完整地收集临床诊疗信息并使其数字化，完成对临床数据的挖掘分析及临床诊疗的决策支持。目前已有临床科研信息平台在20余家国家级中医临床基地及全国近百家中医医疗机构得到应用，但尚未得到广泛应用。

二、中医智能辅助决策系统发展现状

诊断决策系统是 AI 在生物医学领域的重要应用，面对海量的生物医学数据，计算机和互联网技术的成熟为临床诊断决策系统的发展提供了新途径。诊断决策系统是通过结合医生智力资源和计算机的 AI 处理能力来进行决策的，并帮助决策者利用数据和模型去解决推理性结构化问题。目前，

中医决策系统可以实现多主体互问、互诊的“四诊合参”的模拟，使得望、闻、问、切的诊疗方式形成独立的诊治智能体，在依靠病证数据库和用户信息数据的基础上，较为正确地给出合理的诊断结果，再通过医患、医医相互之间的协调、协商功能达到彼此认同的一个或多个合理的诊断结果。

（一）专家系统

20世纪70年代，AI和中医学结合处于萌芽阶段，此时研发的专家诊疗系统主要通过将中医专家的诊断治疗经验表征转换为计算机所能识别的数据，构建一个有限的知识库，同时融合知识库中多个专家的诊疗经验，辅助临床诊断并自动生成对应的治疗方案。1978年，首个中医专家系统“关幼波肝病诊疗程序”面世，这标志着以数据库为中心的中医专家系统开启了中医走向智能化的帷幕。

20世纪80年代，相关机构研发了系列中医专家系统，但受限于当时计算机的运算、存储能力和中医四诊信息采集的标准化和规范化等问题，无法实现实时、动态更新四诊信息，此阶段的专家系统只能利用知识库中现有的诊疗信息对疾病进行临床决策。由于知识库中体量有限，缺乏有效地自动获取知识的能力，对现有的经典中医药典籍和不断更新的诊疗案例等中医数据的使用效率很低，因此，无法对新的疾病做出准确判断，输出结果和中医专家真实诊疗的结果有比较大的差别，严重束缚了中医专家系统的推广应用。

（二）中医智能化辅助诊断系统

20世纪90年代，中医诊断智能化领域以四诊信息采集和处理为主要内容，以望诊、切诊为代表的四诊客观化技术逐渐成熟，形成了舌诊仪、面诊仪、脉诊仪等多种中医诊断仪器。现代中医诊断技术的发展使中医在面色、舌质、舌苔、语音、脉搏等体征信息方面实现客观数据化，在问诊主观症状方面实现规范化和定量化，这为诊断技术数据化、智能化应用奠定了重要基础，也为辨证论治的疗效评价提供了技术手段。近年来，采用AI技术打破常规方式，遵循数字化、客观化原则对中医四诊信息进行采集，不仅规范了四诊信息的收集模式，还弥补了临床医生由于自身经验认知所造成的偏差，再结合互联网大数据云计算等相关技术，实现AI与中医四诊的碰撞融合，推进中医诊断智能化进程。但目前由于不同诊法设备分类标准不统一，信息来源存在差异，故四诊合参智能化尚存较大发展空间。

2016 年，医疗大脑问世，可以模拟医师问诊过程，根据患者描述的疾病信息生成诊疗建议，用于辅助诊疗。随之，中医云平台“基于深度学习的中医药智能诊疗信息化服务云平台”也相继问世。2024 年 1 月，多家高校和科研机构联合发布了“数智岐黄”中医药大模型，该模型全面融合中西药数据与知识的智能系统，支持向量检索，精确提供生成式输出，以支持中西医药物研发与医疗决策。中医智能辅助诊疗系统以辨证论治为核心，将证型、药物禁忌、处方、知识条目凝聚成一套涵盖疾病证型、治法、体质、处方、配伍的云化解决方案，从而辅助临床诊断和智能生成治疗方案。随着 AI 与中医的深度融合，智能中医学科必将助力中医药的传承发展。作为垂直领域应用的大模型，“数智岐黄”已形成网页版与微信小程序的测试版，通过方剂推荐、中药性味归经、炮制方法等性质解读、证候辅助诊断，已实现中医药领域知识智能问答、健康对话咨询、中医药知识图谱动态交互三大核心功能。

三、AI与中医健康管理

21 世纪以来，“健康生活”的理念已经深入人心，医学目的也逐渐从“以疾病治疗为中心”向“以维持健康为中心”转变。中医学历来注重预防、关注健康，早在《黄帝内经》中便提出了“圣人不治已病治未病，不治已乱治未乱”的“治未病”思想。中医健康状态辨识是根据所采集的人体表征参数进行状态要素的提炼分析，运用 AI 技术建立状态辨识模型，弥补临床医师经验水平参差不齐致使参数采集缺漏的影响和传统辨识方法的单一性，提升了中医健康状态辨识的准确性与客观性，并且给中医健康管理带来了重要的理论指导意义。

中医药健康管理在以健康为主导的核心观念下，开启了关注生命全周期、健康全过程的现代中医诊断新范式。从四诊合参、辨证论治的整体思维出发，依托于云平台、大数据的智能设备在不断地推陈出新中与中医理论结合得愈发紧密，云端数据平台的建立为形成规范化数据资源共享，节约人工辨析的成本与时间，提升效率，精确管理提供了有力支持。

四、AI与中药基础研究

中药学研究的复杂性在于其成千上万种成分和复杂的药效机制，面临作用原理说不明白、讲不清楚的“黑箱”问题。如何阐明各种中医术语，包括证候和草药/配方及其关系，以及在中医理论经验基础上，进一步用现代科学方法解析中药的作用原理，优化提高中药临床疗效，是中医药现代化过程中的主要任务。近年来，AI技术在数据处理、模式识别和预测分析等方面都展现了卓越能力，为中医药现代化提供了前所未有的机遇。

中医药文献数量庞大，内容繁杂，传统的人工检索和分析方式效率低下。自然语言处理技术能够自动从文献中提取关键信息，如方剂、功效、病症、配伍禁忌等，构建知识图谱，辅助临床决策，推动个性化医疗的发展。中药的药性理论是中医药学的核心内容之一，包括四气五味、归经等概念。AI技术可以通过ML算法对中药的性味归经等属性进行分析，从而预测药物的作用机制，为临床用药提供科学依据。中药材的质量直接关系到中药的疗效和安全性。传统的中药材鉴定方法依赖于专家的经验和感官判断，存在一定的主观性和不确定性，而AI助力的图像识别技术和光谱分析技术等，可以实现药材的自动鉴定和质量评价。这不仅提高了鉴定的准确性，还确保了药材的来源可追溯性和炮制过程的规范化，为中药材的标准化生产提供技术支持。

中药药效物质基础研究是中药现代化的关键。AI通过模式识别技术，在中药复杂的化学成分中迅速鉴定出活性成分，并利用ML模型预测这些成分的生物活性及其作用机制。此外，AI还基于药效物质研究辅助设计新药或优化现有药物结构，预测中药成分在体内的吸收、分布、代谢和排泄特性，以指导剂量设计，并评估潜在毒性，确保药物的安全性。中药复方是中医药的一大特色，其药效往往来源于多种药物成分的协同作用，AI技术通过系统生物学方法和网络药理学，分析药物成分间的相互作用，构建药理作用网络，这有助于预测复方的药效，优化配方，提高治疗效果。例如，通过构建药物成分-靶点-疾病网络，可以发现药物成分与疾病之间的潜在联系，为复方的药效预测和优化提供依据。中药组分配伍是中医药学中一个核心概念，它指的是根据病情的需要和药物的性能特点合理组合药物的实践，旨在提升疗效并降低副作用。AI通过分析大量中医药方剂数据，学习配伍规律，辅助设计高效配方，并通过ML模型预测药效，优化中药复方，同时识别药物间的协同与拮抗作用，深入解析中药复方的作用机制。

针对中药成分与原理复杂性、生产制造及临证应用特点，整合生产工艺、中药制剂、质量控制等现代制药技术与人工智能、增材制造（3D打印）等新技术，突破传统中药“刚性”生产加工技术的局限，创新中药高效、节能、环保且具有数字通信、感知、分析、决策、控制等“柔性”个性智能化功能的单元或模块化技术，实现中药生产技术单元设备模块可拆卸、可移动、可连接及组合后的功能互联，为复杂中药质量可控、载药量精确及个性化新型药物剂型生产提供关键技术支撑。

第二节　中医诊疗数据的来源与特点

临床诊疗信息规范化、标准化是实现中医智能化的基础。但中医临床诊疗数据多元复杂、质量参差不齐，我们需要充分了解数据的来源和特点，寻求突破信息处理技术难点与方法，发展中医智能化。中医临床诊疗数据储存于经典著作、临床医案、期刊文献、医院信息系统和临床研究平台等多种形式的载体中，在数据体量上极其庞大，具有多源性、复合性、多维性、异质性等特点。本节从中医临床诊疗数据的来源和特点两方面进行阐述。

一、中医临床诊疗数据的来源

（一）中医经典著作及临床医案

中医经典著作是对中医临床实践最直接、真实的记录，中医经典著作中的临床数据和诊疗信息集中体现在各类医案记录中，主要以文本形式存储在纸质或电子数据库，由于著作主要采用自然语言记录，虽在结构和相关要素上形成一定的格式规范，但在语言（文言文、白话文）、名词术语、计量单位等方面存在形式多样、数据完整性差等特点，结构化程度低且撰写体例各不相同，缺乏信息化处理的统一标准。此外，现有病历规范多偏重临床诊疗信息的记录，缺乏对医者经验的总结和提炼，中医医案的特色难以突出。

（二）中医药期刊文献

中医药期刊文献是近现代中医文献的一大分支，其中个案报告、病历系列等研究涵盖了大部分中医临床数据，大部分已电子化，以扫描图片或可编辑文本格式存在，但在内容和结构上与经典著作存在同样问题。

（三）医院信息系统（HIS）

经过 20 多年的信息化建设，目前大多数三级医院都已建成 HIS 系统。该系统记录了包括患者基本信息、图像和文本在内的临床信息，形成电子病历，在数据真实性和可靠性上要优于其他数据信息，是目前临床数据的主要载体。HIS 系统仍存在一些影响数据质量的问题，如病历内容雷同，复制、粘贴问题普遍，上级医师审阅修改不及时、不到位，记录内容不能够真实反映上级医师的诊疗思维和过程，且大多数 HIS 系统相互独立，尚未实现开放共享，出现“数据孤岛”现象。

（四）临床研究平台

构建临床研究一体化平台能全面、规范和完整地收集临床信息并使其数字化，形成标准化体系，进而为临床诊疗实践提供决策支持。临床研究平台的构建需要循证医学方法、临床生物样本库、临床研究协同网络以及研究型病房等各功能单元的相互协作。目前，临床研究平台的建设尚处于初级阶段，缺乏统一的建设标准和规范，基于医疗机构建立的临床研究平台普遍缺乏顶层设计和统一布局规划，管理模式不尽相同，各医疗机构建设水平参差不齐，其获得的信息需要不断地完善优化。

（五）其他形式

此外，还有大量的“隐性”诊疗信息散在于医师个人诊疗记载中，如未发表的诊疗心得、个人总结、跟师笔记等，或个人电子媒介的诊疗数据库及在线诊疗平台上，这些信息数量庞大且内容繁杂，具有高度的个体化、特异性，有重要的挖掘价值，现行临床病历系统难以全面记录和分析诊疗过程的辨证思维，很难进行统一的标准化操作使数据有效汇交和融合。

二、中医临床诊疗数据的特点

中医临床诊疗数据具有多维度、复合型和异质性等特点。

中医通过“望、闻、问、切”四诊采集的不同信息均能在某种程度上揭示疾病的病因病机，疾病发生发展过程复杂，涉及生理病理、病因病机、社会和心理因素等多方面，疾病的临床表现也并非都是典型症状，四诊采集信息内容的不同，决定了采集的信息具有多维性。望诊主要包含望神色形态和望舌等信息；闻诊主要包括听声音和闻气味等信息；问诊主要记录患者的表现和疾病发生发展过程的信息；切诊主要包含脉诊和按诊等感触信息。

中医临床诊疗知识体系，是显性知识和隐性知识的复合体。显性知识是指可通过语言、文字、声音、图像、表格等有形的载体呈现出来的公共性知识，可通过学习、模仿、记忆而获得。隐性知识是指在某种环境下，人们所知道的、所意识到的事物与所表达的事物之间存在着隐含的未编码知识。中医临床诊疗过程是一个以主诉为线索，通过四诊有目的、有选择地收集有辨证意义的临床资料，并且随时与中医师记忆中的辨证系统进行对照比较、分析检验，以判断二者是否吻合的实践过程。中医诊断讲究四诊合参、辨证论治，结合望诊、闻诊、问诊和切诊的信息，对所收集的疾病信息进行归纳和分析，对疾病病情进行综合判断，以致获取的中医诊疗知识具有复合性。

中医诊疗信息的异质性主要体现在医师和患者两方面。中医诊疗过程是一个以医师为主、医患互动的个体化、动态的复杂过程。在诊疗过程中，医师主观感悟的诊疗经验和对四诊信息的观察理解在临床决策中占主导地位，导致对于同一患者，不同医师所采集的四诊信息不尽相同。患者医疗知识有限，加之与医师的沟通障碍等原因，在主观描述疾病信息的过程中，无法做到准确表达或者遗漏重要病情，导致诊断过程可能存在误解甚至是偏差。医患双方信息的沟通不畅和理解偏差，往往导致所获得的诊疗信息具有异质性。

综上所述，目前中医诊疗信息片面且零散，与临床的契合度较差，尚缺乏统一的标准化数据库和通用的临床诊疗平台等问题，智能化挖掘中医临床诊疗数据，面临着数据载体多源、定性描述为主、显隐知识复合、诊疗信息异质等问题和挑战。因此，实现中医标准化，要保证获取信息的稳定性和可重复性，建立标准化的诊疗数据库和通用性诊疗平台，其诊疗过程的规范化是实现智能中医标准化的基础。

第三节　智能中医诊断技术与方法

智能中医诊断的核心目标是对中医四诊信息的获取与辨证思维的实现，其关键共性技术需要从中医四诊智能采集与分析和多模态数据智能融合两个角度出发来研究。四诊智能采集与分析方面，迫切需要突破的共性技术，一是数据采集与分析的标准化和规范化，二是需要对诊断特征及中医思维进行知识表示，以便于计算机自动计算和推理。运用计算机视觉技术、传感器技术等获取中医“望、闻、问、切”四诊信息，进而基于数学模型和统计技术进行特征分析。多模态数据融合技术为中医临床辨证诊断提供了新的方法和思路，整合不同类型的数据，更符合中医的整体观念和辨证论治理论，更有效地服务智能辨证诊断、健康评估和疗效评价。本节从中医四诊智能采集与分析、中医多模态数据融合辨证诊断两个方面进行介绍。

一、中医四诊智能采集与分析

中医四诊数据采集是将望诊、闻诊、问诊、切诊所获得的信息通过数据采集系统转换为 ML 可识别的数据，为智能诊疗提供数据基础。其中，“望诊”主要观察患者的神色、形、态、舌象、头面、五官、四肢、二阴、皮肤以及排出物形态等信息，为视觉信息。“闻诊”既包括患者的语言、呼吸、咳嗽、呕吐、嗳气、肠鸣等听觉信息，又包括患者发出的异常气味、排出物的气味等嗅觉信息。“问诊”主要是采集患者有关疾病情况、自觉症状、既往病史、生活习惯等信息，可简单归为听觉信息和文本信息。“切诊”主要包含脉诊和按诊，通过触压获取脉搏、皮肤相关信息，多为触觉信息。因此，智能中医的四诊数据采集首要任务是将视觉、听觉、嗅觉、触觉等各类信息转换为可识别的信号，保存为图片、视频、音频、文本等，通过规范化和标准化的信息采集，为采用 ML 等方法训练疾病模型作准备。目前中医四诊智能检测技术望诊、脉诊和问诊发展较成熟，闻诊在探索阶段，本节内容主要对望诊、问诊和脉诊的智能化研究作简要介绍。

（一）望诊

“望诊”获取的信息为视觉信息，将患者的面象和舌象神、色、形、态等信息通过机器视觉传感器转换为电信号，得到图片或者视频格式的数字信号，再通过机器识别处理算法，识别出图片或视频中的有用信息。对于不同的检测对象，所检测的信息不同，如面部信息采集即对人脸成像后，通过提取和识别颜色信息，获得脸部相关信息。

望诊主要包括面诊、舌诊和目诊等，现有中医望诊设备包括面诊仪、舌诊仪和目诊仪等，以下分别对面诊信息采集、舌诊信息采集及目诊信息采集系统进行概述。

1. 望诊图像数据采集 由于人的视觉受颜色特征、空间特性、时间特性、形状感觉等多种因素影响，在完全开放的采集环境中，外界光线的变化对采集到的图像影响较大，对图像特征的提取和分析会带来很大的困难。因此，望诊图像采集在一个封闭的暗箱中进行，以避免外来光线对摄影结果的影响；另外在封闭的暗箱内部安装高性能的数码相机，使实体照射部位、光源和相机三者位置固定，以达到成像条件的统一性，避免距离不同而对摄取影像的亮度及可信度造成影响。

（1）光源的选择：在不同光源照明条件下，对同一物体会产生不同的色觉，光源选择的不合适往往会对面色判读产生失真，以至于影响诊断的结果，因此，尽量选用合适人造光源照明模拟自然光照明。我们根据文献，综合比较了各种照明所采用光源的优缺点。为了统一颜色测量标准，国际照明委员会（CIE）规定了标准照明体和标准光源，推荐使用 D50 或 D65 光源，其光谱能量分布代表 300～830nm 光谱范围内的自然光，具有很好的显色性。

（2）采集条件的确定：为了规范统一测试方法，提高测量精度，CIE 于 1971 年正式推荐了四种测色的标准照明和观测条件。其中，反射测量中常采用 45/0（或 0/45）照明和观测条件，可有效解决镜面反射的问题，因此中医望诊分析仪中按 45/0 的照明和观测条件安排光路。

2. 望诊图像颜色校正 颜色校正是将采集的望诊图像的颜色校正到标准情况下的颜色。由于图像在采集过程中不可避免的受光照、相机本身等各种因素的影响，采集到的图像的颜色会产生一些偏差，所以应该对图像进行校正，使之尽可能接近标准条件下的颜色。

望诊图像分析的前提是颜色图像的重现，望诊图像的物理特性主要反映在颜色上。实际的有颜色物体，经过外界光源的照射、数码相机的采集和显示器的显示后，不可避免地会发生颜色失真。颜色失真使中医师通过显示器观察图像时产生不正确的判断，直接影响中医师对系统的接受程度；同时也会影响望诊图像特征自动分析的准确度。因此，在进行图像分析前，必须进行图像的颜色校正。颜色校正的目的就是使摄像机拍摄到的物体影像在计算机上显示时，其颜色保持色彩的一致性和重复性。

影响颜色重现效果的主要因素包括：拍摄环境光源的变化，设备的随机噪声，不同设备之间的色域差异，不同颜色机制对颜色重现的影响，照明条件对颜色重现的影响，不同的光源对颜色视觉也有不同的影响等。

（1）颜色校正原理及方法：实现色彩重现最常用的方法是三刺激值匹配法。根据色度学的理论，三刺激值匹配法是使计算机显示的物体的三刺激值与对应的实际物体颜色的三刺激值相同。由于三刺激值须由一定照明光源和观察者的色觉特点决定，因此三刺激值匹配是有条件的。根据同色异谱的原理，在一定的条件下，即使光谱分布不同，如果三刺激值相同，也会得到相同的颜色外貌。它是最普遍和最有实用意义的方法。

由于中医望诊图像检测仪的数码相机、照明光源、显示器等多个环节都会影响图像的彩色重现，所以需要对整个系统进行颜色校正。其校正的基本原理如下：由图 9-1 A 可以看出，人体舌、面部经数码相机输出的 R、G、B 色度值直接作为显示器的数字驱动值。由于设备间存在色域不同，使得显示器显示的舌、面部图像的三刺激值 X_2、Y_2、Z_2 与实际的人体舌、面部三刺激值 X、Y、Z 不同。因此为了避免颜色失真，需要在数码相机与显示器之间加了一个校正环节，如图 9-1 B 所示，将数码相机输出的 R、G、B 值转换为 R_1、G_1、B_1 后，再作为显示器的数字驱动值，使显示器显示的颜色的三刺激值 X_2、Y_2、Z_2 尽可能地与人体舌、面部的三刺激值 X、Y、Z 相同，就能达到校正的目的。因此，获取由 R、G、B 到 R_1、G_1、B_1 校正环节的转换函数是实现颜色校正的关键。

颜色校正可以采用线性和非线性的方法，最常用的是多项式回归方法和人工神经网络的方法。多项式回归方法的基础是假设的模型能准确描述系统的颜色特征，理论上多项式的阶数和维数没有限制，总能找到阶数充分高的多项式模型对数据完全拟合，但实际上受到所希望的精度、误差、计算量和处理速度等的限制，通常选用二阶多项式来进行回归校正。

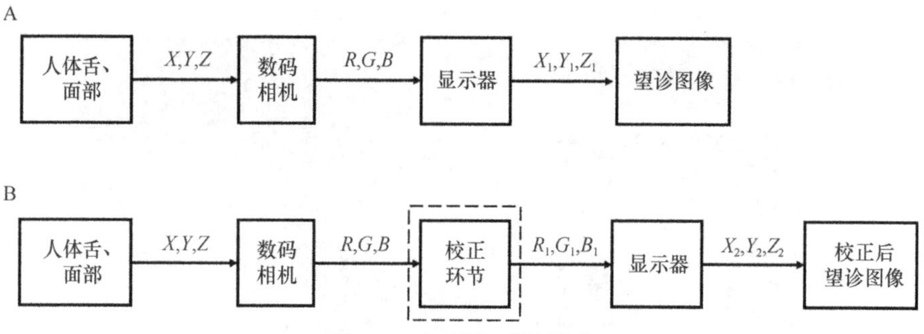

图 9-1　色彩校正原理图

A. 校正前的示意图；B. 校正示意图

（2）图像颜色重现质量评价：彩色重现的评价是很复杂的问题，首先观察者看到的图像是二维的，而实际的物体是三维的；其次还要考虑到人的生理心理特性，对色彩的评价，除了个人喜好的一些主观因素外，同样一幅图像，在不同的条件下呈现，也会有不同的效果。一些客观因素，诸如背景色和照明条件等也有着重要的影响。常用的评价方法有两类：主观评价和客观评价。

主观评价就是让一定数量的观测者对重现的样品的颜色质量进行视觉评价。优点是重现的颜色符合人的视觉心理，达到“满意（pleasant）”的效果，这是彩色重现质量评价的主要方法。主观评价的不足之处在于不能对彩色重现进行定量分析，只能根据人的主观评价做出不同等级的反应，并且个体间差异较大。因此，往往需要一定数量的观测人数做统计才能得到可靠的结果。

客观评价是在一定的严格条件下，采用一套色标进行，通常色标应包含饱和色、不完全饱和色和非彩色。通常情况下，只要重现的三刺激值与原物的三刺激值相同，或色差在一个容许的范围内，我们就可以认为获得了相同的视觉效果，这是因为颜色具有同色异谱性。客观评价的缺点是往往不符合主观视觉效果。

3. 望诊图像分割　图像分割就是指把图像分成互不重叠的区域并提取出感兴趣目标的技术。

（1）面诊图像分割：面诊图像处理系统针对所采集到的图像，利用模版匹配与阈值分割的方法进行人脸定位，分割出人脸区域，提取人脸各个关键点的图像特征。由于人脸存在五官部位及皮肤瘢痕、黑痣、痤疮等差异，若直接利用整张人脸进行面诊易降低准确率，因此可将人脸分为额头，左、右眼睑，左、右脸颊，鼻头，嘴，下颌八个感兴趣区域，并将这八个区域通过肤色模型算法精细分割皮肤，对分割到的区域提取颜色特征以及纹理特征。

图像识别面部定位，中医面部定位如图9-2所示。

使用目标检测方法对面部进行定位。首先，可利用样本的哈尔（Harr）特征进行分类器训练，得到一个级联的boosted分类器。完成分类器训练后，将之应用于输入图像中的感兴趣区域（与训练样本相同的尺寸）的检测。检测到目标区域分类器输出为1，否则输出为0。为了检测整幅图像，在图像中移动搜索窗口，检测每一个位置来确定可能的目标，如图9-3。

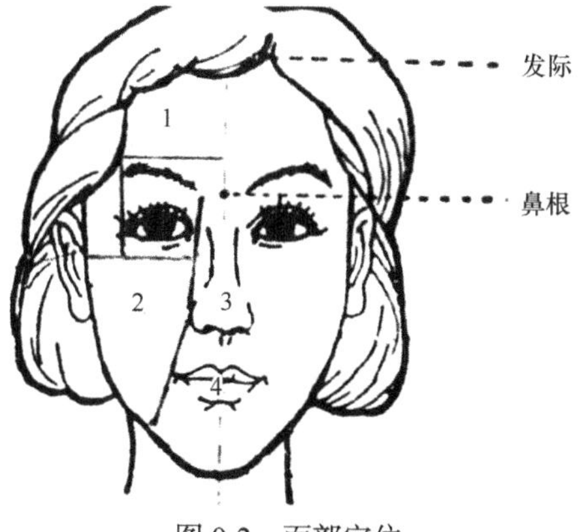

图 9-2　面部定位

1. 额头；2. 脸颊；3. 鼻；4. 嘴

（2）舌诊图像分割：舌体分割是将舌体图像从含有面部的图像中分割出来，这是进行舌体特征识别的前提。任何图像分割算法都有一定的局限性和不足，通常难以找到效果很好且普遍适用的分割算法，必须根据有关图像的总体知识和先验信息，对不同的应用场合采取与其适应的图像分割方法。因此，在舌诊的研究中，单一的分割方法可能均存在一定的缺陷，可考虑多种分割方法的综合运用。分析舌图像的特点，

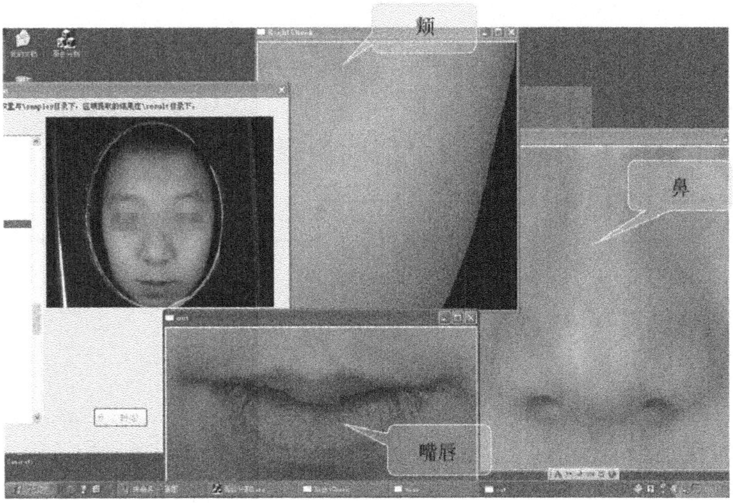

图 9-3

图 9-3　面部定位及分割效果

可以发现：面部，其颜色、纹理与舌体有一定的差距；嘴唇和咽，其颜色与舌体的颜色基本相近，均为相近的红色系列，但纹理与舌体有所不同；牙齿，其颜色和纹理与舌体有些差别；舌体，其形状大体上基本一致，多为细长的椭圆形，但是由于病理、个体差异或伸舌姿势的影响，在具体形状上千差万别；舌边缘伴有阴影、亮斑等噪声。为了减少上述因素对分割造成的干扰，提高分割效果，首先需要对原始图像进行预分割，除去明显不相关的区域，然后再对预处理后的舌图像进行精确分割。

（3）目诊图像分割：中医目诊通过观察眼睛各部位的神、色、形、态等变化来辨析疾病的发病部位、病因、病性、预后等情况。目诊不仅可辨别眼目疾病，还可察知五脏六腑及气血津液的变化，并对某些病症的诊断具有“见微知著”的意义。

1）白睛与黑睛分割：将预处理后的图片输入到卷积神经网络进行边缘提取，得到黑睛和白睛的整体边缘，然后进行一定的形态学处理，将黑睛与白睛的整体轮廓与背景分割。

黑睛区域与白睛区域灰度差异大，利用阈值分割和形态学处理将黑睛区域与白睛区域分割，最终得到分离的黑睛和白睛图像。

2）血管分割：眼血管分割算法大致可分为 5 类：基于匹配滤波的分割算法、基于血管跟踪的分割算法、基于形态学处理的分割算法、基于形变模型的分割算法以及基于机器学习的分割算法。

4. 望诊特征提取分析

（1）面诊特征

1）面诊颜色：面色、口唇颜色特征提取方面，通常使用红绿蓝、色差信号、色调-饱和度-明度、颜色-对立空间、饱和度、青色-品红-黄色-黑色等颜色空间模型。例如，将色调、红绿范围、饱和度、亮度、黄蓝范围等融合在一起提出了一种基于多颜色空间融合的块均值特征提取颜色分类的方法，使用支持向量机的颜色分类算法对面部及口唇区域颜色进行特征表达。

2）面部光泽：在面部光泽提取方面，结合计算机视觉，利用计算机辅助进行面部光泽判断，尝试将偏最小二乘法（PLS）和线性判别式分析（LDA）方法在 4 种不同色彩空间下进行实验。PLS、LDA、2DLDA 在 RGB、HSV、LAB 这些 3 通道的色彩空间上的判断正确率均高于单通道的判断结果；不同的特征抽取方法在不同色彩通道上得到的正确率不同：LDA 方法在 LAB 空间下效果最好。

3）眼神特征：《望诊遵经》中提到：“夫清明者，神之着；灵动者，神之用。”《医宗金鉴》中提到：“睛定不转，则为神亡之候。”从眼睛运动特征着手探索眼神识别特征。通过文献整理，结合中医专家意见，研究者最终确定了眨眼频率、单次眨眼时间、虹膜暴露比、眼球移动幅度、眼睛开合度 5 个特征组成了中医眼神特征识别模型的特征集。运用决策树、反向传播（back propagation，BP）神经网络、支持向量机 3 种方法对中医眼神特征识别均能取得满意的结果，其中以支持向量机的分类效果最好。

4）纹理特征：纹理的分布可以呈现明显的规律性，也可以是随机的；可以非常细腻，也可以比较粗糙。所以针对不同的纹理模型提出了许多纹理算法以测量纹理特性。最早的粗糙度量源于机械工件工程师们用探针直接接触工件表面测量表面的凹凸程度得出一个实际的粗糙度计量。随着计算机的发展，有学者在基于灰度共生矩阵分析方法的基础上开发了一种图像处理系统，通过计算共生矩阵最大值及其位置以及矩阵的标准差，然后与值进行比较提取出最大值宽度参数作为评价表面粗糙度的指标。而在皮肤纹理的研究中最早的方法是探笔测试仪，通过金属探针笔获取皮肤的三维信息。国外已经建立了一系列检测皮肤纹理和皱纹的研究中心并研发出了相关的仪器。目前常用于皮肤纹理分析的灰度共生矩阵法、分形维数法和小波分析方法，也可采用改进型神经网络进行学习和训练，最后对图像纹理进行识别。

（2）舌象特征：中医舌象特征主要包括舌色和舌体，其中舌色分为舌质颜色和舌苔颜色：舌体包括舌质老嫩、胖瘦、齿痕、点刺、裂纹，舌苔润燥、厚薄、腐腻、剥落，舌下络脉的色泽及曲张度等。舌诊客观化研究主要对舌质特征、舌苔特征和舌下络脉特征进行提取与识别分析等。

1）舌质与舌苔的颜色识别：是进行舌象定量和定性分析的重要基础。舌色分为淡白、淡红、红、绛、青紫 5 类，将苔色分为白苔、黄苔、灰黑苔 3 类。舌色的计算机识别研究一般在不同的色彩空间中进行分析。表征图像彩色特性的特征为色度空间中的色度坐标，而选择合适的、尽可能与人的视觉一致的色彩空间来表达颜色，则又是准确提取色彩特征的关键。选择对分类最有效的色度空间，对提高分类正确率具有重要的意义。常用的色度空间包括 RGB、YIQ、YUV、CIE、HSV、LAB 等，彩色图像所提供的原始数据通常是图像像素的 R、G、B 色度值，也可以转换成其他的色度坐标。然后根据各分类器识别舌象颜色。目前常用于舌象颜色识别的分类方法有聚类分析、人工神经网络、支持向量机等方法。

2）舌体的形态识别：舌体形态主要包括老嫩、胖瘦、齿痕、点刺、裂纹等特征，舌苔的质地包括厚薄、润燥、腐腻、剥落等。通常有两种方式来研究舌体形态和舌苔的质地特征，一种是根据其现有的结构，它的基元主要集中在特定规则的空间中；另一种是基于统计理论，对舌图像区域内定量统计灰度分布。舌象纹理的变化主要是灰度的变化，可应用灰度差分统计方法对舌图像表面纹理进行描述，从而对应建立各类舌象特征的图像库，建立表示图像灰度级的空间相关矩阵（灰度共生矩阵）。灰度共生矩阵是图像中像素对的联合概率分布，是一个对称矩阵。它不仅反映图像灰度在相邻方向、相邻间隔、变化幅度的综合信息，也反映了相同的灰度级像素之间的位置分布特征，是计算纹理特征的基础，但这种方法没有充分利用像素相对位置的空间信息。

（3）目诊特征

1）血管分类：在目诊图像中进行血管分类的大多数研究常用的方法包括 5 个步骤：血管分割；感兴趣区（region of interest，ROI）选择以对其血管进行分类；从血管的不同部分提取特征；分类特征向量；组合结果以确定容器的最终标签。

2）眼象特征：白睛常见形态特征有血脉、斑、点、丘等。血管特征包括血管的粗细、形态和颜色。采用自适应的高斯拉普拉斯（LOG）算法提取血管，把血管的形态描述为迂曲、弯钩、分叉等形态，为了得到准确的形态描述，我们采用模板匹配的方式，细化得到血管的骨架，用计算迂曲、弯钩、分叉不同尺度的模板进行匹配以确定血管的形态。血管颜色特征主要包括血管红色系列、粉色系列，采用 HSL 颜色空间表述。

3）斑特征提取：白睛的变化主要是色素沉着斑块的颜色变化，对于斑块区域的提取通过 RGB 颜色通道变换到 HSL 颜色空间，利用色调（H）得到白睛区域的各种颜色变化的色系，利用饱和度（S）和亮度（L）区分各个颜色变化的亚类的参数范围。可以提取的黄色斑种类有淡黄色、黄色、暗黄色、黄褐色、暗褐色。

（二）问诊

问诊是医生通过对患者或陪诊者进行有目的的询问，了解疾病的发生、发展、诊治过程、现在症状及其他相关情况，以诊察病情的一种方法。近年来，许多学者结合量表和问卷技术，运用现代信息技术对传统中医问诊进行规范化、客观化研究，尤其中医症状量化分级研究方法比较成熟。本节重点介绍中医问诊量表研究和问诊模型研究。

1. 中医问诊量表研究 量表是用来量化观察中所得印象的一种测量工具。量表法与中医问诊的内容相似，皆为收集和评定受试者的主观感受。量表具有数量化、全面化、规范化等特点，它能够使研究结果更为准确和清晰，更符合科研严谨的要求。此外，由于量表的结构多维，内容细致，所以能够更好地反映出所收集数据某些内在的综合特质。量表能够有效解决传统中医问诊所存在的诸多问题，并且推动了计算机技术中医问诊采集系统的研制和发展。

中医问诊量表研究是中医药现代化和标准化进程中的重要一环，旨在通过科学的方法将中医问诊过程中的主观症状进行量化，提高中医诊断的准确性和可重复性。量表研制涉及的关键技术环节主要包括文献梳理、量表设计、条目筛选、量表评价。

（1）文献梳理：系统梳理中医问诊相关的文献资料，了解中医问诊的历史沿革、理论基础和临床实践。

（2）量表设计：在文献梳理的基础上，结合中医理论和临床实践，设计中医问诊量表的初步框架和条目。主要包含基本信息，主诉，现病史，既往史，中医望诊信息，中医脉诊信息，中医闻诊信息，其他信息及诊断结论。

（3）条目筛选：是量表制作中最为关键的环节。目前的量表研究多采用定性与定量相结合的方式，除了采用专家评分法从主观角度选条目外，还需要基于临床调查从统计学角度筛选条目。经典测量理论中不同方法筛选条目的角度存在差异，选择结果也不尽相同。现多采用频次分析、德尔菲（Delphi）法、卡方检验等多元统计学方法，对初步设计的条目进行筛选和优化，并进行赋值，确保量表的科学性和实用性。应尽可能地综合多种筛选方法，力求每一个被筛选出的条目具有良好的敏感性、代表性及独立性等。

（4）量表评价：筛选条目后需对量表进行评价以确保量表质量，常用评价指标为信度、效度、反应度、可行性等，包括重测信度、内部一致性信度、内容效度等，确保量表的稳定性和可靠性。一份量表的优劣在于其信度和效度的高低，一份好的量表应该既是可信的又是有效的。信度方面，分半信度、同质性信度和内部相关系数等用于评价内部一致性，重测信度、评分者信度等用于评价稳定性。效度指标相对复杂，按评估的目的和用途不同分为多种评测指标。

2. 问诊模型研究 随着中医诊断客观化和标准化研究的不断推进，关于中医问诊信息客观化分析方法的研究也日益深入。利用特征选择的方法，找出能体现特定疾病规律的特征性症状，同样可以帮助研究者抓住病证的主要特征，提高问诊模型的准确率。因此，如何从大量的临床症状中筛选出具有代表性的特征性症状构建问诊模型显得尤为重要。随着近年来数据挖掘、机器学习等领域的不断发展，问诊模型研究也取得了巨大的进步。智能问诊模型通常包括以下几个步骤：

（1）语料准备：从中医古典和现代文献中搜集诊疗数据，设计数据清洗和预处理策略和规则，采用文本处理和强化学习等技术进行自动数据预处理，同时结合人工审查，建立高质量的中医诊疗语料库。

（2）知识表征：借助大语言模型强大的上下文学习和语义表征能力，实现高精度的中医诊疗知识表征。通过自监督学习、强化学习等方式，让模型能够更好地理解中医知识。

（3）模型构建：在中医理论指导下，设计可靠的中医智能诊疗大模型训练和调优策略。利用高质量的中医诊疗数据对模型进行微调，通过提示学习、强化学习等技术来引导模型生成准确的结果。

（4）模型评价：借助多种途径的模型评价模式，客观地评价模型效果。通过引入外部知识和规则对原始结果进行校验，保证输出结果的可靠性。

中医问诊智能化研究具有广阔的应用前景。未来，随着技术的不断进步和数据的不断积累，智能中医诊断系统将更加精准地模拟中医专家的临床思维，为医生提供更可靠的辅助诊断信息。此外，中医问诊智能化还将促进中医药的国际传播和应用。通过智能化手段，中医药可以更好地与国际医学体系接轨，推动中医药的国际化进程。

（三）切诊

脉诊是医师用手在患者体表某些特定部位的动脉处进行切按，体验脉动应指的形象，以了解健康或病情，辨别病证的一种诊察方法。但由于“脉理精要，其体难辨”，脉象的文字描述往往晦涩难懂，虽经历代医家的发微解难，仍难免“在心易了，指下难明”。因此，中医脉象的标准化和数字化研究成为必然发展趋势。

自 20 世纪 50 年代以来，许多学者对脉学理论、方法、临床诊断和实验研究等做了大量的工作，且取得了较大的进展。脉象传感器即构成脉象仪的关键部分。

1. 脉象传感器研究　脉象传感器是脉诊仪的关键硬件，是脉搏波信号采集的源头和核心。脉象传感器种类繁多，现阶段，最普遍的就是根据其工作原理分类，可分为 4 种：压力传感器、光电式脉搏传感器、传声器和超声多普勒技术。随着科技的进步，纳米传感器、石墨烯传感器以及柔性传感器等新型传感器的出现，脉图采集设备越来越丰富。

（1）压力传感器：通过感受桡动脉处压力的变化来描述压力脉搏波，与中医“浮、中、沉”取脉原理相符。根据测量原理的不同，压力传感器可以分为压电式传感器、压阻式传感器和压磁式传感器。

1）压电式传感器：利用压电材料的物理特性将脉搏的压力信号转换为电信号。根据压电材料的不同又分为压电晶体式传感器、压电陶瓷式传感器、压电聚合物传感器和复合压电材料传感器。压电式传感器在灵敏度、频响、稳定性和软组织声阻抗匹配方面表现较好，但是存在电荷易跑失而不宜进行静态压力的测量，并且信号放大需要特殊的电荷放大器导致成本较高，因此，压电式传感器的通用性受到限制。

2）压阻式传感器：是利用电阻率随应力变化的特质制成的，用电阻的变化来反映脉力的变化。目前应用广泛，但是由于在测试时必须将应变片贴在试件或传感器的弹性元件上，黏合剂性能的优劣直接影响传感器工作特性，制约了它的精度和线性度。压阻式传感器根据其压力的传导方式不同可分为固态压阻式传感器、液压传感器和气导式传感器。

3）压磁式传感器：称作磁弹性传感器，其作用原理是建立在磁弹性效应的基础上，将作用力变换成传感器磁导率的变化，继而通过磁导率的变化输出相应的电信号。但是这种传感器信号采集电路复杂，并且受噪声干扰严重，其理论和技术上尚需进一步研究。

（2）光电传感器：是将光信号转换为电信号的一种器件，工作原理是基于光电效应。光电效应是指光照射在某些物质上时，物质的电子吸收光子的能量而发生了相应的电效应现象。血液流动引起血管内血容量的变化，而血容量的多少又决定光线经过组织被血液吸收量的多少，因而当光线照到组织时，其透过组织的光线也随血液流动变化而变化，而光电转换器便是将接收的光信号转换为电信号，借此来反映脉搏波的变化情况。光电传感器根据布置方式的不同可分为反射式光电传感器和透射式光电传感器两种。

（3）超声波传感器：是将超声波信号转换成其他能量信号（通常是电信号）的传感器。超声波是振动频率高于 20kHz 的机械波，它具有频率高、波长短绕射现象小等特点，特别是方向性好、能够成为射线而定向传播。超声波对液体、固体的穿透本领很大，尤其是在不透明的固体中。超声波碰到杂质或分界面会产生显著反射形成反射回波，碰到活动物体能产生多普勒效应。基于多普勒效应，向流动的血液发射超声波，获取发射波与回波之间频率差，可以计算血液流动的速度。由于动脉脉搏发出的信息是复合信息，因此通过超声多普勒中显影和三维重建技术，可以获取动脉的血流速度、脉管的三维运动和管腔容积等多种信息。

2. 脉象信号分析方法 脉象信号的分析主要包括脉象信号特征提取和脉象信号模式识别与分类。目前，对于脉象信号的分析方法主要有时域分析法、频域分析法、时频分析法和非线性分析方法等。广泛应用的为以下几点：时域分析、频域分析、非线性动力学分析等。

（1）脉象信号特征提取：脉象信号是一种人体的生理信号，蕴含着丰富的信息，通过脉象信号特征提取，可对这些信息进行挖掘与分析。由于在采集过程中外部因素对脉搏波信号的干扰较大，因此首先需要进行降噪处理。数字滤波器在脉搏波信号的降噪处理中应用较为广泛，主要有 R（无限长冲激响应）滤波器和 FIR（有限长响应滤波器），两者各有优劣。随着小波分析的发展，通过小波变换实现脉搏波信号的滤波研究也逐渐深入，取得了较好的效果。此外，自适应滤波、形态滤波、经验模态分解滤波等算法在脉搏波信号的噪声去除处理中也获得了明显的成效。

常用的脉象特征提取方法主要包括时域分析法、频域分析法、时频域联合分析法和非线性动力学方法等。

1）时域分析法：作为最早提出的一种脉象信号分析方法，至今仍得到普遍的应用。该方法主要针对脉象信号的波形图进行分析，提取脉象波形图上多个具有生理意义的时域特征点，分析一个心动周期内脉象波形图的高度和脉动时相的关系。提取的特征点包括脉图的波峰、波峡的高度（h）及相应时值（t）、脉图面积（As、Ad）等多项参数（图 9-4）。时域分析法是目前使用最为广泛的一种脉图分析方法。

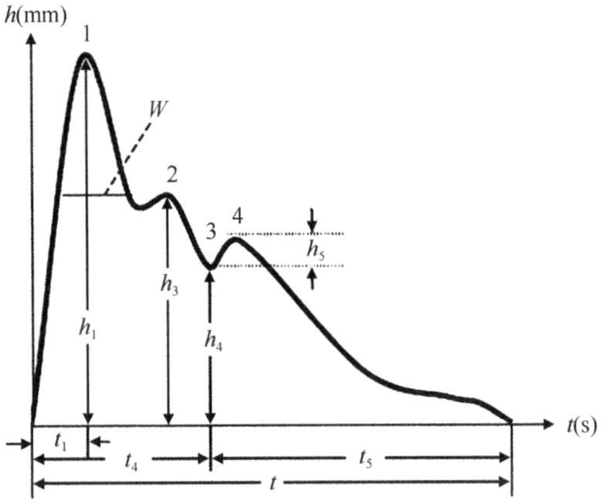

图 9-4 脉图的幅值与时值

h_1 表示主波幅度，为主波峰到脉搏波图基线的高度；h_3 表示重搏前波幅度，为重搏前波峰顶到脉搏波图基线的高度；h_4 表示降中峡幅度，为降中峡谷底到脉搏波图基线的高度；h_5 表示重搏波幅度，为重搏波峰到降中峡谷的垂直高度；t_1 表示脉图起点到主波峰点的时值；t_4 对应于左心室收缩期；t_5 对应于左心室舒张期；t 为脉图起始点到终止点的时值，对应心脏舒缩活动的一个周期；W 表示主波上 1/3 处的宽度

2）频域分析法：是应用频率特性研究线性系统的一种图解方法。通过傅里叶变换将信号从时域转换到频域，得到相应的脉搏频谱曲线，然后提取频域特征，以建立其与信号之间的相关性。频域分析主要包括功率谱分析、倒谱分析和双谱分析等。

3）时频域联合分析法：是运用时间域和频率域的联合分布信息，描述信号频率随时间变化的方法，对分析非平稳信号和异常信号有较大的优势。它的研究始于 20 世纪 40 年代，为了得到信号的时频谱特性，许多学者提出了各种形式的时频域分析方法，如小波变换和希尔伯特-黄变换（Hilbert-Huang transform，HHT）等。

4）非线性动力学方法：是研究非线性动态系统各类运行状态的定性和定量变化规律的方法。其基本思想是系统中任一分量的演化都是由与之相互作用的其他分量所决定，因此，这些相关分量的信息必然隐含在任一分量的发展过程中，于是就能够从某一分量的时间序列中找到系统原来的规律。人体生理时间序列如脉搏波是由非线性系统（心脏等）产生的具有高度复杂性、非均性及随机性的生理信号。非线性时间序列分析方法已广泛应用于生物医学信号的分析，刻画生物医学信号的非线性特征，实现对生物信号识别、短期预测等。非线性动力学时间序列方法主要包括关联维数、李雅普诺夫指数、递归图及递归定量分析、样本熵、多尺度熵、延时矢量方差等。

（2）脉象信号模式识别：在提取出脉象信号的特征后，需要利用模式识别技术对这些特征进行分类和识别。常用的模式识别方法包括机器学习（ML）、人工神经网络、支持向量机（SVM）等。这些方法通过训练模型来学习脉象信号与疾病之间的关联，从而实现对脉象信号的自动识别和分类。常用的具体方法如下：

1）人工神经网络：构建人工神经网络模型，如卷积神经网络（CNN）、递归神经网络（RNN）等，通过多层网络结构和非线性激活函数，学习脉象信号中的复杂特征，并进行分类识别。

2）支持向量机：基于结构风险最小化原则，通过寻找一个最优超平面来区分不同类别的脉象信号，实现对脉象信号的分类识别。

3）机器学习：利用训练数据集训练机器学习模型，如决策树、随机森林、梯度提升机等，通过特征输入和标签输出之间的映射关系，实现对脉象信号的分类识别。

二、中医多模态数据融合辨证诊断

随着现代信息技术的发展，多模态数据融合为中医辨证诊断提供了新的方法和思路。不同来源的数据都可以被称作一种“模态”的信息，因此每一种诊法代表一种数据类型，即图像数据类型、音频数据类型、文本数据类型和信号数据类型，他们都是属于不同医学数据模态。通过整合不同类型的数据，可以更加客观、全面地了解患者的健康状况，提高诊断的准确性和治疗效果。

为了更好地模拟实际应用，利用多模态数据融合技术在医学诊断建模中可以对融合的不同模态信息进行综合分析，为医师的临床诊断和治疗的判断提供更充分的依据。多模态的医学信息相互融合可以实现信息补充，提高医学诊断预测模型的鲁棒性，使诊断结果更可靠，为智能医学诊断提供新的思路。

当前仅依靠单模态数据的计算机辅助诊断依然无法取得很好的效果。由于医疗诊断系统具有决策敏感性，而实际应用场景中问题又非常复杂，仅通过医学单模态数据无法提供更全面的病理信息，且难以提升医学诊断分类准确率，而多模态数据能够结合各种不同模态数据实现信息互补，有效地提升分类的准确率。

当前中医辨证诊断研究热点多集中在单诊基础上进行多诊融合，以获得更精准的预测模型。目前中医融合诊断方法大多数利用传统机器学习进行数据融合，通常采用舌诊+面诊、舌诊+脉诊、舌诊+问诊、脉诊+问诊或者舌诊+脉诊+问诊相结合，中医多模态数据融合智能化研究仍在探索的道路上，尚缺少真正的技术化实现。

以体质识别举例说明：有研究者在多模态数据融合上，利用舌、面、问信息融合引入体质辨识中，拓展体质辨识条目的维度。对平和质、气虚质、阴虚质、阳虚质、痰湿质、湿热质、气郁质 7 种体质类型共 9722 例数据，借助机器学习方法构建融合舌、面、问诊信息的多模态数据融合体质辨识模型，智能化进行数据分析并给出体质判定结果，可以实现体质辨识的智能、高效与精准，如表 9-1 所示。

表 9-1　五种组合形式的体质辨识模型预测准确性比较

类别	准确率	精确率	召回率	*F*1 指数	曲线下面积
问诊	58.25%	57.51%	58.30%	57.24%	0.61
舌+面诊	55.16%	55.97%	55.96%	53.89%	0.55
舌+问诊	75.37%	74.65%	75.86%	75.00%	0.73
面+问诊	63.50%	62.67%	63.46%	61.79%	0.64
舌+面+问诊	95.16%	95.21%	95.02%	95.10%	0.97

同时，挖掘不同体质对不同模态（舌、面、问）之间的关联规则模式，发现舌、面、问诊多项特征信息组合与体质的关联强度明显高于单项特征，此结果符合中医辨证思维及临床实际。

结合图像处理技术、自然语言处理技术和多模态融合技术来处理多模态输入，学习中医临床特征和评估患者的中医体质。如图 9-5 所示，分别利用舌、面分割算法将舌体区域和面部区域分别分割出来，接着将分割后的区域传递给一个多层感知器来学习特征表示。从舌面特征表现中提取面色、唇色、舌色和苔色等特征作为中间结果呈现，以获得更好的可解释性。同时针对另一个问诊模态，构建了一个包含患者和症状节点的异构图。最后将不同模态的特征表示简单拼接后，利用简单多层感知器作为预测模块输出体质预测结果。

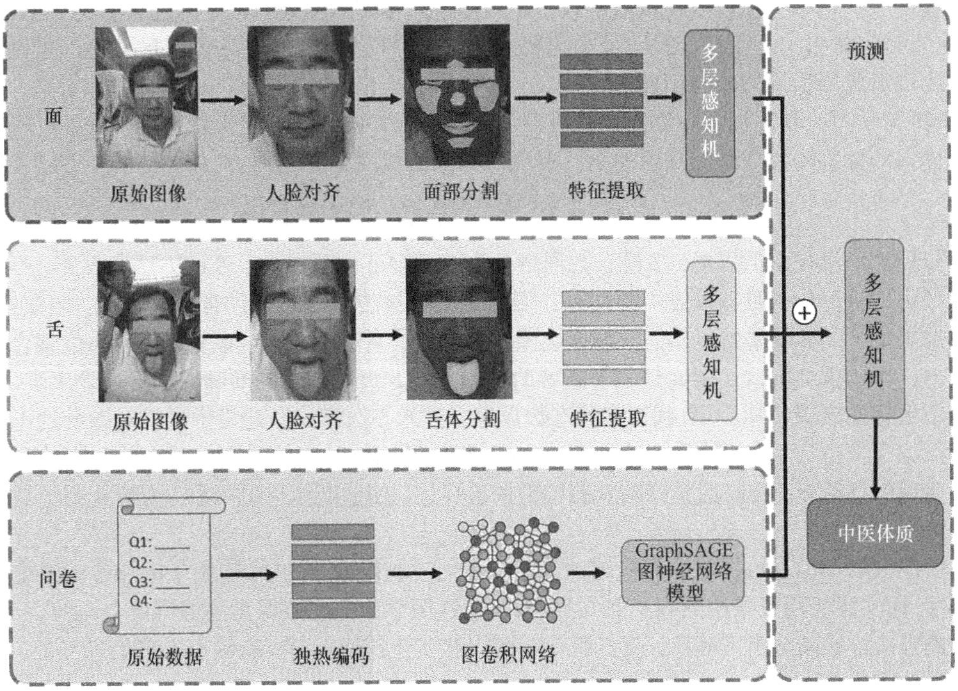

图 9-5

图 9-5　多模态融合技术示例

中医多模态数据融合辨证诊断是现代科技与传统中医相结合的创新应用。通过整合多种类型的医疗数据，可以更全面、准确地进行中医辨证诊断，提高治疗效果。随着数据融合技术的不断发展和应用，中医辨证诊断将迎来新的机遇和挑战。

第四节　中医智能辅助治疗技术

目前人工智能在针灸推拿研究领域的应用正处于不断发展的阶段。机器学习、深度学习和机器视觉等方法正被用于中医智能辅助治疗技术之中，尤其用于针灸推拿的智能化水平提升方面。本节内容将对人工智能在针灸推拿研究领域的研究与应用概况作简要介绍。

一、可自动寻穴定位的针灸推拿机器人

智能针灸推拿机器人是目前本领域重点和热门的研究方向之一，它的核心研发要素，如图 9-6 所示，包含了智能诊断配穴技术、自动寻穴定位技术、自动针灸/推拿操作技术和安全保护技术等内容。

图 9-6 中，智能诊断配穴技术环节主要涉及基于中医理论指导穴位配伍、刺激手法建议、刺激量参考，给出综合治疗方案和个性化治疗方案等内容。本节将主要介绍自动寻穴定位技术、自动针灸/推拿操作技术和安全保护技术等有关内容。

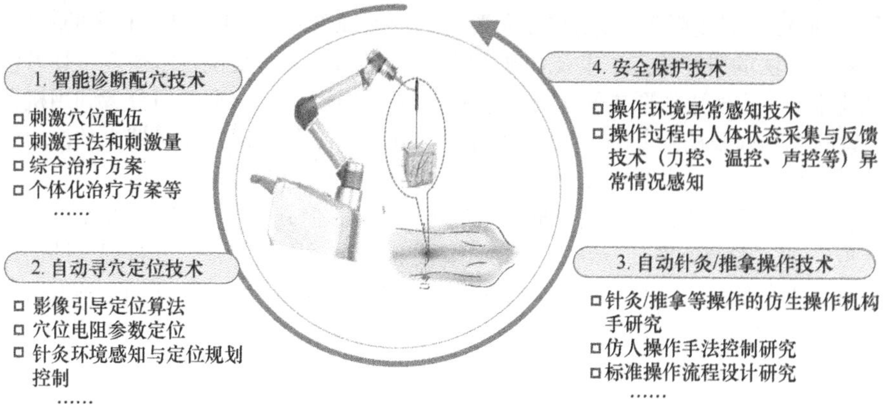

图 9-6 智能针灸推拿机器人的核心研发要素

图 9-6

（一）自动寻穴定位技术研究

针灸推拿机器人在实际应用过程中，由于受不同人体形态差异性的影响，所以在操作过程中容易出现穴位自动定位的偏差，进而影响后续治疗的效果，因此研发精准的自动寻穴定位方法，对针灸推拿机器人的研究具有重要意义。

目前许多学者都对人体不同区域部位（如手、面、背、耳等部位）穴位进行了研究探讨，这些自动寻穴定位方法涵盖了从机器学习、深度学习、机器视觉等多个角度，如表 9-2 所示。

表 9-2 穴位自动定位算法的研究归纳

研究类别	具体内容	主要特点
机器学习	模板匹配、传统神经网络、活动形状模型、WPD—SVM（小波分解—支持向量机）等	①应用机器学习与深度学习的方法更注重于模型的构建和训练 ②旨在训练计算机从数据中学习并做出预测或决策，注重及模型对未知数据的预测和识别能力 ③对数据的依赖程度较高，需要标注大量的数据来训练和优化模型
深度学习	RGB-CNN 和 Depth-CNN、R-CNN、PFLD 算法等	
机器视觉	双目立体视觉技术定位、双深度相机腧穴定位、特征点辅助定位方法、区域分割定位方法等	①基于机器视觉的方法则让计算机能够识别和理解图像，从图像中提取信息，并对这些信息进行分析和理解 ②注重的是图像处理和分析的技术。所以机器视觉对数据的依赖程度相对较低
其他方法	激光设备定位穴位的变化、皮肤电导、红外图像等	参数数据受个体差异、外环境影响较大，相对于以上方法研究相对不多

通过分析这些研究方法，我们不难看出：机器学习是借助计算机对数据进行学习的方法，也是借助数据和算法自动改进其性能的技术方法，它区别于以往采用手动编程来实现特定任务的方法。虽然机器学习在穴位自动定位中扮演了重要的角色，但现今基于机器学习方法用于穴位识别研究仍存在着不足，如受限于数据质量的影响、缺乏对预测结果的解释等等。

自 2012 年深度学习方法在图像识别领域取得突破，AI 就开启了深度学习的时代。深度学习的研究方法的主要实现过程为先通过收集数据和数据标注，构建多层的人工神经网络模型进行模型构建；然后采用反向传播算法和梯度下降算法等优化模型参数进行训练；最终使开发的模型算法能够准确预测或识别穴位；在此基础上进行训练模型的评估，然后根据评估结果进一步模型调优。虽然深度学习在穴位自动定位中发挥着重要作用，但其在处理穴位图像时也存在着相应的不足，如需要高质量数据集、同样对数量有相应的要求，如果数据集较小或复杂度较高时，结果容易出现过拟合现象等。

虽然早期的 AI 发展受限于计算能力，但随着图形处理单元（GPU）硬件技术的不断更新进步，这就为机器视觉算法的研究奠定了重要基础，所以目前的自动寻穴定位技术研究正朝着包括自然语言处理和强化学习（边做边学形式的学习）等更深层次的学习发展。有的研究者利用机器人视觉技术，通过位置的视觉伺服控制方法，对目标进行识别和跟踪，使中医按摩机器人的按摩手能够自动移动到正确的穴位点位置，并通过实验验证了该方法的有效性和可行性。

借助机器视觉的研究方法虽然有不同的方法可以实现，但其主要实现过程大致相同，主要是先从“图像获取”到“图像处理”，然后进行“图像分析”和“图像解释”的过程。即通过相关一个或多个图像采集设备捕获人体目标区域的图像；再对获得人体图像进行预处理、图像增强和图像的特征提取等图像处理操作；然后再对处理后的图像进行分析，提取与穴位相关的有用信息；最后根据结果对图像进行理解和解释工作。

综上所述，可知机器学习与深度学习注重于模型的构建和训练及模型对未知数据的预测和识别能力。机器视觉则更注重于从图像中提取信息并进行处理和理解，哪类方法更好？我们可以根据自动寻穴定位技术的具体情况，进行选择或结合使用。此外，像激光定位、生物电特性、红外热成像技术也正被用于穴位测试、定位与判断，并通过数字化建模，创建人体穴位表面或内部的精确三维模型的形式，应对人体在不同体位或状态下的穴位识别定位挑战，尤其是对提高穴位定位的准确性和可靠性，提高针灸治疗的安全性和有效性。

这些研究虽提供了多元化的自动寻穴定位实现路径，但即使如此，面向复杂多变的穴位识别和定位场景，仍存在着应用难度大、准确性及可靠性需进一步提升等瓶颈问题，正是这些问题大大限制了自动寻穴定位的针灸推拿机器人的临床应用。

（二）自动针灸/推拿操作技术

具有自动针灸/推拿操作技术的针灸或推拿机器人开发过程中，仿生操作机构手研究、仿人操作手法控制研究等层面的研究是必不可少的环节，下面就让我们一起了解一下这几个方面的内容。

1. 仿生操作机构手研究 在仿生操作机构手研究方面，目前有上海中医药大学等单位开发了仿人形多款机械“灵巧手”，仿生形态与真人手完全一致，借助先进的多轴力控系统，能自如地模仿推拿专家医师的各种复杂推拿手法，如可模仿中医“一指禅”推拿手法等，并借助多款灵巧手可实现安全、快速、实时地各种推拿手法的切换运行。安徽工业大学等单位设计了针对人体颈肩部位的按摩机械手方案，该机械手能实现多种按摩动作手法，并通过 Solid Works 公司联合机械系统动力学自动分析软件（ADAMS）进行建模和运动学模拟仿真。上海理工大学等单位基于坐位调膝法体位专门开了相应推拿机器人操作平台装置，可以很好地复现医生手法。南京中医药大学等单位研制了可自动辨证和诊断疾病，能自动选穴、自动进出针、自动提插捻转进行各种针刺补泻操作以及能针灸的机器人，重点开展了针灸机器人机械手与传动部件构造研制，为研究针灸机器人提供了重要参考。

综上，机器人仿生操作机构手研究可以概括为仿生人手式、功能实现式和一体式的仿生手等分类形式，其主要技术特点和适用场景，如表 9-3 所示。

表 9-3 机器人仿生操作机构手研究分类

机构手分类	主要技术特点	适用场景
仿生人手式	从形态结构上仿生人体手指、手掌或手臂结构的机械手，这些机械手通过模仿针灸推拿操作时手部的运动，实现较高程度的手法操作灵活性和适应性	常常用于执行各种复杂操作或精细手法操作任务
功能实现式	专门设计用来模拟针灸推拿操作的机械手，它在形态上可能不完全模仿人手，但能够实现类似的治疗效果	在于提高治疗的标准化和可重复性，同时减轻医师的工作负担

续表

机构手分类	主要技术特点	适用场景
一体式的仿生手	采用机械手和机械臂一体式集成设计，通常机械手无法从机械臂上拆卸，也导致了设备体积的增加，影响了其便携性，限制了在狭小空间中的应用灵活性	能提供较为强大的操作功能，但功能相对单一，如适合执行力度较大/某种特定的针灸推拿手法

2. 仿人操作手法控制研究　仿人针灸推拿手法控制是一个集成生物医学、智能控制、人因工程等诸多学科技术的研究领域，其目的是开发出能模拟真实手法的智能控制系统。

目前智能针灸机器人的控制系统研究也取得较大的进展。例如，从实现精确控制和柔顺角度，研究者开发了基于 PMAC 多轴控制器的硬件控制系统和基于 VC++的软件系统，这些系统能够实现对针灸机器人手臂的精准控制。从针灸推拿手法仿真再现角度，研究者根据 D-H（Denavit-Hartenberg）算法建立机械臂和仿人机械手的运动学方程，再依据柔顺控制的相关理论对仿人机械手进行控制研究，实现了对推拿掌揉手法仿真再现和柔顺控制。

此外，从协同控制角度出发，研究者开展了针灸机器人“末端执行器（即机械手）-视觉传感器-机器人与患者交互”的综合协调研究，分别从视觉伺服控制、视觉位姿估计和力约束控制角度进行设计。从提升控制的精准角度出发，研究者从视觉系统和针灸机构的标定角度出发，设计了针对针灸机器人的实时离线校准方法，得到了较高的标定精度和收敛速度，实现了针灸机器人运动学建模与同步标定，可见在智能针灸机器人仿人操作手法控制研究领域已经取得了一定的技术突破，在机器人仿人操作手法的柔顺性、智能控制能力以及人机交互等方面还面临着挑战。面对推进临床应用及产业化的要求，接下来仍需深入开展临床试验测试和评估工作，还应进一步验证安全性和疗效。

（三）安全保护技术

针灸推拿的临床操作过程中，医生应严格遵循技术规范要求。所以应用智能针灸推拿机器人开展相关治疗操作，更应注重操作过程中的安全保护，也更应加强针灸推拿机器人的安全评估，如表 9-4 所示，总结了目前对针灸推拿机器人安全评估的一些主要要素。

表 9-4　针灸推拿机器人安全评估的主要要素

安全评估的主要要素	实现方法和路径	内容描述
穴位定位的精确性	应用分形几何学、混沌理论、数字经络图等对穴位定位精准分析	穴位定位是安全治疗基础，减少误差是确保安全治疗保障
治疗参数的安全范围	搭载的多种传感器（力、温度、超声、红外热像、光学摄像头等）测量操作的实时参数，当参数变化达到阈值时自动停止，避免对患者造成伤害。根据 IEC 62061 标准，对机器人控制系统的性能进行评级（从 PL a 到 PL e，每个类别对应不同的安全要求和测试标准）	推拿操作重点关注施力大小、范围、部位等 针刺操作重点关注进针深度、角度和进针部位等 艾灸操作重点关注操作的温度、距离、艾灸的时间等
紧急停止机制	为了应对操作过程中，来自各种可能的紧急情况，配备了紧急停止功能，可以包含特定语音控制、手动控制及其他相应智能控制策略	患者或医生，均可以随时中断治疗。并可根据 IEC 61508 等国际标准来参考确定的机器人控制系统的失效概率，保证安全性
信息安全	保护联网机器人免受黑客攻击和恶意软件的侵害，确保机器人系统的网络安全	需要进行持续的监控和定期的维护，始终保持安全功能有效
隐私保护	数据加密，数据访问严格管理，关键显示信息脱敏等	医生端的数据使用按照权限管理，并留有过程记录 患者可凭证件查阅自身资料
操作人员培训	确保操作人员接受适当的培训，了解机器人的操作方法和安全特性，以便在治疗过程中做出正确的判断和反应	

在针灸/推拿机器人的实际应用过程中，安全保护技术至关重要，它确保了针灸/推拿治疗的安全性和有效性，同时保护了使用者、操作者和设备的安全。通过精确的穴位定位、治疗参数的严格控制、紧急停止功能的设置、信息和隐私的安全防护，以及操作人员的严格培训等综合措施，既可以保障治疗过程的安全性，又可以保护患者隐私和数据安全，这对针灸/推拿机器人的持续实际应用和健康发展提供了支持。

（四）中医穴位定位仿真系统的研究

随着虚拟现实（VR）和增强现实（AR）技术的快速发展，利用VR或AR技术，通过各种虚拟现实显示设备显示中医穴位或在人体部位叠加显示穴位信息，这类中医穴位定位仿真系统由于有智能化、专业性、便携性的特点，这个方向研究也变得越来越深入。例如，上海中医药大学等开发中医穴位定位仿真系统，如图9-7所示。该系统由头戴式3D眼镜、操作手柄和交互设备构成，借助计算机视觉、深度学习算法、3D建模技术以及人机交互界面设计了一个集成实操实训的虚拟环境，由于该系统利用力反馈技术能实时反馈针刺的力度、角度和深度，并将这些参数指标量化显示出来，构建出兼具真实感和交互性的针灸训练场景和实训过程，并且不受时间和空间的限制随时进行针刺手法的练习。借助AI数据分析技术还能进一步挖掘针刺手法与临床疗效之间的潜在关联，为针灸疗法的创新学习提供参考。

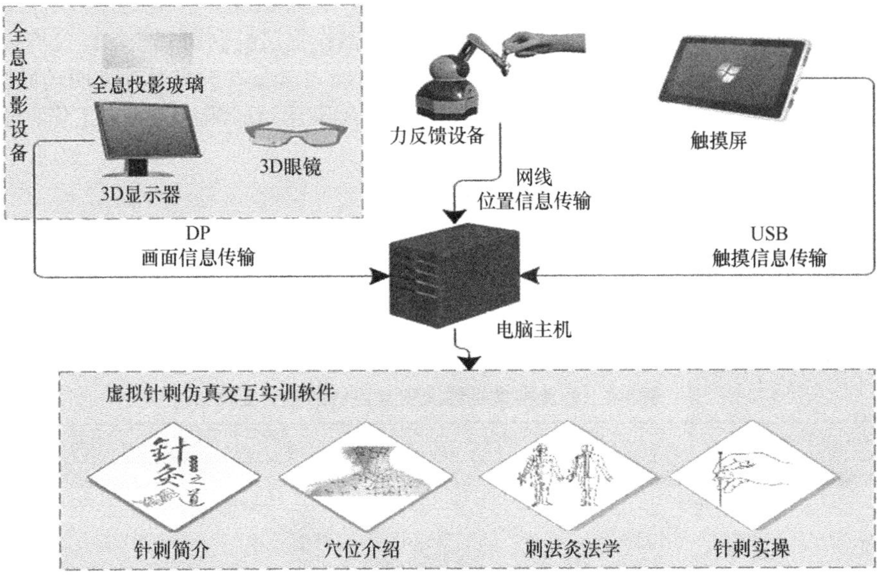

图9-7

图9-7　针刺手法虚拟触觉仿真实训系统

在穴位学习方面，该系统能提供准确的穴位位置和属性信息，包括穴位名称、经络、功能及定位方法等，如图9-8所示。系统还可通过视觉和声音提示、力度反馈等方式提供实时反馈，帮助操作者提高针刺定位的准确性。同时还可以允许用户选择不同的学习模式，根据他们的水平和需求来定制个人针刺练习内容，这使学生可以根据自身学习进展来调整练习重点，让针刺实践操作过程变得更客观和有趣。

目前中医穴位定位仿真系统的研究与应用较为广泛，如表9-5概括了AR技术在中医穴位定位仿真系统中的一些应用场景，展示了其在实时穴位定位、中医教育创新、个性化保健指导、中医文化传播等多个方面的应用潜力。

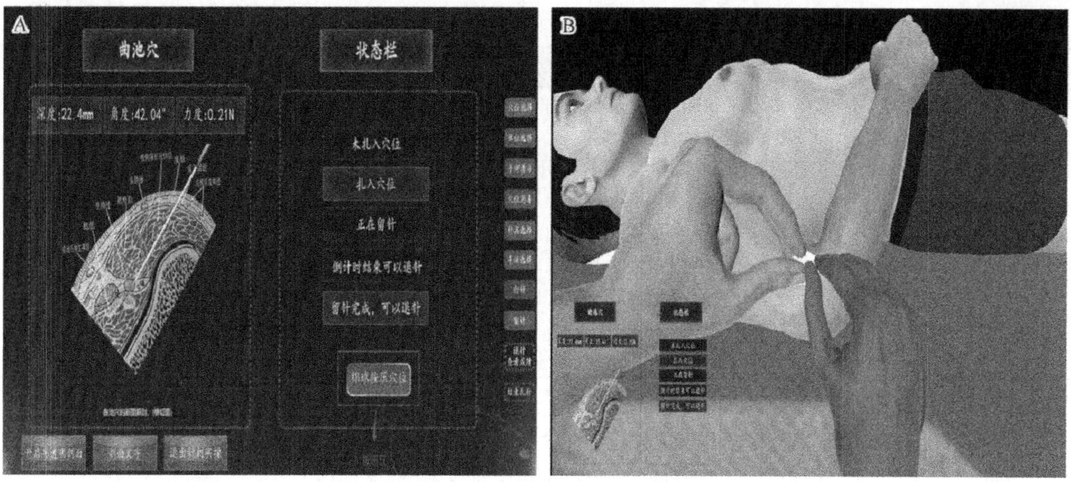

图 9-8　针刺手法虚拟触觉仿真实训系统

A. 穴位信息操作界面；B. 仿真针刺操作界面

图 9-8

表 9-5　中医穴位定位仿真系统的主要应用方向

应用场景	描述	实际应用
实时穴位定位	在用户身体上实时显示和标记穴位，辅助自我按摩和治疗	与实时图像重叠，以增强现实方式，方便实时交互、标记穴位或针灸推拿操作
中医教育创新	将中医理论与 AR 技术结合，3D 模型化展示经络和气血流动，模拟针灸和推拿	模拟中医医生针灸推拿手法操作，增加互动式学习体验
个性化保健指导	打破地理限制，通过网络共享优质中医教育资源，提供基于用户体质的个性化养生建议，如饮食和运动方案	远程提供中医针灸推拿和养生指导，推荐定制化养生方法
中医文化传播	利用 AR 技术在全球范围内展示和教育中医文化	中医针灸推拿操作展示，促进国际交流与发展

AI 在中医穴位定位技术中的应用，不仅提高了针灸治疗的精确性和可重复性，而且推动了针灸的现代化和标准化，为中医的国际传播和发展提供了新的技术手段。但我们也看到，目前穴位的自动定位仍处于研究阶段，距离实际应用上尚需克服一系列技术瓶颈，但我们相信随着技术的不断进步和研究的逐渐深入，穴位自动定位对于针灸推拿机器人的发展将发挥更重要的作用。

二、人工智能与艾灸技术

艾灸，又称“艾灸疗法” 是传统的中医针灸治疗方法之一，有着数千年的历史，可用于调理身体和治疗多种疾病，因此艾灸在国内外也被越来越多的医疗机构和个人认可和采用。治疗时通过燃烧艾叶，以热力刺激人体穴位，达到调和气血、温通经络、扶正祛邪的目的。

（一）艾灸的发展与创新

在传统艾灸的基础上，通过不断融合多种现代科技手段艾灸技术也在不断地创新发展，通过不断的技术融合创新，目前开发的智能艾灸器具和装置也层出不穷，如表 9-6 所示。如电子艾灸、无烟艾灸、艾灸贴、艾灸盒、红外线灸疗仪、激光灸、艾灸床、艾灸机器人、智能艾灸舱等这些产品在保留传统艾灸疗效的基础上，提升了用户全方位艾灸体验。

表 9-6　传统艾灸与现代技术结合点

技术结合点	解决问题	主要功用
融合传感技术	使用温度、压力等传感器监测艾灸过程中的实时数据，避免烫伤并提高疗效	自动调节艾灸温度，防止过热或烫伤；与智能手环、智能手表或专用可穿戴配件等集成，实现一体化监测、记录与反馈

续表

技术结合点	解决问题	主要功用
机器人/臂施灸	结合 AI 技术和机械臂，实现精准的穴位定位和艾灸手法的自动化	模拟专家施灸手法。精确的艾灸操作，提供多样化的艾灸手法
AI 辅助技术	基于中医理论，通过 AI 算法分析用户数据，提供个性化的艾灸方案	基于用户体质和健康状况，智能推荐适合的艾灸方案；运用 AI 辅助技术不断优化调整艾灸方案，提高艾灸效果
语音识别技术	开发语音识别和自然语言处理功能，让用户通过语音命令控制艾灸罐，提升用户体验	通过语音命令控制艾灸罐的操作；紧急情况下，停止操作；提供艾灸指导和健康咨询
移动应用（APP）控制	通过智能手机 APP 提供用户界面，控制艾灸操作便利	将艾灸治疗时参数调节功能、健康管理功能到 APP 中，实现艾灸程序提供一站式集成

虽然传统艾灸与现代技术结合形成的产品众多，但大致可以归纳为以下几类情况：第一，具备温度感应与控制功能，以确保疗效并防止烧伤自动识别艾柱积灰程度；第二，能实现雀啄灸、回旋灸等特色艾灸的手法，满足不同治疗需求；第三，具有除烟以及更多人性化功能，可大大提高艾灸的效率和普及性等，这些创新进展从一定程度上拓宽了应用范围，并为艾灸带来了新的发展。

基于这些创新产品的实践应用，全流程的艾灸服务已经初步确定，即艾灸操作前，通过 AI 的辅助，智能艾灸产品可以帮助分析患者的身体状况和病情，更精准地诊断和辨识体质，制订个性化的艾灸方案，提高治疗的针对性和效果；艾灸操作中，通过收集艾灸过程中的数据，利用 AI 进行分析，为操作人员提供更准确的诊断和治疗建议；艾灸操作后，AI 技术可以帮助分析艾灸前后的生理变化，评估艾灸的疗效等。

相信随着技术不断更新与迭代，围绕生物反馈技术、柔性电子技术和多模态交互技术等方向，未来智能技术与艾灸装置的进一步结合，将会进一步提升艾灸的智能化水平，如图 9-9 所示。

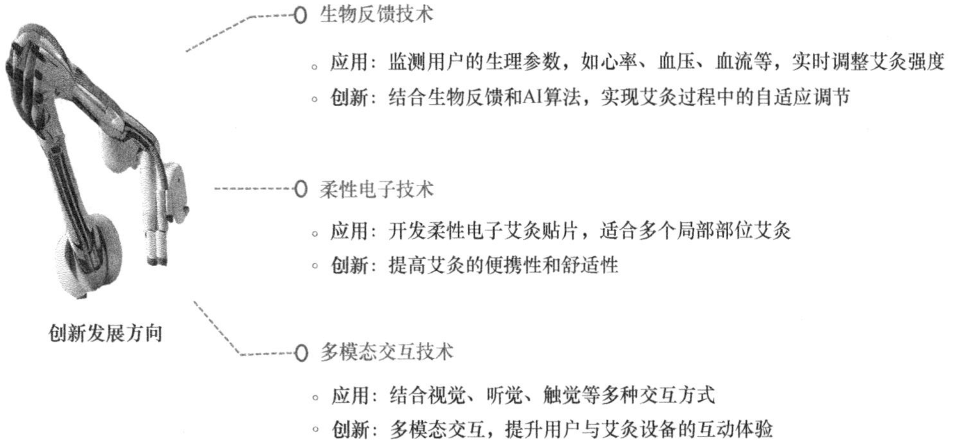

图 9-9

图 9-9 智能技术与艾灸的创新发展

（二）智能艾灸技术的应用

由于 AI 技术已经融合到方方面面，所以具备艾灸数据记录、分析功能的智能艾灸产品也逐渐走入大众视野，促使着艾灸技术在慢性病管理、疼痛管理和康复治疗等方面发挥着积极作用，见表 9-7 所示。

表 9-7 智能化艾灸技术的主要应用

应用方向	主要特点
慢性病管理	①利用智能艾灸设备为慢性病患者提供日常的艾灸治疗，帮助他们在家中自我管理病情 ②智能系统可以根据患者的反馈和生理数据，调整艾灸方案，提高治疗效果

续表

应用方向	主要特点
疼痛管理	①智能艾灸设备可以用于疼痛管理，如关节炎、肌肉疼痛、痛经等，通过精准的艾灸治疗减轻疼痛 ②AI 技术可以帮助医生监控患者的疼痛变化，及时调整治疗方案
康复治疗	①在康复治疗中，智能艾灸可以辅助传统物理治疗，促进患者身体功能的恢复 ②智能艾灸设备可以根据患者的康复进度，自动调整艾灸的频率和强度

智能技术的持续进步，将推动艾灸技术在创新发展的道路上不断前行。未来的艾灸技术将变得更加智能化，更加重视提升患者的体验和治疗效果，越来越多的人也能享受到艾灸创新发展带来的健康益处。

第五节　实操案例：中医面诊与体质智能检测

Demo

本节是 AI 技术应用于中医诊断和健康管理服务的案例实操演示。主要围绕 AI 技术应用于中医面诊图像的检测分割、中医体质辨识分析与健康监测两方面，展示了 AI 在中医单特征分析和多模态数据融合方面的应用优势，为中医智能化、标准化发展带来了新思路和新途径。

一、面诊智能检测操作

（一）案例背景

面诊是望诊的重要内容之一，面部图像中包含很多重要的临床信息，观察面部神色的变化对脏腑病证的诊断有极其重要的价值。传统的面诊方法主要是医生通过目测观察、语言描述、经验辨析来判断，缺乏恒定的客观评价标准，不同医师的判读也存在差异，使得判断结果的精确性和重复性较差。这些不利因素严重地制约了面诊研究与应用的进一步发展。随着科学技术的发展，计算机视觉技术为自动化面诊提供了新的可能性。

人脸识别技术，如采用 MediaPipe 开源工具，能够快速准确地识别人脸的关键区域，如眼睛、鼻子、嘴巴区域等。这不仅提高了面诊的客观性和一致性，还为自动化面诊提供了基础。

（二）中医面诊图像检测分割实训

本节将使用 MediaPipe 进行人脸识别与分割，演示如何利用这一工具自动识别和标注面部特征，并探讨其在中医面诊中的应用前景。详细的实现代码见操作 DEMO，供读者参考和实践。

二、中医智能体质辨识系统

（一）案例背景

体质是人体相对稳定的一种固有特质，受先天禀赋和后天获得因素的共同影响而形成，在中医治未病与健康管理中具有重要作用。中医体质分为平和质和偏颇体质，其中偏颇体质又分为八种，即气虚质、阴虚质、阳虚质、湿热质、痰湿质、气郁质、血瘀质、特禀质。中医体质辨识是中医治未病与健康管理的重要组成部分，可为疾病风险预警和身体健康评测提供导向，将体质辨识应用于健康体检，有利于全面了解个人及群体身体健康状况，全方位实施健康管理方案，从而促进全民身体素质的提升。

传统的体质辨识主要以问卷量表形式体现，维度过于单一。但是这种诊断方法往往受诊察环境或医师的个人经验影响，具有一定的主观性和不确定性，并不像西医诊断那样有严格的量化标准。随着现代计算机技术的发展，图像分析与信息处理技术在中医研究领域成为热点，为中医体质的智能辨识提供了新方法。

（二）中医智能体质辨识实训

“中医智能体质辨识软件系统”（2021SR1195746、ZL201510010231.5）是以中医理论为指导，以 20 万余例的社区和医院人群数据库为基础，结合云计算、深度学习和可视化等 AI 技术，实时、在线采集望、闻、问、切四诊信息，结合临床实际的个性化问答，通过云计算，动态监测人体健康状态和体质情况，提供健康养生方案，展现了“互联网+”和大数据时代背景下的智能化中医健康服务的新思路。

“中医智能体质辨识软件系统”是结合中医体质理论和二十四节气养生思想诞生的智能化中医健康管理平台，可以对人体的体质情况进行监测，生成体质检测报告，同时给出个性化的二十四节气体质养生干预方案：养生建议、饮食调养、穴位养生等内容，为被测试者提供个性化的健康养生指导建议，如图 9-10。

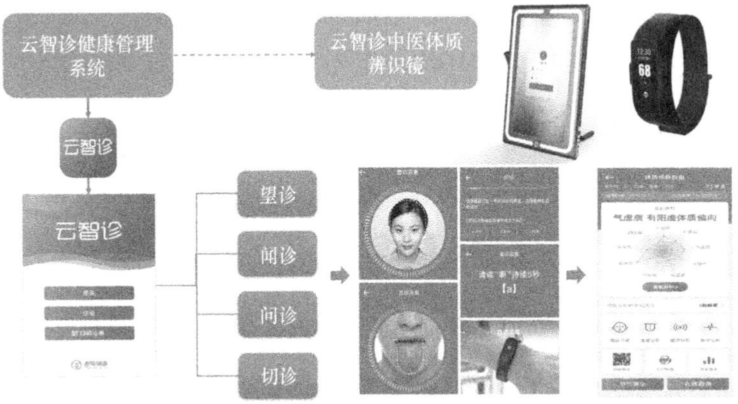

图 9-10

图 9-10　中医智能体质辨识软件系统架构图

第六节　AI 技术用于中药及复方研究实例

本节是智能中医药学的重要组成部分，将相关的中药理论与研究案例相结合，阐释 AI 技术在中药及复方研发流程中的应用。重点围绕 AI 技术提升中药材溯源及质量评价的能力、解析中药药性理论及复方药效物质基础、增强中药复方药效作用预测及组方配伍设计的合理性等关键环节开展论述。通过对不同应用场景的描述，不仅显示 AI 技术对传统中医药学研究的推动作用，还展示其在中医药现代化、标准化及国际化进程中的关键地位。

一、中药材溯源及质量评价研究

中药是我国中医用以防病治病的药物，其依据中医药学基本理论，广泛应用于医疗保健领域。中药包括中药材及其成方制剂（即中成药）。中药材既是指经过简单产地加工或制药工业提取有效化学品的原料药，又是切制成的饮片。常用的中药材包括植物药、动物药和矿物药。中药基源鉴定（identification of Chinese materia medica origin）是一种利用植物、动物或矿物的形态学和分类学知识，对中药的来源进行鉴定的方法，目的是确定药材基原正确的学名（或矿物的名称）或复方及其制剂的饮片基原和配伍组分，以保证在应用中品种准确。近来研究报道了一个开源的标准中草药饮片图像数据集，包含 98 种常用中草药的 9184 幅图像，其图片包括果实、种子、根茎、花、树皮、苔藓、全草、叶及树脂等药用部位，每张图片都经过质量控制和人工标识。采用注意力金字塔网络算法（attentional pyramid network，APN），包括新的竞争注意力（competitive attention，CA）和空间协同注意力（spatial collaborative attention，SCA）算法用于中药材饮片基于图像的鉴定和识别。该算法通过准确率、宏平均精度、宏平均召回率和宏平均 F1 指数等指标进行评估，显示出在多尺度特征融合和特征选择方面的显著优势。特别是当集成了 CA 和 SCA 模块后，APN 算法模型能够更高效地识别未知图像中的中药材。

道地药材（genuine regional drug），又称地道药材，指的是在特定自然条件和生态环境的地域内所产的药材，且生产较为集中，栽培技术和采收加工等方面有严格的标准。道地药材的品质和疗效通常优于同种药材在其他地区生长的产品，为世所公认而久负盛名的药材。道地药材在药名前多冠以地名，以示其道地产，如宁夏枸杞、川贝母、辽五味、关防风、怀地黄等。有研究报道采用傅里叶变换中红外（Fourier-transform mid infrared，FT-MIR）和近红外（near infrared，NIR）传感器技术，结合单光谱分析和多传感器信息融合策略（低、中、高水平）对来自中国云南省 5 个城市的 210 份三七[*Panax notoginseng*（Burk.）F.H.Chen]样本进行道地产地的来源鉴定。研究发现基于高级信息融合策略的贝叶斯优化随机森林（RF-Bo）模型在三七产地的分类数据分析中表现出更快、更高效的处理能力，其准确率高达 95.6%，显著提高了中药道地药材产地鉴定的可靠性。

中药的真伪是指中药品种的正确性，而中药的优劣则是指中药的质量。中药品种不真，或质量低劣，会直接影响临床疗效、实验研究的准确性，甚至人民的生命安全或经济效益。在中药材的质量控制中，如果能确定其有效成分，则应以其有效成分为指标，建立定性和定量的鉴别及含量测定的方法，以确保中药材的生产质量。当有效成分尚不明确时，可采用中药材的主要化学成分或标志性化学成分作为质量控制的指标。近年来，多组学检测技术和 AI 技术的联用，在中药材的质量评价中发挥出越来越重要的作用。例如，通过多组学和机器学习算法相融合的新技术，可以用于评价天然牛黄（*Bos taurus domesticus* Gmelin）和人工体外培养牛黄的质量等级和一致性。采用支持向量机（SVM）模型，可以区分其不同的质量等级并筛选出活性成分标志物；一致性评价表明人工牛黄与天然牛黄的质量等级相似，临床应用时可以在一定程度内替代天然牛黄。此外，鹅去氧胆酸、甘氨胆酸、牛磺胆酸的含量与人工牛黄的质量等级具有高度相关性，这些成分也可以作为评估人工牛黄质量的指标。

二、中药药性理论研究

中药的性能是中药作用的基本性质和特征的高度概括。中药性能又称药性。药性理论是中药理论的核心，主要包括四气、五味、归经、升降浮沉、有毒无毒等。四气，即寒热温凉四种药性。中医学认为，病证寒热从根本上讲是由人体阴阳偏盛、偏衰引起的。四气反映了药物在影响人体阴阳盛衰、寒热变化方面的作用倾向，是说明药物作用性质的重要理论之一。五味即辛、甘、酸、苦、咸五种味，用以反映药物功效在补、泄、散、敛等方面的作用特征。升降浮沉反映药物作用的趋向性，是说明药物作用性质的概念之一。升是上升，降是下降，浮表示发散，沉表示收敛固藏和泄利二便，因而沉实际上包含着向内和向下两种作用趋向。归经是药物作用的定位概念，即表示药物作用的定位。归是作用的归属，经是脏腑经络的概称。归经是以脏腑经络理论为基础，以所治病证为依据而确定的。毒性是指药物对机体的损害性。毒性反应与副作用不同，它对人体的危害性较大，甚至可危及生命。为了确保用药安全，必须认识中药的毒性，了解毒性反应产生的原因，掌握中药中毒的解救方法和预防措施。

中药药性理论研究是中医药学中的重要组成部分，通过药性理论的研究，可以更好地理解和利用中药的协同作用和相互影响，从而提高临床疗效，减少副作用。然而中药药性理论的研究也面临复杂分类、标准化难题、作用机制不明、多成分协同作用和实验模型局限等挑战。近些年，AI 在中药药性理论研究中具有显著的帮助作用。例如，选取《中华人民共和国药典（2020 年版）》的中药材药性、口味、归经、毒性和治疗功效等信息，基于策略模式设计集成多种算法的系统，对中药药性与疗效进行关联规则挖掘和结果分析。通过引入策略模式，不仅能提高中药材数据挖掘的效率和准确性，也为中药药性与治疗功效的研究提供了新的思路和方法。另有研究报道将图卷积网络（GCN）与中药药性相结合，提出一种可预测中药配方功效的新模型。该模型通过标准化数据、构建中药和配方载体，并利用草本相似度和配方-草药依赖度构建异质图，然后将其输入双层 GCN 进行训练，以预测功效。相比其他经典 ML 模型，该模型在功效预测的精度、召回率和 F1 指数评估指标上分别提高了 7%以上。

三、中药及复方药效物质基础研究

中药防治疾病的物质基础统称为中药化学成分，其中具有生物活性或能起防病治病作用的化学成分被称为有效成分，常见如糖类、苷类、醌类、苯丙素类、黄酮类、萜类和挥发油、三萜类、鞣质类等。含有一种主要有效成分或一组结构相近的有效成分的提取分离部位称为有效部位，如人参总皂苷、苦参总生物碱、银杏叶总黄酮等。中药的化学成分并不都具有生物活性，有些被称为无效成分，如普通的蛋白质、碳水化合物、油脂以及树脂、叶绿素等。但随着科学的发展和人们对客观世界认识的提高，有效成分和无效成分的划分变得相对化，一些原本被认为是无效成分的化学物质，在特定的条件下，如采收、加工、炮制或制剂过程中，或口服后经人体胃肠道内的消化液或细菌等作用后，或以原型的形式被吸收进入血液或被直接注射进入血液经代谢后，可能会转化为具有防病治病作用的次生产物或代谢产物，从而被重新分类为有效成分。中药独特有效成分的类别及组成是其发挥确切临床疗效的物质基础，也是中药品质优劣的物质内涵。

中药有效成分作用机制的多样性和物质基础的不明确已成为中医药现代化和国际化发展进程中的瓶颈和亟待解决的挑战之一。为了克服这些难题，近年来多项研究开始利用计算机辅助的方法来发现和研究中药的有效成分。通过运用计算机强大的运算能力，从中药材化合物数据库中筛选发现与靶点分子活性位点相匹配的候选有效成分，或者基于已知活性成分的药效基团进行构效关系研究，推测其他化合物是否具有类似的药理活性。经过进一步的实验活性验证，从而发现确切的药效物质。已有研究报道基于已发布的选择性消除衰老细胞药物（Senolytics）构建 ML 模型，通过规模化筛选高效发现银杏双黄酮、杠柳毒苷和夹竹桃苷在人细胞系不同衰老模型中的发挥抗衰老作用，大幅度降低了药物筛选成本。除了有效成分的挖掘，AI 算法还被用于中药毒性成分的识别。有研究报道通过收集 2035 种肝毒性化合物，将 1505 种化合物纳入训练集，530 种化合物作为测试集，构建一种深度信念网络模型（DBN），用于筛选可能具有肝毒性的中药活性成分，与其他 9 种 ML 的模型比较，DBN 模型的预测性能最好。

四、中药复方药理作用网络分析及药效预测研究

在传统药理学研究中，普遍采用的是“单靶标”研究模式，这一模式基于“一种基因、一种药物、一种疾病”的理论假设。它从单个药物成分出发，针对特定的作用靶标，再到下游信号，最终影响与疾病相关的表型。然而，随着药理学研究的不断深入，人们逐渐认识到，针对单一靶标的强选择性抑制剂在治疗复杂疾病（如肿瘤、心血管疾病、神经系统疾病和炎症等）时存在局限性。这些疾病往往涉及多个生物学靶标，因此，具有多靶点作用的药物可能提供更优的治疗效果，并可能减少副作用。为了应对这一挑战，药理学研究正逐渐从“还原论”向“系统论”转变，从单一、孤立的研究模式转向多方面、系统性的整体研究思路，即从“生物网络”的角度来解析病症和药物的关系。

网络药理学的概念是由英国药学家安德鲁·L. 霍普金斯（Andrew L. Hopkins）于 2007 年首次提出，其定义是从系统生物学和生物网络平衡的角度阐释疾病的发生发展过程、从改善或恢复生物网络平衡的整体观角度认识药物与机体的相互作用。网络药理学倡导采用“多成分-网络靶点-系统调节”的研究模式，以系统化的方法从生物网络的整体视角来深入理解中药的作用机制，这与传统中药理论中的“整体观”和“辨证论治”原则不谋而合。中药成分多、作用靶点多、作用途径复杂，利用网络药理学方法可以在短时间内构建药物与疾病的关系，进而筛选出起效的中药活性成分和作用靶标。目前，网络药理学已逐步发展为成熟的交叉学科。2021 年，世界中医药学会联合会认证通过了《网络药理学评价方法指南》，对网络药理学所使用技术方法的可靠性、准确性进行了定义，并提出了评价方法。该指南的制定有利于网络药理学研究领域整体研究水平的提高，对规范网络药理学科研究具有重要的实践指导意义。

网络药理学的核心概念是生物网络的构建。基于系统生物学与多组学学科理论，通过运用高通量组学数据分析、计算机模拟及公开数据库检索等技术手段，来揭示药物–靶点–基因–疾病相互作用的网络关系。网络药理学常用的公开数据平台，如表 9-8 所示。蛋白质-蛋白质相互作用（PPI）网络是最常用的一种生物网络，由人类蛋白质构成的节点和其之间的物理相互作用构成的边组成。目前，已知的人类蛋白质超过 1.8 万个，而蛋白质间的互作信息超过 30 万条。通过分析 PPI 网络的拓扑属性，如度分布、介数、集聚系数、紧密中心性和模块性等，可以更深入地理解疾病的生物学机制。与疾病相关的蛋白质在 PPI 网络中往往不是随机分布的，而是倾向于形成局部聚集的模块，这些模块被称为疾病模块（disease module）（图 9-11）。疾病模块在网络中的位置和相互作用模式对于揭示疾病的生物学机制非常关键。例如，疾病模块内部的紧密连接可能指示疾病进程中的关键调控路径，而模块之间的相对位置可能揭示共病性或疾病亚型的生物学基础。网络近邻性假说指出，治疗有效的中药往往靶向与疾病/中医证候相关的 PPI 网络中的蛋白质集群。通过分析中药活性成分的蛋白靶标与疾病模块的网络拓扑关系，可以预测中药的潜在疗效，并揭示其作用机制。近期的研究表明，已知治疗有效的草药的蛋白质靶点与对应证候的相关蛋白在网络中的距离显著更近，这证实了网络近邻性假说的合理性。

表 9-8　中药网络药理学常用数据库和工具

类型	名称	功能
化合物相关数据库	PubChem	被广泛使用的小分子生物活性数据库，提供化学结构信息、生物活性数据等
	ChemBL	被广泛使用的小分子生物活性数据库，提供化学结构信息、生物活性数据等
	TCMSP	提供中药成分、对应靶点、相关疾病的中草药数据库
	TCMBank	中药系统药理学数据库，包含中药成分、靶点、疾病网络等信息
	TCMID	中医药综合数据库，整合了中药成分、药理作用和临床应用等数据
	Herb	草药数据库，包含草药的种类、成分、药效等信息
靶标相关数据库	DrugBank	含有大量药物信息的数据库，包括药物成分、药动学、药效学数据以及药物与靶标的相互作用
	TTD	治疗靶标数据库，专注于药物靶标和相关疾病
	DGIdb	药物基因相互作用数据库，提供药物与基因靶标的关联信息
	Uniprot	蛋白质数据库，包含蛋白质序列、功能、疾病关联等信息
疾病相关数据库	OMIM	遗传疾病数据库，提供人类遗传病的详细信息
	GeneCards	综合型基因数据库，提供基因功能、疾病关联和药物相互作用等信息
	DisGeNET	疾病基因网络数据库，包含基因与疾病、药物的关联数据
	TCGA	癌症基因组数据库，提供多种癌症类型的基因组数据
分析平台和网站	STRING	蛋白质-蛋白质相互作用网络数据库，用于系统生物学研究
	Cytoscape	生物网络分析和可视化软件平台
	DAVID	生物信息学资源，提供基因功能注释和表达分析工具

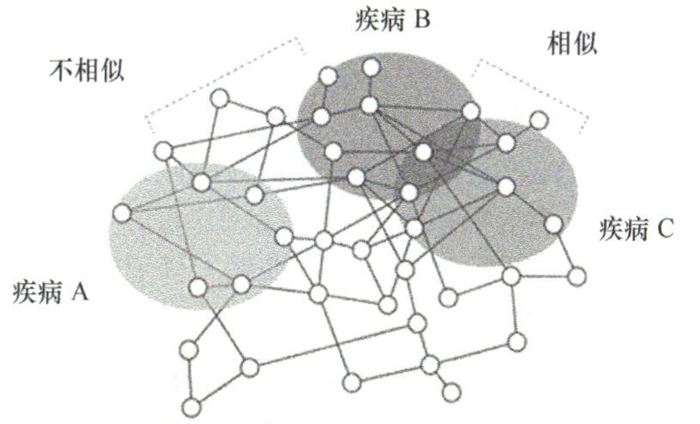

图 9-11　疾病相关蛋白质在 PPI 网络上形成局部模块

模块间的网络距离表示疾病的相似性

图 9-11

网络药理学已被广泛应用于中药作用机制的阐释、中药药效物质基础的发现、疾病分子作用机制的研究，以及药物组合与方剂配伍规律的解析等方面。例如，网络药理学结合代谢组学方法研究发现，黄连汤可以通过增强葡萄糖转运蛋白 4、胰岛素受体和丝裂原活化蛋白激酶 1 的基因和蛋白表达水平来干扰乙醛酸盐和二羧酸盐的代谢，对 2 型糖尿病具有治疗作用。又如，利用网络药理学和超高效液相色谱-高分辨率质谱技术，对益气活血方进行了成分鉴定和功效预测，并结合体内外实验阐明了益气活血方在心肌缺血/再灌注损伤中的关键作用靶点和机制。中药网络药理学的工作流程，如图 9-12 所示。随着 AI 时代的到来，网络药理学结合 AI 分析方法可以有效整合公开组学数据、文献数据、临床数据等多源异构的数据信息，构建生物疾病复杂网络。以图神经网络为代表的深度学习技术在具有复杂关系的数据集共性探究、分类及预测等方面均表现出良好性能。网络药理学结合图神经网络分析等先进的技术手段，可以充分发挥 AI 方法在大数据处理方面的优越性能。

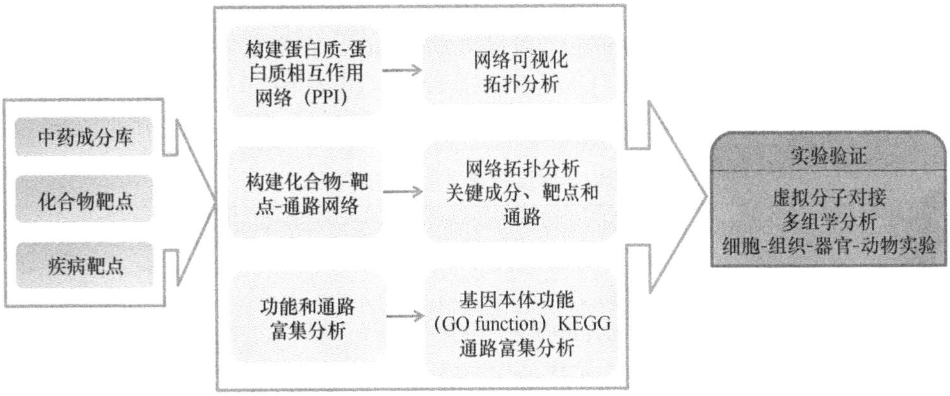

图 9-12

图 9-12　中药网络药理学工作流程示意图

五、中药组方配伍设计及功效预测研究

中药方剂是由中药按照一定的配伍关系组成的药物组合。组方结构遵循君臣佐使的组方原则，有目的地按病情需要和药物性能特点，选择性地将两味或两味以上药物配合使用。药物通过配伍组方，增强或改变其自身功用，调其偏胜，制其毒性，消除或减缓其对人体的不良反应，发挥药物间相辅相成或相反相成等综合作用，使各具特性的药物组合成为一个整体，从而发挥更好地预防与治疗疾病的作用。前人把单味药的应用及药物之间的配伍关系概括为七种情况，称为“七情”：单行、相须、相使、相畏、相杀、相恶、相反。单行就是指用单味药治病，病机比较单纯，选用一味针对性较强的药物即能获得疗效，如清金散单用一味黄芩治肺热咯血，以及许多行之有效的“单方”等。相须，即性能功效相类似的药物配合应用，可以增强原有疗效，如石膏与知母配用，能明显增强清热泻火的治疗效果；大黄与芒硝配用，能明显增强攻下泻热的治疗效果；全蝎、蜈蚣同用，能明显增强息风止痉作用。相使，即在性能功效方面有某些共性，或性能功效虽不相同，但是治疗目的一致的药物配合应用，而以一种药为主，另一种药为辅，能提高主药疗效，如补气利水的黄芪与利水健脾的茯苓配用时，茯苓能提高黄芪补气利水的治疗效果。相畏，即一种药物的毒性反应或副作用能被另一种药物减轻或消除，如生半夏和生南星的毒性能被生姜减轻或消除，所以说生半夏和生南星畏生姜。相杀，即一种药物能减轻或消除另一种药物的毒性或副作用，如生姜能减轻或消除生半夏和生南星的毒性或副作用，所以说生姜杀生半夏和生南星的毒。相恶，即两药合用，一种药物能使另一种药物原有功效降低，甚至丧失，如人参恶莱菔子，是因莱菔子能削弱人参的补气作用。相反，即两种药物合用，能产生或增强毒性反应或副作用。

中药组方涉及多种药物的复杂配伍关系，AI 技术的应用可以为解析这些复杂的配伍关系提供了新的视角。AI 能够分析临床组方的规律，识别药物间的协同作用和拮抗作用，进而揭示中药配伍的深层次机制。在现有组方规律的基础上，AI 的生成模型有助于开发新的、潜在有效的中药组方，或对现有组方进行优化，为治疗提供新的思路。例如，FangNet 平台的开发就是为了深入研究临床方剂中每种中药的重要性、配伍规律和核心中药。该平台首先通过 Jaccard 指数来衡量中药之间的相似性，并通过关联规则挖掘来计算症状与中药之间的关联度，构建了一个包含症状和中药两类节点的加权网络。接着，利用页面排序（PageRank）算法对症状与中药的关联度进行排序，以确定每种中药的重要性，并通过分段回归分析来区分主要中药和辅助中药的界限。最终，通过费希尔（Fisher）检验来分析单味中药之间的共存和互斥关系，挖掘高置信度的症状-中药关联，从而阐明配伍规律。此外，基于现有处方的配伍规律，研究者还开发了基于预训练的中医组方生成模型。这种方法首先从 TCMM 数据库中提取组方-症状对。然后，使用双向 GRU（门控循环单元）编码器和注意力机制来学习症状序列与草药编码（ID）之间的对应关系，并通过预训练来提升模型的性能。这一模型不仅能够成功生成新的中药组方，还能实现组方的重定位，为中药组方的创新和优化提供了强大的技术支持。

PPT

第十章　挑战与发展

智能医学工程作为现代医疗技术与工程学科交叉融合的重要领域，正在迅速改变医疗服务的模式。随着人工智能、大数据和机器学习等先进技术的不断进步，智能医学工程在提升诊疗效率、优化医疗资源分配、支持临床决策以及推动医学研究等方面展现出巨大潜力。然而，这些技术进步也伴随着诸多挑战与局限性，亟须在未来的研究与实践中加以解决。本章将重点讨论智能医学工程的优势与挑战，并展望其未来发展方向，全面阐述这一领域的关键问题和前景。

第一节　智能医学工程的优势与挑战

本节将介绍智能医学工程的主要优势并分析其面临的挑战与局限性，涵盖技术、伦理等多个方面，旨在全面了解智能医学工程的影响，并为未来的发展提供重要参考。理解这些优势和挑战对于实现有效的跨学科合作与技术创新至关重要。

智能医学工程正在通过人工智能、大数据和机器学习等先进技术，全面革新传统医疗模式，提升诊断和治疗的精确性，同时优化医疗资源的利用效率，改善患者的整体医疗体验。随着医疗数据的不断增长和技术的日益成熟，智能医学工程在现代医疗中的重要性愈加显著。它在提升诊疗效率、优化资源分配和促进个性化医疗等多个方面发挥着关键作用。

在提高诊断和治疗的精准性方面，智能医学展现出了显著的成效。通过大数据和人工智能技术，智能系统能够高效分析复杂的医学数据，帮助医生做出更准确的诊断。例如，在睡眠呼吸障碍的诊断中，模型能够快速识别出呼吸暂停等问题，显著提高了诊断的准确性。同样，在放射学领域，人工智能辅助读片技术已成功应用于早期癌症病变的检测，极大地提升了早期诊断的效率。此外，个性化医疗也因智能医学的介入得到了更大程度的发展。通过对患者基因、病史、生活方式等多维数据的分析，智能系统能够为每位患者提供个性化的治疗方案。例如，精准医学中的基因测序技术能够制订出最佳的肿瘤治疗策略，提升了治疗效果和患者生存率。

促进医疗决策和临床辅助方面，智能医学工程同样发挥了重要作用。临床决策支持系统（clinical decision support system，CDSS）整合了多维数据分析功能，为医生在复杂的临床环境中提供科学依据，显著降低了误诊风险。例如，深度学习模型可以分析多角度经胸超声心动图，为患有房间隔缺损的儿童提供个性化治疗方案的建议。此外，药物相互作用检测功能能够自动识别患者使用药物的潜在相互作用，及时发出预警并提供调整建议，从而有效降低药物不良反应的发生率。

在医学研究与创新的领域，智能医学工程同样扮演着关键角色。新药研发和临床试验的复杂性和高成本一直是困扰医学研究的难题，智能系统通过虚拟药物筛选和临床试验优化，显著提升了新药开发的效率与成功率。例如，虚拟筛选药物分子技术能够通过计算机模拟快速筛选出潜在有效药物，减少实验室的筛选工作量。此外，智能医学工程还对中医中药的发展起到了积极的推动作用，通过人工智能和大数据技术，中医临床诊疗和中药研发得到了显著提升。智能系统能够整合和分析中医诊疗中的复杂数据，帮助医生更精准地进行辨证施治，并促进中药新药的筛选和研发，加速了中医药的现代化进程。

智能医学工程在处理各类医学数据方面也展现出了卓越的能力。无论是结构化的表格型数据，还是非结构化的时序数据，以及医学影像和多模态数据等，智能医学工程不仅可以提供高效的数据处理手段，还可以建立丰富有效的分析模型，为医生提供更全面的诊疗信息，促进医学决策的精准化。

在提升医疗资源利用效率方面，智能医学工程也展现出显著的优势。远程医疗是智能医学的重要应用之一，尤其在偏远地区，通过远程会诊和移动健康平台为患者提供便捷的诊疗服务。患者可以利用智能设备实时监测健康状况，并与医疗机构保持互动，这不仅提升了医疗服务的普惠性，也使医生能够及时获取患者的健康数据，从而优化诊疗方案。此外，智能调度与资源管理是解决医疗资源有限的可行途径。智能医学工程通过引入智能系统，对医院床位、医疗设备及医护人员进行实时动态管理，从而提高资源利用率。例如，医院的智能床位管理系统可以根据患者的病情和出院率智能分配床位，从而减少等待时间，提升医院运营效率。

总之，智能医学工程通过提高诊疗质量、优化医疗资源、推动个性化医疗和促进医学创新，已经显著改善了现代医疗的各个方面。展望未来，随着跨学科合作的不断深入，智能医学工程将进一步推动医疗技术的革新与发展，实现更高效、更精准的医疗服务，为患者和医疗系统带来更多福祉。

随着智能医学的快速发展，越来越多的先进技术被应用于医疗领域，然而，智能医学的应用也面临着一系列挑战和局限性。

1. 数据隐私与安全　智能医学依赖于大量的患者数据，这些数据往往包括敏感的个人健康信息，如病史、基因信息、影像数据等。如何确保这些数据在采集、存储和传输过程中的隐私保护是一个重要的挑战。数据泄露可能导致患者隐私被侵犯，甚至带来法律和伦理问题。

医疗数据系统成为网络攻击的目标，可能面临数据篡改、数据丢失和未经授权的访问等风险。黑客攻击不仅会威胁患者隐私，还可能影响医疗决策，导致严重的临床后果。因此，建立健全的网络安全防护措施，如数据加密、访问控制和审计追踪，是确保数据安全的关键。

2. 数据质量

（1）数据的完整性和准确性：智能医学的效果依赖于高质量的数据输入。然而，医疗数据往往存在不完整、不准确、缺失或噪声干扰等问题。这些数据质量问题可能会导致机器学习模型得出的结论不可靠，影响诊断和治疗的准确性。

（2）数据的多样性和标准化：医疗数据来源多样，包括电子健康记录、医学影像、基因组数据、患者自我报告等。这些数据往往格式各异，缺乏统一的标准，导致在数据整合和分析时面临困难。此外，医疗数据的异构性也增加了模型开发的复杂性。

3. 算法透明性与可解释性

（1）算法的“黑箱”问题：许多先进的人工智能算法，尤其是深度学习算法，具有高度的复杂性和非线性特征。这些算法往往被视为“黑箱”，即虽然它们能提供准确的预测或诊断结果，但难以解释它们是如何得出这些结果的。这种缺乏透明性的特性使得临床医生难以信任并应用这些算法的输出。

（2）可解释性的需求：在医疗领域，模型的可解释性至关重要。医生和患者需要理解模型的决策依据，以便进行合理的临床决策和风险评估。如果无法解释模型的结果，可能会导致不合理的诊疗决策，甚至带来法律责任。因此，提升算法的透明性和可解释性，开发更容易理解的模型，是当前智能医学面临的关键挑战之一。

4. 伦理与法律问题

（1）伦理挑战：智能医学的广泛应用引发了一系列伦理问题。例如，人工智能系统在诊断和治疗中的应用，是否会影响医生的自主性？如果人工智能系统的建议与医生的判断不一致，应当如何处理？此外，如何确保人工智能算法的公平性，避免基于种族、性别或其他社会经济因素的偏见，是一大挑战。

（2）法律责任：当智能医学系统在临床决策中发挥重要作用时，责任的归属问题变得复杂。如果人工智能系统的错误导致患者伤害，责任应归咎于谁？是系统开发者、医疗机构还是临床医生？目前，全球各地的法律框架对于人工智能在医疗中的应用尚不完善，缺乏明确的规范和指导方针。

尽管智能医学展现出巨大的潜力，可以显著提升医疗服务的效率和质量，但其发展也伴随着数据隐私与安全、数据质量、算法透明性与可解释性以及伦理与法律问题等诸多挑战。有效应对这些挑战，需要跨学科的合作与创新，同时也需要制定并实施适当的政策和规范，以确保智能医学技术能够安全、有效地应用于临床实践。

第二节 智能医学工程的未来展望

随着智能医学工程的快速发展，未来的医疗格局正面临深刻变革。智能医学工程不仅依赖于先进的技术，更需要不同学科之间的紧密合作，以实现其全面潜力。在这一背景下，跨学科合作将成为推动智能医学工程发展的重要动力，促进医学、计算机科学、数据科学等领域的专家共同应对复杂医疗挑战。此外，技术的发展趋势和创新方向也将为智能医学工程带来新的机遇，提升疾病预测、诊断和治疗的精准度。随着这些创新的不断涌现，智能医学工程的应用前景将更加广阔，对医疗体系和患者生活的潜在影响也将愈加深远。接下来，我们将深入探讨智能医学工程的未来展望，包括跨学科合作的重要性、技术发展趋势以及应用前景与潜在影响。

一、跨学科合作

智能医学工程作为一个新兴交叉学科，融合了先进的脑认知、大数据、云计算、机器学习等人工智能及相关领域的工程技术手段。在这一学科的研究与应用中，跨学科合作显得尤为重要。这种合作模式能够有效结合不同领域的专业知识和技术优势，推动医学科学的持续发展。跨学科合作指来自不同学科的专家携手合作，整合各自领域的知识、技能和方法，以解决复杂问题。在智能医学工程中，医学专业人员与工程师、数据科学家、计算机专家等紧密协作，共同开发和应用智能技术，从而提升医疗服务的质量与效率。在实际应用中，跨学科合作展现出巨大的价值。

1. 计算机科学与医学的结合 在智能医学工程中，计算机科学扮演着不可或缺的角色。随着人工智能和机器学习技术的飞速发展，医学领域在诊断、治疗和药物研发等方面取得了显著进展。医学影像分析便是计算机科学在医学中一个重要应用领域，计算机科学家与医学影像学专家的合作至关重要。借助深度学习技术，计算机可以从大量医学影像数据中学习，快速而准确地识别出图像中的异常，协助医生进行诊断。在此过程中，计算机科学家负责开发图像处理和分析算法，而医学专家则提供图像的临床解释和验证。这种协作不仅提升了影像分析的准确性，也为临床诊断与治疗提供了有力支持。

2. 数据科学与医学的结合 数据科学的应用是智能医学工程取得突破性进展的另一个重要因素。通过数据挖掘和机器学习技术，研究人员能够从复杂的医学数据中识别潜在模式和关系，为个性化医疗提供支持。在药物研发领域，数据科学的应用尤为显著。传统药物研发周期长、成本高且成功率较低。通过大数据技术，研究人员可以从海量分子结构、基因表达、药物靶点等数据中发现潜在药物候选分子，加快药物研发进程。此外，数据科学还帮助研究人员预测药物的潜在副作用和毒性，提高药物研发的成功率。在个性化医疗中，数据科学也发挥了至关重要的作用。每个患者的生理特征、基因组成和疾病表现都是独一无二的，因此个性化医疗需要整合患者的基因组数据、临床数据及生活习惯等多方面的信息。数据科学家负责对这些复杂数据进行分析和建模，而医学专家则根据分析结果制订个性化治疗方案。这种合作模式能够提供更为精准的医疗服务，满足患者的个性化需求。

3. 化学与医学的结合 在智能医学工程中，化学与医学的结合主要体现在药物设计与开发上。通过计算化学和分子模拟技术，研究人员能够在实验室进行虚拟药物筛选，大幅提高药物研发的效率。传统药物筛选依赖大量试验，既耗时又成本高昂。通过化学与计算科学的结合，研究人员可以在计算机上模拟药物分子与靶标的相互作用，预测药物的有效性和毒性。这种虚拟筛选方法显著加速了药物研发过程，并降低了研发成本。此外，分子对接技术和定量构效关系（QSAR）模型的应用，使药物设计更加精准，有助于开发出高选择性和低副作用的新药。

智能医学工程的跨学科合作为现代医学的发展带来了巨大的机遇与挑战。通过融合计算机科学、数据科学和化学等多学科的知识与技术，智能医学工程不断推动医学领域的进步。随着跨学科合作的进一步深化，智能医学工程将在全球医疗体系中提供更加智能、高效和个性化的解决方案。这种合作不仅能提升医疗技术水平，还将推动医学研究与临床应用的全面升级。

二、技术发展趋势与创新方向

智能医学工程技术正在经历前所未有的变革，这些变革不仅重塑了传统医疗服务的模式，还开辟了新的治疗与管理方法。随着人工智能、机器学习、大数据、物联网和机器人技术的迅速发展，智能医学工程正成为提升医疗效率与患者体验的关键驱动力。

在诊断领域，人工智能技术的应用显著提高了医疗影像分析的准确性。人工智能技术能够自动识别并分析 CT、MRI 和 X 线片图像中的细微病变，帮助医生发现早期疾病，实现更及时的干预。这一过程中，人工智能技术凭借其强大的数据处理能力，整合大量医疗数据，包括患者的历史病历、基因信息和实时健康数据，通过复杂的模型与算法进行精准分析。这种数据驱动的决策支持系统，使个性化医疗成为可能，辅助医生根据患者的具体情况制订更具针对性的治疗方案，从而显著提高治疗的效果与效率。

在药物开发与疾病预防领域，大数据技术的进步使医疗研究能够处理更大规模的健康数据集，识别潜在的疾病模式和风险因素。这一进展推动了新药物的开发与疾病预防策略的优化，极大地提升了公共卫生水平。

在远程医疗领域，物联网技术通过智能传感器与可穿戴设备实现对患者健康的实时监测。这些设备能够实时记录心率、血糖、血压等重要生理指标，并将数据传输至医疗系统，确保医生随时获取患者的最新健康信息，从而进行有效的远程监控与干预。物联网技术不仅增强了对慢性病患者的管理能力，还改善了急救响应速度，优化了医疗资源的分配。

在辅助手术领域，机器人技术同样发挥着重要作用。例如，微创手术机器人在手术过程中提供更高的稳定性与精确度，减少了手术创伤，缩短了恢复时间，并降低了并发症的发生率。这些机器人能够执行复杂操作，并通过实时反馈系统和精准运动控制提高手术质量。

在基因医学领域，CRISPR/Cas9 等基因编辑技术的应用，提供了针对遗传病的精准治疗方案，使得在基因层面对特定疾病的修正成为可能。

随着这些技术的不断进步，未来的智能医学将更加注重综合数据的分析与应用，形成无缝连接的个性化治疗体系，将分子生物学、信息技术与临床医学深度融合。

综上所述，智能医学工程技术的不断发展不仅提升了医疗服务的质量与效率，也为全球健康管理带来了新的机遇，预示着医疗领域将迈向更加智能化与精准化的新时代。

三、应用前景与潜在影响

智能医学工程作为现代医疗技术与多学科交叉融合的产物，正在逐步改变医疗行业的运作模式和患者体验。它不仅为个性化医疗和远程医疗提供了强有力的技术支持，还在提升医疗效率、推动医学研究创新、数据挖掘和跨学科合作等多个领域展现出广阔的应用前景与潜在影响。以下将从多个方面探讨智能医学工程的应用前景及其潜在影响。

1. 个性化医疗的广泛推广 智能医学工程通过人工智能、大数据分析和分子生物学等技术的应用，推动了个性化医疗的发展。与传统医疗模式相比，智能医学工程能够根据患者的个体特征量身定制治疗方案。例如，基因组测序技术使医生能够识别患者的基因突变，从而选择最合适的靶向药物。这种精准医疗模式不仅提升了治疗效果，还减少了副作用，为患者提供更安全有效的治疗选择。未来，随着智能医学工程的持续发展，个性化医疗将成为医疗服务的标准，越来越多的患者将享受到个性化诊疗带来的益处，推动医学向更高效和精准的方向发展。

2. 远程医疗与医疗普惠性 智能医学工程为远程医疗的普及提供了强有力的技术支持，使偏远地区的患者能够享受到与大城市同等质量的医疗服务。通过远程诊疗系统，医生可以跨越地理限制，为患者提供及时的诊断和治疗建议。此外，移动健康平台的应用使患者能够在家中进行健康监测，并与医生保持实时沟通，极大改善了医疗服务的可及性。这种模式的变革不仅提高了医疗资源的利用效率，还显著降低了因地理限制导致的医疗延误。未来，随着智能医学工程的发展，远程医疗有望在全球范围内推广，进一步推动医疗普惠性的实现。

3. 医疗效率的显著提升 临床决策支持系统的应用将显著提升诊疗效率。这些系统为医生提供科学依据，帮助他们在复杂的临床决策中减少误诊和误治，从而提高诊断的准确性和治疗的有效性。通过智能支持，医疗机构不仅能够优化运作效率，还能改善患者的就医体验，推动医疗服务向更高效、精准的方向发展。例如，智能调度系统和资源管理工具的运用同样能够显著提升医疗机构的运营效率。通过实时监控和数据分析，智能系统能够动态调整医院床位、医疗设备和医护人员的配置，确保医疗资源的最佳利用。

4. 推动医学研究与创新 智能医学工程在新药研发和临床试验中的应用正在加速药物开发的进程。通过人工智能和大数据分析，科研人员能够筛选出更具潜力的药物分子，缩短研发时间并降低研发成本。例如，虚拟筛选技术可以快速模拟药物分子与靶标的相互作用，提高药物研发的效率。智能化的临床试验设计与数据分析也在推动医学研究的创新发展。智能系统根据患者的病情和遗传信息，为临床试验筛选合适的试验对象，优化试验设计，确保试验数据的准确性和可靠性。通过这种方式，医学研究能够更加快速有效地推进，为医学创新提供新的机遇。

5. 医疗数据的深度挖掘 医疗行业积累了大量的医疗数据资源，包括电子健康记录、影像数据和基因组数据等。然而，这些数据通常分散在不同的系统中，难以充分利用。智能医学工程通过大数据技术和人工智能算法的应用，对这些数据进行深度挖掘，发现潜在的医学知识和治疗方法。例如，通过分析大量患者数据，智能系统识别出特定疾病的早期预警信号，帮助医生进行早期干预，从而提高治疗效果。这种数据驱动的证据医学不仅提高了诊疗精准度，还将推动医学领域的创新发展。随着数据挖掘技术的不断进步，智能医学工程在疾病预防、诊断和治疗方面有望带来更多突破性发展。

6. 跨学科合作的深化 智能医学工程是一个典型的跨学科领域，涉及计算机科学、医学、统计学和生物工程等多个学科的融合。跨学科合作的深化是智能医学工程发展的重要推动力。通过不同学科的知识交流与融合，科研人员能够共同解决单一学科难以克服的技术难题，推动智能医学的创新发展。在人工智能的医疗应用中，医工交叉团队发挥了关键作用。计算机科学家负责开发算法和模型，医学专家则提供临床需求和知识，这种紧密合作确保了技术应用的实用性和有效性。未来，跨学科合作将继续深化，推动智能医学工程领域的新突破。

7. 医疗服务模式的转变 随着智能医学工程的发展，传统的医疗服务模式正在发生深刻变化。智能技术的引入改变了医生与患者之间的互动方式，使医疗服务更加便捷和个性化。例如，利用人工智能技术的诊疗助手能够在医生与患者的交流中实时提供建议，辅助医生进行诊断和治疗决策。同时，患者通过智能设备可以随时监测健康状况，并实时传输数据给医生，便于及时调整治疗方案。这种服务模式的转变，不仅提高了医疗服务质量，也改变了医院管理模式。智能化的医院管理系统能够自动处理许多日常管理任务，减少人工操作的错误和时间成本。此外，智能医学工程还推动了远程医疗的发展，使患者能够在家中享受到高质量的医疗服务，进一步提升了医疗服务的可及性。

总之，智能医学工程作为现代医疗与技术交叉融合的重要领域，展现出了广阔的应用前景和深远的潜在影响。从个性化医疗的推广到医疗效率的提升，再到跨学科合作的深化，智能医学工程正在全方位推动医疗行业的创新发展。然而，伴随这些变革而来的伦理和法律问题也不容忽视。未来，随着技术的不断进步和跨学科合作的深化，智能医学工程有望在全球范围内推动医疗服务的进一步革新。

参 考 文 献

匡海学, 2003. 中药化学[M]. 北京: 中国中医药出版社.

李航, 2019. 统计学习方法 [M]. 2 版. 北京: 清华大学出版社.

李冀, 左铮云, 2021. 方剂学[M]. 北京: 中国中医药出版社.

刘国萍, 王忆勤, 2021. 中医问诊研究与临床应用[M]. 上海: 上海科学技术出版社.

刘雅莉, 谢琪, 刘保延, 等, 2016. 临床试验百年历程概述[J]. 中国循证医学杂志, 16(11): 1241-1249.

聂生东, 邱建峰, 2022. 医学图像处理[M]. 北京: 科学出版社.

田贵华, 商洪才, 等, 2021. 智能中医学概论[M]. 北京: 人民卫生出版社.

田辉, 2015. 超声医学图像处理与分析[M]. 北京: 高等教育出版社.

田捷, 2010. 医学影像处理与分析[M]. 北京: 电子工业出版社.

王俊文, 2023. 智能中医辅助诊断技术与装备[M]. 北京: 中国中医药出版社.

王忆勤, 2008. 中医诊断学研究思路与方法[M]. 上海: 上海科学技术出版社.

夏结来, 黄钦, 2020. 临床试验数据管理学[M]. 北京: 人民卫生出版社.

杨华元, 唐文超, 2023. 人工智能与中医信息技术导论[M]. 北京: 中国中医药出版社.

姚志洪, 周强, 陈金雄, 2014. 医院信息系统理论与实践[M]. 北京: 高等教育出版社.

喻荣彬, 邱洪斌, 2021. 医学研究的数据管理与分析[M]. 3 版. 北京: 人民卫生出版社.

张贵君, 1990. 实用中药鉴定学[M]. 哈尔滨: 黑龙江科学技术出版社.

赵仲堂, 2018. 流行病学研究方法与应用[M]. 2 版. 北京: 人民卫生出版社.

钟赣生, 杨柏灿, 2021. 中药学[M]. 北京: 中国中医药出版社.

周志华, 2016. 机器学习[M]. 北京: 清华大学出版社.

Barretina J, Caponigro G, Stransky N, et al., 2005. The Cancer Cell Line Encyclopedia enables predictive modelling of anticancer drug sensitivity[J]. Nature, 483(7391): 603-607.

Borisov V, Leemann T, Seßler K, et al., 2022. Deep neural networks and tabular data: A survey[J]. IEEE Transactions on Neural Networks and Learning Systems, 35(6): 7499-7519.

Chen PT, Lin CL, Wu WN, 2020. Big data management in healthcare: Adoption challenges and implications[J]. International Journal of Information Management, 53: 102078.

Devlin J, Chang MW, Lee K, et al., 2019. BERT: Pre-training of deep bidirectional transformers for language understanding[C]//Proceedings of the 2019 Conference of the North American Chapter of the Association for Computational Linguistics: Human Language Technologies, volume 1 (long and short papers). 4171-4186.

Dickson M, Gagnon JP, 2004. Key factors in the rising cost of new drug discovery and development[J]. Nature Reviews Drug Discovery, 3(5): 417-429.

Emanuel EJ, Wendler D, Grady C, 2000. What makes clinical research ethical?[J]. JAMA, 283(20): 2701-2711.

ENCODE Project Consortium, 2021. An integrated encyclopedia of DNA elements in the human genome[J]. Nature, 489(7414): 57-74.

Farhadi ARedmon J, 2018. Yolov3: An incremental improvement[C]//Computer Vision and Pattern Recognition. Berlin/Heidelberg, Germany:Springer, 1804: 1-6.

Fogel DB, 2018. Factors associated with clinical trials that fail and opportunities for improving the likelihood of success: a review[J]. Contemporary Clinical Trials Communications, 11: 156-164.

Haenel E, Elash CA, Garner K, et al., 2024. Flexible approaches to eCOA administration in clinical trials: The site

perspective [J]. Contemporary Clinical Trials Communications: 37: 101241.
Hajduk PJ, Huth JR, Tse C, 2005. Predicting protein druggability[J]. Drug Discovery Today, 10(23-24): 1675-1682.
Hamet P, Tremblay J, 2017. Artificial intelligence in medicine[J]. Metabolism, 69: S36-S40.
Hara K, Kataoka H, Satoh Y, 2017. Learning spatio-temporal features with 3d residual networks for action recognition[C]//Proceedings of the IEEE International Conference on Computer Vision Workshops. 2017: 3154-3160.
Haug CJ, Drazen JM, 2023. Artificial intelligence and machine learning in clinical medicine[J]. New England Journal of Medicine, 388(13): 1201-1208.
He J, Baxter SL, Xu J, et al., 2019. The practical implementation of artificial intelligence technologies in medicine[J]. Nature Medicine, 25(1): 30-36.
He K, Zhang X, Ren S, et al., 2016. Deep residual learning for image recognition[C]//Proceedings of the IEEE Conference on Computer Vision and Pattern Recognition. 2016: 770-778.
Hopkins AL, Groom CR, 2002. The druggable genome[J]. Nature Reviews Drug discovery, 1(9): 727-730.
Huang T, Xu H, Wang H, et al., 2023. Artificial intelligence for medicine: Progress, challenges, and perspectives[J]. The Innovation Medicine, 1(2): 100030.
Ihlen EAF, 2012. Introduction to multifractal detrended fluctuation analysis in Matlab[J]. Frontiers in Physiology, 3: 141.
Imming P, Sinning C, Meyer A, 2005. Drugs, their targets and the nature and number of drug targets[J]. Nature Reviews Drug Discovery, 5(10): 821-834.
Kundu S, 2021. AI in medicine must be explainable[J]. Nature Medicine, 27(8): 1328.
Liebrenz M, Schleifer R, Buadze A, et al., 2023. Generating scholarly content with ChatGPT: ethical challenges for medical publishing[J]. The Lancet Digital Health, 5(3): e105-e106.
Lindsay MA, 2003. Target discovery[J]. Nature Reviews Drug Discovery, 2(10): 831-838.
Muzammel M, Salam H, Othmani A, 2021. End-to-end multimodal clinical depression recognition using deep neural networks: A comparative analysis[J]. Computer Methods and Programs in Biomedicine, 211: 106433.
Pincus SM, Goldberger AL, 1994. Physiological time-series analysis: what does regularity quantify?[J]. American Journal of Physiology-Heart and Circulatory Physiology, 266(4): H1643-H1656.
Pincus SM, Huang WM, 1992. Approximate entropy: statistical properties and applications[J]. Communications in Statistics-Theory and Methods, 21(11): 3061-3077.
Rajpurkar P, Chen E, Banerjee O, et al., 2022. AI in health and medicine[J]. Nature Medicine, 28(1): 31-38.
Rivera SC, Liu X, Chan AW, et al., 2020. Guidelines for clinical trial protocols for interventions involving artificial intelligence: the SPIRIT-AI extension[J]. The Lancet Digital Health, 2(10): e549-e560.
Ronneberger O, Fischer P, Brox T, 2015. U-net: Convolutional networks for biomedical image segmentation[C]// Medical Image Computing and Computer-assisted Intervention, Munich, Germany. 2015: 234-241.
Rothman KJ, Greenland S, Lash TL, 2008. Modern epidemiology[M]. Philadelphia: Wolters Kluwer Health/ Lippincott Williams & Wilkins.
Selvaraju RR, Cogswell M, Das A, et al., 2017. Grad-CAM: Visual explanations from deep networks via gradient-based localization[C]//Proceedings of the IEEE International Conference on Computer Vision. 2017: 618-626.
Shao W, You ZY, Liang LS, et al., 2021. A Multi-modal gait analysis-based detection system of the risk of depression[J]. IEEE Journal of biomedical and Health Informatics, 26(10): 4859-4868.
Singh A K, Anand A, Lv Z, et al., 2021. A survey on healthcare data: a security perspective[J]. ACM Transactions on Multimidia Computing Communications and Applications, 17(2s): 1-26.

Topol EJ, 2019. High-performance medicine: the convergence of human and artificial intelligence[J]. Nature Medicine, 25(1): 44-56.

Tripathi P M, Kumar A, Komaragiri R, et al., 2022. A review on computational methods for denoising and detecting ECG signals to detect cardiovascular diseases[J]. Archives of Computational Methods in Engineering, 29(3): 1875-1914.

Wei P C, Peng K, Roitberg A, et al., 2022.Multi-modal depression estimation based on sub-attentional fusion[C]// European Conference on Computer Vision. Cham: Springer Nature Switzerland,2022:623-639.

Westerbeek L, Ploegmakers KJ, de Bruijn GJ, et al., 2021. Barriers and facilitators influencing medication-related CDSS acceptance according to clinicians: A systematic review [J]. International Journal of Medical Informatics, 152: 104506.

致　谢

本书的成功出版，凝聚了众多单位和个人的智慧与心血。在此，谨向所有参与者致以最诚挚的感谢。

感谢本团队执笔本书的第一章、第三章、第四章、第六章第一至四节、第七章和第十章。特别感谢安徽医科大学程明媚、张宝亮、徐凯、彭圆圆等老师，他们在整体内容的规划、编撰和执行中展现了卓越的专业能力，为理论框架的构建和实操案例的设计奠定了扎实基础。

感谢浙江大学朱峰教授团队执笔本书第八章。他们深入探讨智能医学与制药的结合，揭示了智能技术在医疗和制药领域的广泛应用，为本书增添了鲜明的学术视角与丰富的实践内涵。

感谢上海中医药大学李福凤教授团队与上海交通大学谭红胜教授团队执笔本书第九章。他们系统探讨了智能医学与中医药的深度融合，展现了人工智能助推中医药现代化发展的前沿洞见与研究成果，为本书内容注入了独特的中医智慧。

感谢哈尔滨医科大学田进伟教授和綦海教授团队承担本书第二章的撰写工作。他们将临床医学的深厚积淀与智能技术的最新发展相结合，为本书提供了坚实的学术支持。

感谢东南大学崔兴然教授团队负责本书第五章的撰写。他们以时间序列医学信号分析为切入点，提出了新颖的技术思路与严谨的逻辑框架，为本书增添了创新视角。

感谢首都医科大学王晶教授团队执笔本书第六章第五节。他们通过儿童先天性心脏病的案例，生动展示了医学图像智能化分析在实际临床中的应用与价值。

此外，感谢为本书提供案例和数据支持的团队与专家：北京理工大学胡斌教授团队、中国科学技术大学附属第一医院肝胆外科尹大龙主任团队、安徽医科大学第一附属医院烧伤科陈旭林主任团队、中国科学院合肥物质科学研究院运动与健康信息研究中心杨先军主任团队、广东医科大学海洋与热带医学学院梁力中主任团队、合肥市第一人民医院影像中心夏春华主任团队、安徽医科大学第一附属医院消化内科梅俏主任团队、安徽医科大学第二附属医院神经内科李琦主任团队、安徽医科大学第一附属医院妇产科朱颖主任团队、安徽大学计算机科学与技术学院张以文教授团队、合肥工业大学智能制造技术研究院杨学志教授团队、蚌埠医科大学石波教授团队、皖南医学院叶明全教授团队、安徽中医药大学阚红星教授团队，以及安徽医科大学公共卫生学院王华教授团队。他们提供的宝贵支持极大地提升了本书案例的科学性与实用性。

最后，特别感谢在本书编写、校对与排版过程中给予鼎力支持的博士生和研究生团队。尤其感谢安徽医科大学智能医学专业与临床医学专业的梁鹏程、王奥迪、林永祺、石沪娟、何啸原、吴钧、杨牧原，以及东南大学的王婧、杨韵竹、张心怡、陈宏森、邓力行、王馗旭、万旺、孙慧敏。他们以严谨的态度和专业的素养投入了大量时间与精力，为本书的整体质量提供了重要保障。

再次感谢所有为本书倾注心血的单位和个人，正是你们的努力与贡献，为本书的成功出版奠定了坚实基础。